"十四五"国家重点出版物出版规划项目

肺移植新进展

陈 昶 谢 冬 主编

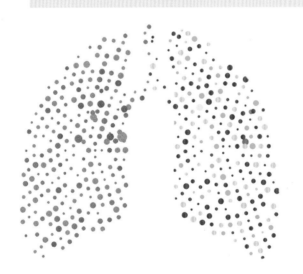

中国科学技术大学出版社

内 容 简 介

近年来我国器官分配系统不断完善,移植免疫学飞速发展,二代测序及基因编辑技术不断成熟,生命支持技术及重症管理不断创新。本书根据肺移植在排异管理、感染诊断治疗、体外灌注等方面取得的较大进展编写而成,全面介绍了肺移植的疾病谱、供体的选择获取、手术技术、排异反应与感染诊治、并发症处理及围术期管理等多方面的最新进展,并对未来的组织工程人工肺、异种肺移植等前沿技术进行展望,以期在为参与肺移植的专科医师提供临床参考的同时亦为肺移植未来的研究提供方向。

图书在版编目(CIP)数据

肺移植新进展 / 陈昶,谢冬主编. -- 合肥：中国科学技术大学出版社,2024.12. -- ("十四五"国家重点出版物出版规划项目：智慧医疗研究进展). -- ISBN 978-7-312-06141-7

Ⅰ. R655.3

中国国家版本馆CIP数据核字第2024X9J514号

肺移植新进展

FEI YIZHI XIN JINZHAN

出版	中国科学技术大学出版社
	安徽省合肥市金寨路96号,230026
	http://press.ustc.edu.cn
	https://zgkxjsdxcbs.tmall.com
印刷	合肥华苑印刷包装有限公司
发行	中国科学技术大学出版社
开本	787 mm×1092 mm　1/16
印张	21
字数	511千
版次	2024年12月第1版
印次	2024年12月第1次印刷
定价	118.00元

编 委 会

张　培(同济大学附属上海市肺科医院胸外科)

张　磊(同济大学附属上海市肺科医院胸外科)

陈　健(同济大学附属上海市肺科医院胸外科)

陈　薇(同济大学附属上海市肺科医院营养科)

赵艳峰(同济大学附属上海市肺科医院胸外科)

段若望(同济大学附属上海市肺科医院麻醉科)

施　哲(同济大学附属上海市肺科医院胸外科)

宫素岗(同济大学附属上海市肺科医院肺循环科)

顾　晔(同济大学附属上海市肺科医院内镜中心)

凌新宇(同济大学附属上海市肺科医院胸外科)

温宗梅(同济大学附属上海市肺科医院麻醉科)

谢惠康(同济大学附属上海市肺科医院病理科)

靳凯淇(同济大学附属上海市肺科医院胸外科)

蔡　杰(同济大学附属上海市肺科医院胸外科)

蔡剑桥(同济大学附属上海市肺科医院胸外科)

戴　洁(同济大学附属上海市肺科医院胸外科)

戴晨阳(同济大学附属上海市肺科医院胸外科)

主编简介

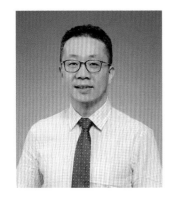

陈　昶

　　同济大学附属上海市肺科医院院长，主任医师，教授，博士研究生导师。上海肺移植工程技术研究中心主任，同济大学附属上海市肺科医院肺移植中心主任，同济大学胸外科临床研究中心主任，中国医师协会胸外科分会副主任委员。"百千万人才工程"国家级人选，国务院政府特殊津贴专家，国家卫生健康突出贡献中青年专家。长期从事胸部肿瘤外科的研究、转化及推广工作。承担科技部"十四五"国家重点研发计划项目1项，科技部重大自然灾害防控与公共安全专项1项，工信部"揭榜挂帅"人工智能创新任务1项，国家区块链创新应用项目1项，国家自然科学基金重大研究计划重点支持项目1项、重大研究计划（培育项目）1项、面上项目2项。团队共主持国家自然科学基金优秀青年基金项目3项、国家自然科学基金面上项目9项及省部级课题30余项。以第一完成人荣获2018年教育部科学技术进步奖二等奖、2019年上海市抗癌科技奖一等奖、2020年上海市医学科技奖二等奖等奖项。以通信及共同通信作者累计发表SCI论文220余篇。

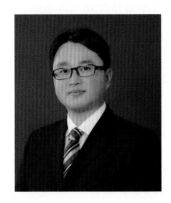

谢　冬

　　同济大学附属上海市肺科医院胸外科行政副主任，主任医师，教授，博士研究生导师。主要从事基于临床大数据的肺癌精准治疗以及肺癌人工智能的相关研究，在国内外学术会议上作报告50余次。主持包括国家自然科学基金面上项目在内的各级课题10余项。获教育部科学技术进步奖二等奖、上海市抗癌科技奖一等奖、中华医学科技奖二等奖等多个科研奖励。在胸外科学术期刊发表论文150余篇，其中SCI论文80余篇。出版学术著作多部。

副主编简介

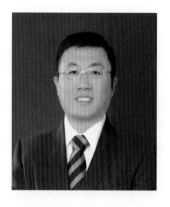

赵德平

同济大学附属上海市肺科医院胸外科行政副主任(主持工作),主任医师,博士研究生导师。上海医务工匠,上海市市级医院胸外科专科联盟负责人,是国内早期开展单孔胸腔镜手术的专家之一,2014年完成了国内首例剑突下单孔胸腔镜肺叶切除术。主持国家自然科学基金及省部级多项课题。先后获上海市医学科技奖三等奖、中华医学科技奖二等奖及上海市科技进步奖一等奖等多个奖项。以第一作者或通信作者在国际知名期刊发表SCI论文近30篇,累计影响因子150分。主编专著1部,参编专著5部。

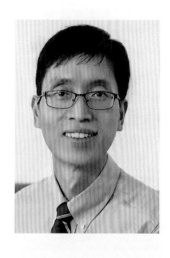

何文新

同济大学附属上海市肺科医院胸外科主任医师,博士研究生导师。中华医学会器官移植分会第八届委员会肺移植学组委员,《中华器官移植》杂志编委,中国康复医学会器官移植专委会委员,上海市医学会器官移植分会青年委员,中国医药创新促进会胸外科分会青年委员。主持国家自然科学基金面上项目、国家自然科学基金青年项目及上海市科委等基金项目7项。终末期肺病的外科治疗研究获2012年度中华医学科技奖二等奖。以第一作者或通信作者发表学术论文30余篇。参编专著多部。

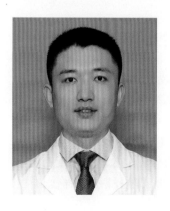

李 昆

同济大学附属上海市肺科医院胸外科主治医师,硕士研究生导师。擅长单孔VATS肺叶、肺段切除及纵隔肿瘤的手术治疗。主持国家自然科学基金青年项目课题1项。近5年以第一作者或通信作者(含共同)发表多篇SCI论文。参编专著5部。

前 言

　　肺移植是治疗终末期肺疾病的唯一有效方法，但是相较于肝、肾等实体器官移植，目前肺移植患者预后仍不理想，国际心肺移植协会统计数据显示其术后中位生存期仅为6～7年，远低于其他实体器官移植患者。这与肺移植手术的复杂性、肺部器官与外界直接相通进行气体交换而极易造成肺部感染的特性以及后续慢性排异发生率增高均有着极大的关系。因此，肺移植的开展及围术期管理相对于其他实体器官移植更具有挑战性。

　　相较于欧美发达国家，我国肺移植开展起步较晚，基础仍较为薄弱，每年全国完成的肺移植数量不足千例，且地域发展极为不平衡，能够成熟开展肺移植手术且年手术量大于20台的肺移植中心不足10家，且大多集中在经济较为发达地区。同时，相对于欧美国家，我国肺移植手术还具有受体病情更重、治疗更加紧急、管理更为困难的特点，这些因素均极大地限制了我国肺移植手术的推广与普及。因此，目前亟须对肺移植多学科诊疗与全程管理相关的技术与方法进行总结，为从事肺移植相关工作的医师提供参考，系统性提高我国肺移植水平，推广肺移植技术。

　　本书回顾了国内肺移植开展的历史与现状，并结合同济大学附属上海市肺科医院肺移植中心近二十年来的肺移植经验及国内外最新进展，对肺移植供体选择及术前评估、肺移植手术技术、肺移植免疫与排异、肺移植术后感染及并发症、肺移植病理特征、围术期ECMO与EVLP应用、围术期心血管监测等方面进行了全面总结,并对未来新技术如人工肺及异种肺移植进行了展望,以期为临床工作提供参考以外,更为后续的研究工作提供方向。

尽管本书在编写中参考了大量国内外文献,仍难免存在不足之处,还望读者批评指正,也期盼广大同道海纳百川,博采众长。

编 者

2024年8月

目　　录

第一章 国内肺移植开展历史与现状

一、国外肺移植概况

肺移植的实验研究始于1946年,苏联Demikhov教授在犬身上完成心肺移植,存活数小时至数月。[1]此后在动物实验的基础上,1963年,美国密西西比大学医学中心Hardy等[2]进行了第一例人类肺移植手术,术后第18天患者死于肾衰竭。此后的20年间Hardy等进行了40余例肺移植,但受者均因术后支气管吻合口问题、急性排斥反应、肺部感染、肺水肿等并发症短期死亡。在此期间,支气管吻合口并发症是肺移植术后死亡的主要原因[3],研究人员发现缩短供肺支气管长度可以减少并发症的发生。1983年,加拿大多伦多总医院完成第一例长期存活的肺移植病例。[4]1986年,Patterson等[5]完成首例整体双肺移植并获得成功,1989年开始出现序贯式的双肺移植。此后,随着肺移植在供肺获取、手术技术、围术期管理和免疫抑制治疗等方面取得较大进展,肺移植的成功率大大提高,肺移植得以在全世界范围内广泛开展。从1990年开始,全球已经完成超过70000例肺移植手术。根据国际心肺移植协会(The International Society of Heart and Lung Transplantation,ISHLT)2021年发布的数据[6],移植患者术后的中位存活时间为6.2年,术后1年、5年、10年的生存率分别为89.4%、61.2%、33.1%。

二、国内肺移植开展的历程

我国肺移植起步很早,20世纪70年代,北京辛育龄教授、陈肖嘉教授,上海丁嘉安教授开展了大量动物实验,为之后的临床肺移植奠定了基础。[7]其后大致可分为三个阶段,第一阶段,1979年,北京结核病研究所辛育龄教授首次尝试肺移植,为2例肺结核患者行单肺移植术,因急性排斥反应及感染无法控制,分别于术后第7天和第12天将移植肺切除,其后的16年间临床实践停顿,但动物实验研究并未中断。第二阶段,1995年,北京安贞医院陈玉平教授为一例终末期结节病肺纤维化患者行左侧单肺移植,术后存活5年10个月,成为我国首个长期存活的单肺移植病例。[8]1998年,北京安贞医院又为一名原发性肺动脉高压患者在体外循环下行双侧序贯式肺移植,患者术后存活4年3个月,成为我国首例成功的双肺移植。[9]1995—1998年,我国共进行了近20例肺移植,除北京安贞医院的2例肺移植患者术后长期存活外,其余患者因术后并发症问题短期内死亡,此后,我国肺移植工作停滞了近5年。第三阶段,2002年9月28日,无锡市第五人民医院成功为肺气肿患者完成单肺移植[10],使得停滞5年的肺移植工作在国内再一次燃起生机。2003年起,全国有多个中心开展肺移植,主要集中在上海、无锡、广州、北京等城市。经过30余年的发展，国内肺移植技术日臻成熟，单肺、双肺、肺叶移植及活体肺叶移植均已成功开展。[11]

三、我国肺移植体系的建设

2007年，全国开始推行器官移植准入制度，通过并实施了《中华人民共和国人体器官移植条例》，该条例明确规定实施器官移植的医疗机构有向卫生主管部门上报移植数据的义务。2010年，原国家卫生部(现为国家卫生健康委员会)建立了国家肺移植数据中心，明确了移植中心的技术管理地位和工作职责，对肺移植数据的报送录入、报送方式、报送时间和报送管理进行了规定。2015年，全国停止使用死囚供体，公民逝世后自愿捐献成为器官移植使用的唯一渠道。2016年，国家卫生健康委员会成立了国家肺移植质量管理与控制中心，牵头负责全国范围内的肺移植医疗质量管理与控制工作。2018年，国家质控中心组建了国家质控中心肺移植专家委员会，并制定了《肺移植技术管理规范》。2019年，国家卫生健康委员会制定了《人体捐献器官获取与分配管理规定》，对移植数据的上报、管理及使用进行了规范。2019年，在中华医学会器官移植学分会及国家质控中心肺移植专家委员会的指导下，制定了适宜于我国国情的肺移植流程和技术规范、专家共识，已完成《中国肺移植供体标准及获取转运指南(2019版)》《中国肺移植受者选择与术前评估技术规范(2019版)》《中国肺移植供肺获取与保护技术规范(2019版)》《中国肺移植麻醉技术操作规范(2019版)》《中国肺移植术操作规范(2019版)》《肺移植围术期体外膜肺氧合应用指南(2019版)》《中国肺移植术后并发症诊疗和随访技术规范(2019版)》《中国肺移植免疫抑制治疗及排斥反应诊疗规范(2019版)》。

四、我国肺移植发展现状

近年来我国肺移植发展迅速，移植数量逐年上升。目前全国具有肺移植资质的医疗机构已达54个，覆盖全国多个省市，地理分布范围主要集中在东部和华北地区。《中国器官移植发展报告(2020)》显示[12]，我国已完成2000余例肺移植手术。2015—2020年各年度完成的肺脏移植手术分别为147例、204例、299例、403例、489例、513例。在2020年，有29个肺移植中心开展了该手术，9个中心的年手术量超过10例，年手术数量排名前3位的分别为无锡市人民医院、北京中日友好医院和广州医科大学附属第一医院。2020年上海市肺科医院肺移植中心完成40例，位于全国第4位。

我国肺移植受者特征主要为年龄大、病情危重、合并症及术后并发症多，许多患者发展到呼吸机依赖才不得不要求实施肺移植术，甚至有些患者使用体外膜肺氧合(extracoporeal membrane oxygenation, ECMO)辅助体外支持等待肺移植。[13]2015—2018年我国肺移植受者年龄为54.9±12.8岁，60岁以上受者占46.6%，显著高于国际心肺移植协会(ISHLT)报道的数据。[13]我国受者原发病中以特发性间质性肺炎、慢性阻塞性肺疾病及继发性间质性肺炎和尘肺为主。[14]手术方式上，有单肺移植、双肺移植、心肺联合移植和活体肺叶移植等。采取何种方式则是各移植中心依据自己的经验和习惯选择不同的术式。总体来说，单肺移植的优势在于手术相对简单、操作时间较短、供肺冷缺血时间短,还可以将余侧肺用于其他需要肺移植的患者,这对于目前供体严重不足的现状来说有一定意义。但由于双肺移植的中长期生存率、术后肺功能和生存质量有明显的优势,很多移植中心倾向于选择双肺移植。我国肺移植受者术后早期并发症主要包括感染、肾功能不全、原发性移植物功能障碍、糖尿病、急性排斥反应、支气管吻合口病变。同ISHLT报道的数据相比较,我国肺移植受者术后早期感染和急性排斥反应的发生率更高。在住院时间上,我国肺移植受者住院时间中位数为30天。在术后生存状况上,《中国器官移植发展报告(2020)》显示[12],2020年我国双肺移植受者术后围术期(<30天)、3个月、6个月、1年及3年生存率分别为80.5%、69.9%、66.6%、62.7%和54.1%。我国单肺移植受者术后围术期(<30天)、3个月、6个月、1年及3年生存率分别为83.9%、76.8%、72.1%、65.8%和54.0%。单肺移植受者近期生存率优于双肺移植受者。但与ISHLT报道的数据相比,仍存在一定差距。主要原因在于与国际肺移植情况相比,我国肺移植受者年龄大、病情危重、手术难度大、肺纤维化多,并且公民逝世后捐献供肺的呼吸机使用时间长、冷缺血时间长。

五、我国肺移植目前面临的困难与挑战

(一)我国肺移植的发展不均衡

目前全国具有肺移植资质的医疗机构已达54个,地理分布范围主要集中在东部和华北地区,河北、山西、吉林、重庆、宁夏等省区尚无取得肺脏移植资质的医疗机构。在这些有肺移植资质的医院中目前还有相当多的医院未开展此项工作,诸多中心取得资质后甚至也未开展过肺移植手术,已开展过肺移植手术的医院中许多不具备独立开展手术的能力。为了使捐献的器官不浪费,发展壮大国家的器官捐献事业,建议适当增加准入医院的数量。中国幅员辽阔,供体来源分布较散,供受体间往往相差数千公里,及时有效地获取肺源才是移植的保障。

(二)供体获取困难

2015年,全国停止使用死囚供体,公民逝世后自愿捐献成为器官移植使用的唯一渠道。做一例肺移植手术,从器官获取组织(Organ Procurement Organization,OPO)协调员进行供肺的维护协调、作出评估,到肺源获取,再由民航、高速、高铁转运到医院完成肺移植,每一个环节都相当艰难。2015年3月,陈静瑜教授作为全国人大代表呼吁建立器官移植绿色通道。2016年,原国家卫生和计划生育委员会(现为国家卫生健康委员会)、公安部、交通运输部、中国民用航空局、中国铁路总公司、中国红十字会总会共同开展"绿色通道"建设。[15]2016年5月6日起,六部门联合印发了《关于建立人体捐献器官转运绿色通道的通知》,并开展24小时待命联络调度工作,为器官远距离运输和分配提供便利。

(三)肺移植受者观念有待改变

虽然我国终末期肺病的患者不计其数,但由于传统观念、文化的原因,愿意行肺移植治

疗的患者极少。国外大多数肺移植受者是为了获得更好的生活质量选择肺移植;而国内肺移植受者则是为了挽救生命,在濒危状态下才不得已选择肺移植,这时往往等不到供肺,即使做了肺移植手术,围术期死亡率也很高。患者对肺移植认识不够是导致肺移植在我国发展相对滞后的一个重要原因。近年来,国内很多中心将体外膜肺氧合(ECMO)作为危重受体等待期的桥接手段[16],但这也往往只能维持数周,而且时间长了,移植成功率低,术后并发症多,某种程度上可以说是极大地浪费了医疗资源。

(四)我国肺移植管理体系有待进一步加强

首先,加快修订完善2007年出台的《人体器官移植条例》,对公民逝世后自愿器官捐献赋予完整法律论述。其次,要依据《中华人民共和国民法典》规定的"禁止器官买卖行为",加大监管力度。再次,要进一步发挥绿色通道作用,减少器官转运的浪费。最后,建立健全数据注册制度、核查制度及考核标准,改善当前我国肺移植循证医学证据严重不足的现状,为相关指南及专家共识的制定提供数据支持。[17]

(五)多学科团队协作模式仍不完善

国内的肺移植受者术前身体条件普遍较差,肺移植术后管理难度大。肺移植发展到现阶段,外科吻合技术早已不是限制我国肺移植发展的关键因素,肺移植受者的长期存活与多学科合作团队密切相关。[18]多学科合作团队包括外科医师、呼吸内科医师、麻醉科医师、重症监护医师、药师、物理治疗师和护士等。尽管一些移植中心已注意到需要其他专业医师的参与,但移植团队的分工精细及参与程度远不如国外。各移植中心如能做到逐步构建多学科团队协作体系,将进一步促进我国肺移植数量及质量的提升。

(六)患者经济负担重

目前我国的肺移植受者病情重、体质弱、术后恢复慢,从器官获取费用到住院治疗费用再加术后治疗费用,平均需要50万~60万元人民币。大部分普通居民还不能承受高昂的肺移植费用。在我国,肝、肾移植手术均已经列入国家医疗保险,而肺移植在我国大部分省市还未列入医保报销范围。

六、展望

我国肺移植临床实践起步早,但发展缓慢。无论是规模还是质量,与国际先进水平的差距都很大。随着国民经济的持续发展,广大人民对健康期望的不断提高,移植相关法律法规的完善,多学科团队的通力合作,我国必将成为肺移植大国。因此,应把握我国肺移植事业蓬勃发展的历史机遇,努力构建适合我国国情的肺移植质量控制体系,在保持我国肺移植数量快速上升的同时,努力提升肺移植质量,使各肺移植中心稳步发展、共同提高。

(陈昶、何文新)

参考文献

［1］ Demikhov V P. Transplantation of the heart, lungs and other organs[J]. Eksperimental'naia Khirurgiia I Anesteziologiia, 1969, 14(2):3-8.

［2］ Hardy J D, Webb W R, Dalton M L, et al. Lung homotransplantation in man[J]. JAMA, 1964, 186 (12):1065-1074.

［3］ Wildevuur C R, Benfield J R. A review of 23 human lung transplantations by 20 surgeons[J]. The Annals of Thoracic Surgery, 1970, 9(6):489-515.

［4］ Group T L T. Unilateral lung transplantation for pulmonary fibrosis[J]. The New England Journal of Medicine, 1983, 314(18):1140-1145.

［5］ Patterson G A, Cooper J D, Goldman B, et al. Technique of successful clinical double-lung transplantation[J]. The Annals of Thoracic Surgery, 1988, 45(6):626-633.

［6］ Khush K K, Hsich E, Potena L, et al. The international thoracic organ transplant registry of the international society for heart and lung transplantation: Thirty-eighth adult heart transplantation report-2021; focus on recipient characteristics[J]. The Journal of Heart and Lung Transplantation: The Official Publication of the International Society For Heart Transplantation, 2021, 40(10):1035-1049.

［7］ 张志泰. 我国肺移植现状及展望[C]//中华医学会第六次全国胸心血管外科学术会议论文集(胸外科分册), 2006.

［8］ 陈玉平, 张志泰, 韩玲, 等. 肺移植治疗肺纤维化一例报告[J]. 中华外科杂志, 1996(1):26-29.

［9］ 陈玉平, 周其文, 胡燕生, 等. 双肺移植治疗终末期原发性肺动脉高压[J]. 中华胸心血管外科杂志, 1998(6):3-5.

［10］ 於煌, 陈秋蔚, 薛路. 无锡市五院成功完成同种异体肺移植手术[J]. 中国卫生, 2002(12):62.

［11］ 吴波, 胡春晓, 李小杉, 等. 生命至上, 尊重科学:中国肺移植发展现状及展望述评[J]. 武汉大学学报(医学版), 2021, 42(4):517-519.

［12］ 黄洁夫, 马旭东, 赵洪涛, 等. 中国器官移植发展报告[M]. 北京:中国科学技术出版社, 2022:137.

［13］ Hu C X, Chen W H, He J X, et al. Lung transplantation in China between 2015 and 2018[J]. Chinese Medical Journal, 2019, 132(23):2783-2789.

［14］ 焦国慧, 王梓涛, 陈静瑜. 肺移植全球发展概况与展望[J]. 器官移植, 2022, 13(4):417-424.

［15］ 六部门联合建立人体捐献器官转运绿色通道[J]. 中国医院院长, 2016(10):14.

［16］ 夏维, 许红阳, 毛文君, 等. 体外膜肺氧合在肺移植围术期的应用[J]. 中华移植杂志, 2021, 15(4):199-204.

［17］ 李小杉, 钱共匋, 蔡永锋, 等. 中国肺脏移植数据质量控制体系的构建[J]. 器官移植, 2018, 9(6):409-413.

［18］ 胡春晓, 李小杉, 钱共匋, 等. 基于多团队协作下的中国肺移植质控体系的构建[J]. 中华器官移植杂志, 2018, 39(12):707-710.

第二章　肺移植受体疾病谱的演变

肺移植已经从20世纪80年代的一种罕见手术发展为现代终末期肺病患者普遍接受的一种选择。终末期肺病会出现呼吸循环衰竭，不仅给患者带来极大的痛苦，而且很难治疗，肺移植是唯一彻底的终极治疗手段。

慢性阻塞性肺疾病（chronic obstructive pulmonary disease，COPD）、特发性肺纤维化（idiopathic pulmonary fibrosis，IPF）、肺囊性纤维化（cystic pulmonary fibrosis，CPF 或 CF）、α_1抗胰蛋白酶缺乏、特发性肺动脉高压等疾病占整个肺移植疾病谱的85％。剩下的15％由结节病、肺淋巴管平滑肌瘤病等相对少量的疾病组成。在过去的15年中，随着肺移植技术、供体保存和围术期处理的逐步成熟，肺移植的1年生存率从过去的70％提高到85％。[1]

一、全球肺移植受者疾病谱特征的变迁

随着越来越多的国家和地区开展肺移植，技术体系不断成熟，欧美国家的肺移植数量在全球所占比例呈下降趋势。成人肺移植受者特征按时代分层（1992—2000年、2001—2009年和2010—2018年）如图2.1所示。移植手术的数量随着时间的推移逐渐增加，从20世纪90年代的1.1万多例，到2001—2009年的近2.2万例，再到2010—2018的近3.4万例。受到

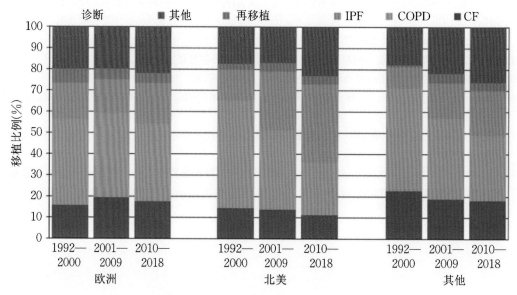

图2.1　移植受者疾病谱的地域和时间分布

新冠疫情的影响,2020年全美完成了2597例肺移植,而2019年完成了2759例。[2]2021年1—6月,197例曾诊断为新冠肺炎的患者列入等待名单,168例接受肺移植。在新冠疫情初期,肺移植工作几乎停滞,到2021年,全美68个中心开展肺移植,20%的病例由年移植量超过100例的中心完成。

图2.1显示了按地理区域划分的受者诊断的变化。虽然移植指征在欧洲保持相对稳定,但在北美和世界其他地方IPF受者的移植数量有所增加。患有COPD的肺移植受者的数量也随着时代而增加,但与其他移植诊断相比,COPD受者的比例从37%下降到26%。北美为COPD进行的肺移植比例随着时间的推移急剧下降,而欧洲的比例则有所增加。这似乎是北美移植限制性肺病移植受者数量增加的结果。这些变化可能解释了过去30年肺功能参数的变化,在肺移植受者中预测FEV_1%增加、FVC%减少,因为更多的限制性肺疾病而不是阻塞性肺疾病受者被移植。

二、年龄、BMI及血型特征

以往认为高龄的终末期肺病患者不宜列入肺移植等待名单[3],然而随着人口老龄化和人们对生活质量要求的提高,这种观念受到了巨大的挑战。接受者的中位年龄从50岁稳步增加到57岁($P<0.0001$)(图2.2A),男性移植受者的比例也从52%增加到最近的58%($P<0.0001$)。随着时间的推移,受体人群的老龄化可能反映了接受老年候选者意愿的增加,以及移植适应证的变化,现在为特发性肺纤维化(IPF)进行移植的比例要大得多。[4]美国65岁以上患者持续增长,等待名单中的比例从18.6%增加到33.0%,2020年完成了65岁以上患者肺移植982例。[5]高龄受者的肺移植不应被认为是挑战器官分配伦理的偶然尝试,应逐渐深入探讨如何应对高龄患者多种合并症的围术期挑战,并让受者最大获益。ISHLT报告指出,这种趋势反映了越来越多的高龄受者被移植中心接受,列入移植名单,这也给成熟和新兴的肺移植中心带来新的挑战和机遇。

中位体重和体重指数(body mass index,BMI)都从20世纪90年代的75.7 kg和25 kg/m²稳步上升到最近80 kg和26.5 kg/m²($P<0.0001$)(图2.2B)。接受者的平均身高保持在174 cm不变。在这三个时代中,受体血型的比例发生了微小但有趣的变化,A型血的比例略低,O型血的比例略高,AB型血和B型血的比例也略有增加。这些趋势背后的原因尚不清楚,但可能反映了人们认识到O型血的受者,即"万能供者"在器官分配方面面临的相对劣势,以及随后试图纠正这一劣势所做的努力,或不同地区移植患者比例的变化。[1]

三、合并症移植受者特征变迁

随着时间的推移,易致敏的移植受者比例稳步增加。例如,具有反应性抗体(panel of reactive antibodies,PRA)≥20%的候选者从1992—2000年的3.4%增加到2001—2009年的6.2%,在最近一段时间增加到14.6%($P<0.0001$)。这些变化可能反映了移植中心对免疫风险增加的接受程度。巨细胞病毒(CMV)抗体阳性的比例随着时间的推移从62.9%下降

到最近的56.2%（P＜0.0001）。这种变化发生在受体人口稳步老龄化的情况下，因此可能反映了一些国家报告的CMV血清阳性率随时间的变化。重要的是，由于CMV不匹配（阴性受体，阳性供体）的移植存在显著的生存劣势，未来需要密切监测CMV阴性受体数量的增加。[6-7]相比之下，EB病毒抗体阳性的接受者比例从77%稳步上升到90%多一点。乙肝抗体阳性受者数量少但在不断增加（最近为4.8%），而丙肝抗体血清阳性受者的比例一直保持在1.8%。

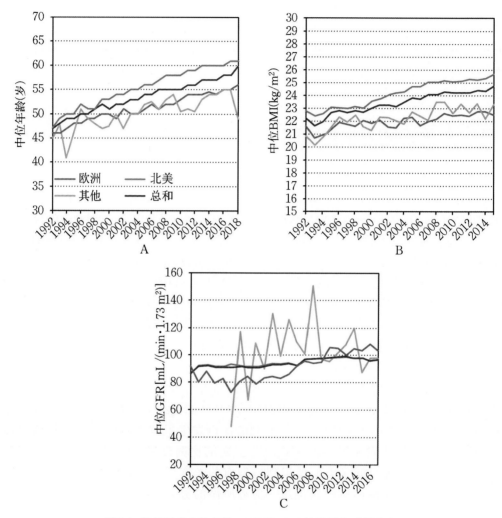

图2.2　移植受者中位年龄、BMI及GFR的地域和时间分布

　　有糖尿病病史的移植受者的比例从20世纪90年代的6.1%增加到最近的20.1%，几乎增加了两倍（P＜0.0001），而有恶性肿瘤史的比例也从2.7%增加到7.9%（P＜0.0001）。有吸烟史的患病率已从2000年的62.5%下降到最近的57.9%（P＜0.0001）。虽然有肺手术史的患者越来越少，但有呼吸机使用史或当前住院史的肺移植受者比例在过去30年有所增加，这表明肺移植的灵敏性正随着时间的推移而增加。

图 2.2C 显示了肾小球滤过率(glomerular filtration rate,GFR)的地理区域变化。与最早期的时代相比,估测的肾小球滤过率(eGFR)也有轻微的增加,这可能与权重增加有关,因为该变量包含在 eGFR 的计算中。恶性肿瘤、糖尿病和吸烟患者病史的变化率[>20包年(定义为每天1包,吸烟史20年)]如图2.3所示。

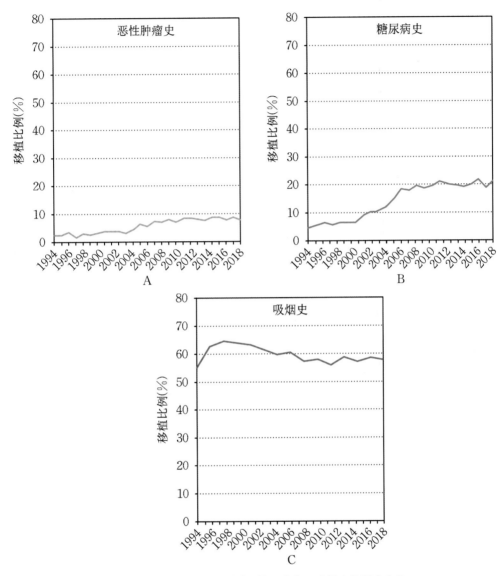

图2.3 移植受者恶性肿瘤史、糖尿病史及吸烟史的历史变化

四、LAS评分系统对受体疾病谱变迁的影响

伴随器官分配制度的改革,以往按区域器官分配的制度,将临床结局相关因素纳入考虑,从降低等待名单病死率和提高术后生存率的角度,不断突破地理位置和距离上的限制。

北美地区供肺中位等待时间为42天,限制性肺疾病患者的等待时间最短为36天。肺源分配评分(lung allocation score,LAS)>60分的患者持续增长,占12.3%。LAS为50~100分的患者,等待时间最短为17天。[5]全球范围内,接受肺移植的受者术前合并症的比例也不断升高,例如术前合并糖尿病的患者比例从1990年的6.1%升高到2019年的20.1%。术前合并恶性肿瘤的患者比例从2.7%升高到7.9%。[7]除欧洲以外,北美地区及全球其他国家和地区肺移植受者诊断为特发性肺纤维化的比例越来越高,限制性肺疾病的患者比例已超过半数。肺移植发展的趋势也反映受者的年龄更大,肺纤维化性疾病患者更多,合并恶性肿瘤的患者比例更高。

五、移植禁忌证的变迁

肺移植受者选择上的绝对禁忌证进一步减少,明显的胸壁或脊柱畸形、无法纠正的血液系统疾病以及BMI≥35.0 kg/m² 不再被列为绝对禁忌证,而仅被认为是与死亡相关的危险因素。[8]此外,相关研究表明,对于特定类型的肺癌,如支气管肺泡细胞癌,肺移植术后受者的生存率虽略低于其他移植受者,但相较于正常病程的支气管肺泡细胞癌患者,肺移植仍延长了其生存时间。[9]肺移植受者的选择是一个动态过程,对于已被列入移植名单,但疾病情况可能发生变化的患者,必须实时监测、定期评估,若出现如BMI大幅变化、肾衰竭、抗生素治疗无效等情况,应考虑暂时或永久取消其接受移植的资格。据ISHLT于2021年发布的数据,全球上报肺移植受者的术后生存率经历了1996—2001年的明显提高,到近年来基本稳定,大于60岁受者5年生存率最低为62%。急性和慢性移植物失功仍是肺移植术后受者死亡的主要原因,移植物术后的中位存活时间为6.2年。[10]在北美地区,肺移植受者术后1年急性排斥反应发生率为14.6%,术后1年、5年、10年的生存率分别为89.4%、61.2%、33.1%。大于65岁的受者5年生存率最低,约为50%。双肺移植受者5年生存率为63.1%,高于单肺移植受者的53.3%。限制性肺疾病受者5年生存率最低为57.8%,但LAS>60分受者的病死率持续下降。[11]

六、我国肺移植的观念

除了技术原因外,导致肺移植在我国发展相对滞后的一个重要原因在于,患者对肺移植的认识不够。由于文化和理念的差异,我国的患者不到万不得已不选择肺移植。在美国,因为供者缺乏,能得到供肺进行肺移植的患者控制在65岁以下,也就是说超过65岁的患者就无法进行肺移植了,法律规定要将有限的肺源给相对年轻的患者,当患者的预计存活期为2年时就开始排队等待肺源,以进行肺移植。但尽管如此,每年还是有28%列入肺移植等候名单的患者因没有等到肺源而死亡。相比之下,我国大量的肺源都浪费了,但为什么还有患者因等不到肺源而死亡呢?关键在于我国患者目前几乎到了濒死状态才来寻求肺移植,不要说等2年,就是等一两周有时都不行,而目前对于终末期肺病患者,除了呼吸机支持外,没有其他有效办法。反观尿毒症患者,即使不做移植也能依靠血液透析长期生存。目前我们将ECMO用于等待肺移植的患者支持,但此技术最多也只能维持数周,而且时间长了,移植成功率低。因此,我们目前不缺肺源,缺的是观念。

　　而在美国,呼吸机依赖患者接受肺移植者仅占1.2%。我国目前接受肺移植的患者年龄偏大,基础条件差,高危因素多,很多患者直到呼吸机依赖才要求实施肺移植。国外的患者接受肺移植是为了改善生存质量,而在我国是为了救命。此外,还有部分医务人员对肺移植尚不理解,认为肺移植尚不成熟,不愿建议患者接受肺移植。1998年美国和欧洲已经有了统一的"肺移植的选择标准",如果按照此标准选择肺移植受者的话,在我国至少有数万人是肺移植的潜在受者。

七、生存期的变迁

　　2000—2017年,接受肺移植治疗成年人的生存率随着时间的推移而提高(图2.4)。与其他移植疾病受者的生存率相比,COPD移植患者的1年及5年生存率略高(图2.5)。[11]

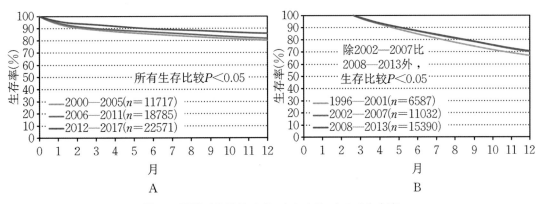

图2.4　不同时代移植患者1年(A)及5年(B)生存率

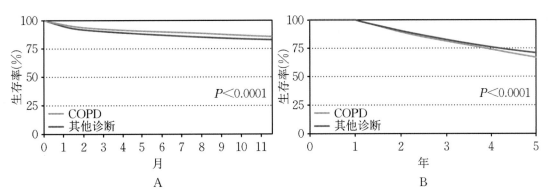

图2.5　COPD与其他疾病谱的生存率相比,1年(A)及5年(B)生存率更高

　　分析2010—2018年移植COPD的受者在移植后的时间死亡原因显示,感染和移植物失功是移植后第一年内最常见的,慢性移植肺功能障碍(CLAD)/闭塞性细支气管炎综合征(BOS)和感染在移植后1~5年最常见,CLAD/BOS在移植后晚期最常见(图2.6)。受者死因的累积发生率如图2.7所示。

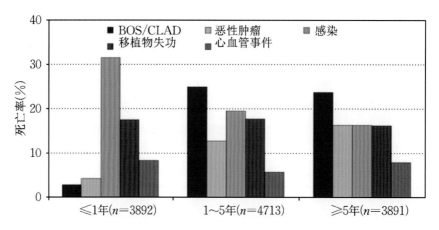

图2.6 COPD移植受者的主要死因

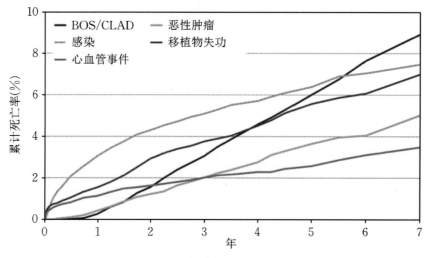

图2.7 COPD移植受者五大病因累计死亡率

　　先前的报道观察到透析依赖性肾衰竭对肺移植术后1～5年生存率有显著影响。在最新的分析中,使用Cockroft-Gault方程对eGFR进行量化,当受体按eGFR分层时,我们只看到12个月的生存率有轻微差异[3],所有分层的生存率都随着年龄的增加而提高(图2.8)。

小　　结

　　受者的特征发生着显著的变迁,包括受者老龄化、吸烟人群比例降低、合并糖尿病的比例升高等。这些因素极大地推动了受者选择、治疗方案的不断改进,改变了医疗人员和患者对于肺移植的认知。本章总结了肺移植受者随时间变化的趋势,反映了世界范围内不断更新的临床实践和人口结构。肺移植受者年龄越来越大,更有可能因纤维化肺疾病而接受移植,BMI不断增加,更有可能有糖尿病史和致敏史,血清CMV阳性受者减少,恶性肿瘤史受者增加。除年龄、诊断外,受体eGFR也影响移植预后。我们希望提供移植实践的历史视角突出移植的趋势,可能在未来几年改善移植结果。

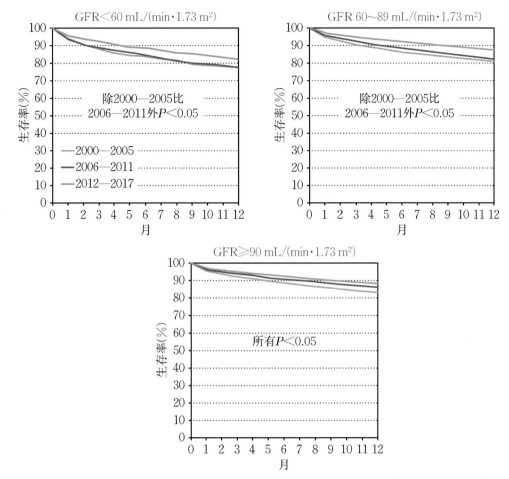

图2.8 受者肾小球滤过率(GFR)分层的1年生存率

GFR采用Cockcroft-Gault方程估算。

（赵德平、陈健）

参考文献

［1］ Chambers D C, Perch M, Zuckermann A, et al. The International Thoracic Organ Transplant Registry of the International Society for Heart and Lung Transplantation：Thirty-eighth adult lung transplantation report-2021; focus on recipient characteristics[J]. J. Heart Lung Transplant., 2021, 40(10):1060-1072.

［2］ Chambers D C, Zuckermann A, Cherikh W S, et al. The International Thoracic Organ Transplant Registry of the International Society for Heart and Lung Transplantation：37th adult lung transplantation report-2020; focus on deceased donor characteristics[J]. J. Heart Lung Transplant., 2020, 39(10)：1016-1027.

［3］ Mosher C L, Weber J M, Frankel C W, et al. Risk factors for mortality in lung transplant recipients aged ≥65 years：A retrospective cohort study of 5,815 patients in the scientific registry of transplant recipients[J]. J. Heart Lung Transplant., 2021, 40(1):42-55.

［4］ Khush K K, Cherikh W S, Chambers D C, et al. The International Thoracic Organ Transplant Registry of the International Society for Heart and Lung Transplantation: Thirty-sixth adult heart transplantation report-2019; focus theme: Donor and recipient size match[J]. J. Heart Lung Transplant., 2019, 38(10): 1056-1066.

［5］ Valapour M, Lehr C J, Skeans M A, et al. OPTN/SRTR 2020 Annual Data Report: Lung[J]. Am. J. Transplant., 2022, 22(Suppl 2):438-518.

［6］ Chambers D C, Cherikh W S, Goldfarb S B, et al. The International Thoracic Organ Transplant Registry of the International Society for Heart and Lung Transplantation: Thirty-fifth adult lung and heart-lung transplant report-2018; Focus theme: Multiorgan Transplantation[J]. J. Heart Lung Transplant., 2018, 37(10):1169-1183.

［7］ Chambers D C, Cherikh W S, Harhay M O, et al. The International Thoracic Organ Transplant Registry of the International Society for Heart and Lung Transplantation: Thirty-sixth adult lung and heart-lung transplantation Report-2019; Focus theme: Donor and recipient size match[J]. J. Heart Lung Transplant., 2019, 38(10):1042-1055.

［8］ Leard L E, Holm A M, Valapour M, et al. Consensus document for the selection of lung transplant candidates: An update from the International Society for Heart and Lung Transplantation[J]. J. Heart Lung Transplant., 2021, 40(11):1349-1379.

［9］ Zorn G L, Mcgiffin D C, Young K R, et al. Pulmonary transplantation for advanced bronchioloalveolar carcinoma[J]. J. Thorac. Cardiovasc. Surg., 2003, 125(1):45-48.

[10] Rucker A J, Nellis J R, Klapper J A, et al. Lung retransplantation in the modern era[J]. J. Thorac. Dis., 2021, 13(11):6587-6593.

[11] Perch M, Hayes D, Cherikh W S, et al. The International Thoracic Organ Transplant Registry of the International Society for Heart and Lung Transplantation: Thirty-ninth adult lung transplantation report-2022; Focus on lung transplant recipients with chronic obstructive pulmonary disease[J]. J. Heart Lung Transplant., 2022, 41(10):1335-1347.

第三章　供肺分配评分系统

有供肺才有移植,我国每年5000~6000例的捐献,利用率仅9%左右,而国外为30%左右,如果按照国外的利用率,我国每年至少可行肺移植2000例。全国约有50家医疗机构取得肺移植资质,而实际上2020年完成了513例,2021年实行了775例肺移植。供肺没有得到充分利用,许多协调员不了解供肺的分配系统,我国要加大这方面的培训。

一、肺移植器官分配的历史

最初,根据美国器官资源共享网络(Organ Procurement Transplantation Network,OPTN)胸部器官委员会(UNOS Thoracic Organ Committee)制定的政策,脑死亡器官捐献者的肺是根据等待时间分配给移植受者的,分配范围首先是在供者器官获取组织(OPO)内,然后是在500海里(1海里≈1.852 km)的同心圆范围内。该政策的制定是为了尽量缩短移植器官冷缺血时间,而500海里是一架喷气式飞机在1小时内可以飞行的距离。

理想情况下,任何一位可从新器官获益的待移植患者都能够获得一个合适的供者器官。然而,适合移植的供者器官依然极度短缺。每年,数以百计的待肺移植患者在等待过程中死亡。潜在的受者与供者数量之间的差距较大,需要更高效的器官分配方法,以确保最合理地利用稀缺资源。

过去根据等待名单上待移植患者的累积等待时间进行供肺匹配,患病时间被用来代表疾病的严重程度,该制度倾向于将器官提供给患病时间最久的患者。然而,该制度可能对临床实践产生相反的影响。为获得更长的累积等待时间,患者在疾病早期便加入等待名单,这导致名单上高达44%的患者处于非活跃状态。那些足够健康可以等待最长时间的患者占据了名单的前列。事实上,这些患者尽管位于名单前列,但相比于继续留在等待名单中,其接受移植所面临的风险可能更高。相反,考虑到一些患者在漫长的器官等待过程中存活概率很低,那些病情最重、最紧急的病例可能并没有被加入等待名单。因此,有必要不断调整供肺分配的程序。

到20世纪90年代末,器官分配政策已引起争议。1999年美国医学研究院指出,移植器官的分配应当建立在医疗紧急性的基础上,避免无效的器官移植,减少等待时间的影响,并且应该进行更大地理范围的共享。经过多年的分析,OPTN于2005年5月提出了新的移植肺分配制度——供肺分配评分(LAS)系统。

LAS基于两个预测指标,对每个潜在移植受者的情况进行预估。这两个指标包括等待名单中下一年未进行移植患者的生存率等待名单(紧急性评估)和移植的益处(肺移植后的预计1年生存率减去继续等待肺移植的生存率)。LAS的目的是减少等待名单上的死亡人数,并为那些最需要帮助的人(如不进行移植就最有可能死亡的人)提供肺移植,从而最大限度地减少移植肺的浪费。

二、肺移植器官分配评分的计算模型

LAS是基于多变量模型的一种标准化数值评分,评分区间为0～100,是对患者等待过程中死亡风险预测和移植后第1年生存率预测的加权组合。[1]

移植获益测算＝移植后生存率测算(posttransplant survival measure,PTAUC)
　　　　　　　－等待名单紧急性测算(wait list urgency measure,WLAUC)
原始LAS＝移植获益测算(PTAUC－WLAUC)－等待名单紧急性测算(WLAUC)
　　　　＝移植后生存率测算(PTAUC)－2×等待名单紧急性测算(WLAUC)
　　　　＝PTAUC－2×WLAUC

等待名单紧急性是用多元回归模型估算的等待名单的1年生存率曲线下面积来衡量的。

1年生存率曲线下面积对应于1年内的存活天数。诸多因素影响生成1年生存率曲线,包括肺功能状态、用力肺活量(FVC)(占预测值的百分比)、年龄和诊断。然后将分数归一化为100分制。如果患者的病情在等待过程中恶化,则可以随时更新分数。举例来说:60岁肺间质纤维化的女性,需要吸4 L氧气,6分钟步行857尺(1尺≈0.333 m),预测FVC％为40％,二氧化碳分压($PaCO_2$)为42 mmHg,肺动脉压(PAP)为35 mmHg。计算得到WLAUC＝321天,PTAUC＝337天,最终LAS评分为38.8172。

患者只有在年满12周岁后才能进行LAS。由于相应的数据缺乏,对年轻患者无法生成可靠的模型。因此,对于年轻患者,等待名单上的等待积累时间是供肺分配的主要决定因素。

在LAS中,等待名单上预期生存期的权重高于移植后预期生存期的权重,因此供者器官将优先分配给危重的待移植患者。

三、LAS评分的目标

2005年5月之后,美国引进了LAS系统进行肺分配,器官分配不再以等待时间为基础,通过LAS排序,把优先权给予那些不接受移植则死亡风险较高、接受移植则长期生存可能较大的等待者,也就是在等候紧迫性和移植受益度之间取得平衡。LAS系统的主要目标是降低等待者死亡率、根据临床紧急程度分配器官、最小化等待时间和地理因素的影响。

肺移植评估是一个繁琐的过程,首先要确定移植候选人的疾病诊断和治疗,其次还要确定影响预后的风险因子。应预先确定等待肺移植名单上死亡风险增加的候选者,并对其进行严密监测。LAS中的临床变量,特别是氧气需求和辅助通气的使用,可能对候选者的评分产生重大影响,从而影响他们能否分配到合适的供肺。

患者需做全面的实验室检查、超声心动图、放射学检查和心导管检查,另外,患者还必须做相应年龄段的高发肿瘤筛查。除了呼吸内科、移植科会诊,还需要做精神心理疾病方面的筛查。对于已经列入等待名单的患者,每3~6个月必须复查,更新临床资料和LAS评估,以便患者在必要时能够加快移植步伐。

"欧洲移植"体系的制度同时基于医疗紧迫性和累积等候时间。直到2010年前,"欧洲移植"体系的所有国家均采用四步排名法。第一步,根据地点(与捐献者的距离)和紧急状况对候选者进行排序。紧急状况分为"高度紧迫"和"择期"两档。第二步,根据特殊情况(如儿童候选者或心肺联合移植候选者)进行排序。第三步,根据候选名单上的累积等候时间进行排序。第四步,也是最后一步,仅在仍旧无法区分候选者优先级时使用,此时需要将候选时间细分并考虑"高度紧迫"状态的天数。最后,"欧洲移植"体系的两个国家——德国(2011)和荷兰(2014)采用了LAS系统作为该国的供肺分配系统,从而将等候时间从其分配流程中去除。[2]

四、实施LAS后的结果

相比于以前,2005年LAS实施以来,接受肺移植的患者年龄更大、病情更重;移植率最高的是年龄≥65岁的患者和间质性肺病患者。在LAS实施之初,等待肺移植名单上患者的死亡率有所下降,等待时间有所缩短。[3]LAS水平较高的患者的移植增加了,这表明越来越多的病情较重的患者被考虑进行肺移植。[4-6]LAS的批评者认为,尽管肺移植接受者的生存率可能会随着时间的推移而改善,评分最高的患者在肺移植治疗后的死亡率是不可接受的[7-8],在一项回顾性分析中,Russo等发现,在LAS为50~79时,生存获益达到峰值。[8]多项研究表明,与其他类型的肺部疾病相比,慢性纤维化患者在接受肺移植治疗后的生存率最高。[9-10]这可能是由于他们在移植时年龄更小,并且减少了医疗并发症。

尽管已经有些有益的改变,但有研究团队证实移植的净效益并没有最大化。研究发现:① 在等待移植的过程中,高度优先的肺移植候选者(LAS>75)的死亡率仍较高;② 4/5的供肺被分配给低优先级的候选者(LAS<50);③ 低优先级的候选者(LAS<50)似乎很少或不能从移植中有生存获益。[11]因此,LAS系统还有待进一步优化。

五、LAS的争议

尽管LAS取得了成功,但对优先次序的担忧,以及对年长者、病重个体的移植[12-14],特别是当它涉及移植后存活大于1年的患者[11,15],使得LAS的某些方面存在争议。[16]

由于LAS计算的医疗紧急程度和净移植受益部分都包含了1年未移植的等待期生存率,因此得分越高,就越容易获得移植,从而有效地降低了等待期死亡率,但可能导致移植后生存率较差。早期研究回顾性评估LAS与1年生存率的关系发现,移植LAS>46、LAS>52、LAS>60或LAS≥75的受者死亡率增加[8,17-19];尽管所有肺移植受者1年的总生存率已被证明与LAS实施前相等,但1年以上的预后已被证明比LAS实施前的预后更差,特别是在高LAS与低LAS的个体中。然而,对更现代的美国肺移植受者队列的分析表明,在2005—2008年、2009—2011年和2012—2014年的比较中,LAS≥40的所有患者的移植获益显著,LAS大于75%的患者的1年生存率提高(HR:0.54)。[20]Li等证实,在一项持续到2016年的美国队列研究中,与等待名单上的生存率相比,LAS≥70(囊性纤维化患者≥50)的患者的生存率有所提高。[21]

约翰霍普金斯研究小组发现,LAS≥45的移植患者的移植指数和重症监护病房(ICU)住院时间是LAS大于75%的患者的两倍,住院费用也要高得多。[22]利用2000—2011年美国全国住院患者数据,Maxwell等发现,在LAS实施后,移植医院的总费用增加了40%,移植后使用ECMO和气管切开术也更多,提示患者病情更严重,移植围术期并发症发生率更高。[23] Keller等对梅奥诊所系统2005—2015年的医疗保健数据进行了独特的评估。尽管平均LAS从46增加到58,LAS≥60的移植患者比例从17%增加到33%,1年生存率从88%提高到93%,但是移植前在ICU管理的患者(4.8%~16%)、移植后住院时间(中位数:11~16.5天)和30天再入院率(34%~48%)随着时间的推移而增加,导致LAS每增加10分,移植总费用就会增加12%。[24]在这个疾病较多、年龄较大的人群中,移植的获益和医疗成本的显著增加之间的平衡是一个困难的伦理问题和持续争议的话题。

生存期是LAS中使用的主要客观指标,而与健康相关的生活质量(health-related quality of life,HRQL)对终末期肺病患者可能更重要。Singer等在2004—2012年多伦多大学的移植队列中前瞻性地发现移植后HRQL的几个指标有了很大的改善,即使在老年人中也有显著的改善。这支持了基于将HRQL这一指标纳入肺移植分配评分模型是更合理的。[25-26]

根据LAS系统,供者器官首先由UNOS向供者所在区域内所有与供者ABO相同或相容的候选者提供,然后再向该区域之外的区域提供。在不同的地理区域和供者服务区域,移植的中位等待时间差异很大。应该向等待肺移植名单上的所有患者提供多个移植中心的相关供者信息。对于有死亡高风险的肺移植候选者,如LAS>50或间质性肺病快速进展的患者,应鼓励在其OPO服务范围以外的移植中心寻求双重登记。同样,多个移植中心的登记也可能使敏感患者和身材小的患者受益,使他们能够对接到更大的供者库。

虽然2005年实施的LAS解决了最终规则的一个方面,但"在尽可能广泛的地理区域内分配机构"的指示没有得到履行。2017年11月,OPTN执行委员会作出了一项紧急政策变化,与最终规则保持一致,取消了作为第一个分发单位的捐赠服务区域,代之以以捐赠医院为中心的半径250海里的同心圆范围作为第一个器官分配单位,向更广泛地供肺迈出了一步。[27]这一变化后2年的监测显示,平均匹配LAS增加,移植中心和供体医院之间的中位数距离增加,LAS为60~70分的候选人移植率增加。[28]Puri等量化了这一政策可能导致器官获取成本翻倍[29],虽然在他们的中大型中心等待名单死亡率没有变化,但Haywood等报告称,在他们的小型中心等待名单死亡率显著增加[30],这可能反映了器官重新分配到更大的中心,这些中心有机会将病情较重的患者排在他们的名单上。[31]

六、LAS系统的优化

LAS的引入是为了平衡等待期生存率和肺移植后1年生存率,是实体器官移植中第一个用于协调医疗需求、预期生存效益和稀缺资源的分配系统。尽管LAS因缩短了等待期的时间和等待期死亡率而受到称赞,但它对肺移植后生存率的影响尚不确定和有争议,特别是对LAS最高的最危重患者。

研究发现LAS≥70的患者生存获益稳定,而LAS<70的患者的死亡率获益相对较低(图3.1)。该结果建议设置LAS上限,以确保LAS≥70的候选人具有同等的优先级(基于移植获益)。[21]对于CF患者,这个上限应该设置在LAS≥50(图3.2)。

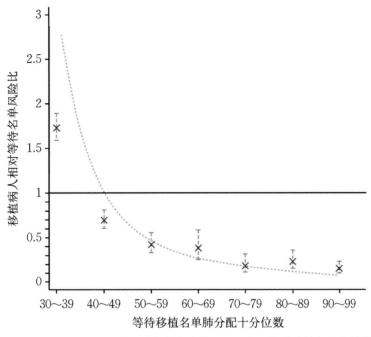

图3.1 根据肺分配评分十分位数的多变量Cox回归分析肺移植的生存效益

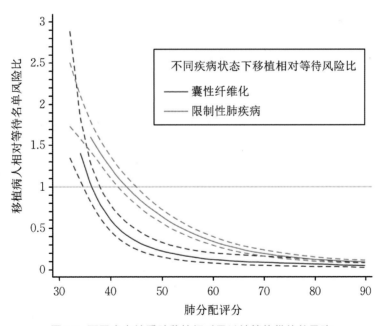

图3.2 不同患者接受肺移植相对于继续等待供体的风险

使用LAS后的早期研究表明,LAS较高的患者死亡率更低。[7]然而,这些研究评估了肺移植术后的绝对生存率。此后多项研究表明,与LAS较低的患者相比,LAS较高的患者具有不同的临床特征,包括机械通气使用率较高、糖尿病发生率较高、肾功能不全较多、基线肺功能较差。[19,32]因此,高LAS和低LAS患者在绝对生存获益方面的差异并不令人惊讶。然而,尽管这一患病人群日益增多,肺移植术后的生存率随着时间的推移有所提高,这与最危重患者的重症监护的改善有关,包括呼吸机管理和体外膜肺氧合(ECMO)机器作为肺移植的桥梁。[33-34]Vock等利用结构嵌套加速失效时间模型根据LAS范围评估移植获益,发现从LAS≥35开始肺移植的生存获益越来越高。[20]Vock等使用的方法比较了移植后的生存效益与留在等待名单上的生存效益。然而,他们的方法考虑到了移植后不同时间点的不同生存效益,并且不依赖于Cox模型中使用分段常数时间依赖性移植指标引入的瞬时生存效益的假设。尽管如此,Cox模型在确定LAS≥70(CF可能≥50)作为移植候选者优先级可以均衡的上限方面是直接的。在未来修订LAS时,应考虑到基于LAS的肺移植的不同益处的证据,从而使得更高的分数总是对应更大的益处。

随着肺供体的连续分配模型的发展,对肺分配系统的进一步修改以解决肺分配的争议问题正在进行。[35]连续分布模型将取代目前的分类方法,取消简单的以二分变量定义候选类型(如兼容比相同血型,高度敏化比非敏化候选人),消除当前系统的距离分界线。该模型将纳入医疗紧迫性、移植后生存率、候选者生物学特征、患者获取和安置效率五大目标,在每个目标中权衡患者的属性,生成一个综合分配分数。[36]关键组成部分包括LAS、等待名单紧急度量和移植后生存度量将在综合评分中给予显著权重。等待名单死亡率与移植后生存率的2:1比率的相对权重可能会发生变化。候选血型、敏化状态、儿科状态、既往是否为活体供体、身高、供体医院到移植中心的距离也将被赋予相应的权重。一旦建立了以肺为基础的连续分布器官分配模型,其他实体器官也有望效仿。

七、从等待肺移植名单中移除

等待肺移植患者的临床状况可能迅速发生恶化。在所有患者临床就诊及临床状态发生任何重大变化时,必须对其是否适合肺移植进行重新评估。移植前,患者从等待肺移植名单中移除的常见原因包括:疾病进展到患者无法耐受移植的程度;发生另一个器官衰竭;脓毒症不受控制;治疗依从性差;屡次滥用药物;社会支持结构发生变化;出现新的绝对或相对禁忌证;临床状况无法改善。机械通气或体外生命支持(extracorporeal cardiac life support,ECLS)的肺移植候选者无法耐受移植的风险很高,应至少每天或更频繁地评估其候选者资格。[37-38]如果候选者的禁忌证被认为是暂时的,则可以将其置于非活动状态等待。此外,还应考虑患者状态良性发展和积极改善而从等待肺移植名单中移除的情况,包括对内科药物治疗的反应较好(在肺动脉高压人群中最常见)和(或)生活质量状态改善,使风险效益平衡发生改变,而不再需要考虑肺移植。[39]

八、我国的 LAS 系统

应用 LAS 系统对供肺进行分配,我国主要借鉴美国的 LAS 系统。自 2015 年 1 月 1 日起,我国全面停止使用死囚器官作为移植供体来源,公民逝世后自愿器官捐献成为器官移植使用的唯一渠道。随着此大背景的推出,公民脑死亡和心脏死亡供体成为肺移植供肺的主要来源,但由于中国器官捐献相对于欧美国家仍处于初级阶段,许多潜在供肺缺乏足够的维护,导致捐献失败,或供肺质量一般,获取后无法达到理想的供肺标准,作为边缘性供肺应用于临床,给临床移植带来了巨大的压力,但随着移植团队的不懈努力,在以后的移植中,要争取利用每一个可用的供肺为更多的终末期肺病患者进行移植,挽救更多人的生命。

目前我国正在开展脑死亡/心死亡供者捐赠器官移植的工作,临床供肺来源均为公民死后捐献,预示着我国肺移植与国际的接轨。由于肺是对外开放的器官,肺移植后的早期感染(包括细菌、病毒和真菌三大感染)极为常见,并且是导致受者死亡的主要原因之一。同时,国内的肺移植受者术前身体条件普遍较差,多数曾大量使用抗生素,耐药现象严重,这反过来加大了肺移植后感染控制的难度。此外,急性排斥反应作为肺移植后的常见并发症,也是影响肺移植发展的重要因素。[40]尽管肺移植受者免疫抑制剂的用量和血药浓度水平均高于其他实体器官移植,但肺移植后的急性排斥反应要多于肝、肾移植。因此,肺移植受者的长期存活与拥有一个多学科合作团队,包括外科医师、呼吸内科医师、麻醉科医师、重症监护医师、物理治疗师和护士等的配合及围术期管理是密切相关的。

器官分配也取决于监管机构的类型。器官网络可以集中至国家层面,统一管理所有移植,也可以分散管理一个地区内的所有移植。此外,不同的系统授予移植中心不同的决策权。例如,在澳大利亚和英国,供肺首先提供给最靠近供者的移植中心。如果该移植中心无法找到合适的受者,那么该器官可以依次提供给其他移植中心。这种体制授予移植中心更大的自主权,这些移植中心可以根据个案评估器官及其潜在的受者。其他国家,如德国、法国和西班牙,拥有理事机构管理的,类似于 UNOS 的强大的国家级器官网络。[5-6,41-42]

不管具体情况如何,每个器官分配系统都会受到地理位置的影响。由于受到受/供肺缺血时间的限制,在实践中普遍会优先考虑地区性分配。因此,需要更多地利用全国范围的数据进行研究,进一步确定地理位置对等候名单的影响程度,最终制定出新的政策以尽量减少这类影响。

小　结

LAS 于 2005 年实施,以使肺分配与 NOTA 和器官移植最终规则保持一致。通过优先考虑等待名单死亡率和移植后生存率,而不是等待名单上的时间,LAS 成功地降低了等待名单的死亡率,而不降低移植后的总体生存率,并导致每年肺移植数量的增加。候选者被分为四个主要疾病组之一,每个疾病组内的协变量被用来预测候选者死亡率和移植后生存率,因此候选者死亡率和移植后生存率以 2:1 的比例加权。这些变量于 2015 年更新,并于 2020 年重新评估,以去除特定的协变量。LAS 的成功是显而易见的,然而,基于 LAS 的肺移植的长期疗效一直存在争议。虽然与自然病程相比,移植患者的寿命更长,但肺移植后的总生存期仍然很低。因为它导致了越来越多的疾病较重、年龄较大的受者的移植,从而提高资源的利用率。LAS在确定评分时也不考虑1年以上生存率或HRQL。为了最大化肺移植相对于无肺移植或持续等待的生存效益,应从LAS≥70的普通肺移植人群和LAS≥50的CF队列开始均衡优先级。

2005年实施的LAS并未涉及地理边界问题。2017年解决了地理问题,取消了作为第一个器官分配单位的捐赠服务区域,并实施了以捐赠医院为中心的半径250海里的同心圆范围作为第一个器官分配单位。OPTN肺部委员会目前正在开发供肺分配的连续分配模式。这个建议的一个目标是消除如距离和ABO兼容性的硬边界。在连续分配系统中,候选人将根据他们的预估移植后存活率、致敏性、候选者身高和其他委员会认为重要的分配因素等紧急程度获得分数权重。未来实施实体器官分配的连续分配模式,是器官分配与NOTA和最终规则相一致演变的下一步升级。

(谢冬、陈健)

参考文献

［1］ Rucker A J, Nellis J R, Klapper J A, et al. Lung retransplantation in the modern era[J]. J. Thorac. Dis., 2021, 13(11):6587-6593.

［2］ Gottlieb J, Greer M, Sommerwerck U, et al. Introduction of the lung allocation score in Germany[J]. Am. J. Transplant., 2014, 14(6):1318-1327.

［3］ Kozower B D, Meyers B F, Smith M A, et al. The impact of the lung allocation score on short-term transplantation outcomes: A multicenter study[J]. J. Thorac. Cardiovasc. Surg., 2008, 135(1):166-171.

［4］ Egan T M, Edwards L B. Effect of the lung allocation score on lung transplantation in the United States[J]. J. Heart Lung Transplant., 2016, 35(4):433-439.

［5］ Gottlieb J, Smits J, Schramm R, et al. Lung transplantation in Germany since the introduction of the lung allocation score[J]. Dtsch. Arztebl. Int., 2017, 114(11):179-185.

［6］ Schuba B, Scheklinski M, Von Dossow V, et al. Five-year experience using the lung allocation score: The Munich lung transplant group[J]. Eur. J. Cardiothorac. Surg., 2018, 54(2):328-333.

［7］ Russo M J, Worku B, Iribarne A, et al. Does lung allocation score maximize survival benefit from lung transplantation?[J]. J. Thorac. Cardiovasc. Surg., 2011, 141(5):1270-1277.

［8］ Russo M J, Iribarne A, Hong K N, et al. High lung allocation score is associated with increased morbidity and mortality following transplantation[J]. Chest, 2010, 137(3):651-657.

［9］ Titman A, Rogers C A, Bonser R S, et al. Disease-specific survival benefit of lung transplantation in adults: a national cohort study[J]. Am. J. Transplant., 2009, 9(7):1640-1649.

［10］ Thabut G, Christie J D, Mal H, et al. Survival benefit of lung transplant for cystic fibrosis since lung allocation score implementation[J]. Am. J. Respir. Crit. Care Med., 2013, 187(12):1335-1340.

［11］ Hayanga J A, Lira A, Vlahu T, et al. Lung transplantation in patients with high lung allocation scores in the US: Evidence for the need to evaluate score specific outcomes[J]. J. Transplant., 2015, 2015: 836751.

［12］ Dotan Y, Vaidy A, Shapiro W B, et al. Effect of acute exacerbation of idiopathic pulmonary fibrosis on lung transplantation Outcome[J]. Chest, 2018, 154(4):818-826.

[13] Abecassis M, Bridges N D, Clancy C J, et al. Solid-organ transplantation in older adults: Current status and future research[J]. Am. J. Transplant., 2012, 12(10):2608-2622.

[14] Kilic A, Merlo C A, Conte J V, et al. Lung transplantation in patients 70 years old or older: Have outcomes changed after implementation of the lung allocation score?[J]. J. Thorac. Cardiovasc. Surg., 2012, 144(5):1133-1138.

[15] Maxwell B G, Levitt J E, Goldstein B A, et al. Impact of the lung allocation score on survival beyond 1 year[J]. Am. J. Transplant., 2014, 14(10):2288-2294.

[16] Lehr C J, Wey A, Skeans M A, et al. Impact of incorporating long-term survival for calculating transplant benefit in the US lung transplant allocation system[J]. J. Heart Lung Transplant., 2022, 41(7): 866-873.

[17] Liu V, Zamora M R, Dhillon G S, et al. Increasing lung allocation scores predict worsened survival among lung transplant recipients[J]. Am. J. Transplant., 2010, 10(4):915-920.

[18] Merlo C A, Weiss E S, Orens J B, et al. Impact of U.S. lung allocation score on survival after lung transplantation[J]. J. Heart Lung Transplant., 2009, 28(8):769-775.

[19] Weiss E S, Allen J G, Merlo C A, et al. Lung allocation score predicts survival in lung transplantation patients with pulmonary fibrosis[J]. Ann. Thorac. Surg., 2009, 88(6):1757-1764.

[20] Vock D M, Durheim M T, Tsuang W M, et al. Survival benefit of lung transplantation in the modern era of lung allocation[J]. Ann. Am. Thorac. Soc., 2017, 14(2):172-181.

[21] Li S S, Miller R, Tumin D, et al. Lung allocation score thresholds prioritize survival after lung transplantation[J]. Chest, 2019, 156(1):64-70.

[22] Arnaoutakis G J, Allen J G, Merlo C A, et al. Impact of the lung allocation score on resource utilization after lung transplantation in the United States[J]. J. Heart Lung Transplant., 2011, 30(1):14-21.

[23] Maxwell B G, Mooney J J, Lee P H U, et al. Increased resource use in lung transplant admissions in the lung allocation score era[J]. Am. J. Respir. Crit. Care Med., 2015, 191(3):302-308.

[24] Keller C A, Gonwa T A, White L J, et al. Utilization and cost analysis of lung transplantation and survival after 10 years of adapting the lung allocation score[J]. Transplantation: Official Journal of the Transplantation Society, 2019, 103(3):638-646.

[25] Singer L G, Chowdhury N A, Faughnan M E, et al. Effects of recipient age and diagnosis on health-related quality-of-life benefit of lung transplantation[J]. Am. J. Respir. Crit. Care Med., 2015, 192(8): 965-973.

[26] Yusen R D. Lung transplantation outcomes: the importance and inadequacies of assessing survival[J]. Am. J. Transplant., 2009, 9(7):1493-1494.

[27] Lehman R R, Chan K M. Elimination of the donor service area (DSA) from lung allocation: No turning back[J]. Am. J. Transplant., 2019, 19(8):2151-2152.

[28] Yang Z, Gerull W D, Shepherd H M, et al. Different-team procurements: A potential solution for the unintended consequences of change in lung allocation policy[J]. Am. J. Transplant., 2021, 21(9): 3101-3111.

[29] Puri V, Hachem R R, Frye C C, et al. Unintended consequences of changes to lung allocation policy[J]. Am. J. Transplant., 2019, 19(8):2164-2167.

[30] Haywood N, Mehaffey J H, Kilbourne S, et al. Influence of broader geographic allograft sharing on outcomes and cost in smaller lung transplant centers[J]. J. Thorac. Cardiovasc. Surg., 2022, 163(1):

339-345.

[31] Howard R J, Cornell D L, Cochran L. History of deceased organ donation, transplantation, and organ procurement organizations[J]. Prog. Transplant., 2012, 22(1):6-17.

[32] Meester J D, Smits J M, Persijn G G, et al. Listing for lung transplantation: Life expectancy and transplant effect, stratified by type of end-stage lung disease, the Eurotransplant experience[J]. J. Heart Lung Transplant., 2001, 20(5):518-524.

[33] Hayes Jr D, Tobias J D, Tumin D. Center volume and extracorporeal membrane oxygenation support at lung transplantation in the lung allocation score era[J]. Am. J. Respir. Crit. Care Med., 2016, 194(3):317-326.

[34] Hayanga A J, Aboagye J, Esper S, et al. Extracorporeal membrane oxygenation as a bridge to lung transplantation in the United States: An evolving strategy in the management of rapidly advancing pulmonary disease[J]. J. Thorac. Cardiovasc. Surg., 2015, 149(1):291-296.

[35] Parke W F, Dussault N E, Jablonski R, et al. Assessing the accuracy of the lung allocation score[J]. J. Heart Lung Transplant., 2022, 41(2):217-225.

[36] Brahmbhatt J M, Hee Wai T, Goss C H, et al. The lung allocation score and other available models lack predictive accuracy for post-lung transplant survival[J]. J. Heart Lung Transplant., 2022, 41(8):1063-1074.

[37] Furfaro D, Rosenzweig E B, Shah L, et al. Lung transplantation disparities based on diagnosis for patients bridging to transplant on extracorporeal membrane oxygenation[J]. J. Heart Lung Transplant., 2021, 40(12):1641-1648.

[38] Patterson C M, Shah A, Rabin J, et al. Extracorporeal life support as a bridge to lung transplantation: Where are we now?[J]. J. Heart Lung Transplant., 2022, 41(11):1547-1555.

[39] Sell J L, Bacchetta M, Goldfarb S B, et al. Short stature and access to lung transplantation in the United States. A cohort study[J]. Am. J. Respir. Crit. Care Med., 2016, 193(6):681-688.

[40] Bunsow E, Los-Arcos I, Martin-Gómez M T, et al. Donor-derived bacterial infections in lung transplant recipients in the era of multidrug resistance[J]. J. Infect., 2020, 80(2):190-196.

[41] Coll E, Fernández-Ruiz M, Sánchez-Álvarez J E, et al. COVID-19 in transplant recipients: The Spanish experience[J]. Am. J. Transplant., 2021, 21(5):1825-1837.

[42] Leard L E, Holm A M, Valapour M, et al. Consensus document for the selection of lung transplant candidates: An update from the International Society for Heart and Lung Transplantation[J]. J. Heart Lung Transplant., 2021, 40(11):1349-1379.

肺移植新进展

第四章 受体的评估和检查

肺移植受体选择适当的肺移植受者是预后的一个重要决定因素。国际心肺移植协会(ISHLT)肺部委员会组织了一个由国际专家组成的协作委员会,就如何评估成为肺移植候受体作出了推荐。在缺乏高级证据支持决策的情况下,这些专家共识目前仍基于现有研究和个人经验。ISHLT 于 1998 年初步制定肺移植指南,2006 年在此基础上进行修订,2014 年再次更新。我国肺移植受者选择标准在 ISHLT 指南的基础上结合我国临床实际情况略加修改。[1-2]

虽然移植是终末期肺病的最后治疗手段,但是尽早进行移植推荐和患者教育,直到最终进入等待者名单并接受肺移植手术的受体,显示出了较大的生存优势。因此,对肺移植受体的评估标准,将帮助推荐受体的医生和在肺移植中心的医生确定哪些患者最有可能从肺移植中受益。尽管在移植中心以外、对终末期肺部疾病患者进行诊疗的医生不会对患者是否接受移植作出最终决定,但与这类患者打交道的医生必须熟悉肺移植推荐标准及移植标准。这将让更多的终末期肺病患者从移植中获益并提高生存率。

移植推荐和进入等待名单是两个不同的过程,但一般认为,对于肺部疾病适合移植的患者,应该尽早进行肺移植推荐。任何评估标准都不应单独使用,相反,应该考虑病人的整个临床情况。考虑到在所有其他可行的保守治疗方案都用尽之前,患者不应暴露在移植手术的风险之下,因此,将患者列入等待名单上的决定是至关重要的,尤其是决定的时机。其明确承认患者不进行肺移植的预期寿命有限,权衡风险及收益,更倾向于肺移植而非传统医疗。由于目前供体肺仍是稀缺资源,如果可以预见肺移植术后无效或预后不佳,需要慎重考虑手术的必要性。

对肺移植受体的评估并最终列入肺移植等候名单的决定是复杂的,不仅要考虑患者个人的临床病理特征,还需要考虑患者的心理特征、家庭及社会支持程度、区域因素、供肺分配系统的影响等。

一、肺移植一般适应证

对于患有慢性终末期肺病的成年人,满足以下所有条件,应考虑进行肺移植:
(1) 两年内因肺部疾病致死的风险极高(大于 50%),即应考虑肺移植。
(2) 肺移植术后 90 天生存率极高(大于 80%),即应考虑肺移植。
(3) 移植物功能足够时,术后 5 年生存率极高(大于 80%),即应考虑肺移植。

二、肺移植禁忌证

（一）绝对禁忌证

（1）近期有恶性肿瘤病史的成人不应接受肺移植。对于一部分有癌症病史的患者来说，即使在5年无进展生存期之后，复发的风险仍然过高。

（2）主要器官系统（如心脏、肝脏、肾脏或大脑）无法治疗的严重功能障碍，除非可以进行联合器官移植。

（3）未纠正的动脉粥样硬化疾病，疑似或证实末端器官缺血或功能障碍和/或冠状动脉疾病不适合进行血运重建。

（4）急性生理状态不稳定，包括但不限于急性败血症、心肌梗死和肝衰竭。

（5）不可纠正的出血倾向。

（6）移植前控制不良的高毒力和/或耐药微生物的慢性感染，活动性分枝杆菌感染的证据。

（7）严重的胸壁或脊柱畸形可能在移植后引起严重的呼吸限制。

（8）Ⅱ或Ⅲ类肥胖（BMI≥35.0 kg/m²）。

（9）当前不能坚持药物治疗的或有药物治疗依从性不佳的患者，这类人群会被认为无法配合移植术后药物治疗。

（10）缺乏充分或可靠的社会支持。

（11）严重功能受限，预计肺移植术后康复困难。

（12）药物滥用或依赖（如酒精、烟草、大麻或其他非法药物）。

（二）肺移植相对禁忌证

（1）年龄大于65岁，伴有低生理储备和/或其他相关禁忌证。虽然不能将年龄上限作为绝对禁忌证，但在大多数情况下，大于75岁的成年人不太可能是肺移植的候选者。虽然年龄本身不应该被认为是移植的禁忌证，但年龄的增加通常与绝对或相对禁忌证的共病条件有关。

（2）Ⅰ类肥胖（BMI为30.0～34.9 kg/m²），特别是躯干型（中央型）肥胖。

（3）进行性或重度营养不良。

（4）严重的骨质疏松症状。

（5）广泛的胸部手术和肺切除术。

（6）机械通气和/或体外生命支持（ECLS）。然而，反复评估没有其他急性或慢性器官功能障碍的受体可能会移植成功。

（7）多重耐药或高毒力细菌、真菌和某些分枝杆菌株的定植或感染（如慢性肺外感染预计在移植后会恶化）。对于感染乙型和/或丙型肝炎的患者，如果没有肝硬化或门静脉高压的显著临床、放射学或生化体征，并且在适当的治疗下稳定，可以考虑进行肺移植。患有乙型和/或丙型肝炎的受体，肺移植应在具有肝病治疗经验的中心进行。对于感染了人类免疫缺陷病毒（HIV）的患者，可以考虑在未检测到HIV-RNA的可控疾病患者中进行肺移植，并接受联合抗逆转录病毒治疗。HIV阳性受体的肺移植应该在具有HIV阳性患者治疗有经验的中心进行。

（8）感染洋葱伯克霍尔德菌、唐菖蒲伯克霍尔德菌和多重耐药分枝杆菌的患者，如果在术前得到充分的治疗，且术后有合理的控制，则被认为是合适的移植受体，且应该在具有控制这些感染有丰富经验的中心进行评估和肺移植手术。

（9）动脉粥样硬化性疾病会增加患者肺移植后器官缺血的风险。对于冠状动脉粥样硬化性疾病，一些患者可能会在术前接受经皮冠状动脉介入治疗（PCI）或冠状动脉搭桥术（CABG），在某些情况下，肺移植可以和冠脉搭桥术同时进行。对于有PCI手术史的患者，术前需要评估冠状动脉支架的类型（裸金属支架与药物洗脱支架）和冠状动脉疾病的可接受程度。

（10）其他未导致终末期器官损伤的疾病，如糖尿病、全系统高血压、癫痫、中心静脉阻塞、消化性溃疡或胃食管反流，应在移植前得到最佳治疗。

三、关于患者胸部手术史的评估

患者胸部手术史不是肺移植的禁忌证，然而胸膜粘连是最麻烦的，但胸膜粘连不是肺移植的禁忌证。对于肺移植潜在受体，发生气胸应该给予最妥善的处理，要选择后期不太影响肺移植手术的处理方法。在严格选择的受体中，中远期预后不受既往胸部手术的影响。然而有其他合并症的老年患者（大于65岁），因为预后相对较差，在评估时应充分考虑既往的胸部手术史，包括胸管置入史，这个比例在潜在受体中可能高达40%[3-4]，对于某些特殊疾病，如肺淋巴管肌瘤病、慢性阻塞性肺病的患者，该比例可高达90%[4]，还有肺减容术、胸膜固定术、肺切除术等都会造成一定的胸膜粘连，应当进行充分的评估。胸膜固定术（外科的或化学的）与肺移植术后大量失血有关，会增加术后早期并发症，如肾功能不全、原发性移植物功能障碍、膈神经损伤、乳糜胸等，再次剖胸探查手术概率也会增加。

四、机械通气和/或体外生命支持（ECLS）桥接肺移植

"ECLS桥接肺移植"指的是对严重失代偿的患者进行高级生命支持，直到找到合适的供肺。[5]理想情况下，其旨在延长患者移植前的预期寿命，增加接受肺移植的机会，并通过改善移植前临床稳定性来提高移植成功率。[6]以这种方式等待移植的受体在开始桥接治疗之前，应当由移植团队进行充分评估，包括临床、心理、社会风险等多种因素。如果没有得到患方坚定以肺移植作为后续治疗的决定，且移植团队未进行充分评估的情况下，那么对潜在受体进行高级生命支持，通常预后较差。

推荐相对年轻、无多器官功能障碍、康复潜力大的受体在等待期进行ECLS，以桥接肺移植手术。不推荐以下情况，包括已经出现感染性休克、多器官功能障碍、严重动脉闭塞性疾病、肝素相关性血小板减少、过早已进行机械通气、高龄、肥胖等，通过ECLS桥接肺移植手术。

五、特定疾病的受体评估

（一）特发性肺纤维化（IPF）

肺移植评估标准：

（1）无论肺功能如何，影像学或组织病理学存在寻常型间质性肺炎（UIP）或纤维化型非特异性间质性肺炎（NSIP）的表现。

（2）肺功能异常：FVC<80%预计值或DLCO<40%预计值。

（3）由ILD引起的任何呼吸困难或功能受限，用力活动时需要吸氧。

（4）对于炎症性间质性肺病，在经积极内科治疗后，仍无法改善呼吸困难、降低氧需求和/或延缓肺功能下降。

肺移植标准：

（1）6个月内FVC下降超过10%。

（2）6个月内DLCO下降超过15%。

（3）6分钟步行试验中，指氧饱和度下降到88%以下或步行距离<250 m，或6个月内6分钟步行距离下降>50 m。

（4）右心导管或超声心动图显示肺动脉高压。

（5）因呼吸衰竭、气胸或急性加重而住院。

（二）慢性阻塞性肺病

肺移植评估标准：

（1）经过包括药物、肺康复和氧疗等充分的内科治疗后，疾病仍在进展。

（2）无法通过内窥镜或外科肺减容手术改善肺功能。

（3）BODE指数为5~6。

（4）$PaCO_2$>50 mmHg或6.6 kPa和/或PaO_2<60 mmHg或8 kPa。

（5）FEV_1小于预计值25%。

肺移植标准（满足其中一条即可）：

（1）BODE指数≥7。

（2）FEV_1占预计值15%~20%。

（3）前一年有大于或等于三次以上严重发作。

（4）有一次伴有严重高碳酸血症的急性呼吸衰竭。

（5）中度至重度肺动脉高压。

（三）肺血管疾病

肺移植评估标准：

（1）充分的内科治疗后，NYHA心功能分级仍为Ⅲ或Ⅳ级。

（2）疾病进展迅速。

（3）需要使用胃肠外肺动脉高压靶向治疗,不论NYHA心功能分级。

（4）已知或疑似肺静脉闭塞性疾病或肺毛细血管瘤病。

肺移植标准:

（1）NYHA心功能Ⅲ或Ⅳ级:试用过包括前列腺素在内的药物联合治疗至少3个月的。

（2）心脏指数<2 L/(min·m^2)。

（3）右心房压>15 mmHg。

（4）6分钟步行试验距离<350 m。

（5）出现明显的咯血、心包积液或进行性右心衰(肾功能不全、胆红素增加、脑利钠肽增加或腹水复发)。

（四）囊性纤维化(CF)和其他支气管扩张症

CF是一种常见于白种人的遗传性疾病,占全球肺移植原发病第3位,而在我国支气管扩张症更常见。CF、支气管扩张症患者肺部常常合并慢性感染,病原菌定植于大气道、上呼吸道和鼻窦部,移植后应用免疫抑制剂可能会导致感染再发。

肺移植评估标准:

（1）FEV$_1$≤30%预计值或FEV$_1$迅速降低,尤其是年轻女性。

（2）6分钟步行试验距离<400 m。

（3）因慢性缺氧导致肺动脉高压(超声心动图提示收缩肺动脉压>35 mmHg或右心导管测量的平均肺动脉压>25 mmHg)。

（4）临床上表现为以下任何一项:

① 需要无创通气的急性呼吸衰竭发作。

② 抗生素耐药性增加,病情加重后临床难以恢复。

③ 尽管补充营养,营养状况仍在恶化。

④ 顽固性和/或反复气胸。

⑤ 经支气管动脉栓塞后仍不能控制的危及生命的咯血。

肺移植标准:

（1）慢性呼吸衰竭:缺氧(PaO$_2$$<60$ mmHg)和/或高碳酸血症(PaCO$_2$$>50$ mmHg)。

（2）长期无创通气治疗。

（3）肺动脉高压。

（4）频繁的住院治疗。

（5）肺功能快速下降。

（6）WHO心功能分级为Ⅳ级。

（五）结缔组织相关间质性肺病(CTD-ILD)

因CTD-ILD患者通常累及多系统,既往观点认为此类患者肺移植效果不理想,因此CTD-ILD行肺移植的患者占比较少,且针对CTD-ILD患者肺移植的研究也较少,目前的研究结果显示,CTD-ILD组受者肺移植术后生存率与IPF组相似,未表现出更高的急、慢性排斥反应风险。且经严格筛选及评估的受者,肺移植术后也未发生严重肺外脏器功能不全。

当CTD-ILD患者对内科治疗反应不佳且无其他手术禁忌证时,可考虑行肺移植,但目前尚无明确统一的评估和移植标准。因此,一般情况下,系统性疾病处于静止或相对稳定状态,而肺部病变处于终末期的患者,才推荐行肺移植,具体手术时机的选择可参照IPF。

六、肺移植术前评估流程

一般分为三个流程。

(一)全面的检查及评估

(1)系统性检查项目:包括基本信息(身高、体重、胸腹围等)、原发肺部疾病及全身合并症的诊断、既往史、生命体征及氧饱和度、6分钟步行试验等。

(2)实验室检查:① 血、尿和粪便常规;② 凝血功能;③ ABO/Rh血型及复查,不规则抗体筛查;④ 肝肾功能、电解质、血脂和心肌酶;⑤ 免疫球蛋白和补体,淋巴细胞亚群计数;⑥ 内分泌相关检测,包括甲状腺功能、胰岛功能和下丘脑-垂体-肾上腺皮质轴(必要时)评估;⑦ 自身免疫相关指标及抗体筛查。

(3)感染相关检查:① 痰细菌、真菌和分枝杆菌培养,痰抗酸杆菌涂片,中段尿培养,粪便培养及新冠核酸及抗体检测(特殊时期);③ 血液传播疾病:HIV 和梅毒相关指标;④ HBV 血清标志物、HAV 抗体和HCV 抗体,必要时测肝炎病毒核酸;⑤ CMV 抗体,必要时测CMV 核酸定量;⑥ 血清呼吸道常见病毒抗体;⑦ 血清支原体和衣原体抗体;⑧ 结核相关检测,如结核菌素试验、γ-干扰素释放试验;⑨ G 试验、GM 试验。

(4)配型相关:*HLA* 基因分型(Ⅰ类:A、B 和C,Ⅱ类:DR、DP 和DQ)检测,HLA 抗体特异性检测,群体反应性抗体(PRA)。

(5)多器官功能检查:① CT 肺动脉成像(推荐常规开展,除非有造影剂过敏等不能使用造影剂的情况)、肺通气灌注扫描、动脉血气分析、肺功能(肺通气功能及弥散功能);② 膈肌功能检查、腹部超声或CT、胃肠镜(根据耐受情况);③ 心脏超声(必要时加做右心导管检测)、CT 冠脉成像、心电图(心律失常加做24小时动态心电图);④ 血管超声(包括下肢动、静脉和颈部动、静脉);⑤ 骨密度检测;⑥ 头颅CT 或核磁共振。

(6)恶性肿瘤相关筛查:肿瘤标志物、痰或下呼吸道标本细胞学检查,必要时考虑PET-CT,如有特定部位不能排除恶性肿瘤,可咨询相应科室后给予相关检查以鉴别诊断。

(7)心理及社会因素的评估:通常由心理学家、精神病学家、社会工作者及肺移植中心工作人员等组成的多学科小组来进行评估,评估的对象不仅包括受体,还包括其家庭成员、护理人员等相关人员,必要时给予干预或药物治疗。同时评估患者的社会关系,评估是否存在不适合移植的心理及社会因素。然而,目前尚无统一的标准来对肺移植受体进行评价。利用评估工具(如调查问卷)进行评估是一种比较常用的方法。

(8)营养评估:肥胖和体重过轻的患者肺移植预后较正常者差,且为肺移植术后患者死亡的毒力危险因素,肥胖甚至可增加原发性移植物功能障碍的风险,而营养不良,尤其是白蛋白和总蛋白水平低又与肺移植术后感染风险增加和生存率降低相关。因此,鼓励受体努力到达并保持最佳体重。营养评估应当由具有终末期肺病患者营养管理经验的营养专家进行,以促进适当的肌肉及能量储备。体重过轻,可给予高热量营养补充剂,如果体重持续减轻或口服无法进行,经评估后可留置鼻饲管或行胃造口术。考虑受体在移植前死亡风险较高,增重治疗时,不应过分延迟肺移植时间,充分评估移植风险。同时,对于超重或肥胖的患者应进行适当的减重。

(9)肺康复评估:终末期肺病患者因为通气量下降、骨骼肌肉功能障碍及肺部症状(如呼吸困难),通常活动耐力下降、活动时间减少、活动内容甚至仅仅局限于简单的生活自理等。但是肺康复治疗可以在一定程度上改善患者的运动耐力及骨骼肌肉功能,从而提高肺移植术后康复成功率。肺移植中心应当由专业的康复专家、呼吸病学专家进行评估并制订康复计划,同时给予可行的家庭肺康复方案。但由于肺部疾病及全身虚弱情况不一,应避免因康复运动导致患者缺氧加重而疾病进展。

(二)多学科讨论,全面了解患者病情并排除绝对禁忌证

通常讨论人员应当由肺移植中心、呼吸科、胸外科、心内科、麻醉科、营养科、心理科、护理及其他相关科室组成,如确定无禁忌证后方可正式加入肺移植等待序列。

(三)制定最佳治疗方案

针对相对禁忌证进行充分讨论并积极干预,制订最佳治疗方案,尽可能为肺移植创造条件。

(张培、李昆)

参考文献

[1] Orens J B, Estenne M, Arcasoy S, et al. International guidelines for the selection of lung transplant candidates: 2006 update: A consensus report from the Pulmonary Scientific Council of the International Society for Heart and Lung Transplantation[J]. J. Heart Lung Transplant., 2006, 25(7):745-755.

[2] Maurer J R, Frost A E, Estenne M, et al. International guidelines for the selection of lung transplant candidates. The International Society for Heart and Lung Transplantation, the American Thoracic Society, the American Society of Transplant Physicians, the European Respiratory Society[J]. Transplantation, 1998, 66(7):951-956.

[3] Shigemura N, Bhama J, Gries C J, et al. Lung transplantation in patients with prior cardiothoracic surgical procedures[J]. Am. J. Transplant., 2012, 12(5):1249-1255.

[4] Reynaud-Gaubert M, Mornex J F, Mal H, et al. Lung transplantation for lymphangioleiomyomatosis: the French experience[J]. Transplantation, 2008, 86(4):515-520.

[5] De Perrot M, Granton J T, McRae K, et al. Outcome of patients with pulmonary arterial hypertension referred for lung transplantation: A 14-year single-center experience[J]. J. Thorac. Cardiovasc. Surg., 2012, 143(4):910-918.

[6] Strueber M. Bridges to lung transplantation[J]. Curr. Opin. Organ Transplant., 2011, 16(5):458-461.

第五章　肺移植等候期营养支持

第一节　肺移植等候期患者营养状况

肺移植目前被公认为是终末期肺病(end-stage lung disease,ESLD)患者的有效治疗手段,主要适应证为慢性阻塞性肺疾病(COPD)、特发性肺纤维化(IPF)、囊性纤维化(CF)、α_1-抗胰蛋白酶缺乏导致的肺气肿、肺动脉高压(pulmonary arterial hypertension,PAH)等。因终末期肺病病人肺功能完全或大部分丧失,出现呼吸衰竭等严重临床症状,病人多因疾病消耗、反复感染、缺氧等因素,引起食欲和胃肠道功能下降,能量和营养素摄入不足,从而表现出不同形式和不同程度的营养不良,有的患者甚至出现恶病质的表现。研究发现移植前的营养状况与移植后的死亡率和发病率相关。营养不良的终末期肺病患者移植术后并发症、病死率、住院费用及时间均明显增加,且在影响移植后存活率的术前变量中,有研究表明营养状态(低蛋白血症和体重不足状态等)相关标志物与较差的受者存活率相关。营养不良的发生,可使 ESLD 骨骼肌显著耗竭,改变呼吸肌的结构及功能,导致膈肌疲劳,进而发生呼吸衰竭,这也是 COPD 患者急性加重导致再入院的重要危险因素。同时,由于营养不良的发生,肌肉消耗,呼吸肌功能障碍,引起患者呼吸运动的反射性调节异常,甚至抑制呼吸,导致病情进一步加重。此外营养不良可减弱支气管纤毛运动,导致呼吸肌疲劳,减弱肺组织的损伤修复功能;同时影响肺部的细胞及体液免疫功能,降低机体补体系统活性及吞噬功能,细菌更易入侵和定植,从而引起肺部感染,病情加重迁延不愈。移植等候期患者的营养状况虽不是肺移植手术的主要禁忌,但营养问题常需要贯穿于整个治疗及随访过程中。然而移植等候期患者的年龄、基础状况、合并症、体重状况和生活方式的多样性影响了他们的营养需求,因此,优化对肺移植等候期患者的营养管理有助于改善患者的营养状况,纠正移植术前存在的营养问题,从而使患者达到并维持最佳的术前状态,最大程度地使患者在肺移植手术中获益。营养筛查不仅可以判断病人的营养现状,更为重要的是预测肺移植候选者的移植预后。

肺移植等候期患者的营养不良主要表现为低体重、肌肉减少、血清蛋白及淋巴细胞计数降低等。研究发现肺移植术前低体重指数(BMI)和肥胖的患者术后预后均较差。移植等候期患者的营养不良问题主要包括营养过度和营养不足。根据2020年国际心肺移植协会关于肺移植病人选择的更新报告,BMI>30.0 kg/m² 被指定为相对禁忌证。高 BMI 与肺移植后病死率增加有关,同时移植术后糖尿病增加,影响移植术后功能状态和生活质量。Souza

等对一家巴西圣保罗公立医院的肺移植候选者进行了回顾性研究,应用BMI、中臂肌围(middle arm muscle circumference,MAMC)、腰围和三头肌皮褶厚度(triceps skinfold thickness,TSF)分析了肺移植候选者的营养现状,发现肺纤维化病人的BMI最高,但TSF值和MAMC值是正常的,囊性纤维化和支气管扩张病人的TSF值和MAMC值最差。35%的肺移植候选者存在肌肉质量或功能状态下降。肌肉减少症主要是由于蛋白质合成和肌细胞生成的调节、骨骼肌细胞蛋白水解和细胞凋亡的增加导致的。肌肉减少症是一种复杂综合征,与肌肉质量减少有关,单独或与脂肪量增加有关。肌肉减少症被描述为骨骼肌质量的进行性和全身性丧失以及低肌肉力量或性能。低骨骼肌质量、力量和肌肉减少症通常在肺移植候选者和受者中普遍存在。研究报告指出,低肌肉质量与较高的死亡率和ICU停留时间相关,和较长的机械通气持续时间相关。肌肉减少症是评估移植功能状态的重要考虑因素。由于国内可用供肺数量有限,对肺移植候选者进行营养风险评估,可预测病人可能的临床结局,可检测临床营养支持的效果,并可为选择最佳移植净效益肺移植候选者制订营养方案和护理标准。

第二节　肺移植等候期患者的营养评估

2019年,全世界总共进行了超过4500例肺移植手术,越来越多的研究发现营养不良和/或肥胖会对移植预后产生不良影响,因此需要术前对肺移植等待期患者进行营养筛查与评估,不仅仅是判断病人的营养现状,更为重要的是预测肺移植候选者的移植预后。许多指标可反映患者的营养状况,包括一般人体测量指标,如体重指数(BMI)、三头肌皮褶厚度(TSF)、上臂围(arm circumference,AC)、上臂肌围(arm muscle circumference,AMC)等。辛格等回顾性地分析了2005—2011年在美国接受肺移植的9073名患者的数据,其中599名患者使用双能量X射线吸收技术(whole-body dual X-ray absorptiometry,DXA)进行了人体成分分析[将肥胖定义为女性大于或等于30%的体脂百分比,男性大于或等于25%的体脂百分比;将肌肉减少症定义为女性的骨骼肌指数(skeletal muscle mass index,SMI)小于或等于5.45 kg/m²,男性的SMI小于或等于7.26 kg/m²],发现51% BMI正常的患者存在肥胖,46%的患者出现肌肉减少症,而BMI仅能识别5%的患者并归类为体重过轻,以上表明,BMI无法区分不同的身体成分(如脂肪组织和肌肉组织),因此将BMI作为肺移植等待期营养状况的唯一衡量标准可能会对患者的真实营养状况产生误判。托马斯·维格等回顾性地分析了2011—2014年在德国慕尼黑进行首次肺移植的患者,使用CT扫描通过瘦腰大肌面积(lean psoas area,LPA)估计核心肌肉大小,研究显示与BMI相比,LPA与更短的机械通气时间和更短的ICU停留时长相关,LPA被认为是肺移植受者术后结果的预测因子。因此随着人体成分分析方法的应用,在更多研究中发现肌肉/去脂体重的丢失在肺移植等待期患者中普遍存在,并与不良预后更相关。没有任何一个单一参数可以独立地全面评估所有肺移植等候期患者的营养状况,我们需要结合客观和主观参数优化对肺移植等待期患者的营养评估。如何更好地优化肺移植候选者营养评估是后续开展科学营养治疗的基础,全球营养不良领导人倡议,对患者的营养评估应进行分级的营养诊断,即营养筛查、评估、综合营养评定(营养诊断)。

一、营养风险筛查及评估

美国危重病医学会(American Society of Critical Care Medicine,ASCCM)和肠外与肠内营养学会(American Society of Parenteral and Enteral Nutrition,ASPEN)共同修改制定的《成年危重病人营养支持治疗与评估指南推荐方案》中指出,应对所有入院患者进行营养风险筛查,该诊疗流程适用于临床所有住院患者,包括肺移植术前等候期的患者。营养风险筛查工具可用于发现住院患者中存在营养风险的患者,同时通过营养支持改善临床结局。目前,临床常用的营养风险筛查及评估工具包括营养风险筛查2002(nutritional screening 2002,NRS 2002)、主观全面评定(subjective global assessment,SGA)等。

NRS 2002(表5.1)基于营养状态的改变和疾病的严重程度,独立预测不良的临床结局,具有较好的预测效度、内容效度、可信度和可操作性,是一种简便的营养风险筛查方法,被欧洲国家推荐为住院患者营养风险评估的首选工具。2018年,中国成人慢性呼吸疾病患者护理管理指南推荐将NRS 2002评估表作为COPD营养评价工具。NRS 2002主要包括3个部分,即疾病严重程度评分、营养状况受损评分和年龄评分。前两部分包括1~3分3个评分等级,根据评分标准每部分取最高分,第三部分为年龄≥70岁为1分,<70岁为0分。最终得分为三项的总和。如果NRS 2002≥3分,即认为有营养风险。

表5.1　住院患者营养风险筛查2002(NRS 2002)量表

疾病严重程度	分数	若"是"请打"√"
·骨盆骨折或者慢性病患者合并有以下疾病:肝硬化、慢性阻塞性肺病、长期血液透析、糖尿病、肿瘤	1	
·腹部重大手术、中风、重症肺炎、血液系统肿瘤	2	
·颅脑损伤、骨髓抑制、加护病患(APACHE>10分)	3	
营养状况受损(单选)	分数	若"是"请打"√"
·正常营养状态	0	
·3个月内体重减轻>5%或最近1个星期进食量(与需要量相比)减少25%~50%	1	
·2个月内体重减轻>5%或BMI为18.5~20.5或最近1个星期进食量(与需要量相比)减少50%~75%	2	
·1个月内体重减轻>5%(或3个月内减轻>15%)或BMI<18.5(或血清白蛋白<30 g/L)或最近1个星期进食量(与需要量相比)减少70%~100%	3	

年龄	分数	若"是"请打"√"
年龄≥70岁加算1分	1	

营养风险筛查评估结果

营养风险筛查总分

处理

√总分≥3.0:患者有营养不良的风险,需营养支持治疗

□总分<3.0:若患者将接受重大手术,则每周重新评估其营养状况

执行者:　　　　　　　　　　　时间:

　　SGA早期用于手术患者的术前营养评估和术后感染可能性预测,现已广泛应用于各类临床患者,具有无创性、易操作性和可重复性等特点,且灵敏度和特异度均较高,被ASPEN和欧洲肠外肠内营养学会(European Society of Parenteral and Enteral Nutrition,ESPEN)推荐使用。对NRS 2002≥3分的患者参照SGA的8个方面进行评估,见表5.2,包括饮食改变、近期(2周)体质量下降程度、消化道症状(主要包括腹泻、恶心、呕吐等,持续时间≥2周)、生理功能状态、所患疾病及其营养需求改变、体液平衡情况(水肿和腹水的有无及严重程度)、肌肉消耗和皮脂消耗程度等,分为3个等级,即营养良好(A级)、轻中度营养不良(B级)、重度营养不良(C级)。评估标准:在以上8项中,经评价后≥5项为B级,则判定为轻-中度营养不良,≥5项为C级,则判定为重度营养不良,其余为营养状况良好。

表5.2　主观全面评定(SGA)量表

主观症状的变化			
1.体重变化　（　）	A.无变化或增加	B.<5%	C.>5%
2.膳食变化　（　）	A.无变化或增加	B.轻微变化	C.显著变化
3.胃肠道症状（　）	A.无	B.较轻	C.较重
4.应激反应　（　）	A.无	B.轻度	C.重度
5.活动能力　（　）	A.减退	B.能起床走动	C.卧床休息
人体测量结果			
6.肌肉消耗　（　）	A.无	B.轻度	C.重度
7.皮褶厚度　（　）	A.>8	B.<8	C.<6.5
8.踝水肿　　（　）	A.无	B.轻度	C.重度

注:

1. 体重变化:考虑过去6个月或近2周的,若过去5个月变化显著,但近一个月无丢失或增加,或近2周经治疗后体重稳定,则体重丢失一项不予考虑

2. 胃肠道症状:至少持续2周,偶尔一两次不予考虑

3. 应激参照:大面积烧伤、高烧,或大量出血属高应激,长期发热、慢性腹泻属中应激,长期低烧或恶性肿瘤属低应激

评价结果中,有5项以上属于C组或B组,可定为重度或中度营养不良

评价结果:	执行者:	时间:

二、人体测量和体成分测定

(一)人体测量

BMI是评价患者营养状况的重要指标,肺移植前患者低BMI被证实与移植后死亡率和感染风险率增加有关。

TSF是最常用于脂肪贮备及消耗的评价指标,可间接反映机体能量代谢的变化。皮褶厚度是通过测量皮下脂肪厚度来估计体脂含量的方法。测量点常选用肩胛下角、肱三头肌和脐旁。实际测量时常采用肩胛下角和上臂肱三头肌处的皮褶厚度之和,并根据相应的年龄、性别标准来判断。WHO推荐标准:男性小于10 mm为消瘦,10~40 mm为适度,大于40 mm为肥胖;女性小于20 mm为消瘦,20~50 mm为适度,大于50 mm为肥胖。

AC、AMC则用于测定骨骼肌含量,35%的肺移植候选者存在肌肉质量和功能状态下降。研究报告指出,低肌肉质量与较高的死亡率和ICU停留时间相关,并延长机械通气持续时间。AC一般测量左上臂肩峰至鹰嘴连线中点的臂围长。测量上臂围需要用软尺,测量误差不超过0.1 cm。AC与体重密切相关,可反映营养状况以及肌肉的发育状况,也可反映肌蛋白贮存和消耗程度及能量代谢情况,是快速而简便的评价指标。一般数值越大说明肌肉发育状况越好,反之,数值越小则说明脂肪发育状况良好。MAC正常参考值:男性为24.8 cm,女性为21.0 cm。实测值在正常值的90%以上者为正常,在80%~90%为轻度营养不良,在60%~80%为中度营养不良,<60%为重度营养不良。AMC是指AC减去3.14倍三头肌皮褶厚度。AMC是反映肌蛋白含量变化的良好指标,也可反映体内蛋白质储存的情况。AMC和血清蛋白含量密切相关,在血清蛋白含量低于28 g/L的患者中,87%的患者存在AMC减少。AMC可作为患者营养状况好转或恶化的指标。判断标准:我国男性AMC平均为25.3 cm,女性为23.2 cm。

(二)体成分测定

体成分测定主要指标包括身体总水分(total body water,TBW)、无机盐、肌肉、体脂率(body fat percentage,BFP)、基础代谢率(basal metabolic rate,BMR)、内脏脂肪面积(visceral fat area,VFA)、相位角(phase angle,PhA)、细胞内水分(intracellular water,ICW)、无机盐、肌肉、细胞外水分(extracellular water,ECW)、体脂肪量(body fat mass,BFM)、去脂体重(fat free mass,FFM)、骨骼肌量(skeletal muscle mass,SMM)等。

1. 身体总水分

身体总水分(TBW)分为细胞内水分和细胞外水分之和,健康人体中细胞内水分和细胞外水分的比例一般保持在3:2左右。ECW分为血浆(约占体重的5%)和组织间液(约占体重的20%)。在水代谢的过程中血浆占有非常重要的地位。它的成分极为复杂,包括:① 水是主要成分;② 气体,最重要的是氧和二氧化碳;③ 各种无机离子,其中钠离子(Na^+)、氯离子(Cl^-)、钾离子(K^+)、钙离子(Ca^{2+})、碳酸氢根(HCO_3^-)和磷酸根(PO_4^{3-})含量较多;④ 有机化合物,包括食物消化吸收后,进入血再进入细胞外液的葡萄糖、氨基酸、脂类物质和多种维生素;⑤细胞外液中还含有多种激素;⑥有限的废物,这些废物是细胞新陈代谢活动的产物。细胞内液:小分子的水、无机离子,中等分子的脂类、氨基酸、核苷酸,大分子的蛋白质、核酸、脂蛋白、多糖。

2. 无机盐

无机盐主要是指人体内分布在体液中的无机盐和骨骼、牙齿中的无机盐。无机盐对组织和细胞的结构很重要,硬组织如骨骼和牙齿,大部分是由钙、磷和镁组成的,而软组织含钾较多。体液中的无机盐离子调节细胞膜的通透性,控制水分,维持正常渗透压和酸碱平衡,帮助运输元素到全身,参与神经活动和肌肉收缩等。

3. 肌肉

肌肉分为骨骼肌、心肌和平滑肌,骨骼肌就是四肢上的肌肉,属于横纹肌,心肌也属于横纹肌。平滑肌就是与内脏相关的肌肉,如气管、食管上面的肌肉就属于平滑肌。从成年起,人体肌肉体积减小速度随年龄的增长而加快,70岁健康老人的骨骼肌体积比其25~30岁时减少25%~30%,同时伴有肌肉功能明显退化,绝对力量降低30%~40%。这种随着年龄增长,肌肉数量不断减少,肌肉力量逐渐下降,从而造成人体结构和功能衰退,引起一系列症状的综合病症称为肌肉减少症或骨骼肌减少症,当然,也有病理原因导致的肌肉功能下降。

4. 体脂率

体脂率(BFP)表示身体脂肪量除以体重得出的百分比。标准体脂率:成年女性为(23±5)%,成年男性为(15±5)%。体脂率比标准低的情况称为"低体脂肪",可分为两大类:第一类是运动量多的肌肉型体格,是十分理想的身体成分组成比率,肌肉型低体脂肪多为超体重或接近标准体重,身体脂肪含量正常或比正常低;第二类是因为营养缺乏,身体脂肪含量与非脂肪含量都未达到标准的不健康状态。

5. 基础代谢率

基础代谢率(BMR)是指人体在清醒而又极端安静的状态下,不受肌肉活动、环境温度、食物及精神紧张等影响时的能量代谢率。一般来说,体重越大、代谢越旺盛、肌肉含量越高,基础代谢率也就越高。基础代谢率通常利用Herris-Benedict法进行计算,计算公式如下:

男:$66.47+[13.75×体重(kg)]+[5×身高(cm)]-(6.76×年龄)$

女:$65.51+[9.56×体重(kg)]+[1.85×身高(cm)]-(4.68×年龄)$

也可简化直接用去脂体重计算,公式为

$$REE=21.6×FFM+370$$

其中,REE为静息能量消耗。需要注意的是,因个体差异,无论采用何种基础代谢计算公式,都需根据实际情况进行适当调整。

6. 内脏脂肪面积

腹内脂肪含量与腹围、BMI、腰臀比、体脂率等均有相关关系,相关程度依次为腹围>BMI>腰臀比>体脂率。腹部肥胖分为内脏脂肪肥胖和皮下脂肪肥胖,比值大概维持在6:4是正常的。成人的情况是整个内脏脂肪量的10%以下,小于总腹部脂肪的40%是正常的。内脏脂肪面积(VFA)超过$100\ cm^2$,即可诊断为内脏脂肪型肥胖。

7. 相位角

相位角(PhA)是评价患者营养A状况、疾病预后的灵敏指标,若人体营养状况良好、身体健康,机体细胞结构完整、功能性较好,则细胞膜产生的容抗更大,PhA随之增加;相反,若人体营养状况不良,细胞膜结构、功能较差,细胞膜产生的抗性降低,则PhA相应降低,大部分健康人的PhA在5°~7°。

三、营养相关的生化和实验室检查

在实验室指标中血清白蛋白、总蛋白、肌酐和BMI被认为是评估主观营养指标的标准。低血清白蛋白已被确定为危重患者手术早期死亡、肾移植后死亡、慢性肺疾病患者死亡和肺功能下降的危险因素。然而很少有研究将这些血清因素与肺移植受者术后死亡率联系起来。这两种血清标志物都可用于评估等待移植的肺候选体的营养状况。有研究表明,血清白蛋白和总蛋白水平极低的肺移植患者生存期较差,术后感染风险较高。因此,肺移植患者在进行营养评估时,有效评估BMI和白蛋白值来判断患者营养状况,可为制订个性化的营养支持方案提供依据。

四、膳食回顾,以更好地了解饮食行为

膳食回顾属于营养评估的一部分,其目的是通过各种不同的方法如24小时膳食回顾法、膳食记录法和食物频率法等对膳食摄入量进行评估,从而了解在一定时期内患者膳食摄入状况及膳食结构、饮食习惯等,借此来评定正常营养需要得到满足的程度。

五、体能测定

(一)6分钟步行试验

6分钟步行试验(6-minute walk test,6-MWT)是一项简单易行、安全、方便的运动试验,可以综合评估受试者的全身功能状态,也是生活质量评估的一项重要内容。采用徒步步行的运动方式,测量患者在6分钟内以能承受的最大速度行走的距离。这是常用的评价心肺耐力的一种测试方法,主要适用于测量中到重度心脏或肺疾病患者对医疗干预的反应,也可用于评价患者功能状态或预测发病率和死亡率。此法简单,与肺移植等候期患者关联性好,具有指导日常生活、训练和比较康复前后效果的意义。6分钟步行距离分为4个等级:1级<300 m;2级为300~374.9 m;3级为375~449.5 m;4级>450 m。级别越低,心肺功能越差。

(二)握力

握力主要是测试上肢肌肉群的发达程度,测试受试者前臂和手部肌肉力量,是反映人体上肢力量的一种指标。在体能测试中,它常以握力体重指数的形式体现,即把握力的大小与被测人的体重相联系,以获得最科学的体力评估。握力体重指数(m)=握力(kg)/体重

(kg)×100,握力和体重的单位均是kg,合格标准为m≥35。测试方法:被测试者两脚自然分开成直立姿势,两臂下垂。一手持握力计全力握紧,记下握力计指针的刻度。用有力的手握两次,取最好成绩与自身体重相比得出握力指数。

随后,营养师根据上述评估确定营养诊断,按照GLIM营养不良诊断标准,至少满足一个表现型标准和一个病因型标准。其中表现型标准:① 非自主体质量下降,6个月内体质量下降>5%,或6个月以上体质量下降>10%;② BMI降低,<18.5 kg/m²(<70岁),或<20 kg/m²(>70岁)(亚洲标准);③ 肌肉质量减少,使用AMC评估患者肌肉质量,根据指南推荐正常参考值为男性24.8 cm,女性21.0 cm,实测值/正常值<90%为异常,即男性<22.32 cm,女性<18.9 cm。病因型标准:① 食物摄入/吸收减少,能量摄入低于平时50%>1周,或任意比例降低>2周,或存在营养吸收障碍的消化道症状;② 疾病负担/炎症,存在严重的炎症,或存在急性和慢性反复发作的炎症。GLIM共识中指出大多数慢性器官疾病以及癌症都与轻度或中度的慢性或复发性炎症有关。病因标准主要用于指导干预和预期结果。

第三节　肺移植等候期患者的营养治疗

一、营养支持模式

术前营养支持可缩短术后机械通气时间和住院时间,改善预后。口服营养补充对于加速伤口愈合、恢复机体组成、减少体质量丢失、降低术后并发症发生率和再入院率、缩短住院时间、提高生活质量均有积极作用。对于移植等候期患者的营养治疗,采用营养干预五阶梯模式(图5.1)先选择营养教育,参照ESPEN《指南》建议,当前营养疗法不能满足患者60%目标能量需求3~5天时,应该选择上一阶梯进行营养治疗,然后依次向上一个阶梯选择ONS、TEN、PPN、TPN。我们应在对患者进行充分营养教育的基础上给予饮食指导,对营养不良患者给予合理的营养治疗方式,从而改善患者营养状况,提高机体免疫力。

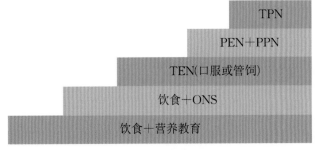

图5.1　阶梯营养治疗

完全肠外营养(total parenteral nutrition,TPN);部分肠内营养(partial enteral nutrition,PEN);部分肠外营养(partial parenteral nutrition,PPN);完全肠内营养(total enteral nutrition,TEN);口服营养补充(oral nutritional supplements,ONS)。

对于可以经口饮食患者首选口服营养补充(ONS)。ONS是指经口摄入特殊医学用途配方食品(food for special medical purpose,FSMP)作为日常营养补充,加强碳水化合物、蛋白质、脂肪和维生素等的补充以弥补饮食摄入营养素不足的问题,属于肠内营养的一种,是最常见的营养治疗方式。FSMP是指为了满足进食受限、消化吸收障碍、代谢紊乱或特定疾病状态人群对营养素或膳食的特殊需要,专门加工配制而成的配方食品。当肺移植等候期患者营养不良时,可经口摄入自身需要的FSMP,这种经口补充膳食能量或营养素的营养治疗方式即称为ONS。而对严重营养不良或者有吞咽困难的患者,以及那些无法通过饮食和口服补充来满足营养需求的患者则建议使用肠内喂养管,一旦开放肠内营养通路,营养师将继续与患者、其家人和护理人员合作,以促进移植前的增重和营养优化。是否开始、继续或停止肠内营养是基于营养师综合评估的多学科建议。

二、肺移植等候期营养治疗原则

肺移植等待期营养治疗需要从两个方面考虑,一是降低等待期死亡风险,二是提高肺移植术后生存率。术前存在营养不良的等候期患者应及时给予营养干预,术前营养支持可缩短术后机械通气时间和住院时间,改善预后。ONS是围术期患者营养治疗的重要方式,建议每日保证3次ONS,且每日ONS量≥400 kcal。常规无特定疾病、无消化吸收功能障碍的等待期患者口服营养补充制剂的选择主要以均衡型全营养配方食品为主,而不同的患者需结合患者的实际临床情况进行个体化推荐。当患者不能通过正常口服饮食辅以ONS的方式补充营养时,应放置肠内营养管,进行超过7天的管饲肠内营养支持。如果EN达不到患者60%的目标能量需求3~5天时,建议术前行肠外营养支持改善营养状况。且等候期患者应该强化优质蛋白补充,必要时(血清白蛋白<25 g/L)可输注人血白蛋白。输注人血白蛋白,能够迅速纠正患者的低蛋白血症,而且可升高血浆胶体渗透压,减轻机体水肿。

肺移植等候期患者营养治疗应遵循高能量、高蛋白、适量脂肪、适量的维生素和矿物质的原则,对于加速伤口愈合、恢复机体组成、减少体质量丢失、降低术后并发症发生率和再入院率、缩短住院时间、提高生活质量均有积极作用。对于等待期患者能量的目标值为35~40 kcal/(kg·d)(理想体重),蛋白质目标值为1.2~2.0 g/(kg·d)同时注意饮食搭配,可以在改善菜肴色、香、味的同时,做到食物多样、荤素搭配,以调整膳食结构,刺激患者食欲,增加摄食量。

(一)能量

能量摄入应稍高于正常人,每日能量摄入35~40 kcal/kg。伴肥胖、心血管疾病者及老年人,能量摄入不宜过多,每日2000 kcal左右即可。

(二)蛋白质

蛋白质是生命的物质基础,是生命活动的主要承担者,机体所有重要的组织都需要蛋白质的参与。蛋白质约占人体全部质量的18%,主要维持人体正常的生理功能,还参与合成抗体等,如白细胞、T淋巴细胞和干扰素,提高人体免疫力。移植等候期患者一般以1.2~

2.0 g/(kg·d)供给,其中畜、禽、乳、蛋和豆制品等优质蛋白应占50%以上。

(三) 碳水化合物

碳水化合物是机体能量的主要来源。碳水化合物摄入不足时,机体转而利用蛋白质或脂肪来供应能量,导致机体糖异生作用增强或脂肪被大量分解产生的酮体增加。因此应鼓励多进食,适当采用加餐的方式增加进食量,伴有糖尿病时,每日碳水化合物应控制在300 g以内,且其中应包含粗粮,控制精加工碳水化合物的量。

(四) 脂肪

每日脂肪供能以占总能量的20%～30%为宜,包含食物中所含的脂肪和烹调油。荤菜可选择脂肪含量较少的瘦肉或鱼禽类;为减少烹调油的使用,烹调方法可选用焖、炖、蒸、煮类。建议增加紫苏油、亚麻籽油等富含ω-3脂肪酸的食用油。

(丁芹、陈薇)

参考文献

[1] Ramos K J, Kapnadak S G, Bradford M C, et al., Underweight patients with cystic fibrosis have acceptable survival following lung transplantation: A united network for organ sharing registry study[J]. Chest, 2020, 157(4):898-906.

[2] Halpern A L, Boshier P R, White A M, et al., A Comparison of frailty measures at listing to predict outcomes after lung transplantation[J]. Ann. Thorac. Surg., 2020, 109(1):233-240.

[3] Chamogeorgakis T, Mason D P, Murthy S C, et al., Impact of nutritional state on lung transplant outcomes[J]. J. Heart Lung Transplant., 2013, 32(7):693-700.

[4] Leard L E, Holm A M, Valapour M, et al., Consensus document for the selection of lung transplant candidates: An update from the International Society for Heart and Lung Transplantation[J]. J. Heart Lung Transplant., 2021, 40(11):1349-1379.

[5] Souza S M, Nakasato M, Bruno M L, et al., Nutritional profile of lung transplant candidates[J]. J. Bras. Pneumol., 2009, 35(3):242-247.

[6] Singer J P, Peterson E R, Snyder M E, et al., Body composition and mortality after adult lung transplantation in the United States[J]. Am. J. Respir. Crit. Care Med., 2014, 190(9):1012-1021.

[7] Weig T, Milger K, Langhans B, et al., Core muscle size predicts postoperative outcome in lung transplant candidates[J]. Ann. Thorac. Surg., 2016, 101(4):1318-1325.

[8] Martindale R G, McClave S A, Vanek V W, et al., Guidelines for the provision and assessment of nutrition support therapy in the adult critically ill patient: Society of critical care medicine and American society for parenteral and enteral nutrition: Executive summary[J]. Crit. Care Med., 2009, 37(5):1757-1761.

第六章　移植患者社会心理评估及干预

第一节　移植受体社会心理评估的目的及重要性

由于器官捐献来源非常有限,所以应该确定最佳的潜在受者,提高获得良好结果的概率,以实现移植物的最大价值。尽管研究者在器官移植手术技术和免疫抑制方面取得了进展,但对潜在移植受体的社会心理风险的评估方法没有什么变化。受者的选择过程包括:① 确定病人患有终末期器官疾病;② 评估移植适应证;③ 平行筛选医疗和社会心理健康和/或移植禁忌证;④ 等待特定器官移植;⑤ 移植。在目前各个心肺移植的指南中也列出了因精神心理因素不适合而进行移植的情况。[1-3]

一、评估目的[4]

(1) 促进患者获得公平治疗的机会。

(2) 最大限度地实现最佳效果,合理使用稀缺资源。

(3) 通过识别潜在的风险因素(即药物滥用、依从性问题、严重的精神病),以确保潜在的获益大于风险,这些因素可能导致术后不依从性和并发症的风险增加。

(4) 提前提供信息,为高风险患者制订治疗计划:① 识别病人的神经精神和认知功能水平;② 制订精神病治疗计划,以解决当前的精神问题,并最大限度地减少可预防的问题;③ 实施适当的治疗,减轻危害并降低风险。

二、社会心理评估的内容及纳入依据[4]

(一)移植后不良结果的危险因素

(1) 治疗依从性和健康行为。移植前的不依从性增加了移植后药物不依从的风险,反过来又增加了急性和慢性移植物排斥反应和死亡的风险;未遵守家庭肺活量测定要求的肺移植受体患细支气管炎闭塞综合征的风险较高。

(2) 心理健康史。抑郁和焦虑是最常见的精神病理状态,占25%~60%,移植前抑郁是移植后的强预测因素,肺移植风险更高。抑郁症与较差的医疗依从性、较差的应对策略以及较高的并发症风险有关,例如感染。患有人格障碍的移植受者可能人际关系不佳,从而降低了他们将获得的稳定的社会支持。

(3) 物质滥用史。酗酒、药物滥用、吸烟是心、肺移植禁忌证。移植前吸烟和酒精/药物滥用增加了术后不良临床结果和死亡率的风险,主要是由移植后复发导致的。移植前较长时间的戒断可以降低复发风险。家族药物滥用史是患者药物使用和器官移植后复发的重要风险因素。

(二)与患者的认知、理解和决策能力相关的因素

(1) 认知状态和知情同意的能力。轻度的认知障碍在必要的社会支持和正规的医疗监管下可获得与正常人相似的结果,更严重的认知障碍(中重度痴呆)会增加心肺移植前后的死亡风险。

(2) 对当前疾病的认识和理解。晚期心肺疾病患者的认知水平经常被发现有缺陷,导致较差的自我管理和依从性。

(3) 对当前治疗方案的认识和理解。更多的理解和更少的决策冲突可改善药物依从性和治疗结果。

(三)患者个人、社会、资源和环境因素

(1) 应对疾病。积极的期望、移植前的乐观前景预示着后续更好的情绪、医疗依从性、健康状况和生活质量。

(2) 社会支持。贫穷患者移植后药物不依从性和物质滥用复发的风险增高。更好的家庭支持提示:更好地遵守医疗方案;降低物质滥用复发;降低移植失败的风险;增加满意度和QOL。

(3) 社会史。受教育程度低、识字率低和健康素养影响患者对当前疾病和治疗选择的理解程度。降低QOL、依从性,增加发病率和死亡风险。保险状态,创伤事件。

第二节 评估方法(量表)及干预措施

一、评估方法(量表)

(一)PACT

移植候选者的社会心理评估(psychosocial assessment of candidates for transplantation, PACT)量表(表6.1)是由医疗保健专业人员完成的单页10项评分量表。[5]10个项目中的2个,即初始和最终评级,是基于临床医生对移植候选人质量的判断提出的。其余部分要求临床医生评分:家庭/支持系统稳定性;家庭/支持系统可用性;心理病理学、稳定人格因素;精神病理学风险;健康的生活方式、持续改变生活方式的能力、吸毒/酗酒;遵守药物和医疗建

议;与教育相关的知识/接受能力。分数越高,心理社会风险越低。在一项针对164名心脏移植受者的研究中,移植前得分较低(<2)的个体在得分增加(≥2)之前不得进行移植。移植前初始评分低(<2)与移植后新发抑郁症的可能性增加有关,但在解决了移植前的主要心理社会问题后,移植后的住院时间、器官排斥反应和存活率与之前没有心理社会问题的患者相同。[6]

表6.1 移植候选者的社会心理评估

候选人质量的初始评级

(仅对您认为应该接受手术的患者使用类别1~4)

0	1	2	3	4
手术候选人不佳	在某些情况下可接受的临界候选人	接受一些预订	好人选	优秀候选人

1. 社会支持

(1)家庭或支持系统稳定性

1	2	3	4	5	
没有强烈的人际关系或高度不稳定的关系		一些稳定的关系;一些明显的问题		稳定、忠诚的关系;强烈的家庭承诺;支持者的良好心理健康	[ ]无法评级

(2)系列或支持系统可用性

1	2	3	4	5	
支持不可用		支持可用性受情感或地理因素限制		在城里与病人通过过程、情感上的支持	[ ]无法评级

2. 心理健康

(3)精神病学、稳定人格因素

1	2	3	4	5	
严重的持续精神病理学(如精神分裂症、复发性抑郁、人格障碍)		中度人格或调整/应对问题(如显著的反应性焦虑、情境性抑郁)		调整良好	[ ]无法评级

(4)精神病理学的风险

1	2	3	4	5

主要精神病理学家族史;患者既往有显著精神病史	应对能力不佳的时期;对药物有一定的心理敏感性;一些主要精神病理学家族史	没有家庭,自我的主要精神病理学病史,没有应对不朗的时期	[]无法评级

3. 生活方式因素

(5) 健康的生活方式,维持生活方式变化的能力

1	2	3	4	5	
久坐不动的生活方式;主要饮食问题;持续吸烟;不愿改变		一些生活方式的改变;可能需要进一步教育以降低风险		生活方式的重大、持续变化;无重大危险因素;愿意改变	[]无法评级

(6) 吸毒和酗酒

1	2	3	4	5	
依赖,不愿改变		中度,非日常使用;愿意停产		禁欲或很少使用	[]无法评级

(7) 遵守药物和医疗建议

1	2	3	4	5	
不可靠的合规性;漠不关心;不咨询医生		知识渊博;药物;接近充分合规;不警惕,通常会咨询医生		知识渊博:药物;警惕;保存刻记录;咨询医生	[]无法评级

4. 了解移植过程和随访

(8) 知识与教育

1	2	3	4	5	
不知道涉及什么;将移植视为治愈方法,没有远距离图片		一些知识差距或否认;一般很好理解		能够陈述风险和收益;现实	[]无法评级

候选人质量的最终评级(不要平均高于回答)

0	1	2	3	4
手术候选人不佳	在某些情况下可接受的临界候选人	接受一些预订	好人选	优秀候选人

以上哪项对您的最终评分贡献最大? 1 2 3 4 5 6 7 8
列出除上述因素外影响最终评分的所有因素:

（二）TERS

移植评估量表（the transplant evaluation rating scale，TERS）由10个项目组成，以3分制进行评定，并提供一个单一的汇总分数，旨在指示患者当前的功能水平。[7]TERS评分越高表示评分越差。在一项针对50名心脏移植等待名单患者的小型研究中，较高的TERS评分与移植前较高的死亡率相关，但未对移植后死亡率进行研究。[8]

PACT与TERS对比，相同点：① PACT和TERS均是对相似的因素进行评级；② 有效性取决于访谈的质量、完整性和医生的洞察力。不同点：① 项目数：TERS更多；② 评价等级：PACT 5级，TERS 3级；③ 评分：PACT高分评级更好，TERS则更差；④ 最终结果：PACT最终评级由临床医生决定，TERS的总分由公式得出，但各项权重尚未单独进行验证。

（三）SIPAT

斯坦福移植综合心理社会评估（the stanford integrated psychosocial assessment for transplantation，SIPAT）用于评估患者的移植准备情况、社会支持、心理稳定性和药物滥用情况。它提供了一个总体风险严重程度评分，旨在预测移植后的行为、心理社会支持的可行性和有效性、治疗依从性、药物滥用、累犯和心理健康。SIPAT的具体内容见本章附录。SIPAT是由医护人员进行的，但没有患者自我评估或报告。对SIPAT量表的前瞻性研究[9]，进一步证实了SIPAT量表在移植受者社会心理评估的价值。一共有217例患者，包括36例心脏、68例肺、58例肝脏和55例肾移植受者被纳入分析。患者在移植前接受了SIPAT评估，在手术之后由另一个完全独立的数据收集团队积累1年的移植后随访数据，最后对移植前后的数据进行分析。结果显示更高的SIPAT分数提示更高的排斥率、再住院率、感染率和精神失代偿。

印第安纳大学医学院精神病学系的作者发表了一篇关于SIPAT在肺移植受者当中应用的研究[10]，共纳入147例患者，这也是关于肺移植社会心理评估方面目前较大样本量的研究。肺移植前候选者中精神疾病的患病率估计范围为25%～47%，最常见的是未指定的焦虑症、恐慌症、重度抑郁症和适应障碍。最终得出的结论是：SIPAT总分是被列入移植名单的重要预测指标。

量表的优势是作为客观工具，可以帮助患者识别和处理问题，而不是掺杂医生的判断。然而，关于现有量表的有效性和可靠性尚缺乏足够的证据；需要进行详细的心理测量分析。关于量表评分单独或与其他评估一起预测移植后结果的效果，也没有足够的证据。因此，共识指南不建议用特定的分数来确定是否适合移植[4]，也不建议单独使用这些工具。[11]目前尚不清楚这些量表所测的什么样的心理社会风险水平应排除移植，也不知道是否可以通过干预来改变评分，以及量表上的变化是否与更好的移植后结果相关。然而，这些工具可以作为启发式工具来帮助评估和发现问题。[4]

完整的心理社会评估结果应与多学科移植团队分享，并包括关于治疗和干预的必要性和时间的建议，特别是是否需要或可能在移植前或移植后进行干预。

二、干预措施[12]

（一）药物治疗

(1) 焦虑:苯二氮卓类。

(2) 抑郁:三环和四环抗抑郁药,选择性血清素或去甲肾上腺素再摄取抑制剂(SSRI/SNRI)。

(3) 谵妄:镇静药物。

(4) 吸毒和酗酒:美沙酮。

（二）心理干预

(1) 预防性心理教育(一对一教育课程,分组多学科团队教育课程)。

(2) 认知行为疗法[生活质量治疗(QOLT)]。

(3) 医学催眠和催眠治疗。

(4) 支持性干预。

(5) 放松技巧。

很少有研究评估移植前对心理社会功能进行干预,能使移植成功或改善移植结果。有心理社会问题的移植受体的QOLT已被发现能有效改善移植前的功能。QOLT是一种认知-行为治疗,针对多个生活领域(如人际关系、自尊)的幸福感和生活满意度。在美国,等待肺移植[13]和肾移植[14]的患者在随机对照试验中对生活质量治疗进行了评估。这两项研究都表明,采取这种干预措施可以在移植前提高生活质量。

已发现的心理健康问题应采用药物和非药物疗法进行治疗,这些疗法已被发现在移植外有效。在抑郁症患者中,有证据表明,与未服用抗抑郁药的患者相比,在肝移植时服用抗抑郁药物的患者急性细胞排斥反应发生率较低(13% 比40%,调整后的风险比=0.14(0.03,0.62))。[15]总体而言,文献表明,在肝、心和肾移植受者中,移植后早期的抑郁和焦虑与发病率和死亡率的关系比移植前的抑郁和焦虑更密切。[16-18]这表明,与未经治疗或移植后出现新的情况相比,移植前抑郁症的治疗与移植后更好的结果有关。除了抗抑郁治疗外,诊断和治疗抑郁症的患者可能已经建立了支持系统,制定了有效的应对策略,并接受了有效的心理优化和精神治疗,而那些在移植后出现新问题的患者可能缺乏这些现有的管理策略。[19]

有药物使用问题的移植候选者应在移植前接受治疗,以帮助他们达到所需的戒断期,降低移植前后药物使用复发的风险,并改善临床结果。对于那些患有阿片类药物使用障碍的人,有充分证据表明,美沙酮或丁丙诺啡的长期维持治疗是最有效的治疗方法,可以降低持续使用阿片类物质的风险、避免服药过量、降低死亡率和医疗费用,同时改善社会功能和健康。[20-21]AASLD指南建议人们在移植前和移植周应继续接受阿片类药物替代治疗,以防止复发,不应将其作为列入名单。[22]

在一项针对接受ARLD肝移植的人的回顾性研究中,在移植前后接受药物滥用治疗的人比仅接受移植前药物滥用治疗和未接受药物滥用处理的人酒精复发的可能性更低。[23]然而，这需要在随机对照试验中进行评估，因为研究结果可能来自选择偏倚，也就是说，在那些愿意接受移植后治疗的人身上发现了更好的结果，而不是治疗本身的效果。

目前存在旨在改善依从性的干预措施，但其中大多数针对移植后的依从性，很少有有效的干预措施。肾移植受者的几项随机对照试验报告了22项教育行为干预的依从性增加，包括个性化的一对一教育课程[24-25]、小组多学科团队教育课程[26]，以及将依从性与既定的日常生活、环境线索和支持性人与依从性反馈联系起来的个性化策略。[27]虽然这些都没有在移植前进行评估，但确定移植后可能受益于此类干预的移植受者是移植心理社会评估的重要组成部分。

附录　斯坦福移植综合心理社会评估(SIPAT)

病人姓名：　　　　　　　　　　　　　　日期：

总分：　　　　　　　　　　　　　　　　评估者：

A. 病人准备程度

一、对疾病的认识和理解(器官衰竭的原因)

0) 优秀:具有高度的自学能力,对治疗风险和益处有很好的了解。

1) 良好:患者及其家属完全了解疾病的原因和对当前健康状况的影响。

2) 中等:尽管提供了教学及相关资料,但病人只掌握中等程度的知识。

3) 理解有限:尽管患病多年,且医疗机构对其进行了广泛的教育,但病人只具有基本知识。

4) 理解力差:极端的否认或漠不关心。

二、对移植过程的认识和理解

0) 优秀:具有高度的自学能力,对治疗风险和益处有很好的了解。

1) 良好:患者及家属已经学习并理解了所提供的资料,或者是刚发现自己病情尚未得到任何教育的病人。

2) 中等:尽管提供了教学及相关资料,但病人只掌握中等程度的知识。

3) 有限:尽管医护人员进行了深入的教学,但病人只具备基本知识。

4) 差:极端的否认或漠不关心。

三、愿意/希望接受移植治疗

0) 优秀:病人积极性高,主动参与其医疗过程。

1) 良好:病人表示有兴趣,但行动上并不是太积极。

2) 中等:病人显得很矛盾,只是被动地参与到医疗过程中。

3) 有限:家属或医生对移植过程比病人更感兴趣。

4) 差:家属或医生催促病人参与移植评估过程。

四、治疗依从性(病人对待既往医疗问题)

0) 优秀:充分的依从和有效的自我管理。

2) 良好:病人管理具有一定挑战,但仍能完全服从。

4) 中等:只有部分依从性,需要移植团队及家属多次劝说。

6) 有限:只有在出现并发症后才有依从性。

9) 差:有证据表明病人不坚持治疗并对病人的健康产生负面影响(如治疗不依从,患病后继续物质滥用)。

五、生活方式因素(包括饮食、运动、液体限制,以及根据特定器官所需的习惯)

0) 优秀:自我驱动的改变和坚持。

1) 良好:患者不愿意,但能根据建议作出改变。

2) 中等:患者只有在家属和移植团队的多次提示和鼓励下才能作出改变。

3) 有限:患者在出现并发症后才作出改变。

4) 差:不健康的饮食和久坐,不愿改变(如不遵守相关限制,患病后继续物质滥用)。

第1页得分:

B. 社会支持系统

六、社会支持的可用性

0) 优秀:已经确定了几个家属或朋友,并已积极参与到病人的支持系统中。优秀的后援系统已到位。

2) 良好:只确定了一个支持人员并且已经参与。后援系统还没有得到确认。

4) 中等:病人确定的支持系统不可靠或不一致。没有确定合理的后援系统。

6) 有限:患者确定了支持系统,但支持人不确定或不承诺。没有确定合理的后援系统。

8) 差:患者无法确定可靠的支持系统,或确定的照顾者未能到诊所。

七、社会支持的功能性

0) 优秀:支持成员表现出学习的主动性,已参与到病人的护理中。他们已准备好提供帮助。

2) 良好:有限的支持系统已经承诺并有限地参与到病人的护理中。他们在移植前还需要一些准备工作。

4) 中等:病人的支持系统本身有医疗或社会问题,可能会削弱他们协助病人的能力。

6) 有限:已确定的支持系统存在严重问题,或者已确定的人表示怀疑、犹豫或抵触。

8) 差:由于不可靠的支持系统,病人受到了伤害,或者未能有效地进行支持。

八、实际生活环境的适当性

0) 优秀:病人有永久和足够居住的住房。

1) 良好:病人有稳定的居所,尽管不是最佳的。

2) 中等:暂时的和不稳定的居所。

3) 有限:无法确认是否适当。

4) 差:不存在;患者没有稳定的生活安排,或生活环境不利于移植健康。

C. 心理稳定性和精神病理状态

九、存在精神病理状态(除人格障碍和器质性精神病理状态外)

0) 无:没有精神病史。

2) 轻度精神病史(如适应性障碍):通常是一个自限性的问题,对功能没有重大影响。不需要治疗。没有SI/SA史。

4) 中度精神病史:治疗有效,依从性良好。目前没有SI/SA,尽管可能有或既往有SI/SA史。

6) 有严重的精神病史:病人在过去需要多次住院治疗,或有SI/SA史。

8) 存在极端的精神病史(如多次精神病住院史,用ECT治疗,多次SI/SA史)。病人在进行移植前需要进行急性精神干预。

九a. 抑郁症的评估[使用临床判断;或患者健康问卷(PHQ)或贝克抑郁量表(BDI)]

0) 无临床抑郁症;或PHQ<5;或BDI=0~13。

1) 轻度临床抑郁症;或PHQ=5~9;或BDI=14~19。

2) 中等临床抑郁症;或PHQ=10~19;或BDI=20~28。

3) 重度临床抑郁症;或PHQ≥20;或BDI=29~63。

九b. 焦虑的评估[使用临床判断;或通用焦虑症问卷(GAD-7)或贝克焦虑量表(BAI)]

0) 无临床焦虑症;或GAD-7<5;或BAI=0~7。

1) 轻度临床焦虑症;或GAD-7=5~9;或BAI=8~15。

2) 中等临床焦虑症;或GAD-7=10~14;或BAI=16~25。

3) 重度临床焦虑症;或GAD-7≥15;或BAI=26~63。

第2页得分:

十、有器质性精神病史或神经认知障碍史（如疾病或药物引起的精神病）

0）没有：没有精神病史或治疗引起的精神问题。

1）轻度器质性精神病史。

3）中度器质性精神病史。

5）严重的器质性精神病史。

十a.认知功能的评估（使用临床判断或使用MMSE，如果有的话）

0）认知功能在正常范围内；或MoCA/MMSE≥26。

1）认知功能的临界水平；或MOCA/MMSE＝22～25。

2）认知功能受损；或MoCA/MMSE＜22。

十一、人格特征与障碍的影响

0）无；无明显的人格障碍或精神病史。

1）有轻度人格特征或对疾病、医疗或社会心理压力的病态应对。

2）有中等人格特征或对疾病、医疗或社会心理压力的病态应对。治疗已见成效，患者有良好的依从性，对治疗无干扰。没有SI/SA史。

3）对疾病、医疗或社会心理压力有严重的人格心理病态或特征的历史。患者是过去需要多次住院治疗的精神病患者。有SI/SA史。

4）因疾病、医疗或社会心理压力而出现病态极端性格。病人在进行治疗前需要进行急性精神干预。

十二、真实性与欺骗性行为的影响

0）没有证据表明历史上或现在有欺骗行为。

2）患者没有主动提供一些负面信息，但如实回答了提问。

4）患者没有主动提供负面信息，但在对质中提供。

6）患者没有主动提供负面信息，只能从外部渠道获得。

8）有明确的证据表明存在欺骗行为（通过记录、附带信息或测试得到证明）。

十三、精神病的总体风险（包括项目九到十二）

0）没有或很少。没有个人或家庭精神病史；没有疾病、医疗或社会心理压力的病态应对。

1）低：对以前的医疗挑战或社会心理压力有可接受的应对史。

2）轻度：有应对以前的医疗挑战或社会心理压力的不良历史。

3）中等：患者因疾病或治疗而出现明显的精神并发症，或者原生家庭中存在中等精神病。

4）严重：原生家庭有严重的精神病史，或者病人经历过严重的精神并发症的治疗。

第3页得分：

D. 生活方式和物质滥用的影响

十四、酒精使用/滥用/依赖(使用临床判断或使用AUDIT量表,如果有的话)

0) 无:没有饮酒史。无风险:AUDIT=0。

2) 饮酒-无滥用:有少量饮酒的历史,没有造成社会或医疗问题(即没有滥用)。如果医生要求,患者及时停止所有的酒精使用。低风险:AUDIT<7。

4) 中等酗酒:有中等酗酒史,表现为过度饮酒和可能对身体或社会产生有害影响。患者在得知自己患病后立即戒酒,或在医生首次告知时戒酒。患者可能需要接受治疗/干预以达到清醒的状态。轻度风险:AUDIT=8~15。

6) 依赖性或严重滥用:有严重的酒精滥用或依赖史。病人需要治疗/干预以达到清醒(或拒绝治疗);或在疾病进展后继续使用,出现医疗并发症。中度风险:AUDIT=16~19。

8) 依赖性或极端滥用:尽管受到警告和/或治疗,但有极端酗酒和多次复发的历史。患者持续饮酒至发病前,或在病重无法继续时才戒酒。高风险:AUDIT>20。

十五、酒精使用/滥用/依赖——再犯的风险

0) 无:没有饮酒史。

1) 低风险。

2) 中等风险。

3) 高风险。

4) 极端风险:在之前的治疗中或在长时间的清醒后有重犯的历史。

十六、药物使用/滥用/依赖——包括处方药和非法药物(使用临床判断或使用DAST量表,如果有的话)

0) 无:没有使用非法药物的历史;或滥用处方药物。

2) 有极少的药物滥用史。在患者患病或医生首次告知时,立即戒除使用。DAST=1~2。

4) 中等药物滥用:有中等滥用药物的历史,但在病人患病或在医生首次告知时戒除。患者可能需要接受治疗/干预以达到缓解的目的。DAST=3~5。

6) 依赖或严重滥用:有依赖或严重滥用的历史。病人需要治疗/干预以达到清醒(或拒绝治疗/干预);或在疾病进展后继续使用,出现医疗并发症。DAST=6~8。

8) 依赖或极端滥用:有依赖或极端滥用的历史;尽管受到警告和/或治疗,仍有多次复发的历史。持续使用直至发病前,或在病重无法继续时才戒除。DAST=9~10。

十七、药物使用/滥用/依赖(包括处方药和非法药物)——再犯风险

0) 无:没有使用非法药物的历史;或滥用处方药物。

1) 低风险。

2) 中等风险。

3) 高风险。

4) 极端风险:在之前的治疗中或在长时间的清醒后有重犯的历史。

十八、尼古丁使用/滥用/依赖

0) 无:没有尼古丁使用/滥用的历史。

1) 戒烟>6个月("-"记录)。

3) 戒烟<6个月("-"记录)。

5) 目前仍在吸烟(根据入院记录、附件来源报告,或"+"记录)。

第4页得分:

SIPAT总分（第1～4页分数相加）:_____

SIPAT分数解释

0～6 优秀的受体:无保留地推荐。

7～20 好的受体:可以推荐,但需要列出需要监控的已识别的风险因素。

21～39 临界受体:在特定条件下推荐,之前必须满意地解决已识别的风险因素。

40～68 高风险受体:在确定的风险得到满意解决前,建议延期。

>69 差的受体:在已确定的风险因素继续存在的情况下,不建议手术。

对社会心理建议的最终考虑因素:

风险因素(RF)的总数量。绝对的____严重的____高____中等/低度____

1.病人至少有一个绝对禁忌证? 有____ 没有____

如果上述问题的答案是"是",请参考指南并考虑延期/拒绝。如果没有,则进入下一个问题。

2.病人至少有2个高风险的相对禁忌证? 有____ 没有____

3.病人至少有3个中等/低度的相对禁忌证? 有____ 没有____

4.病人未能履行戒断约定? 是____ 没有____

5.待移植名单里的病人未通过毒理学检查? 是____ 没有____ 不适用____

6.待移植名单里的病人不依从? 是____ 没有____

7.病人有需要治疗的活跃/不稳定的精神症状,或有可疑的精神病史等待澄清? 有____ 没有____

如果2～7任一问题的回答是肯定的,请参阅指南作最终推荐。如果不存在,则转至SIPAT解释。

（蔡剑桥、李昆）

参考文献

[1] Mehra M R, Canter C E, Hannan M M, et al. The 2016 International Society for Heart Lung Transplantation listing criteria for heart transplantation: A 10-year update[J]. J. Heart Lung Transplant., 2016, 35(1):1-23.

[2] Weill D, Benden C, Corris P A, et al. A consensus document for the selection of lung transplant candidates: 2014: An update from the Pulmonary Transplantation Council of the International Society for Heart and Lung Transplantation[J]. J. Heart Lung Transplant., 2015, 34(1):1-15.

[3] Feldman D, Pamboukian S V, Teuteberg J J, et al. The 2013 International Society for Heart and Lung Transplantation guidelines for mechanical circulatory support: executive summary[J]. J. Heart Lung Transplant., 2013, 32(2):157-187.

[4] Dew M A, DiMartini A F, Dobbels F, et al. The 2018 ISHLT/APM/AST/ICCAC/STSW recommendations for the psychosocial evaluation of adult cardiothoracic transplant candidates and candidates for long-term mechanical circulatory support[J]. Psychosomatics, 2018, 59(5):415-440.

[5] Olbrisch M E, Levenson J L, Hamer R. The PACT: A rating scale for the study of clinical decision-

making in psychosocial screening of organ transplant candidates[J]. Clinical Transplantation, 1989, 3 (3):164-169.

[6] Schneekloth T D, Hitschfeld M J, Jowsey-Gregoire S G, et al. Psychosocial risk predicts new episode depression after heart transplant[J]. Psychosomatics, 2019, 60(1):47-55.

[7] Twillman R K, Manetto C, Wellisch D K, et al. The transplant evaluation rating scale. A revision of the psychosocial levels system for evaluating organ transplant candidates[J]. Psychosomatics, 1993, 34 (2):144-153.

[8] Vitinius F, Reklat A, Hellmich M, et al. Prediction of survival on the waiting list for heart transplantation and of posttransplant nonadherence-Results of a prospective longitudinal study[J]. Clin. Transplant., 2019, 33(7):e13616.

[9] Maldonado J R, Sher Y, Lolak S, et al. The Stanford integrated psychosocial assessment for transplantation: A prospective study of medical and psychosocial outcomes[J]. Psychosom. Med., 2015, 77(9): 1018-1030.

[10] Chernyak Y, Henderson D R, Teh L, et al. Characterization of the Stanford Integrated Psychosocial Assessment for Transplant (SIPAT) in lung transplant candidates[J]. J. Clin. Psychol. Med. Settings, 2022, 29(1):137-149.

[11] Chadban S J, Ahn C, Axelrod D A, et al. KDIGO clinical practice guideline on the evaluation and management of candidates for kidney transplantation[J]. Transplantation, 2020, 104(4S1 Suppl 1): S11-S103.

[12] Olbrisch M E, Benedict S M, Ashe K, et al. Psychological assessment and care of organ transplant patients[J]. J. Consult. Clin. Psychol., 2002, 70(3):771-783.

[13] Rodrigue J R, Baz M A, Widows M R, et al. A randomized evaluation of quality-of-life therapy with patients awaiting lung transplantation[J]. Am. J. Transplant., 2005, 5(10):2425-2432.

[14] Rodrigue J R, Mandelbrot D A, Pavlakis M. A psychological intervention to improve quality of life and reduce psychological distress in adults awaiting kidney transplantation[J]. Nephrol. Dial. Transplant., 2011, 26(2):709-715.

[15] Rogal S S, Landsittel D, Surman O, et al. Pretransplant depression, antidepressant use, and outcomes of orthotopic liver transplantation[J]. Liver Transpl., 2011, 17(3):251-260.

[16] Rosenberger E M, Dew M A, Crone C, et al. Psychiatric disorders as risk factors for adverse medical outcomes after solid organ transplantation[J]. Curr. Opin. Organ Transplant., 2012, 17(2):188-192.

[17] Dobbels F, Skeans M A, Snyder J J, et al. Depressive disorder in renal transplantation: An analysis of Medicare claims[J]. Am. J. Kidney Dis., 2008, 51(5):819-828.

[18] Dew M A, Kormos R L, Dimartini A F, et al. Prevalence and risk of depression and anxiety-related disorders during the first three years after heart transplantation[J]. Psychosomatics, 2001, 42(4):300-313.

[19] Corbett C, Armstrong M J, Parker R, et al. Mental health disorders and solid-organ transplant recipients[J]. Transplantation, 2013, 96(7):593-600.

[20] Mattick R P, Breen C, Kimber J, et al. Methadone maintenance therapy versus no opioid replacement therapy for opioid dependence[J]. Cochrane Database Syst. Rev., 2003(2):Cd002209.

[21] Mattick R P, Kimber J, Breen C, et al. Buprenorphine maintenance versus placebo or methadone maintenance for opioid dependence[J]. Cochrane Database Syst. Rev., 2004(3):Cd002207.

[22] Martin P, DiMartini A, Feng S, et al. Evaluation for liver transplantation in adults: 2013 practice guideline by the American Association for the Study of Liver Diseases and the American Society of Transplan-

tation[J]. Hepatology, 2014, 59(3):1144-1165.

[23] Rodrigue J R, Hanto D W, Curry M P. Substance abuse treatment and its association with relapse to alcohol use after liver transplantation[J]. Liver Transpl., 2013, 19(12):1387-1395.

[24] Urstad K H, Øyen O, Andersen M H, et al. The effect of an educational intervention for renal recipients: A randomized controlled trial[J]. Clin. Transplant., 2012, 26(3):E246-E253.

[25] Garcia M F, Bravin A M, Garcia P D, et al. Behavioral measures to reduce non-adherence in renal transplant recipients: A prospective randomized controlled trial[J]. Int. Urol. Nephrol., 2015, 47(11): 1899-1905.

[26] Breu-Dejean N, Driot D, Dupouy J, et al. Efficacy of psychoeducational intervention on allograft function in kidney transplant patients: 10-year results of a prospective randomized study[J]. Exp. Clin. Transplant., 2016, 14(1):38-44.

[27] Russell C L, Hathaway D, Remy L M, et al. Improving medication adherence and outcomes in adult kidney transplant patients using a personal systems approach: SystemCHANGE™ results of the MAGIC randomized clinical trial[J]. Am. J. Transplant., 2020, 20(1):125-136.

第七章　供肺的维护与获取

肺移植仍然是终末期肺病的唯一可能治愈的方法,在过去的三四十年中,我们见证了肺保存、手术技术、免疫抑制和移植后管理等方面的重大进步,这些进步显著改善了预后,并使每年进行的肺移植数量不断增加。然而,需要进行肺移植的患者数量也在持续增加,其比例超过了供肺的数量,意味着肺源短缺问题更加严峻,更多的患者在等待移植的过程中死亡。

在世界范围内,仍然只有15%～20%的肺被用于移植。肺在捐献过程中容易受到一系列损伤(如脑死亡、呼吸机获得性肺炎、神经源性和静液性肺水肿、气压创伤等),导致供肺利用率很低。精心的供体管理和肺保存是指在确定死亡后采取措施维持供体的良好肺质量,不仅能有效提高供肺利用率、扩大供体池,而且能促进移植后的肺功能恢复、提高移植预后。

一、供肺选择标准

现行的供肺选择标准是在肺移植早期根据经验建立的,包括供者年龄小于55岁、无或少量吸烟史、动脉血氧分压与吸入氧浓度比(PaO_2/FiO_2)大于300 mmHg、胸片清晰、支气管镜检查无异常、革兰染色阴性、插管时间少于5天和尽量短的缺血时间(表7.1)。[1]

表7.1　现行供肺选择标准

年龄＜55岁	吸烟史＜20年
胸片清晰	当FiO_2 100%、PEEP 5 cmH_2O时,PaO_2/FiO_2＞300 mmHg
无胸部创伤	无误吸证据
无心胸外科手术史	革兰染色阴性
支气管镜检查未见脓性分泌物	血型相容

目前大多数中心都认为这些标准可能过于保守,不完全满足上诉传统经验选择标准的扩大标准供体(extended criteria donors,ECD)亦被经常使用。尽管移植的结果各不相同,但权衡在移植等待中的死亡风险后,扩大标准供肺的使用通常是可以接受的。因此,在获得可接受的相似移植结果的情况下,许多中心提倡使用ECD来有效增加供体池。[2-4]

在过去十年中,心脏死亡器官捐献(donation after cardiac death,DCD)已成为多种器官供体增长的最大来源。Cypel等报道,2006—2008年,DCD来源的供肺数量增加了24%,而经同意的脑死亡器官捐献(donation after brain death,DBD)来源数量则减少了2%。[4]DCD供体共分为四种类型[5]:受控供体包括第Ⅰ类(到达时死亡)和第Ⅱ类(复苏失败),受控供者包括第Ⅲ类(停止生命支持后心脏骤停)和第Ⅳ类(脑死亡供体心脏骤停)。第Ⅲ类供体已经在部分中心获得可接受的移植结果,移植数量和占比不断增加。[6-9]尽管最初的少样本研究结果相互矛盾,但最近的大样本研究显示了良好的结果,其中包括Cypel等开展的多中心研究。[6-9]在该研究中,作者回顾了来自10个中心约300例的DCD肺移植数据,患者的术后30天和1年生存率分别为97%、89%,这与同期的DBD肺移植队列预后相当。更好地了解DCD过程如何影响供体肺将对进一步扩大DCD供体的利用产生重大影响。

二、获取前的供肺维护

从确定潜在的供体到获取移植器官的过程可能需要长达24小时。在宣布脑干死亡后,治疗策略应从脑保护策略转变为以保留实体器官灌注和功能为目标的器官维护策略,使尽可能多的器官适宜移植。综合治疗的重点是维持体温、酸碱平衡、电解质、血管内容量、预防感染和肺栓塞等。Munshi等报道了获取前供肺维护的相关建议,包括通气潮气量(tidal volume,V_T)6~8 mL/kg、吸入氧浓度(fraction of inspiration O₂,FiO₂)50%、呼气末正压(positive end expiratory pressure,PEEP)5~10 cmH₂O、中心静脉压(central venous pressure,CVP)6~8 mmHg、抗利尿激素作为一线升压药、去甲肾上腺素/肾上腺素/苯肾上腺素作为血流动力学不稳定的二线治疗以及适当甲强龙或其他激素冲击疗法(表7.2)。[10]Franklin等更早建立了供体维护的各项标准,主要包括平均动脉压、血pH、氧饱和、血钠、葡萄糖、血压、尿量和中心静脉压等的维持,可以提高器官捐赠的成功率,特别是在肺移植中。[11]

表7.2　供肺维护建议

血流动力学管理	液体复苏(CVP≤6~8 mmHg)
	抗利尿激素(一线)
	α受体激动剂(二线)
激素复苏	糖皮质激素(甲强龙15 mg/kg)
	抗利尿激素(100~200 mL/h)
	甲状腺激素 T₄
通气策略	低潮气量
	FiO₂ 50%
	PEEP 8~10
	肺复张

(一)血流动力学管理

供肺的维护需要考虑心肺间相互作用。传统认为,液体复苏有助于改善脑死亡供体血流动力学。然而,一项前瞻性研究中,研究者用乳酸林格氏液分别使供体CVP维持在4~6 mmHg和8~10 mmHg,结果显示当CVP在8~10 mmHg时,肺泡-动脉氧分压差显著增加。[12]由于脑死亡与肺毛细血管通透性增加有关,肺泡水肿的增加将显著影响肺换气功能。

早期有创血流动力学监测和优化可预防继发于血压波动的血管内皮损伤。因此,一旦移植供体确定，治疗应转向优化供体器官灌注，尽可能降低心肌需氧量，这可能需要血管活性药物的使用。Mukadam等发现，与少量多巴胺［少于2.5 μg/(kg·min)］相比，供体移植前使用多巴胺超过2.5 μg/(kg·min)时，移植术后6小时的PaO_2/FiO_2明显下降。[13]

（二）激素复苏

脑死亡通常会引起下丘脑-垂体轴功能障碍，导致糖皮质激素、胰岛素、三碘甲状腺原氨酸和抗利尿激素等下降。使用大剂量甲泼尼松龙和三碘甲状腺原氨酸进行激素复苏已被证明可增加器官活力。Follette等发现早期给予供体15 mg/kg甲基泼尼松龙可以促进移植肺的功能恢复和氧合。[14]

（三）通气策略

供体的通气策略通常建议：通过使用低水平的PEEP维持PaO_2在100 mmHg，使用高潮气量维持$PaCO_2$在30～35 mmHg。[15]这种策略有潜在的危害：脑死亡引发全身炎症反应，并可能导致急性肺损伤或急性呼吸窘迫综合征，呼吸机诱导的肺损伤可加速或加剧急性肺损伤。尽管如此，Gabbay等通过该策略增加了供肺利用率，该研究中约29%的供体初始PaO_2/FiO_2小于300 mmHg，通过积极的供体管理包括PEEP、高潮气量、液体平衡、抗生素和支气管镜检查等，其中约50%的供体随后PaO_2/FiO_2超过300 mmHg，并成功进行移植，预后与理想肺相似。[16]

（四）其他

除了使用利尿剂治疗循环液体超负荷和肺水肿外，刺激肺泡液体清除(alveolar fluid clearance, AFC)也可能有助于改善供体氧合。Ware等发现，在离体供肺中，雾化特布他林刺激β_2肾上腺素受体可加速AFC，低剂量多巴胺治疗供体亦与更快的AFC有关。[17]

三、DBD供肺获取

（一）获取前供肺评估

在开始获取前，应检查动脉血气和气道压的变化趋势。获取团队应常规进行支气管镜检查，检查有无误吸、感染、解剖异常、支气管内病变或压迫的征象。支气管镜检查对清除残留支气管分泌物也很重要，不仅可以促进肺的完全扩张，而且可以确保肺的均匀灌洗。在获取的全手术过程中，肺需要在FiO_2 50%、PEEP 5 cmH_2O、V_T 8 mL/kg的条件下持续通气。

一般通过标准胸骨正中切口开胸，进入后分别检查两个胸膜腔。让麻醉师将双肺充气至持续压力高达30 cmH_2O，通过对双肺的轻柔按摩，使所有的不张肺段原位复张。然后，交替进行肺充气(20 cmH_2O或30 cmH_2O 30秒)和释放，视诊并触诊双肺，评估供肺的顺应性。虽然相对主观，但这一观察结果很好地表明供肺没有明显的气道阻塞性疾病。立即将该检查结果，以及动脉血气、胸片和支气管镜检查结果，与肺移植受者的外科医生沟通，以作出是否获取的最终决定。当供体全身（双肺）血气因其中单侧肺/肺叶严重受损而不理想时，进行单肺静脉血采样可用于评估供体单侧肺/肺叶功能障碍,剩余功能良好的肺仍可作为供肺进行单侧肺移植。

(二)供肺获取手术

打开心包后,从纵隔组织中裸化上腔静脉直至奇静脉分叉,用0号线包绕以备结扎;用丝带包绕提拉升主动脉,确保升主动脉与肺动脉完全分离;用4-0 Prolene线荷包缝合肺动脉干(肺动脉瓣和分叉中间位置)以便稍后固定肺动脉冲洗套管。

一旦腹部获取小组完成前期解剖,在冲洗套管置入前3~5分钟对供体进行肝素化(300 IU/kg)。肺冲洗液应事先置于冰上冷却,冲洗袋悬挂高度不超过心脏平面30 cm。肝素注射后至少3分钟,套管(22 F)插入肺动脉并与输注管连接。肺动脉套管必须置于肺动脉干,以避免左右肺不均匀灌注。在肺动脉干推注前列腺素E1(prostaglandin E1,PGE1,500 μg/10 mL生理盐水),开始器官保存程序。一旦血压下降,夹闭主动脉,结扎上腔静脉。沿膈肌上方横切下腔静脉,横切左心耳顶端(至少2 cm),释放血流,开始输注心脏停搏液。如果需要,也可以在结扎上腔静脉、切开左心耳和横断下腔静脉后夹闭主动脉,以优化左心室减压。然后开始高流量肺灌洗,从左心耳流出的LPD冲洗液被允许流入胸膜腔,以进一步冷却供肺。值得注意的是,呼吸机辅助肺通气必须持续到这一阶段。在顺行灌洗(60 mL/kg,通常4 L)中,并不一定要求最终冲洗液完全清澈。在整个过程中,必须保证肺动脉套管尖端始终位于肺动脉干邻近分叉处。在冲洗完成后,双肺应呈同样的乳白色。在完成胸腔器官灌洗后,肺部需在保持冷却状态下缓慢通气数分钟后,才能摘除心脏。

在肺动脉瓣和分叉中间(即肺动脉套管插入位置)横断肺动脉,根据心脏移植需要横断主动脉,在线结下端横断上腔静脉,同时横断下腔静脉(若前期未完全横断),这样心脏就只与肺静脉相连。抬高心尖,暴露左心房后方和肺静脉,可见左心房切口起始于左下肺静脉和冠状窦之间。然后,直视下,平行于房室沟延长左心房切口,左至左心耳底部,右至下肺静脉口。应持续关注肺静脉口,以确保心脏侧的左心房和肺侧的左心房都有一个足够的吻合口。通常,供心不必留取过多的肺静脉(成人5~10 mm),以避免供肺没有足够的肺静脉供缝合。心脏切除完成后,即可将其取出。

然后将4根气囊导尿管(18 F或20 F)分别置入4个肺静脉孔并充气固定,灌注1 L Perfadex液(每孔250 mL),开始逆行肺灌洗。逆行冲洗完成后,开始游离解剖纵隔。首先两侧下肺韧带被小心游离,后沿食管前壁继续剥离,右侧至奇静脉,左侧至主动脉。所有的纵隔组织都被游离气管上段的水平。值得注意的是,此时肺部仍在呼吸机通气。在切割闭合气管之前,以15~20 cmH$_2$O气道压力和50%氧浓度填充肺,使其膨胀约75%。切割闭合气管,横断面应尽可能靠近喉部,这对于可能进行体外肺灌注(ex vivo lung perfusion,EVLP)尤为重要。至此,供肺被成功获取,取出后需再次检查每个肺叶,特别是在胸腔中可能没有被充分观察到的后侧或独立区域。供肺被放置在一个三层塑料袋中,袋中含有3 L Perfadex液(提前置于冰上预冷),妥善扎紧器官袋,放入充满冰块的器官转运箱。注意不要将冰块直接放入袋中,以免冻伤供肺。DBD供肺获取的主要步骤见表7.3。

表 7.3　DBD 供肺获取主要步骤

1. 动脉血气分析	2. 支气管镜检查
3. 肺通气：FiO_2 50%、PEEP 5 cmH$_2$O、V_T 8 mL/kg	4. 胸骨切开
5. 交替进行肺充气（30 cmH$_2$O）和释放	6. 触诊双肺，检查肺顺应性
7. 打开心包	8. 游离并包绕上腔静脉、下腔静脉和主动脉
9. 用 4-0 Prolene 线荷包缝合肺动脉干（肺动脉瓣和分叉中间位置）	10. 肝素 300 IU/kg
11. 插入肺动脉灌洗套管	12. 向肺动脉干推注 PGE1，500 μg/10 mL 生理盐水
13. 夹闭主动脉	14. 结扎上腔静脉，横断下腔静脉
15. 横切左心耳顶端（至少 2 cm）	16. 开始灌洗
17. 心脏获取	18. 用气囊导尿管逆行灌洗 4 个肺静脉
19. 游离肺韧带	20. 游离纵隔，横断奇静脉和主动脉
21. 游离声门下气管周围组织	22. 切割闭合气管，获取供肺
23. 再次检查供肺	24. 将供肺放入含预冷 LPD 液的器官袋中，妥善结扎并放入充满冰块的器官箱转运

四、DCD 供肺获取

DCD 供肺获取团队通常需在供体到达手术室前 30 分钟即开始预先准备，确保所有设备准备就绪，呼吸机设置到适当参数（与 DBD 供肺获取相似）。在撤机前 5 分钟进行肝素化（500～1000 U/kg），供体头部应该轻微抬高，并放置鼻胃管进行胃肠减压，避免拔管后误吸。

到达手术室后，由取肺团队对供体进行重新插管，并设定参数进行呼吸机辅助通气（FiO_2 50%、PEEP 5 cmH$_2$O、V_T 8～10 mL/kg）。插管后进行支气管镜检查，检查并清理气道，确保没有误吸的迹象。与此同时，其他团队成员迅速为供体消毒铺巾，切开胸骨、打开心包并行肺动脉插管，开始供肺获取。将 PGE1（500 μg）注入 PA，进行 3～5 次心脏手动按压。然后以常规方式进行冷 Perfadex 液灌洗，后续步骤与 DBD 供肺获取类似。取出供肺并详细检查后，最终决定是否使用。DCD 供肺获取的主要步骤见表 7.4。

五、供肺的修整

供肺即将到达前，目的手术室预先铺设无菌修整台，在修整盆中铺满碎冰并内套器官袋。到达后，手术室护士解开三层器官袋外层，外科医生将装有供肺的无菌内层双袋提出，放入修整盆。双袋被剪开，供肺和冷 Perfadex 液被小心倒出，即开始供肺修整。将大纱布用冷 Perfadex 液浸湿，包裹供肺以保持低温，同时暴露肺门和中纵隔结构进行解剖。沿左右肺动脉分叉切开分离左右两肺。左心房可见 4 个肺静脉口，沿中线分割左右肺静脉。其余纵隔组织也沿中线分离左右，剩余气管。不分离或少分离支气管周围组织，以免损伤支气管滋养血供。利用切割闭合器在左主支气管靠近隆突处分离左右供肺。

表7.4 DBD供肺获取主要步骤

1. 撤机前5分钟,肝素(500~1000 U/kg)	2. 供体转运至手术室
3. 供体重新插管,肺通气:FiO₂ 50%、PEEP 5 cmH₂O、V_T 8 mL/kg	4. 同时进行支气管镜检查和胸骨切开
5. 打开心包	6. 准备肺动脉插管灌洗
7. 肺充气:30 cmH₂O,30~60秒	8. 游离并包绕上腔静脉和主动脉
9. 用4-0 Prolene线荷包缝合肺动脉干(肺动脉瓣和分叉中间位置)	10. 插入肺动脉灌洗套管
11. 向肺动脉干推注PGE1,500 µg/10 mL生理盐水	12. 3~5次心脏按压
13. 结扎上腔静脉,横断下腔静脉	14. 横切左心耳顶端(至少2 cm)
15. 开始灌洗,LPD液60 mL/kg	16. 心脏获取
17. 用气囊导尿管逆行灌洗4个肺静脉	18. 游离肺韧带
19. 游离纵隔,横断奇静脉和主动脉	20. 游离气管周围组织
21. 声门下切割闭合气管,获取供肺	22. 再次检查供肺,决定是否行离体肺灌注
23. 将供肺放入含预冷LPD液的器官袋中,妥善结扎并放入充满冰块的器官箱转运	

V_T

首先修整第一个植入肺的肺门结构(包括肺动脉、肺静脉和支气管)的准备,肺动脉可以游离至肺内第一分支,肺静脉则不必过多游离。切断钉合线打开支气管,直视支气管内部,术者可以大致预估供支气管的横断位置,大约在支气管分叶远端一个气管环。然后,游离支气管周围组织,切勿超过最终横断的位置,以免损伤周围组织中的支气管滋养血管。如果周围组织被过度游离,可能支气管吻合更为方便,但支气管缺血的风险明显增加。支气管周围组织被游离后,可覆盖在支气管吻合口前方。

六、供肺获取的特殊情况

(一)供体血流动力学不稳定

器官采集时需要通过液体复苏维持血流动力学稳定,并使用血管活性药物维持血压。如果出现严重的血流动力学不稳定,即应决定进行肺动脉插管,夹闭主动脉,并开始用灌注液冲洗肺部。如果术中出现严重出血,危及供体的稳定性,可采用与DCD供肺获取相同的手术方式。

(二)胸腔手术史

既往心脏手术史是供体的相对排除标准之一。部分胸部器官移植中心已经成功获取并使用了有心脏手术史的供体器官。[18-19]在供体获取手术时,必须仔细操作,避免在分离过程中损伤肺和心脏。再次胸骨切开时,建议使用摆据切开,首先是前板,然后是后板,在此期间确保肺部没有通气。胸骨下需游离以足够插入胸部牵开器。进入胸膜腔后，同常规检查肺部。如果肺部有粘连，应尽可能贴近胸壁进行游离至刚好能对肺部进行评估，剩余粘连可在肺灌注后进一步游离。心脏的分离从横膈面开始，找到良好安全间隙游离下腔静脉、上腔静脉和右心房。主动脉与肺动脉相互游离。上腔静脉同往常一样用0号线包绕备结扎。主动脉阻断后可以游离心脏后表面。其余手术步骤按常规获取流程进行。

（三）先天性异常

部分先天畸形肺仍可以被安全用于移植。

1. 气管性支气管

气管性支气管是一种异常支气管，最常起源于气管的右侧壁。人群发病率在0.1%～5%范围。根据受体和供体的特点，气道吻合有几种选择。最简单的方法是在右侧支气管吻合口处植入供体气管支气管和中间支气管的补片。[20]可根据供体-受体大小不匹配程度进行解剖性切除（肺段或肺叶）[21]，也可以采取重建技术。

2. 异常肺静脉回流

肺静脉异位回流（anomalous pulmonary venous return，APVR）是一种罕见的先天性畸形，它是指肺静脉异常回流到上腔静脉或右心房，而不是回流到左心房，其发病率为0.4%～0.7%。[22]供体的APVR需要重建，以避免植入后静脉梗死或大出血。最常见的变异是右上肺静脉向上腔静脉回流。在这种情况下，供体异常肺静脉可以通过自体心包桥接与受体左心房袖带吻合。[23]其他重建技术还包括髂静脉桥接吻合[23]，以及迷走血管与心耳的直接吻合。[24]解剖性肺叶切除可避免异常静脉。[25]如果在供体评估中发现任何先天性心脏或大血管异常，最好检查肺动脉压力以排除继发性肺动脉高压。如果供体没有Swan-Ganz导管，可以获取术中直接将针插入肺动脉测量肺动脉压力。

（蔡杰、李志新）

参考文献

［1］ Orens J B, Boehler A, De Perrot M, et al. A review of lung transplant donor acceptability criteria[J]. J. Heart Lung Transplant., 2003, 22(11):1183-1200.

［2］ Pierre A F, Keshavjee S. Lung transplantation: Donor and recipient critical care aspects[J]. Curr. Opin. Crit. Care, 2005, 11(4):339-344.

［3］ Botha P. Extended donor criteria in lung transplantation[J]. Curr. Opin. Organ Transplant., 2009, 14(2):206-210.

［4］ Cypel M, Keshavjee S. Strategies for safe donor expansion: Donor management, donations after cardiac death, ex-vivo lung perfusion[J]. Curr. Opin. Organ Transplant., 2013, 18(5):513-517.

［5］ Daemen J W, Kootstra G, Wijnen R M, et al. Nonheart-beating donors: The Maastricht experience[J]. Clin. Transpl., 1994, 1:303-316.

［6］ Levvey B J, Harkess M, Hopkins P, et al. Excellent clinical outcomes from a national donation-after-determination-of-cardiac-death lung transplant collaborative[J]. Am. J. Transplant., 2012, 12(9):2406-2413.

[7] Cypel M, Sato M, Yildirim E, et al. Initial experience with lung donation after cardiocirculatory death in Canada[J]. J. Heart Lung Transplant., 2009, 28(8):753-758.

[8] Oliveira N C D, Osaki S, Maloney J D, et al. Lung transplantation with donation after cardiac death donors: long-term follow-up in a single center[J]. J. Thorac. Cardiovasc. Surg., 2010, 139(5):1306-1315.

[9] Love R B . Perspectives on lung transplantation and donation-after-determination-of-cardiac-death donors [J]. Am. J. Transplant., 2012, 12(9):2271-2272.

[10] Munshi L, Keshavjee S, Cypel M. Donor management and lung preservation for lung transplantation[J]. Lancet Respir. Med., 2013, 1(4):318-328.

[11] Franklin G A, Santos A P, Smith J W, et al. Optimization of donor management goals yields increased organ use[J]. Am. Surg., 2010, 76(6):587-594.

[12] Pennefather S H, Bullock R E, Dark J H. The effect of fluid therapy on alveolar arterial oxygen gradient in brain-dead organ donors[J]. Transplantation, 1993, 56(6):1418-1422.

[13] Mukadam M E, Harrington D K, Wilson I C, et al. Does donor catecholamine administration affect early lung function after transplantation? [J] J. Thorac. Cardiovasc. Surg., 2005, 130(3):926-927.

[14] Follette D M, Rudich S M, Babcock W D. Improved oxygenation and increased lung donor recovery with high-dose steroid administration after brain death[J]. J. Heart Lung Transplant., 1998, 17(4): 423-429.

[15] Bullock M R, Polishock J T. Guidelines for the management of severe head injury. Brain Trauma Foundation, American Association of Neurological Surgeons, Joint Section on Neurotrauma and Critical Care [J]. J. Neurotrauma, 1996, 13(11):641-734.

[16] Gabbay E, Williams T J, Griffiths A P, et al. Maximizing the utilization of donor organs offered for lung transplantation[J]. Am. J. Respir. Crit. Care Med., 1999, 160(1):265-271.

[17] Ware L B, Fang X H, Wang Y B, et al. Selected contribution: Mechanisms that may stimulate the resolution of alveolar edema in the transplanted human lung[J]. J. Appl. Physiol., 2002, 93(5):1869-1874.

[18] Teuteberg J J, Shullo M A, Zomak R, et al. Alemtuzumab induction prior to cardiac transplantation with lower intensity maintenance immunosuppression: One-year outcomes[J]. Am. J. Transplant., 2010, 10(2):382-388.

[19] De S D, Nenekidis I, Itrakjy A, et al. Bilateral lung transplantation from a donor with previous aortic valve surgery[J]. Asian Cardiovasc. Thorac. Ann., 2016, 24(4):375-377.

[20] Sekine Y, Fischer S, De Perrot M, et al. Bilateral lung transplantation using a donor with a tracheal right upper lobe bronchus[J]. Ann. Thorac. Surg., 2002, 73(1):308-310.

[21] Brichon P Y, Blin D, Perez I, et al. Double-lung transplantation using donor lungs with a right tracheal bronchus[J]. Ann. Thorac. Surg., 1992, 54(4):777-778.

[22] Olland A, Reeb J, Falcoz P E, et al. Anomalous pulmonary venous return of the left upper lobe in a donor lung[J]. Ann. Thorac. Surg., 2015, 99(6):2199-2202.

[23] Schmidt F, McGiffin D C, Zorn G, et al. Management of congenital abnormalities of the donor lung[J]. Ann. Thorac. Surg., 2001, 72(3):935-937.

[24] Khasati N H, MacHaal A, Thekkudan J, et al. An aberrant donor pulmonary vein during lung transplant: A surgical challenge[J]. Ann. Thorac. Surg., 2005, 79(1):330-331.

[25] Melvan J N, Force S D, Sancheti M S. Anatomic resection to manage donor partial anomalous pulmonary venous return during lung transplantation: A case report and review[J]. Transplant. Proc., 2015, 47 (3):846-848.

第八章 供肺的质量评估与匹配

肺移植是目前治疗终末期肺病唯一有效的办法。由于我国器官捐献仍处于初级阶段，许多潜在供肺缺乏有效维护，供肺质量一般，无法达到理想供肺的标准，利用这类供肺去拯救濒危的患者，术后管理难度明显增大。世界各地的器官捐献和肺利用率差异悬殊，整体上我国供肺利用率处于较低水平，2015年我国供肺利用率仅约为5%。[1]供肺的利用率高度依赖以下环节，包括器官获取组织(OPO)的供肺协调、初步评估和维护、供肺获取以及供肺转运及最终移植手术。良好的供肺的质量评估与匹配有利于提高供肺利用率同时改善肺移植的预后。

一、肺移植供肺的来源及分类

目前，全球的供肺来源分为3种：脑死亡器官捐献(DBD)供体[2]、心脏死亡器官捐献(DCD)[3]供体及脑-心双死亡器官捐献(donation after brain death plus cardiac death，DBCD)供体。DCD供体根据马斯特里赫特(Maastricht)标准分为5类[4]：Ⅰ类为供体到达医院时宣布死亡；Ⅱ类为心肺复苏后宣布供体死亡；Ⅲ类为撤除生命支持措施后等待心脏死亡；Ⅳ类为脑死亡后呼吸停止、心脏停搏；Ⅴ类为住院患者的心脏停搏。依据《中国心脏死亡器官捐献分类标准》，我国器官捐献分为3类：Ⅰ类为DBD；Ⅱ类为国际标准化DCD，包括Maastricht分类标准Ⅰ～Ⅳ类DCD；Ⅲ类为DBCD，类似于Maastricht分类标准Ⅳ类，即脑死亡后停用生命支持措施，呼吸停止、心脏停搏后的供体。

二、供肺的质量选择标准

供体的评估包括年龄、血型、HLA分型、死亡类型、胸部影像检查、动脉血气分析、支气管镜检查病原学及供肺切取后的直视检查、缺血时间、是否有近期肺部感染、是否有肺水肿、是否有吸入性损伤、是否有吸烟史、是否有胸部肿瘤、是否有传染性疾病、是否与受体的胸腔大小相匹配、转运方式及时间等。理想供肺：中华医学会器官移植学分会、国家肺移植质量管理与控制中心于2018年推出了中国肺移植供体标准及获取转运指南。[5]该指南针对我国供肺特点，提出了理想供肺的标准：① 供、受体ABO血型相符；② 供体年龄小于60岁；③ 供体吸烟史每年不超过400支；④ 获取供肺前持续机械通气不超过1周；⑤ 动脉血气分析的血氧分压/吸入氧浓度(PaO_2/FiO_2；P/F)比值大于300 mmHg(PEEP＝5 cmH$_2$O)；⑥ 胸部X线显示肺野相对清晰；⑦ 支气管镜检提示各气道腔内相对清洁；⑧ 痰液病原学未发现特别致病菌。

理想供肺严重短缺时,如使用边缘供体,可增加供体来源,但术后容易出现严重原发性移植物功能障碍(primary graft dysfunction,PGD),早期死亡率较高,其应用应较为慎重。如采用边缘供体,建议采用离体修复技术、常温EVLP,作为供肺评估和术前预处理,离体修复后改善明显者,可用于移植手术,大多数潜在器官供体不符合理想的肺供体标准,因此很多肺移植项目使用扩大的标准来增加供体库。尽管移植的结果各不相同,但权衡在移植等待中的死亡风险后,扩大标准供肺的使用通常是可以接受的。为提高供体的综合评估水平,可采用供肺分配评分(lung allocation score,LAS)系统[6]或明尼苏达大学供肺评分标准。

(一) 大小匹配

供肺与受体的大小匹配通常基于供体和受体的身高,但一些移植中心也根据胸片的肺容量进行估计。尽管最佳匹配程度尚不清楚,而且供体和受体大小之间不需要完美关联匹配,但优选大小相近者进行匹配。[7]受者的基础疾病对此可能会有影响,因为肺气肿患者的胸腔较大,可能更适合较大的供肺,而较小的肺可能更适合肺纤维化患者的胸腔。此外,相比双侧肺移植,过大的移植物可能更适合单侧肺移植,因为纵隔移位为较小胸腔中的单个移植物提供了更多空间。

文献报道使用过大的供肺可能降低在肺移植后72小时内任何时间发生3级PGD的风险。与使用小型肺相比,使用过大供肺发生3级PGD的比值比较低(OR 0.58,95％CI 0.38～0.88),但这种效应仅限于没有慢性阻塞性肺疾病(COPD)的移植受者。[8]一项研究在159例成人双侧肺移植受者中评估了肺大小不匹配对BOS风险的影响。根据性别和身高的预测值进行供肺大小匹配评估。在1个月和6个月时,接受"过大"肺的移植受者1秒用力呼气量(FEV_1)/用力肺活量(FVC)比值更高,因此呼气气流量高于"小型"肺移植受者。过大肺的移植受者发生BOS的可能性更低。[9]在某些情况下,除肺大小外,供体与受体在许多方面都是理想匹配。这时,也可进行劈开式双侧肺叶移植或通过肺叶切除术或楔形切除术缩小供肺。

(二) 年龄

即使在没有肺病理的情况下,衰老也与肺泡表面积的丢失以及肺泡气体交换的减少有关。此外,衰老还与肺结缔组织含量的损失有关,这导致弹性反坐力逐渐减少,从而影响供肺的功能。55岁被视为"理想"供体的年龄上限,理由是随着年龄增长,合并疾病增加。一些研究评估了大龄供体的肺移植。研究结果不一,有些表明移植受者的风险增加,但可能是其他危险因素(如缺血时间)导致了这种差异。一项UNOS胸科数据库回顾性研究中,4％受者的供肺来自年龄>60岁的供体,结果显示肺供体>60岁的移植受者5年总生存率稍差(44％比52％,$P<0.001$),但不包括50岁以上的受者。当进行双侧肺移植时,年轻供肺组与老年供肺组受者之间的生存率无显著差异。[10]其他研究显示,即使供体年龄高达65岁,移植结局也无显著差异。[11-12]一项大型回顾性分析纳入了8860例来自肺移植器官分配评分(LAS)后时代(2005—2012年)的UNOS数据库异体肺移植受者,结果显示与18～54岁的供体相比,55～64岁供体组1年移植失败率未见显著增加。尽管供体年龄大于50岁是提示供肺预后不良的因素之一,但在一项使用超高龄(>70岁)供肺与使用相对年轻的供肺对比的研究中发现,超高龄供肺并不会使受体的预后变得更差。[13]

(三)ABO相容性

最好选择ABO全相合者,其可能比ABO相容匹配更具生存优势。但也有ABO相容匹配而非全相合获得成功移植的报道。[14-15]不推荐在ABO不相容的情况下进行肺移植。一项回顾性数据库研究中,将来自ABO相容供体的342例单肺移植受者与来自ABO相同供体的3230例单肺移植受者的结局进行了比较,ABO相容供体的肺并未造成死亡率增加(HR=1.02,95%CI 0.8~1.22)。[14]两组在中位住院时间、移植后气道开裂的发生率和急性排斥反应发作次数方面无显著差异。虽然这项研究显示了使用ABO相容供体的可行性,但仍需要进一步研究来确定这种情况下的最佳免疫抑制并阐明长期结局。使用ABO相容肺的一个潜在问题是过客白细胞综合征,异体移植肺携带的供体B淋巴细胞释放抗体与受体红细胞反应,导致急性溶血。在上述回顾性研究中无法确定发生过客白细胞综合征和移植后溶血。[16]

(四)低 PaO_2

一些报告探讨了供体 PaO_2 一开始就不理想的情况(理想情况下:FiO_2=1.0、PEEP=5 cmH$_2$O时,PaO_2>300 mmHg)。虽然在这种情况下有个别的移植失败报告,但其他研究并未报道移植受者的风险增加。[17-19]如果一开始 PaO_2 低于目标水平,则应采取积极的肺复张策略来增加功能性肺单位数量。在肺复张操作结束时应采用相同的标准,并且必须有证据表明在持续获益后才能供肺。体外肺灌注(EVLP)技术可能可以挽救因肺水肿、血栓栓塞或挫伤而不符合理想 PaO_2 标准的肺。

(五)糖尿病

一项回顾性病例系列研究纳入了在美国进行的10333例肺移植,供体糖尿病史与移植受者死亡率增加有关。[20]糖尿病一般不是供肺排除的标准,因此还需要进一步研究这一降低肺移植受者生存率的潜在危险因素。

(六)吸烟

临床上吸烟的不明显作用可能会影响移植后生存。供体每年吸烟超过400支,是肺移植受体预后不良的危险因素之一,可以导致受体1年、5年生存率的下降。这种生存率的改变通常是因为大量吸烟史导致肺部出现小气道堵塞,造成移植后肺功能的下降,换气功能不足。一项回顾性研究纳入510例接受有吸烟史供者肺的受者与712例接受非吸烟供者肺的受者,比较后发现前者的3年死亡率更高(校正HR=1.36,95%CI 1.11~1.67)。[21]组间基线年龄和动脉血氧分压差异无统计学意义。此外,与接受非吸烟供者肺的受者相比,接受有吸烟史供者肺的受者住院和重症监护时间更长。一项回顾性分析纳入了UNOS数据库2005—2011年的相关数据,结果显示:如果重度吸烟供者(heavy-smoking donor,HSD;>20包年)戒烟,由其提供单肺移植(n=498)的受者死亡率无增加(HR=0.84,95%CI 0.59~1.19)[22];而在双肺移植(n=766)中,无论供者是既往还是当前仍在重度吸烟,由其供肺的受者死亡率也未见增加(HR＝1.003,95％CI 0.867～1.161)。[23]HSD肺移植受者的中位住院时间更长:单肺移植(23.0天比20.5天,P＝0.001),双肺移植(18.0天比17.0天,P＜0.001);单肺移植后的FEV₁峰值降低(80.1％比73.4％,P＝0.001),但双肺移植后的FEV₁峰值相似。尽管曾有病例报道移植肺中发生供体来源的支气管肺癌,但这些情况很罕见,供者有大量吸烟史。[24-25]如果供肺在其他方面均可接受,那么提高供体吸烟包年数上限可能并不会增加移植受者不良结局的概率。[20,26]

(七)供肺缺血时间

缺血分为热缺血与冷缺血,这两种缺血的时间对移植物的预后异常重要。例如热缺血时间的延长,除了增加移植肺无功能的风险,还加大了肺移植术后排斥反应的严重性。而冷缺血时间的延长,则可以导致缺血再灌注损伤(ischemia-reperfusion injury,IRI)时细胞坏死的增加,并导致原发性移植物功能障碍(PGD)。Mulvihill等发现[27],供肺缺血时间大于8小时的受体,其肺移植术后90天的生存率降低,但长期存活率反而有所提升。这可能是因为部分中心在进行长时间缺血供肺的移植手术时,会选择进行双侧肺移植,这可能也是改善肺移植长期预后的方式之一。

(八)供体影像学

肺移植供体在捐献前仍需常规做胸部X线检查。但研究表明,供体的胸部X线结果对肺移植受体的1年生存率并没有实际影响,因为X线对心肺疾病诊断的准确性并不够强,但是对供体进行胸部CT的检查可能逐渐成为未来供肺评价的标准之一。因为一些结构性肺病在X线下不易诊断,而使用CT评估供肺则可以避免这类问题。除此之外,CT还在判断肺移植供-受体肺体积匹配方面也有其独到的好处。因此,CT成像可能逐渐取代胸部X线成为供肺评估的标准之一。

(九)恶性肿瘤

除少数例外,恶性肿瘤史是器官捐献的绝对禁忌证。[28]低级别皮肤癌(非黑素瘤)和原位癌(如宫颈癌)的转移可能性极低,因此不应作为绝对禁忌。黑素瘤史被认为是器官捐献的绝对禁忌证。原发性中枢神经系统(central nervous system,CNS)肿瘤不太可能通过血脑屏障传播。然而,高级别肿瘤,特别是胶质母细胞瘤或髓母细胞瘤的转移风险增加,可能是移植的禁忌证。颅骨切开术、脑室分流术和对肿瘤的照射也增加了肿瘤扩散的概率。

(十)供体感染

从供者到肺移植受者的感染传播是受者的重大风险。[29]如果供体和受体接受充分治疗,某些供体感染不会妨碍移植。一般而言,供体感染革兰阴性菌似乎比革兰阳性菌更影响移植结果。急、慢性感染与传染性疾病可以通过供体器官传染到移植受体身上,移植中心也会因此而拒绝具有潜在感染风险的供体器官。普遍的研究发现,供体痰培养出现耐药菌感染可以通过肺移植传播到受体。但每一类疾病的传染风险都不尽相同,与移植术后的抗感染治疗方案也有关。大多数中心会在移植时对移植受者予以经验性抗生素预防,并在获得术中供体气管或支气管吸出物检出结果后就对抗生素进行相应调整。一项回顾性病例系列研究显示,若取肺时培养发现潜在致病菌,则该肺移植受者所需的机械通气时间明显更长,但30日死亡率无影响。若菌血症供体在摘取器官前接受了至少48小时病原体特异性抗生素治疗,则供体器官几乎不会传播感染。侵袭性真菌病是移植禁忌证。应筛查潜在供体的胸片是否存在活动性或既往结核分枝杆菌(tuberculous mycobacteria)感染的证据,若存在则不能作为移植供体。下呼吸道的呼吸道病毒感染(如流感、副流感、呼吸道合胞病毒、腺病毒)患者通常应避免肺器官捐献。

1. HIV、丙型肝炎、乙型肝炎

移植专业人员和患者需要认识到即使是全面的供体筛查也不能检测到所有传染性感染。筛查潜在供者是否存在丙型肝炎、乙型肝炎病毒表面抗原,乙型肝炎病毒核心抗体(hepatitis B core antibody,HBcAb)阳性和HIV。除血清学检测外,核酸扩增检测(nucleic acid amplification testing,NAT)也可用于检测HIV、丙肝病毒(hepatitis C virus,HCV)和乙肝病毒(hepatitis B virus,HBV)的病毒载量。NAT阴性供体器官传播HIV、HCV或HBV的风险很低(约为1‰或更低)。研究证实,直接作用抗病毒药(directly acting antiviral agent,DAA)对移植受者和非免疫抑制一般人群的HCV感染治愈率都很高,提示DAA或许能够帮助实现使用HCV阳性供者的肺。[30]鉴于新型抗病毒治疗的治愈率很高,如果未与受者讨论,不应像以前一样直接排除HCV ELISA阳性但NAT阴性的供体。即使供者确实感染HCV,也可为HCV阳性受者提供器官移植。

在HBcAb阳性、乙型肝炎病毒表面抗体(hepatitis B surface antibody,HBsAb)阴性,以及无法检测到病毒载量的情况下,病毒传播的风险较低。对于容易被这类肺同种异体移植供者感染的受者(HBcAb阴性、HBsAb阴性),可考虑予以长达1年的抗病毒预防治疗,尽管数据有限。[31-32]

血清HIV阴性但符合HIV感染高风险行为标准的患者不应被排除在器官捐献者之外,但应通知移植团队和潜在受者。

2. 巨细胞病毒

巨细胞病毒(cytomegalovirus,CMV)抗体阳性会增加死亡率,但这一般不视为供者排除标准。[20]常规预防CMV感染降低了此感染相关并发症的发生率和死亡率。虽然最好避免将CMV阳性供者的肺移植给CMV阴性受者,但并不总能实现。除CMV预防性治疗外,还需要密切监测所有CMV阳性的供者和受者。

3. 寨卡病毒

迄今都未发现过供者传播寨卡病毒感染的确诊病例,但曾在多种组织和体液中检出此病毒,不免怀疑其能通过移植传播。目前,寨卡病毒感染的诊断仍然有难度,主要由中央参考实验室进行。现行指南建议,供者NAT检测阳性或有临床症状符合寨卡病毒感染时,从检测阳性或出现症状的时间算起,持续28天都不得参与器官捐献。[33]

4. 呼吸道病毒

有呼吸道病毒所致下呼吸道感染的患者一般不能捐献肺脏,包括流感、副流感、呼吸道合胞病毒、腺病毒等。对于大多数呼吸道病毒(COVID-19除外),仅推荐在因症状而引起临床担忧时采用PCR或横断面成像筛查供者。指南建议,有病毒性肺炎影像学证据的供者不应捐献肺脏。除 COVID-19 外,其他呼吸道病毒感染通常不是肺以外实体器官移植的排除标准。

5. COVID-19

COVID-19 的病毒学、临床表现、诊断和管理详见其他专题。曾出现过移植肺传播 SARS-CoV-2 的情况,这些肺源的供者初始鼻拭子检测为阴性,但后来经下呼吸道样本检测确诊阳性。[34-35]对此,美国器官获取和移植网络规定,所有潜在的肺供者除了要筛查症状、暴露史和上呼吸道采样外,还要通过 NAT 测定下呼吸道样本中是否存在 SARS-CoV-2。NAT 的准确度详见其他专题。SARS-CoV-2 感染可能引起肺移植受者发生肺炎、弥漫性肺泡损伤、肺泡出血和死亡,因此以下尸体供者不适合捐献肺脏:过去 21 天内有确诊或疑似 COVID-19,NAT 检测显示 SARS-CoV-2 阳性,或者症状或影像学检查结果高度提示 SARS-CoV-2 感染。应对以下潜在供者保持谨慎:已知接触过确诊或疑似病例,过去 14 天内到过或居住在传播风险很高的地区,或者有发热、流感样表现或肺炎症状(无论过去 14 天内有无暴露)。若实施移植,则存在疾病传播风险且疾病传播可能对移植结局造成不良影响,而潜在受者若失去此次移植机会则有死亡风险,医生应权衡两者轻重。[36]如果潜在供者的 COVID-19 阳性发生在器官摘取前 21 天以上、下呼吸道样本 PCR 阴性、临终住院期间无高凝状态或高炎症综合征且影像学检查未见病毒性肺炎,则适合捐献胸腔器官[37],但相关肺移植经验非常少。

6. 其他病毒

细小病毒 B19 传播导致受体出现红细胞再生障碍性贫血,但通过静脉用免疫球蛋白可以治疗。[29]可能还应慎用携带人类疱疹病毒 6-8、非肺部感染性单纯疱疹和水痘病毒的供者。

(十一)离体肺灌注

诸如肺水肿、挫伤和血管血栓形成等并发症通常使供肺不能用于移植,从而减少了肺源供应。目前正在努力改善用于移植的肺质量,从而增加供肺数量。[38-39]

(十二)供体遗传学

基因表达微阵列技术已被用于寻找预测移植受者 PGD 的分子标志物。一项病例对照研究将发生 PGD 的 10 例供肺的基因微阵列与 16 例结局良好的对照进行比较;4 个上调的基因 *ATP11B*、*FGFR2*、*EGLN1* 和 *MCPH1* 与发生 PGD 有关。[40]将来,这类生物学特征可能补充用于移植前评估和选择阶段的临床标准,以预测移植后并发症(如 PGD),并帮助指导移植后的即时治疗。还在研究基因治疗作为增加供肺数量的潜在策略。不适用于临床的受损肺采用腺病毒介导的人 *IL-10* 基因疗法进行处理。在体温下离体保存后,与未处理的对照肺相比,经 *IL-10* 处理的肺显示炎症标志物减少和功能(PaO_2 和肺血管阻力)改善。[41]

(李志新、艾雪峰)

参考文献

[1] Riddell P, Egan J J. International donor conversion rates for lung transplantation need to be standardised [J]. Lancet Respir. Med., 2015, 3(12):909-911.

[2] Wijdicks E F. The diagnosis of brain death[J]. N. Engl. J. Med., 2001, 344(16):1215-1221.

[3] Hirji S A, Halpern A L, Helmkamp L J, et al. Geographic and temporal patterns of growth in the utilization of donation after circulatory death donors for lung transplantation in the United States[J]. J. Heart Lung Transplant., 2020, 39(11):1313-1315.

[4] Kootstra G. Statement on non-heart-beating donor programs[J]. Transplant. Proc., 1995, 27(5):2965.

[5] 陈静瑜, 毛文君, 马千里, 等. 中国肺移植供体标准及获取转运指南[J]. 器官移植, 2018, 9(5):325-333.

[6] Lancaster T S, Miller J R, Epstein D J, et al. Improved waitlist and transplant outcomes for pediatric lung transplantation after implementation of the lung allocation score[J]. J. Heart Lung Transplant., 2017, 36(5):520-528.

[7] Mason D P, Batizy L H, Wu J, et al. Matching donor to recipient in lung transplantation: How much does size matter?[J]. J. Thorac. Cardiovasc. Surg., 2009, 137(5):1234-1240.

[8] Eberlein M, Reed R M, Bolukbas S, et al. Lung size mismatch and primary graft dysfunction after bilateral lung transplantation[J]. J. Heart Lung Transplant., 2015, 34(2):233-240.

[9] Eberlein M, Permutt S, Chahla M F, et al. Lung size mismatch in bilateral lung transplantation is associated with allograft function and bronchiolitis obliterans syndrome[J]. Chest, 2012, 141(2):451-460.

[10] Whited W M, Henley P, Schumer E M, et al. Does donor age and double versus single lung transplant affect survival of young recipients?[J]. Ann. Thorac. Surg., 2018, 105(1):235-241.

[11] Bittle G J, Sanchez P G, Kon Z N, et al. The use of lung donors older than 55 years: A review of the United Network of Organ Sharing database[J]. J. Heart Lung Transplant., 2013, 32(8):760-768.

[12] Sommer W, Ius F, Salman J, et al. Survival and spirometry outcomes after lung transplantation from donors aged 70 years and older[J]. J. Heart Lung Transplant., 2015, 34(10):1325-1333.

[13] Hecker M, Hecker A, Kramm T, et al. Use of very old donors for lung transplantation: A dual-centre retrospective analysis[J]. Eur. J. Cardiothorac. Surg., 2017, 52(6):1049-1054.

[14] Taghavi S, Jayarajan S N, Furuya Y, et al. Single-lung transplantation with ABO-compatible donors results in excellent outcomes[J]. J. Heart Lung Transplant., 2014, 33(8):822-828.

[15] Salerno C T, Burdine J, Perry E H, et al. Donor-derived antibodies and hemolysis after ABO-compatible but nonidentical heart-lung and lung transplantation[J]. Transplantation, 1998, 65(2):261-264.

[16] Horlait G, Bulpa P, Evrard P. Passenger lymphocyte syndrome mimicking hemolytic uremic syndrome after lung transplantation[J]. J. Heart Lung Transplant., 2013, 32(2):271-272.

[17] Angel L F, Levine D J, Restrepo M I, et al. Impact of a lung transplantation donor-management protocol on lung donation and recipient outcomes[J]. Am. J. Respir. Crit. Care Med., 2006, 174(6):710-716.

[18] Lardinois D, Banysch M, Korom S, et al. Extended donor lungs: Eleven years experience in a consecutive series[J]. Eur. J. Cardiothorac. Surg., 2005, 27(5):762-767.

[19] Whiting D, Banerji A, Ross D, et al. Liberalization of donor criteria in lung transplantation[J]. Am. Surg., 2003, 69(10):909-912.

[20] Reyes K G, Mason D P, Thuita L, et al. Guidelines for donor lung selection: time for revision?[J]. The

肺移植新进展

Annals of Thoracic Surgery, 2010, 89(6):1756-1765.

[21] Bonser R S, Taylor R, Collett D, et al. Effect of donor smoking on survival after lung transplantation: a cohort study of a prospective registry[J]. The Lancet, 2012, 380(9843):747-755.

[22] Taghavi S, Jayarajan S N, Komaroff E, et al. Single-lung transplantation can be performed with acceptable outcomes using selected donors with heavy smoking history[J]. J. Heart Lung Transplant., 2013, 32(10):1005-1012.

[23] Taghavi S, Jayarajan S, Komaroff E, et al. Double-lung transplantation can be safely performed using donors with heavy smoking history[J]. Ann. Thorac. Surg., 2013, 95(6):1912-1918.

[24] Orens J B, Boehler A, De Perrot M, et al. A review of lung transplant donor acceptability criteria[J]. J. Heart Lung Transplant., 2003, 22(11):1183-1200.

[25] De Perrot M, Wigle D A, Pierre A F, et al. Bronchogenic carcinoma after solid organ transplantation [J]. Ann. Thorac. Surg., 2003, 75(2):367-371.

[26] Berman M, Goldsmith K, Jenkins D, et al. Comparison of outcomes from smoking and nonsmoking donors: thirteen-year experience[J]. Ann. Thorac. Surg., 2010, 90(6):1786-1792.

[27] Mulvihill M S, Gulack B C, Ganapathi A M, et al. The association of donor age and survival is independent of ischemic time following deceased donor lung transplantation[J]. Clin. Transplant., 2017, 31(7).

[28] Kotloff R M, Blosser S, Fulda G J, et al. Management of the potential organ donor in the ICU: Society of Critical Care Medicine/American College of Chest Physicians/Association of Organ Procurement Organizations Consensus Statement[J]. Crit. Care Med., 2015, 43(6):1291-1325.

[29] Garrity E R, Boettcher H, Gabbay E. Donor infection: An opinion on lung donor Utilization[J]. The Journal of Heart and Lung Transplantation, 2005, 24(7):791-797.

[30] Woolley A E, Singh S K, Goldberg H J, et al. Heart and lung transplants from HCV-infected donors to uninfected recipients[J]. N. Engl. J. Med., 2019, 380(17):1606-1617.

[31] Huprikar S, Danziger-Isakov L, Ahn J, et al. Solid organ transplantation from hepatitis B virus-positive donors: Consensus guidelines for recipient management[J]. Am. J. Transplant., 2015, 15(5):1162-1172.

[32] Shitrit A B, Kramer M R, Bakal I, et al. Lamivudine prophylaxis for hepatitis B virus infection after lung transplantation[J]. Ann. Thorac. Surg., 2006, 81(5):1851-1852.

[33] Silveira F P, Campos S V. The Zika epidemics and transplantation[J]. J. Heart Lung Transplant., 2016, 35(5):560-563.

[34] Kaul D R, Valesano A L, Petrie J G, et al. Donor to recipient transmission of SARS-CoV-2 by lung transplantation despite negative donor upper respiratory tract testing[J]. Am. J. Transplant., 2021, 21(8):2885-2889.

[35] Kumar D, Humar A, Keshavjee S, et al. A call to routinely test lower respiratory tract samples for SARS-CoV-2 in lung donors[J]. Am. J. Transplant., 2021, 21(7):2623-2624.

[36] Holm A M, Mehra M R, Courtwright A, et al. Ethical considerations regarding heart and lung transplantation and mechanical circulatory support during the COVID-19 pandemic: An ISHLT COVID-19 task force statement[J]. J. Heart Lung Transplant., 2020, 39(7):619-626.

[37] Eichenberger E M, Coniglio A C, Milano C, et al. Transplanting thoracic COVID-19 positive donors: An institutional protocol and report of the first 14 cases[J]. J. Heart Lung Transplant., 2022, 41(10):1376-1381.

[38] Wallinder A, Ricksten S E, Hansson C, et al. Transplantation of initially rejected donor lungs after ex

vivo lung perfusion[J]. J. Thorac. Cardiovasc. Surg. , 2012, 144(5):1222-1228.

[39] Cypel M, Yeung J C, Machuca T, et al. Experience with the first 50 ex vivo lung perfusions in clinical transplantation[J]. J. Thorac. Cardiovasc. Surg. , 2012, 144(5):1200-1206.

[40] Anraku M, Cameron M J, Waddell T K, et al. Impact of human donor lung gene expression profiles on survival after lung transplantation: A case-control study[J]. Am. J. Transplant. , 2008, 8(10):2140-2148.

[41] Cypel M, Liu M, Rubacha M, et al. Functional repair of human donor lungs by IL-10 gene therapy[J]. Sci. Transl. Med. , 2009, 1(4):4r-9r.

第九章 ABO血型相容性肺移植

ABO血型进行配型是器官移植重要的原则之一。根据供受体的血型情况,共有16种匹配可能且可分为3类情况(表9.1)。第一类为血型相同(identical),共有4种情况,即A型供体-A型受体、B型供体-B型受体、O型供体-O型受体和AB型供体-AB型受体。第二类为血型相容(compatible),共有5种情况,即O型供体-A型受体、O型供体-B型受体、O型供体-AB型受体、A型供体-AB型受体和B型供体-AB型受体。第三类为血型不容(incompatible),共有7种情况,即A型供体-O型受体、A型供体-B型受体、B型供体-O型受体、B型供体-A型受体、AB型供体-O型受体、AB型供体-A型受体和AB型供体-B型受体。临床上血型相同是最符合供受体匹配的状态。但在一些受体紧急抢救状态下或供体紧缺时,血型相容也可以采用。但是血型不容的肺移植要绝对避免,贸然移植即刻产生严重溶血情况。

表9.1 供受体血型匹配情况

血型	O	A	B	AB
O	一致	相容	相容	相容
A	不相容	一致	不相容	相容
B	不相容	不相容	一致	相容
AB	不相容	不相容	不相容	一致

一、国内外ABO血型配型原则和使用情况

美国UNOS肺脏分配体系根据受体LAS评分、年龄、ABO血型匹配情况和供受体距离来进行分配。在成人肺脏分配中,同距离下首先考虑ABO血型相同匹配。若未匹配成功,则再进行血型相容分配。因此,血型相容肺移植在美国并不少见,同时优先级高于远距离匹配。根据我国人体器官分配与共享基本原则中,肺脏移植等待者与器官捐献者ABO血型应当相同或相容。同一分配层级及同医疗紧急度状态下,肺脏优先分配给ABO血型相同的移植受体,其次是血型相容的受体。血型不相容的移植等待者不参与肺脏匹配。

美国学者统计了UNOS数据库中2005—2011年行单肺及双肺移植的数据。[1-2]结果显示:单肺移植中,9.6%的患者采用了血型相容移植,90.4%的患者采用血型相同移植;在双肺移植患者群体中,血型相容性肺移植占7.2%,血型相同移植占92.8%。同时,数据也进一步展示血型相容移植群体的短期及长期预后。总体而言,与血型相同群体相比,

两者并没有显著差异。具体而言,血型相容移植后急排的发生率为8.8%~12.6%(血型相同群体,8.9%~9.9%),吻合口开裂的发生率为1.8%~2.5%(血型相同群体,0.9%~1.7%),住院时间为13~30天(血型相同群体,13~25.9天)。同时肺功能、BOS发生率及长期预后均达到非劣的程度。国内并没有血型相容移植的大数据结果,但不少中心均有少量个案报道。

二、淋巴细胞过客综合征

虽然血型相容移植并不会导致严重的并发症,也不影响肺移植患者的长期预后。但是,临床医师还是需要提防淋巴细胞过客综合征(passenger lymphocyte syndrome,PLS)发生的可能(图9.1)。PLS是由供体肺脏内残留的B淋巴细胞进入受体体内,接触受体红细胞表面的血型抗原后,产生抗体从而引起溶血性贫血等临床症状,于1981年于肾移植病例中首次报道。[3]PLS常在ABO血型相同移植中产生,但是其他血型系统也可以产生PLS,包括Rh、KIDD和Duffy等也有报道。[4]因此,本质上PLS是移植物抗宿主病的特殊亚型。不同器官移植均存在PLS发生的情况,涵盖肝脏、肾脏、小肠、肺、心脏及胰腺等。数据统计发现,PLS的发病存在着器官异质性,肾脏移植的PLS发生率较低,小肠的PLS发生率相对较高,这可能由于小肠组织的淋巴组织含量最高,程度也越高。[5-6]

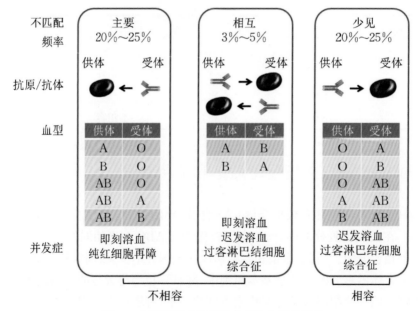

图9.1 血型相容或不容的免疫性血液并发症

(一)PLS的发病机制

PLS的发病机制是因为供体器官组织内残留的B淋巴细胞进入供体体内,遇到受体红细胞表面的血型抗原后,产生针对特异性抗体结合到红细胞膜上,引起抗原抗体反应,在补体介导下产生溶血。[7]特异性抗体可以是naïve B细胞产生的IgM,也可以是记忆B细胞产生的IgG。因此,根据IgM和IgG产生的时间存在初次免疫应答和二次免疫应答,与临床表现出现的时间存在相关性(图9.2)。临床表现的程度,例如溶血,也取决于抗体的量和效价。当溶血速度大于红细胞生成代偿时,会出现贫血或黄疸等症状。当严重时,可以导致急性肾衰竭甚至危及受体生命。PLS一般发生于移植术后1~3周。由于移植肺中的淋巴细胞在受体体内缺乏增殖能力,随着B细胞的凋亡,抗血型抗体也会逐步减少,一般可以维持3个月左右,最长报道可达182天。[8]在5种ABO血型相容移植中,O型供体-A型受体出现PLS较为多见,这可能与A型人群的红细胞表面表达更多的抗原有关。[9]

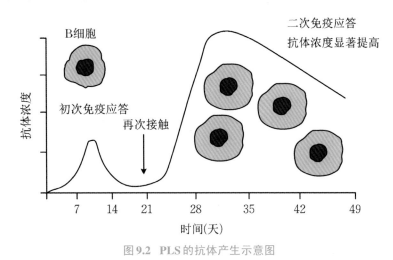

图9.2 PLS的抗体产生示意图

(二)PLS的临床表现与诊断标准

PLS的发病一般出现在移植术后的1~3周,由于是自限性疾病,通常持续3个月左右。临床上出现黄疸、脸色苍白、心动过速、呼吸急促和低血压等溶血症状,严重溶血时可以出现急性肾功能表现。实验室检查可以发现血红蛋白下降、网织红细胞计数增加、未结合胆红素水平增加、尿胆原升高、LDH增加以及结合珠蛋白水平降低。另外,最重要的是需要检测抗自身红细胞抗原的抗体,包括ABO血型系统、Rh血型系统,还包括抗K、抗Jka、抗M、抗N等抗体。综合以上内容,PLS的诊断标准应涵盖:① 存在血型相容的移植情况;② 溶贫表现;③ 实验室表现;④ 抗自身红细胞抗原的抗体。

(三)PLS的治疗与疗效

20世纪90年代,肺移植后PLS的文献报道发生率为70%,但2013年的一项研究提示,其发病率仅为2%(9/529例)。[10]PLS的治疗原则为纠正贫血、去除抗体、抑制B细胞活化、营养支持。具体可以采用:① 输注与供者血型相符的血制品,输注与受者血型相符的血制品可能加重溶血反应;② 静脉输注人免疫球蛋白中和抗体;③ 免疫抑制剂的转换,将环孢素A换成他克莫司;④ 血浆置换对PLS治疗也有一定效果;⑤ 应用利妥昔单抗可以抑制B细胞的激活从而阻断抗体生成。PLS治疗的预后一般较好,最大宗的PLS研究纳入2772例移植患者(包括肾、胰腺、肝、肺、心、小肠),共确诊14例,发病率为0.5%。其中的11例出现明显的溶血反应(6例Ⅲ级,5例Ⅳ级),均需要输血治疗。这些患者并无溶血导致直接死亡的情况,有1例患者因溶血继发房颤和心衰,治疗2个月后死亡。[11]

三、血型相容肺移植的伦理及公平问题

血型相容肺移植对于供肺的利用和抢救性肺移植的实施均有着重要的临床意义。但是其中也涉及伦理和公平问题。由于O型供体可以相容性地分配给A型、B型和AB型受体,导致部分O型受体失去移植的机会。UNOS数据显示[12],非O型受体的移植完成率是77.0%,其中血型相同的比例是83.1%,血型相容的比例是13.6%。O型受体的移植完成率是73.1%,所有移植都是血型相同的,即100%。因此,O型受体在等待分配阶段会出现更多的不良事件,尤其是死亡率均高于非O型受体。

总之,根据UNOS数据,ABO相容肺移植总体使用率为7%~10%,非O型受体使用率为13.6%。ABO相容肺移植的效果可,术后效果(急排、住院时间、气道并发症)、远期效果(BOS、OS)、肺功能(FEV$_1$)均未见明显差异。ABO相容肺移植的并发症有过客淋巴细胞综合征(LPS),其本质为移植物抗宿主病,发病率低,常于术后2周发病,持续3个月,为自限性疾病,以溶血表现,治疗效果可。

(陈昶、戴晨阳)

参考文献

[1] Taghavi S, Jayarajan S N, Furuya Y, et al. Single-lung transplantation with ABO-compatible donors results in excellent outcomes[J]. J. Heart Lung Transplant., 2014, 33(8):822-828.

[2] Taghavi S, Jayarajan S N, Furuya Y, et al. Examining ABO compatible donors in double lung transplants during the era of lung allocation score[J]. Ann. Thorac. Surg., 2014, 98(4):1167-1174.

[3] Stevens J, Callender C O, Jilly P N. Emergence of red blood cell agglutinins following renal transplantation in a patient with systemic lupus erythematosus[J]. Transplantation, 1981, 32(5):398-400.

[4] Seltsam A, Hell A, Heymann G, et al. Donor-derived alloantibodies and passenger lymphocyte syndrome in two of four patients who received different organs from the same donor[J]. Transfusion, 2001, 41(3):365-370.

[5] Yazer M H, Triulzi D J. Immune hemolysis following ABO-mismatched stem cell or solid organ transplantation[J]. Curr. Opin. Hematol., 2007, 14(6):664-670.

[6] Berger M, Zeevi A, Farmer D G, et al. Immunologic challenges in small bowel transplantation[J]. Am. J. Transplant., 2012, 12(Suppl 4):S2-8.

[7] Ramsey G. Red cell antibodies arising from solid organ transplants[J]. Transfusion, 1991, 31(1):76-86.

[8] Sokol R J, Stamps R, Booker D J, et al. Posttransplant immune-mediated hemolysis[J]. Transfusion, 2002, 42(2):198-204.

[9] Nadarajah L, Ashman N, Thuraisingham R, et al. Literature review of passenger lymphocyte syndrome following renal transplantation and two case reports[J]. Am. J. Transplant., 2013, 13(6):1594-1600.

[10] Cserti‐Gazdewich C M, Waddell T K, Singer L G, et al. Passenger lymphocyte syndrome with or without immune hemolytic anemia in all Rh‐positive recipients of lungs from rhesus alloimmunized donors: Three new cases and a review of the literature[J]. Transfus. Med. Rev., 2009, 23(2):134-145.

[11] Marton A, Pendergrast J M, Keshavjee S, et al. Passenger lymphocyte syndrome following solid organ transplantation: graft source, incidence, specificity, duration, and severity of hemolysis[J]. Blood, 2013, 122 (21): 37.

[12] Barac Y D, Mulvihill M S, Cox M L, et al. Implications of blood group on lung transplantation rates: A propensity-matched registry analysis[J]. J. Heart Lung Transplant., 2019, 38(1):73-82.

第十章 肺移植边缘供体的使用选择

自2015年起,公民心脑死亡器官捐献供体已成为我国器官移植的唯一供肺来源,我国的器官捐献系统已发展成熟,并逐渐与国际器官移植接轨。在实际供肺评估中,经常会遇到供体肺顺应性差、合并感染、肺不张等情况,另外,由于供肺缺乏有效维护手段,供肺质量一般,符合理想供肺标准的肺源较少。这种情况在国际肺移植也是普遍问题,据统计,2013年美国供肺利用率仅为20%,而2015年我国供肺利用率仅为5%。

理想供肺标准如下:

(1) ABO血型相容。

(2) 年龄<60岁。

(3) 吸烟史<400支/年。

(4) 持续机械通气<1周。

(5) 动脉血氧分压(partial pressure of oxygen,PaO$_2$)/吸入氧浓度(fraction of inspiration O$_2$,FiO$_2$)>300 mmHg(PEEP=5 cmH$_2$O,10 mmHg=1.33 kPa,1 cmH$_2$O=0.098 kPa)。

(6) 胸片显示肺野相对清晰。

(7) 支气管镜检查各气道腔内相对干净。

(8) 痰液病原学无特别致病菌。

在上述关于理想供肺要求的条目中,针对供肺氧合方面,氧合指数大于300是肺移植领域普遍认可的供肺可用的绝对指征。但是这一要求却缺乏理论依据,这一界值是如何存在的也没有证据。欧洲地区有超过24%的肺移植供肺氧合指数小于300,而且这一现象在过去20年间呈现增长趋势。[1]Whitford等[2]的一项研究质疑氧合指数大于300是肺移植供体符合要求的绝对指征,研究氧合指数小于300肺移植患者的恢复情况。在这项研究的93例供肺中,81例供肺氧合指数>300,12例供肺氧合指数<300。肺移植术后氧合指数>300组,4例出现移植物失功;氧合指数<300组,1例出现移植物失功,两组术后1年内死亡率无明显统计差异;另外,两组术后气管插管拔除时间无统计差异,术后6个月及12个月峰值肺功能无统计差异。如果严格按照理想供肺要求标准,该肺移植中心36%的潜在供肺会被弃用。

考虑到大部分肺源会因为无法满足理想供肺氧合标准,对谨慎考虑应用氧合指数300以下的供肺应持鼓励态度。供肺获取术中评估,通过彻底复张供肺后监测肺静脉氧合有利于评估供肺可用性。针对理想供肺氧合指数>300指征的放松,可在不应用EVLP的前提下极大扩大供肺肺源。

目前,我国肺移植供体常常已经接受气管插管或气管切开操作,在重症监护室机械通气治疗相当长的一段时间,这大大增加了供肺感染、细菌定植的风险。所以,合理选择供肺非常重要。虽然我们采用中国肺移植数据中心供肺选择标准来排除已经感染的供肺,但是出现细菌定植的供肺在目前肺移植手术中仍然经常出现。[3]一些研究提示常规的细菌培养方法敏感度有限,无法检出定植菌的存在。采用常规细菌培养的检测方案,在社区获得性肺炎的检测中,至少20%的未成年人样本及60%的成人样本无法获得阳性检测结果。另外,监护室患者由于抗生素滥用、侵入性操作频繁实施,部分供体会出现多耐药细菌感染,包括碳青霉烯类耐药肺炎克雷伯杆菌和其他碳青霉烯类耐药肠杆菌科。研究报道供体可以在2天之内院内感染多耐药细菌,移植后将病原感染至肺移植受体。供体肺内频繁检出细菌病原微生物在肺移植医疗领域非常普遍,但是,这一事件的具体影响及重要性一直未得到解释。在肺移植早期阶段,研究对于供肺携带病原造成受体肺内感染保持一定程度的担忧,但是后期研究者开始逐渐淡化这一担忧,这可能与围术期系统化的抗生素应用有关。当然,这些研究除了依靠气道灌洗液或痰液培养诊断肺炎感染,还通过胸片新发渗出影、发热、低氧、白细胞增多等征象临床诊断肺部感染。抛开细菌培养结果不谈,上述临床征象至少部分可能因为急性排斥、手术相关并发症等非感染因素导致;而正确、及时区分肺移植围术期不同病理生理机制是非常困难的。

针对供体吸烟史方面,目前供肺指南建议对于吸烟>400支/年的供体应持谨慎态度。一项包括178例肺移植的研究提示,吸烟>400支/年与患者术后移植肺基线肺功能减低有关,另外,移植肺基线肺功能异常与生存率减低有关。[4]另外一项来自法国的包括1554例肺移植患者的大样本研究发现,吸烟量明显影响移植术后长期生存情况;同时,接受急诊肺移植患者接受包括吸烟在内的高风险供体的概率明显增加。Schultz等的一项研究也证实,接受有吸烟史供肺的肺移植患者,术后生存及基线肺功能FVC、DLCO均较普通肺移植患者降低[5],术后慢性移植物失功与吸烟史关系不大。另外,国际心肺器官移植协会共识声明指出,供体吸烟史是移植术后发生原发性移植物功能障碍的危险因素。总体来说,在所有扩展的供肺指征中,目前研究证据提示供体吸烟史确实对受者死亡率及围术期并发症造成影响;但是现有研究对于有吸烟史供肺研究不够细致,对于吸烟强度、已戒烟比未戒烟等情况未作针对性研究。考虑到供体吸烟情况的普遍性,排除所有吸烟史的供肺并不现实。比如,欧洲有超过42%的供肺存在吸烟史[1];美国肺移植供肺有5%~10%的供体有超过400支/年的吸烟史。[6]因此供肺吸烟史、吸烟强度应该与总体的供肺质量、供体其他信息以及受者肺移植的紧急程度综合考虑。

在过去的10年间,接受肺移植供肺存在一定程度的影像学异常变得越来越常见。在2012—2016年,欧洲地区有25%的供肺存在异常的影像学改变,包括肺实变、肺不张、肺水肿等。Bozovic等[7]研究35例影像学异常的供肺,发现其与患者术后并发症、短期及远期生存没有关系。Verleden等[8]研究了35例因不符合理想供肺标准而拒绝的供肺,在供肺膨胀状态下进行micro-CT扫描,并进行组织病理学对应研究,该研究发现数个被拒绝的供肺具有正常的组织结果,提示潜在适合的供肺存在被拒绝的可能。比如2例供肺由于主观判断肺气肿而被拒绝使用,6例供肺因逆行灌洗的存在血栓被拒绝使用,但是micro-CT检查均显示为正常肺组织结构。这项研究得出结论,认为尽管CT影像学检查在多数情况下是可靠的,但是,也存在潜在可移植的供肺被拒绝的情形。以笔者经验来谈,肺实变经常提示为肺不张,可以通过肺复张手法解除;而且很多时候肺获取手术中的供肺情况并没有CT影像改变严重。总体来说,目前研究提示尽管X线胸片及胸部CT能够检测到供肺异常改变、评估供肺质量,但是针对供肺影像学解读应该结合捐献者病史、纤维支气管镜结果、血气分析等。

众所周知,供肺缺血时间是影响供肺质量、是否符合移植标准的关键性因素。一般标准要求供肺冷缺血时间在4~6小时,考虑到供肺运输距离,这在一定程度上导致了供肺的低利用率。2017年国际心肺移植协会(ISHLT)报道,2009—2015年的15253例肺移植中,双肺移植的冷缺血中位时间是5.5小时,单肺移植的冷缺血中位时间是4.2小时;每组患者均存在冷缺血超过10小时的异常数值。在北美地区和欧洲分别存在28%及55%的肺移植患者冷缺血时间超过6小时。在多因素回归分析中,冷缺血时间对于术后1年及5年死亡率没有影响。实际上,延长的冷缺血时间与患者1年生存期之后的术后10年条件生存率相关。[9]Mulvihill等[10]的一项研究则发现,冷缺血时间超过8小时与患者围术期90天以内死亡率相关,但不影响90天后长期生存;经过统计学校正,冷缺血时间与肺移植术后生存无明显统计学相关。延长的冷缺血时间主要造成移植术后原发性肺移植失功担心,但是据笔者经验,超过10小时的冷缺血时间也并不一定会发生严重的原发性移植功能障碍,尽管本中心采用较为严格的供肺标准,但也存在数例冷缺血时间超过10小时的患者围术期恢复比较顺利。除了冷缺血时间之外,针对DCD供体的热缺血时间的限制也导致了供肺的低利用率。DCD供肺使用标准明确指出,冷灌注液灌洗应该在患者停止生命支持的30分钟以内开始。但是目前也有研究报道,在供体停止生命支持120分钟后灌洗的供肺成功应用的案例。[11-12]

总体而言,汇总目前研究结果,认为肺移植可以比较安全地接受冷缺血时间超过6小时的供肺。目前急需严格的移植数据收集,来进一步探讨冷缺血及热缺血时间对于肺移植术后包括生存在内的多个研究终点的影响。

针对捐献者年龄方面,一般供体年龄55岁以上被认为是扩大的供体选择标准。但是,目前在越来越多的肺移植中心,老龄供体的应用越来越普遍,而且这些老龄供体肺移植依然具有相对满意的结果。针对一项评估欧洲地区捐献供肺质量的大样本临床研究发现[1],超过55岁的供肺使用频率越来越高,其中有34%的供肺捐献者年龄大于55岁,21%的供肺捐献者年龄大于60岁。但是关于这类患者的移植术后研究结果不尽一致。来自美国UNOS的大样本病例研究[13],详细分层分析了各年龄阶段的15844例肺移植患者。尽管这一研究发现,超过60岁的供肺对比29岁以下的供肺,患者移植术后生存率降低,但是其与30~59岁年龄段的供肺组没有差别。另外,当纳入受体年龄因素后,超过60岁的供肺仅影响60~69岁年龄组的受体生存率,而且这一影响在倾向性匹配分析后消失,供体年龄与移植术后急性排斥反应发生无统计学相关性。Schultz等[5]的研究纳入588例肺移植患者,55岁以上供肺年龄与较低基线肺功能FEV_1、低DLCO弥散功能以及无慢性排除生存率相关。另外一些研究则发现供体年龄与受体肺移植后术后生存无关。Hecker等[14]研究发现供体年龄70岁以上对移植术后生存无明显影响,类似之前的研究,供体60岁以上肺移植术后基线肺功能降低,同时伴随更高急性排斥发生风险。

越来越多的证据支持扩大供肺选择标准,供肺即使出现痰微生物培养阳性、冷缺血时间大于6小时、氧合指数小于300或者伴随影像学异常,仍然存在符合肺移植要求的可能。供体年龄并不是供肺无法使用的绝对禁忌,吸烟情况对于肺移植术后并发症及生存均有负面影响。面对较高受体等待期死亡风险以及理想供体缺乏情况,扩大的供肺标准被越来越多的国内外肺移植中心采纳。

(陈昶、张磊)

参考文献

[1] Smits J M, Gottlieb J, Verschuuren E, et al. Impact of donor lung quality on post-transplant recipient outcome in the lung allocation score era in eurotransplant: A historical prospective study[J]. Transpl. Int., 2020, 33(5):544-554.

[2] Whitford H, Kure C E, Henriksen A, et al. A donor $PaO_2/FiO_2 < 300$ mmHg does not determine graft function or survival after lung transplantation[J]. J. Heart Lung Transplant., 2020, 39(1):53-61.

[3] Bunsow E, Los-Arcos I, Martin-Gómez M T, et al. Donor-derived bacterial infections in lung transplant recipients in the era of multidrug resistance[J]. J. Infect., 2020, 80(2):190-196.

[4] Liu J, Jackson K, Weinkauf J, et al. Baseline lung allograft dysfunction is associated with impaired survival after double-lung transplantation[J]. J. Heart Lung Transplant., 2018, 37(7):895-902.

[5] Schultz H H, Møller C H, Zemtsovski M, et al. Donor smoking and older age increases morbidity and mortality after lung transplantation[J]. Transplant. Proc., 2017, 49(9):2161-2168.

[6] Valapour M, Lehr C J, Skeans M A, et al. OPTN/SRTR 2018 Annual Data Report: Lung[J]. Am. J. Transplant., 2020, 20(Suppl s1):427-508.

[7] Bozovic G, Adlercreutz C, Björkman-Burtscher I M, et al. Impact of donor chest radiography on clinical outcome after lung transplantation[J]. Acta. Radiol. Open., 2018, 7(6):2058460118781419.

[8] Verleden S E, Martens A, Ordies S, et al. Radiological analysis of unused donor lungs: A tool to improve donor acceptance for transplantation?[J]. Am. J. Transplant., 2017, 17(7):1912-1921.

[9] Chambers D C, Yusen R D, Cherikh W S, et al. The registry of the International Society for Heart and Lung Transplantation: Thirty-fourth adult lung and heart-lung transplantation report-2017; Focus theme: Allograft ischemic time[J]. J. Heart Lung Transplant., 2017, 36(10):1047-1059.

[10] Mulvihill M S, Gulack B C, Ganapathi A M, et al. The association of donor age and survival is independent of ischemic time following deceased donor lung transplantation[J]. Clin. Transplant., 2017, 31(7).

[11] Krutsinger D, Reed R M, Blevins A, et al. Lung transplantation from donation after cardiocirculatory death: A systematic review and meta-analysis[J]. J. Heart Lung Transplant., 2015, 34(5):675-684.

[12] Reeb J, Keshavjee S, Cypel M. Successful lung transplantation from a donation after cardiocirculatory death donor taking more than 120 minutes to cardiac arrest after withdrawal of life support therapies[J]. J. Heart Lung Transplant., 2016, 35(2):258-259.

[13] Hall D J, Jeng E I, Gregg J A, et al. The impact of donor and recipient age: Older lung transplant recipients do not require younger lungs[J]. Ann. Thorac. Surg., 2019, 107(3):868-876.

[14] Hecker M, Hecker A, Kramm T, et al. Use of very old donors for lung transplantation: A dual-centre retrospective analysis[J]. Eur. J. Cardiothorac. Surg., 2017, 52(6):1049-1054.

第十一章　乙肝、丙肝供体的处理

　　肺移植临床实践中,经常会遇到供肺捐献者携带乙型肝炎病毒,针对我国乙肝病毒感染率高这一现实,这种情况尤其明显。合理、安全地应用乙肝病毒检测阳性的供肺可以扩大供肺捐献来源,因此有必要回顾现有文献证据,系统性地论述乙肝病毒阳性供体选择及处理策略。一般来说,乙肝病毒阳性供体的诱发病毒传播风险主要集中在肝脏移植,针对非肝脏移植,比如肾脏移植、胸部脏器移植,其引起乙肝病毒传播的风险较低。抗HBc阳性的供体,在个体化的风险/获益评估及充分家属知情同意以外,基本可以应用于所有器官移植,只有无病毒免疫或疫苗免疫的肝脏移植受者需要无限期的预防性抗病毒治疗,对于无病毒免疫的非肝脏移植受者建议接受1年预防性抗病毒治疗,对于具有病毒免疫的非肝脏移植受者无须接受预防性抗病毒治疗。

　　美国器官获取移植网络(OPTN)目前规定所有器官获取组织(OPO)均需进行乙肝表面抗原及乙肝核心抗体血清学检测;部分OPO单位额外进行HBV病毒检测,以指导器官捐献决定。尽管因乙肝病毒阳性而拒绝的供肺器官数量缺乏具体数字统计,是否应用乙肝抗核抗体阳性捐献器官,是由OPO组织结合抗HBc IgM抗体、抗HBs以及乙肝病毒核酸检测结果综合判断的。3项大样本回顾性研究报道了抗HBc抗体阳性供体使用结果,共计包括369例肺移植患者[1-3],UNOS数据库研究详细分析对比了13233例抗HBc阴性供体肺移植与333例抗HBc抗体阳性的肺移植手术[1],尽管在未调整的单因素分析中,抗HBc抗体阳性组移植术后1年死亡率增高,但是两组移植术后5年生存率无明显统计差异,而且在多因素风险分析中,抗HBc抗体阳性状态并不是移植术后死亡率增加的风险因素;针对抗HBc抗体阳性组患者移植术后死亡率升高的解释,文章作者推测可能与紧急需要移植的失代偿患者更大概率接受抗HBc抗体阳性供体有关。

　　两项研究分析了术前乙肝疫苗免疫接种与移植术后拉米夫定预防性治疗对于肺移植术后乙肝病毒供受体间传播风险的影响,一项研究[2]评估汇总了29例接受抗HBc抗体阳性受体的移植患者,这29例患者均完整接受了乙肝免疫疫苗接种,尽管没有通过血清学试验证明乙肝免疫力,但本研究队列未出现乙肝病毒传播,且移植术后1年生存率与抗HBc阳性状态无关。另一项研究中[3],7例患者接受抗HBc阳性供肺在肺移植术后接受为期12个月拉米夫定预防性抗病毒治疗,尽管研究没有报道术前乙肝免疫状态及血清学检测结果,但移植术后均未出现乙肝病毒传播事件。我国作为乙肝病毒感染高发国家,移植供体评估中经常会遇到乙肝表面抗原阳性供体,面对移植器官短缺困境,针对潜在可用的HBs抗原阳性的供体应慎重考虑决定。针对乙肝表面抗原阳性供体,一般不作为器官移植选择;但是目前研究证据显示,经过合理的受体筛选及预处理措施,应用乙肝表面抗原阳性供体移植术后也可以获得满意预后效果。既往临床指南提示,乙肝表面抗原阳性供体,在获得受体充分知情同意,并合理进行丙种球蛋白或抗病毒预防治疗后,可应用于紧急的非肾脏器官移植,乙肝疫苗,尤其是在疫苗注射后获得保护性抗体反应的情况下(抗HBs低度>10 IU/mL),可以为受体在乙肝病毒暴露后提供良好的病毒保护能力。对于免疫力正常人群,即使是疫苗接种后抗HBs抗体低度减弱,乙肝疫苗接种仍可以提供终身的乙肝病毒免疫力。[4]但是,针对免疫功能受损的患者,维持抗HBs抗体滴度对于患者乙肝病毒免疫是非常必要的。[5]由于肺移植后疫苗接种免疫反应有效率降低,因此只要条件允许,对于移植术前没有乙肝免疫力的患者均需要系统性接种乙肝病毒疫苗。针对移植术前已经接受血液透析或具有其他免疫功能受损的患者,鉴于其免疫应答反应减弱,因此推荐高于标准剂量的每剂疫苗40 μg抗原剂量。疫苗接种后1~2个月应接受血清学试验,检测受者是否具有足够滴度的抗HBs抗体,以确认患者是否获得乙肝病毒免疫力。[6-7]

总体而言,乙肝表面抗原阳性供体在充分评估、权衡风险与获益,并获得患者家属知情同意后,可以慎重应用。移植术后无限期的抗病毒预防性治疗,治疗方案可选择恩替卡韦或者替诺福韦,但是推荐证据级别较低。如果抗HBs滴度小于100 IU/L,移植术前受体均应接受丙种球蛋白输注。肺移植术后1年以内,乙肝病毒DNA及表面抗原应每3个月复查,肺移植术后超过1年,应无限期每3~6个月复查一次。乙肝表面抗原阳性供体器官总体应用证据经验有限,尤其是目前研究在肺移植内应用数据文献报道非常少,需要进一步的研究来论证具体其应用安全性、临床情景及处理方案。[8]结合笔者所在中心的有限经验数据,乙肝表面抗原阳性供肺,在采用丙种球蛋白冲击及抗病毒治疗后,患者术后未出现乙型肝炎相关肝功能受损。

尽管丙型肝炎HCV感染阳性不是传统肺移植扩大供体选择标准的条件之一,随着目前高效的HCV抗病毒治疗药物的发展,有必要对丙肝阳性供体选择、处理方案进行综述。在针对抗HCV病毒治疗的DONATE临床试验中[9],DAAs直接抗病毒药物阻断心、肺HCV阳性供体的感染传播方面进行了研究。这项临床试验一共入组了36例肺移植受体和9例心脏移植受体。本临床研究中,受体在移植术后数小时接受索非布韦联合维帕他韦治疗方案4周,研究发现95%的患者在移植术后即刻即可检测到病毒负荷,但在移植术后2周实现病毒清除,94%的移植物术后1年正常发挥功能,仅1例出现了抗体介导的排斥反应。Woolley等[9]同时对比了HCV阳性供体与HCV阴性供体的临床特征和预后,在2017年3月至2018年10月期间,有42例患者接受HCV阳性供体移植,57例接受HCV阴性供体移植;HCV阳性组移植具有更长的冷缺血时间,但ICU住院时间以及总住院时间较短,两组急性排斥反应发生率、术后6个月及1年生存率无明显统计学差别。

美国器官获取及移植网络数据库显示,4.1%的供体器官捐献为丙肝阳性,而且这项供体往往更加年轻、供体器官质量更加理想。[10-11]上述研究提示丙肝阳性供体移植后可获得理想的移植手术效果,是重要的捐献器官来源。但是,在应用丙肝阳性供体前,应取得受体及家属知情同意,并在移植围术期执行严格的病毒监测及抗丙肝病毒治疗。[12-16]总体而言,所有接受HCV阳性供体的器官移植,受体均需要接受围术期抗病毒(DAAs,或联用阻断剂)

治疗;HCV感染不是器官移植绝对禁忌,目前干预手段成熟,可有效阻断HCV感染传播,绝大多数情况下可以避免受体出现慢性HCV肝炎。[17-18]

(陈昶、张磊)

参考文献

［1］ Dhillon G S, Levitt J, Mallidi H, et al. Impact of hepatitis B core antibody positive donors in lung and heart-lung transplantation: An analysis of the united network for organ sharing database[J]. Transplantation, 2009, 88(6):842-846.

［2］ Shitrit A B, Kramer M R, Bakal I, et al. Lamivudine prophylaxis for hepatitis B virus infection after lung transplantation[J]. Ann. Thorac. Surg., 2006, 81(5):1851-1852.

［3］ Hartwig M G, Patel V, Palmer S M, et al. Hepatitis B core antibody positive donors as a safe and effective therapeutic option to increase available organs for lung transplantation[J]. Transplantation, 2005, 80(3):320-325.

［4］ Yapali S, Talaat N, Lok A S. Management of hepatitis B: Our practice and how it relates to the guidelines[J]. Clin. Gastroenterol. Hepatol., 2014, 12(1):16-26.

［5］ Stevens C E, Alter H J, Taylor P E, et al. Hepatitis B vaccine in patients receiving hemodialysis. Immunogenicity and efficacy[J]. N. Engl. J. Med., 1984, 311(8):496-501.

［6］ Arkell P, Sheridan S L, Martins N, et al. Vaccine Preventable Disease Seroprevalence in a Nationwide Assessment of Timor-Leste (VASINA-TL): Study protocol for a population-representative cross-sectional serosurvey[J]. BMJ Open, 2023, 13(5):e071381.

［7］ Kwon C H, Suh K S, Yi N J, et al. Long-term protection against hepatitis B in pediatric liver recipients can be achieved effectively with vaccination after transplantation[J]. Pediatr. Transplant., 2006, 10(4):479-486.

［8］ Huprikar S, Danziger-Isakov L, Ahn J, et al. Solid organ transplantation from hepatitis B virus-positive donors: Consensus guidelines for recipient management[J]. Am. J. Transplant., 2015, 15(5):1162-1172.

［9］ Woolley A E, Singh S K, Goldberg H J, et al. Heart and lung transplants from HCV-infected donors to uninfected recipients[J]. N. Engl. J. Med., 2019, 380(17):1606-1617.

［10］ Goldberg D S, Blumberg E, McCauley M, et al. Improving organ utilization to help overcome the tragedies of the opioid epidemic[J]. Am. J. Transplant., 2016, 16(10):2836-2841.

［11］ Levitsky J, Formica R N, Bloom R D, et al. The American society of transplantation consensus conference on the use of hepatitis C viremic donors in solid organ transplantation[J]. Am. J. Transplant., 2017, 17(11):2790-2802.

［12］ Kahn J A. The use of organs from hepatitis C virus-viremic donors into uninfected recipients[J]. Curr. Opin. Organ Transplant., 2020, 25(6):620-625.

［13］ Feld J J, Cypel M, Kumar D, et al. Short-course, direct-acting antivirals and ezetimibe to prevent HCV infection in recipients of organs from HCV-infected donors: A phase 3, single-centre, open-label study[J]. The Lancet Gastroenterology & Hepatology, 2020, 5(7):649-657.

［14］ Woolley A E, Singh S K, Goldberg H J, et al. Heart and lung transplants from HCV-infected donors to uninfected recipients[J]. N. Engl. J. Med., 2019, 380(17):1606-1617.

[15] Khan B, Singer L G, Lilly L B, et al. Successful lung transplantation from hepatitis C positive donor to seronegative recipient[J]. Am. J. Transplant., 2017, 17(4):1129-1131.

[16] Zahid M N, Wang S, Learn G H, et al. High multiplicity of infection following transplantation of hepatitis C virus-positive organs[J]. Journal of Clinical Investigation, 2019, 129(8):3134-3139.

[17] Li S S, Osho A, Moonsamy P, et al. Trends in the use of hepatitis C viremic donor hearts[J]. J Thorac. Cardiovasc. Surg., 2022, 163(5):1873-1885.

[18] Mooney J J, Purington N, Mohabir P, et al. Estimated impact of hepatitis C-positive lung donor utilization on US donor lung supply[J]. Am. J. Transplant., 2020, 20(1):289-297.

第十二章　供体介导的肺移植术后感染

肺移植目前已逐渐成为一种较为成熟的治疗终末期难治性肺病的治疗手段。然而,由于肺移植术后较高的感染率和排异率,肺移植相较于其他实体器官移植的生存率更低。[1-4]在大多数肺移植受者中,感染并发症在移植后的所有时间点均会引起显著的发病率和死亡率,并且是导致肺移植受体术后死亡的最主要原因。[5]一项瑞士的移植队列研究显示,55%的肺移植受体会在术后第一年出现感染,其中63%为细菌感染。[5]另一项研究报告称69%的肺移植受体会被诊断为患有细菌感染,其中最常见的菌株是革兰阴性菌。[6]总体而言,50%~85%的肺移植受体在术后至少发作过一次细菌感染。大多数细菌感染发生在移植后早期,80%以上累及肺实质、纵隔和胸膜腔。[7]虽然肺部细菌感染很常见,但与病毒或真菌感染相比,它们的死亡率较低。[8]然而,就绝对数量而言,细菌性肺炎是导致肺移植术后早期感染性死亡的主要原因。[9]

肺移植术后感染同样也在排斥反应和慢性异体移植物失功中扮演重要的角色。[10]病理检查表现为闭塞性细支气管炎综合征(BOS)的慢性排异反应是影响肺移植术后存活率的主要障碍。感染会增加BOS的风险,而BOS则是感染风险增加的主要诱发因素。[11]每种类型的感染(细菌、病毒和真菌)都与慢性异体移植物失功有关。[12]

移植后肺炎和败血症是移植外科医生经常碰到的严重问题,以往的胸片和支气管镜指南都试图避免将病原微生物传播到免疫抑制的受体。根据2020年国际心肺移植协会的专家共识,理想供肺的条件为:① 氧合指数>400(FiO$_2$=1.0,PEEP=5~8 cmH$_2$O);② 供体年龄小于55岁;③ 吸烟史<400支/年;④ 胸部影像学检查无明显渗出影;⑤ 气管镜检查无明显痰液及分泌物;⑥ 痰培养无细菌生长。但是,供体病原微生物的存在是否会对移植术后肺部感染的发生产生重要影响,一直是存在争议的。较早期的研究结果表明,供体肺所携带的病原微生物有可能传播给受体,从而导致随后的受体肺炎。[13-14]Avlonitis及其团队回顾了4年内115例连续的肺移植数据。有46%的供体肺支气管灌洗液培养呈阳性,而接受了这些支气管灌洗液培养阳性供肺的受者,术后平均氧合指数更低,ICU内住院时间更长,机械通气时间更长,移植后4年的累积生存期更差。他们得出结论,供体肺被细菌定植后,受体预后较差。[15]Zenati及其团队的研究报告认为,在接受感染了念珠菌的供体肺的受者中,由供体导致的侵袭性念珠菌病的发展概率非常高。在这项研究中,供体肺的气管培养中,发现口腔菌群的存在与受体早期感染的发生有关。[13]当时,这种对供体病原微生物传播的恐惧对供体肺的利用曾一度产生了负面影响。然而后续的相关研究报道,基于供体病原微生物的存在,在预测肺移植术后的不良预后或者继发肺部感染的作用方面是相互矛盾的。[15-16]

国际心肺移植协会(ISHLT)的注册数据显示,供体发生临床感染并不是预测肺移植术后第一年死亡率的一个重要因素。[17]一些研究已经证实,60%~80%的供体肺都自带有病原微生物,但实际上这些微生物很少是导致术后临床感染的原因。[15-16,18]Ciulli及其团队认为在肺移植术后,受体若能早期拔管并下床活动,那么由供体传播的术后早期细菌感染的发生概率较低。在他们的研究报告中,125例患者中只发现了2例从供体向受体实际传播了病原微生物。[14]Valentine的一项研究发现,移植后肺部21%的细菌感染是由于细菌定植于供体肺,而40%的细菌感染是由于移植前细菌定植于受体肺。[19]其他的一些研究表明,细菌定植于供体肺不会改变移植后肺炎的发生概率,即使给予的预防性抗生素没有有效覆盖供体来源的细菌,最终的预后可能并没有什么不同。[20-22]这提出了一种可能性,供体肺本身病原微生物的存在可能只是仅仅代表供体肺自身状态的一个独立标志,而不是影响肺移植预后的一个重要因素。

Low和他的研究团队报告了由供体介导的病原微生物的传播概率在21%左右,在他们的研究中,97%的供体肺的支气管灌洗液中至少培养出了一种微生物。[18]Weill和他的团队在他们的系列研究中认为由供体介导的术后肺部感染概率较低。肺移植术后机械通气的时间和氧合状态不受供体病原微生物的影响。在他们的报道中,在43例供体革兰染色阳性的患者中只有5例发生了早期移植术后的肺部感染,他们认为,供体肺革兰染色阳性并不能预测预后。[16]在Bonde及其团队的研究报告中同样没有发现供体病原微生物的存在对受体氧合指数有任何影响,这与Weill及其团队报告的结果相似。[20]Gabbay及其团队在他们的研究中发现供体肺感染并不会影响术后受体的氧合。在他们的系列研究中,他们共使用了24例肺部感染的供体,均在术后取得了较好的预后。他们的结论是,在供肺感染的情况下,如果缺血时间没有严重延长,供肺仍然可以用于移植。其他的一些移植中心也报道过类似的成功案例。[23-24]

在一项单中心回顾性研究中,在排除了有明显误吸证据的供体肺后,气道内革兰染色阳性的供体中有12%后来发展为受体肺炎,而革兰染色阴性的供体中有20%后来发展为受体肺炎。这驳斥了供体革兰染色与受体肺炎的相关性。[16]一项对供体气道培养和支气管组织培养的前瞻性分析研究显示,供体器官受污染后,将病原微生物传播至受体的概率<1.5%。[25]另有两项独立的研究也证实了供体不会将感染传播至非化脓性受体。通过术后使用适当的抗生素进行预防,供体相关感染的传播风险可以忽略不计。

肺移植术后肺部感染的发生是由多种因素造成的。在供体因素方面,如未识别的肺损伤、误吸和长时间机械通气都会导致支气管纤毛清除能力的受损,从可容易导致供体肺内各种病原微生物的生长。[27]供体介导的肺移植术后感染可能在肺移植后的最初几周内出现。来自供体的细菌感染可能包括耐常规手术预防的多耐药病原体,如耐甲氧西林金黄色葡萄球菌(MRSA)、耐万古霉素肠球菌(VRE)或多耐药的杆菌等。[28-30]移植前对供体肺和受体肺中细菌的培养数据有助于针对移植后的抗菌预防。[31]在受体因素方面,膈神经功能障碍、各种肺内保护机制降低(纤毛清除能力受损、免疫抑制、肺不张和机械通气时间较长等)、支气管动脉供血不足和肺栓塞等受体因素都可能导致肺移植术后肺部感染的发生。供体病原微生物的存在并不能预测肺移植术后肺部感染的发生,也与总体死亡率无关。此外,供体肺自身携带的病原微生物进行直接传播的概率较低,大多数受体的临床感染与供体肺本身携带的病原微生物没有直接关系。[20]

肺移植术后肺部感染的发生对肺移植受体来说是一个重大的风险,应该使用广谱抗生素和积极的肺部护理进行治疗。目前,已有较多研究表明,在供体肺中培养出的病原微生物与受体感染的致病微生物之间似乎相关性不强。供体肺病原微生物的存在似乎不应当成为肺移植的禁忌证,对供体肺进行仔细的个体化评估是扩大供体器官利用的谨慎做法。当然,在临床工作中,是否使用病原微生物阳性的供体肺的决定,应根据各临床机构的供体/受体人群的具体情况和经验逐案定制。

(赵德平、施哲)

参考文献

［1］ Burguete S, Diego M, Levin F, et al. Lung transplant infection[J]. Respirology, 2013, 18(1):22-38.

［2］ Alexander B D, Tapson V F. Infectious complications of lung transplantation[J]. Transpl. Infect. Dis., 2001, 3(3):128-137.

［3］ Witt C A, Meyers B F, Hachem R R. Pulmonary Infections following lung transplantation[J]. Thorac. Surg. Clin., 2012, 22(3):403-412.

［4］ Gagliotti C, Morsillo F, Moro M L, et al. Infections in liver and lung transplant recipients: A national prospective cohort[J]. Eur. J. Clin. Microbiol. Infect. Dis., 2018, 37(3):399-407.

［5］ van Delden C, Stampf S, Hirsch H, et al. Burden and timeline of infectious diseases in the first year after solid organ transplantation in the swiss transplant cohort study[J]. Clin. Infect. Dis., 2020, 71(7): 159-169.

［6］ Wojarski J, Ochman M, Medrala W, et al. Bacterial infections during hospital stay and their impact after lung transplantation: A single-center study[J]. Transplant. Proc., 2018, 50(7):2064-2069.

［7］ Speich R, van der Bij W. Epidemiology and management of infections after lung transplantation[J]. Clin. Infect. Dis., 2001, 33(Suppl 1):S58-65.

［8］ Maurer J R, Tullis D E, Grossman R F, et al. Infectious complications following isolated lung transplantation[J]. Chest, 1992, 101(4):1056-1059.

［9］ Zander D S, Baz M A, Visner G A, et al. Analysis of early deaths after isolated lung transplantation[J]. Chest, 2001, 120(1):225-232.

［10］ Nosotti M, Tarsia P, Mortacchi L C. Infections after lung transplantation[J]. J. Thorac. Dis., 2018, 10 (6):3849-3868.

［11］ Parada M T, Alba A, Sepulveda C. Bronchiolitis obliterans syndrome development in lung transplantation patients[J]. Transplant. Proc., 2010, 42(1):331.

［12］ Belperio J, Palmer S M, Weight S S. Host-pathogen interactions and chronic lung allograft dysfunction [J]. Ann. Am. Thorac. Soc., 2017, 14(S3):S242-246.

［13］ Zenati M, Dowling R D, Dummer J S, et al. Influence of the donor lung on development of early infections in lung transplant recipients[J]. J. Heart Transplant., 1990, 9(5):502-508.

［14］ Ciulli F, Tamm M, Dennis C, et al. Donor-transmitted bacterial infection in heart-lung transplantation [J]. Transplant. Proc., 1993, 25(1):1155-1156.

［15］ Avlonitis V S, Krause A, Luzzi L, et al. Bacterial colonization of the donor lower airways is a predictor of poor outcome in lung transplantation[J]. Eur. J. Cardiothorac. Surg., 2003, 24(4):601-607.

［16］ Weill D, Dey G C, Hicks R A, et al. A positive donor gram stain does not predict outcome following lung transplantation[J]. J. Heart Lung Transplant., 2002, 21(5):555-558.

[17] Trulock E P, Edwards L B, Taylor D O, et al. The registry of the International Society for Heart and Lung Transplantation: Twenty-first official adult heart transplant report-2004[J]. J. Heart Lung Transplant., 2004, 23(7):804-815.

[18] Low D E, Kaiser L R, Haydock D A, et al. The donor lung: Infectious and pathologic factors affecting outcome in lung transplantation[J]. J. Thorac. Cardiovasc. Surg., 1993, 106(4):614-621.

[19] Valentine V G, Bonvillain R W, Gupta M R, et al. Infections in lung allograft recipients: ganciclovir era [J]. J. Heart Lung Transplant., 2008, 27(5):528-535.

[20] Bonde P N, Patel N D, Borja M C, et al. Impact of donor lung organisms on post-lung transplant pneumonia[J]. J. Heart Lung Transplant., 2006, 25(1):99-105.

[21] Dobbin C, Maely M, Harkness J, et al. The impact of pan-resistant bacteria after lung transplantation in cystic fibrosis: Results from a single large referral center[J]. J. Hosp. Infect., 2004, 56(4):277-282.

[22] Howell C K, Paciullo C A, Lyon G M, et al. Effect of positive perioperative donor and recipient respiratory bacterial cultures on early post-transplant outcomes in lung transplant recipients[J]. Transpl. Infect. Dis., 2017, 19(6).DOI:10.1111/tid.12760.

[23] Sundaresan S, Semenkovich J, Ochoa L, et al. Successful outcome of lung transplantation is not compromised by the use of marginal donor lungs[J]. J. Thorac. Cardiovasc. Surg., 1995, 109(6):1075-1079.

[24] Whiting D, Banerji A, Ross D, et al. Liberalization of donor criteria in lung transplantation[J]. Am. Surg., 2003, 69(10):909-912.

[25] Mattner F, Kola A, Fischer S, et al. Impact of bacterial and fungal donor organ contamination in lung, heart-lung, heart and liver transplantation[J]. Infection, 2008, 36(3):207-212.

[26] Campos S, Caramori M, Teixeira R, et al. Bacterial and fungal pneumonias after lung transplantation [J]. Transplant. Proc., 2008, 40(3):822-824.

[27] Lambotte O, Timsit J F, Garrouste-Orgeas M, et al. The significance of distal bronchial samples with commensals in ventilator-associated pneumonia: Colonizer or pathogen?[J] Chest, 2002, 122(4):1389-1399.

[28] Fishman J A. Infection in solid-organ transplant recipients[J]. N. Engl. J. Med., 2007, 357(25):2601-2614.

[29] Ruiz I, Gavalda J, Monforte V, et al. Donor-to-host transmission of bacterial and fungal infections in lung transplantation[J]. Am. J. Transplant., 2006, 6(1):178-182.

[30] Bunsow E, Los-Arcos I, Martin-Gómez M T, et al. Donor derived bacterial infections in lung transplant recipients in the era of multidrug resistance[J]. J. Infect., 2020, 80(2):190-196.

[31] Desmard M, Benbara A, Boudinet S, et al. Post-operative kinetics of procalcitonin after lung transplantation[J]. J. Heart Lung Transplant., 2015, 34(2):189-194.

第十三章　体外肺灌注在肺移植中的诊断和治疗意义:潜在益处和固有局限

体外肺灌注(ex vivo lung perfusion,EVLP)是在常温下对离体肺进行持续灌注和通气的技术,可优化供肺质量和增加供体库。EVLP技术是过去几十年里肺移植领域取得的重大成就之一,引起了广泛关注。EVLP提供了移植前对供肺进行功能优化和多种靶向治疗的平台。EVLP期间的一些物理参数和灌注液中的生物标志物可用于评估移植前供肺功能,有助于供肺移植决策和预测受体移植后结局。尽管EVLP有多种优势,EVLP的临床实践也面临着多重挑战,深入剖析EVLP的优势和不足在拓宽其临床应用前景方面具有重要意义(图13.1)。本章全面讨论了EVLP的优势和不足,以及解决EVLP固有局限的相关措施,同时也探讨了EVLP未来发展的方向,以全面挖掘EVLP在肺移植领域的临床应用潜力。

肺移植新进展

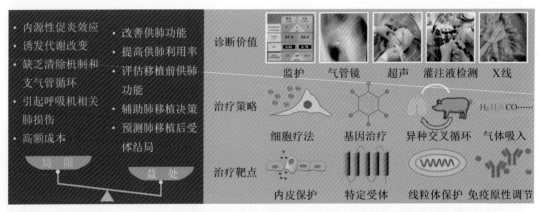

图13.1　体外肺灌注在肺移植中的诊断和治疗意义:潜在益处和固有局限

一、引言

肺移植是终末期肺病患者的唯一有效治疗手段,过去几十年间取得了快速发展,但仍受诸多因素限制,例如移植后较高死亡率、供体数量短缺以及对供肺质量和原发性移植物功能障碍(PGD)发生的潜在担忧。[1-2]严重短缺的供肺数量与不断增加的肺移植需求之间的巨大差异,使得对扩大标准供体(ECD)肺也即边缘供肺的使用需求愈发明显。[3-4]为进一步扩大供体库,越来越多的研究聚焦于对ECD供肺的早期评估和干预。

2022年5月,Clavien及其同事在《Nature Biotechnology》期刊报道了一例经过了3天异位常温灌注的供肝用来肝移植的成功病例,该研究突显了机器灌注在器官保存和修复中的巨大潜力。[5]器官机械灌注技术的发展使得体外肺灌注(EVLP)成为肺移植中保存和评估供肺的有力工具,也点燃了研究人员对ECD供肺的研究与使用兴趣。[6]多个临床试验验证了EVLP扩大供体库和延长供肺保存时间的重要作用。[7-9]EVLP旨在维持与体内相似的生理条件,于常温下对供肺进行灌注和机械通气,且可降低术后PGD的发生风险。[10-13]但EVLP并非解决供肺问题的灵丹妙计,EVLP的潜在不良反应和技术障碍应引起重视。[14-15]该文章全面探讨了EVLP相关的临床试验以及EVLP期间相关诊断和治疗措施,同时阐述了EVLP的固有局限性,为EVLP的临床实践提供理论依据。

二、EVLP的发展历程

20世纪30年代,Carrel等用含氧血清进行了器官体外保存的首次尝试。[16]1970年,Jirsch等报道了犬肺体外灌注模型,他们的研究显示离体灌注系统在评估器官功能中的潜在作用。[17]1987年,Hardesty等报道的改良的自动灌注动态的器官保存方法,可在常温下增加器官血流量并延长心肺器官的保存期。[18]目前EVLP已发展为能在常温下对供肺进行持续灌注和通气的先进设备。2001年,Steen等将EVLP应用于供肺功能评估并成功进行了肺移植。[19]此外,该研究团队研制出最具革命性的无细胞灌注液——STEEN溶液,因其合适的胶体渗透压而在减轻肺水肿方面具有重要作用。[20]2019年,商业用EVLP设备——Xvivo Perfusion AB系统和器官维护系统(organ care system,OCS)Lung系统获得了美国食品药品监督管理局的批准,由此开创了肺移植领域的新时代。[20]

三、EVLP的方案

EVLP的技术方案目前有三种,即Toronto、OCS和Lund方案。[21]除所使用的设备不同外,灌注液成分、通气设置和其他技术参数也有所不同。OCS Lung系统是OCS方案中使用的设备,也是唯一的便携式EVLP设备,该系统可产生类似于肺血流的仿生脉动灌注,由于其便携性,主要用于供肺保存和运输,以此避免静态低温储存的危害。Toronto和Lund方案所使用的溶液以STEEN为基础,而OCS方案中的灌注液是OCS或Perfadex溶液。Lund和OCS需将红细胞加入灌注液中以维持大约20%的红细胞比容,Toronto则使用无细胞灌注液。Toronto和OCS的肺动脉流量为40%心输出量,而Lund为100%肺动脉流量。此外,Lund和OCS方案中的左心房是开放的,而Toronto方案中的左心房为封闭状态(压力为3~5 mmHg)。Toronto方案采用由呼吸机和灌注回路组成的Xvivo Perfusion AB系统,回路内包括储存器、离心泵、膜式氧合器、热交换器和白细胞过滤器等,还设有放置供肺的器官承载仓。灌注液通过重力作用从左心房端流入储存器,经离心泵到膜式氧合器内进行去氧给氮,脱氧后的灌注液经过白细胞过滤器后流入肺动脉。至于灌流时间问题,Toronto方案中推荐4~6小时,不超过12小时[21];Lund方案由于较高的心排量,灌流时间范围为1~2小时[22],有文献证明灌流2小时对供肺的改善作用多于1小时[23];OCS方案的灌流时间随器官运输时间而变化,Warnecke等开展的一项pilot study中的中位灌流时间为

5小时(3～10小时)。[24]因此需要更多的临床试验以验证OCS方案在长时间远距离器官运输中的可行性。

四、关于EVLP潜在益处的临床和临床前证据

(一)临床证据

1. 扩大供体库

通常约80%供肺由于多种损伤而被弃用,导致供肺利用率低下。随着EVLP技术的发展与应用,越来越多的移植中心验证了EVLP用于ECD供肺的有效性和安全性(表13.1)。2008年,多伦多肺移植研究组开展了一项关于EVLP的里程碑式前瞻性临床试验。[25]传统认为具有高风险的供肺组经过EVLP评估后显示和标准供肺组相似的PGD发生率(15%比30%,$P=0.11$),两组术后机械通气持续时间、ICU停留时间、住院时间和术后1年生存率(80%比83.6%,$P=0.54$)等没有统计学差异。高风险供肺组最终达到87%(20/23)的供肺利用率。[25]另外几项临床研究也证实了经EVLP治疗的ECD供肺和标准供肺之间相似的肺移植预后。[26-30]但上述研究的分组并非随机分配,只有ECD供肺接受了EVLP的评估和治疗,研究中可能有偏倚存在。Slama等开展了一项前瞻性的随机研究,将80例标准供肺随机分为EVLP组和非EVLP组。[31]该研究结果发现,EVLP组有较低的PGD发生率(5.7%比19.5%),但由于样本量限制,PGD发生率在EVLP组和非EVLP组之间并没有达到统计学差异($P=0.10$)。所以在已验证EVLP用于标准供肺的安全性后,仍需大规模的随机试验来验证EVLP的优越性。

2012年,Warnecke等首次描述了OCS Lung装置的使用经验;12名受者接受OCS处理的供肺后,术后30天的存活率为100%,作者证实了OCS Lung装置在供肺保存中的安全性。[24]该研究组随后开展了关于OCS与静态低温储存应用于肺移植供肺保存的一项前瞻、随机、对照、多中心和非劣效性试验(INSPIRE)。[32]OCS组的供肺总缺血时间短于静态低温储存组(第一侧和第二侧供肺缺血时间分别为2.6小时比4.9小时和4.2小时比6.6小时,$P<0.0001$);肺移植后72小时内OCS组3级PGD发生率显著降低(17.7%比29.7%,$P=0.015$)。OCS组和静态低温储存组在肺移植后30天内肺移植相关严重不良事件(包括急性排斥反应、肺部感染、支气管吻合口并发症和呼吸衰竭)的发生平均数分别为每名患者0.23次和0.28次(非劣效性检验$P=0.020$)。为进一步评估OCS Lung装置应用于ECD供肺的效果,该研究组开展了一项单臂、多中心试验(EXPAND)。[9]在该研究中,接受OCS治疗的ECD供肺利用率为87%(79/91),肺移植后受体30天存活率为99%。目前,研究小组正在进行INSPIRE和EXPAND试验的长期随访,以评估受体5年生存率和慢性移植肺功能障碍(chronic lung allograft dysfunction,CLAD)的发生率。关于EVLP对肺移植中长期预后的影响,Wallinder等探讨了肺移植后4年内EVLP治疗组(最初被弃用的供肺组)和标准供肺组CLAD的发生率和受体死亡率,两组间结局没有差异,CLAD发生率和受体死亡率分别为(25%比32%,$P=0.42$)和(80%比70%,$P=0.31$)。[33]Tikkanen等进行了肺移植后5年的长

期随访,EVLP治疗组(ECD供肺组)和标准供肺组的移植物功能和患者生活质量评分没有统计学差异。[34]

表13.1 关于肺移植EVLP临床研究的总结

研究开始时间	研究设计	EVLP技术方案	Control组	EVLP组	供肺利用率(%)	肺移植结局
Cypel et al., 2008[8]	前瞻性,非随机	Toronto	SCS n=253	ECD n=50	50/58 (86%)	相似:72小时内3级PGD发生率、ECMO使用率、拔管时间、ICU停留和住院时间、术后30天死亡率、术后1年生存率
Cypel et al., 2008[25]	前瞻性,非随机	Toronto	SCS n=116	ECD n=20	20/23 (87%)	相似:72小时内3级PGD发生率、机械通气时间、ICU停留和住院时间、术后1年生存率
Tikkanen et al., 2008[34]	回顾性	Toronto	SCS n=340	ECD n=63	63/73 (86%)	相似:术后1年、3年和5年CLAD发生率,术后1年FEV$_1$%、6分钟步行试验和排斥反应发生率
Aigner et al., 2010[27]	前瞻性,非随机	Toronto	SCS n=119	ECD n=9	9/13 (69%)	相似:72小时内3级PGD发生率、机械通气时间、ICU停留和住院时间、术后30天生存率
Warnecke et al., 2011[24]	单臂,两中心	OCS	N/A	SCS n=12	12/12 (100%)	术后30天所有受体达到100%存活率
Warnecke et al., 2011[32]	前瞻性,随机	OCS	SCS n=169	SCS n=141	141/141 (100%)	EVLP组:总缺血时间减少、72小时内3级PGD发生率降低、79.4%患者达到主要终点
Valenza et al., 2011[7]	前瞻性,非随机	Lund	SCS n=28	ECD n=7	7/8 (87%)	相似:72小时内3级PGD发生率、术后30天死亡率
Boffini et al., 2011[13]	前瞻性,非随机	Toronto	SCS n=28	ECD n=8	8/11 (73%)	相似:72小时内3级PGD发生率、ECMO使用率
Wallinder et al., 2011[26]	前瞻性,非随机	Lund	SCS n=47	ECD n=11	11/11 (100%)	相似:72小时内3级PGD发生率、住院时间 EVLP组:拔管时间和ICU停留时间增加
Sage et al., 2011[29]	前瞻性,非随机	Toronto	SCS n=81	ECD n=31	31/32 (97%)	相似:72小时内3级PGD发生率、机械通气时间、ICU停留和住院时间、术后1年生存率

研究 开始时间	研究 设计	EVLP 技术方案	Control 组	EVLP 组	供肺利用 率(%)	肺移植结局
Zhang et al., 2012[30]	前瞻性, 非随机	Toronto	SCS $n=18$	ECD $n=9$	9/9 (100%)	相似:术后 3 个月和 24 个月的 FEV_1%和 FVC%、术后 3 年生存率 EVLP 组:72 小时内 33% 患者发生 1 级 PGD Control 组:72 小时内 11% 患者发生 1 级 PGD、6% 发生 2 级 PGD、11% 发生 3 级 PGD
Fisher et al., 2012[131]	前瞻性, 非随机, 多中心	Lund	SCS $n=184$	ECD $n=18$	18/53 (34%)	相似:72 小时内 3 级 PGD 发生率、住院时间、术后 1 年肺功能、生存率、感染和排斥反应的发生率 EVLP 组:ICU 停留时间延长,EC-MO 使用率和费用增加
Slama et al., 2013[31]	前瞻性, 随机	Toronto	SCS $n=41$	SCS $n=35$	35/39 (90%)	相似:72 小时内 2 级和 3 级 PGD 发生率、拔管时间、ICU 停留和住院时间、术后 30 天生存率 EVLP 组:ECMO 使用率降低
Loor et al., 2014[9]	单臂,多中心	OCS	N/A	ECD $n=79$	79/91 (87%)	72 小时内 3 级 PGD 发生率和术后 30 天死亡率分别是 44% 和 99%
Fildes et al., 2015[28]	前瞻性, 非随机	Lund	SCS $n=46$	ECD $n=9$	9/9 (100%)	相似:术后 12 个月排斥反应和肺部感染发生率、ICU 停留和住院时间、术后 1 年死亡率

注:CLAD,慢性同种肺移植物功能障碍;ECD,扩展标准供体;ECMO,体外膜肺氧合;EVLP,体外肺灌注;FEV_1%,第一秒用力呼气容积;N/A,不适用;OCS:器官维护系统;SCS,静态低温储存。

2. 有效的供肺修复

（1）肺栓塞

对于有特殊病变的供肺,如栓塞、感染、水肿等,EVLP 是很好的修复平台。肺栓塞是供肺中的常见情况,通常被认为是肺移植的选择禁忌。[35]但 Machuca 和 Inci 报道了栓塞供肺用于肺移植的成功案例,供肺在 EVLP 评估期间接受了尿激酶治疗,从而避免了体内溶栓治疗相关的出血等并发症的发生风险。[36-37]Brown 等报道了在获取期间接受纤溶酶治疗的栓塞供肺,和 EVLP 评估前相比,评估后氧合作用有显著改善,但作者尚不确定这种改善作用是否得益于 EVLP,该报道强调了 EVLP 用于边缘供肺评估的效用性。[38]Luc 等报道了在 OCS 灌流回路内加入重组组织型纤溶酶原激活剂,经 OCS 处理的含有大量栓子的供肺最后成功用于肺移植,说明了经 EVLP 进行溶栓治疗的安全性和有效性。[39]

（2）肺部感染

EVLP 也被证明是治疗供肺感染的有效平台,在 EVLP 回路内加入足量或超临床应用的广谱抗生素可避免其他器官损害的风险。[40]EVLP期间经广谱抗生素治疗后的供肺表现为降低的细菌计数和内毒素水平以及改善的顺应性和氧合作用。[41]供肺内巨细胞病毒的再激活是肺移植后患者高死亡率的重要原因之一,Ribeiro等报道在EVLP回路内加入免疫毒素f49a-fTP可显著减弱供肺内巨细胞病毒的再激活。[42]Galasso等对丙型肝炎病毒感染的供肺在EVLP处理期间进行了杀菌光疗法治疗[43];该研究团队随后开展了一项前瞻性、单中心、非随机试验以评估EVLP加紫外线光疗法用于丙型肝炎病毒阳性供肺的安全性和有效性,研究结果表明,受体丙型肝炎病毒感染率在EVLP组和EVLP+紫外线光疗法组之间没有统计学差异,但后者的丙型肝炎病毒载量显著降低。[44]

（3）肺水肿

脑死亡器官捐献(DBD)供体由于受到较高的颅内压的影响常发生神经源性肺水肿,导致肺部氧合作用恶化,该类供肺也常被弃用。Sanchez等报道了神经源性肺水肿的供肺经3小时的EVLP处理后成功用于肺移植的案例。[45]受体移植后结局良好,表现为较短的机械通气时间和住院时间,以及较满意的生活质量,说明神肺水肿供肺也经EVLP修复的可能性,可能与STEEN灌注液的较高胶体渗透压有关。

3. 可靠的供肺功能评估

（1）提供物理参数

除提供治疗平台外,EVLP也是用于评估和预测供肺功能的有效工具。EVLP监护仪上提供了供肺血流动力学和机械通气实时监测的各种参数。此外,还有一些物理参数,如通过储存器评估的灌流容积,以及EVLP期间进行的X线、支气管镜、肺超声等检查,对于肺水肿的诊断具有重要意义。Sage等提出在EVLP期间进行实时CT的可行性,相比X线检查,实时CT可能在区分实质性肺损伤方面更有优势。[46]

值得注意的是,直观的视觉参数具有滞后性,有些参数可能在一段时间内保持正常,不能及时探及供肺的一些变化。多项研究探讨了EVLP期间的一些物理参数预测供肺功能的可行性,而这样的预测可能也有利于EVLP后供肺用于肺移植适用性的决策。Okamoto等报道了在EVLP期间测量的供肺重量在预测肺移植适用性的可行性。EVLP进行2小时供肺重量具有预测价值,较高供肺质量的氧合作用较差,且与较差的移植适用性显著相关。[47]该研究团队的另一项研究表明,EVLP灌流结束时较高的供肺重量与3级PGD发生率增加以及机械通气和住院时间延长有关。[48]Costamagna等发现,与肺顺应性等客观参数相比,EVLP期间使用的超声量化评分系统在肺功能下降时有更强判断力。[49]Peterson等在EVLP期间使用电阻抗成像(electrical impedance tomography,EIT)监测供肺水肿程度,发现EIT数值与血管外肺水、气道峰值压力和肺损伤评分呈负相关。[50]Terragni等通过监测EVLP期间的压力指数(由压力-时间曲线衍生的通气参数)和肺顺应性,发现压力指数与术后机械通气持续时间、ICU停留时间以及住院时间呈正相关;相比肺顺应性,压力指数监测可能更好地指导EVLP期间的通气设置。[51]综上,EVLP期间相关物理参数的监测对于供肺适用性和移植后短期结局的预测可能是有益的。

（2）检测生物标志物

通过对EVLP灌注液中生物标志物的检测,可较早发现物理监测中尚探查不到的供肺的一些潜在损伤。与肺损伤有关的炎性因子,尤其是白细胞介素-8(interleukin-8,IL-8)与

PGD的发生密切相关。[52]Sage等提出通过计算Toronto肺评分(toronto lung score，TLS2)，即使用EVLP灌注液中IL-6和IL-8水平的2-复合细胞因子指数得出的TLS2数值，可准确预测EVLP结束时的移植决策，准确率为87%，并优于其他客观参数。[53]Andreasson等探讨了EVLP灌注液中IL-1β和肿瘤坏死因子-α(tumor necrosis factor-α，TNF-α)水平预测EVLP结束后移植决策和移植后中期结果的准确性。[54]IL-1β和TNF-α用来预测患者移植后1年生存率的受试者工作特征曲线下面积(aera under curve，AUC)分别为0.93和0.95。灌注液中IL-1β水平在预测移植后1年死亡率的敏感性和特异性分布为83%和100%。

识别EVLP过程中的早期细胞死亡信号也有助于预测移植后结局。损伤相关分子模式分子(danger-associated molecular patterns，DAMPs)可通过多种细胞死亡方式释放，Hashimoto等探讨了EVLP灌注液中的DAMPs与肺移植后PGD的相关性；研究结果表明，EVLP灌注液中高迁移率族蛋白B1(high mobility group box 1 protein，HMGB1)以及与上皮细胞凋亡相关的M30分子水平的增加与术后较高的PGD风险相关。[55]EVLP灌注液中无细胞DNA的水平被Kanou等确定为PGD的预后指标，线粒体DNA和核DNA预测PGD的AUC值分别为0.718和0.733。[56]Caldarone等在EVLP灌注液中检测到中性粒细胞胞外陷阱(neutrophil extracellular traps，NETs)水平与术后机械通气时间明显相关。[57]总之，通过对EVLP无创性灌注样本中相关指标的检测，可提供有价值的关于肺移植预后的预测信息。

(二)临床前证据

EVLP提高了ECD供肺的临床利用率，同时也在供肺获取和肺移植两个阶段之间建立了一个对供肺进行功能和生存能力评估的窗口。EVLP不仅是临床上有价值的评估工具，也为大量实验性的转化医学研究提供了平台。借助EVLP平台进行药物、基因、干细胞、医用气体等干预已获得了有希望的临床前证据。以下章节总结了EVLP在优化供肺功能方面的临床前证据，为肺移植供肺保护提供了潜在治疗靶点和策略。

1. 治疗靶点

(1)靶向内皮保护

由于内皮细胞在维持肺泡-毛细血管屏障中的重要作用，内皮细胞的形态和功能维护在肺移植中得到不断关注。[58-59]Noda等证实EVLP灌注液中乙酰肝素酶抑制剂的添加可防止内皮糖萼脱落，改善大鼠肺移植结局。[60]而循环中的1-磷酸鞘氨醇(sphingosine-1-phosphate，S1P)具有调节内皮完整性的作用，Mehaffey等证实EVLP灌注液中加入S1P及其合酶鞘氨醇激酶1可改善小鼠供肺顺应性，并降低肺的通透性。[61]此外，脑死亡引起的供体内内皮素轴的上调也与肺内皮功能障碍有关，Walweel等在EVLP期间使用内皮素受体拮抗剂，防止了绵羊脑死亡模型供肺功能的生理恶化，进而改善了绵羊供肺的质量。[62]以上实验性数据强调了EVLP过程以内皮保护为靶点在改善供肺功能中的重要作用。

(2)靶向特异性受体

针对一些特异性受体，其激动剂或拮抗剂在EVLP中的应用也可改善供肺功能。β₂肾上腺素能受体属于G蛋白偶联受体(G protein-coupled receptors，GPCRs)家族，广泛分布于支气管和血管的平滑肌中。Valenza等在猪肺EVLP模型的灌注液中输注β₂肾上腺素受体激动剂沙丁胺醇，发现其以环磷酸腺苷(cyclic adenosine monophosphate，cAMP)依赖性机制改善供肺的葡萄糖浓度、水肿清除率和动态顺应性。[63]Hijiya所在研究团队发现,实验犬肺EVLP模型中通过高剂量β_2肾上腺素受体激动剂丙卡特罗的吸入,可增加肺组织cAMP水平、改善供肺氧合功能,且该效应在EVLP结束时和肺移植后4小时内持续存在。[64-65]腺苷A2A受体和腺苷A2B受体也属于GPCRs家族,有研究通过在猪肺EVLP模型灌注液中加入A2A受体激动剂和A2B受体拮抗剂,均达到了优化供肺功能的目的。[66-67]

(3) 靶向线粒体保护

线粒体是细胞代谢和能量转换的重要细胞器,线粒体功能的维护也是器官保存阶段的重点。[68]由于对氧气的高度依赖,线粒体对缺血缺氧事件相对敏感,供肺静态低温储存阶段也常导致线粒体功能障碍,且与随后的缺血再灌注损伤和移植后PGD的发生有关。[69]借助于EVLP平台进行线粒体保护药物靶向递送的干预措施被证明是有效的。通过将钙调神经磷酸酶抑制剂——环孢菌素A递送到大鼠EVLP模型的灌注液中可实现对线粒体膜通透性转换孔(mitochondrial permeability transition pore,mPTP)的调节,导致炎症反应下调、葡萄糖消耗量降低和移植后早期肺功能改善。[70]在猪肺EVLP模型的灌注液中加入代谢调节剂曲美他嗪也可显著改善移植后的即刻肺功能。[71]此外,供肺在静态低温储存阶段血液流动的停止可触发机械信号转导,导致细胞膜去极化和细胞内钾浓度降低,通过在大鼠EVLP模型灌注液中加入二氮嗪——一种线粒体三磷酸腺苷敏感性钾通道(mitochondrial adenosine triphosphate-sensitive potassium channel,mKATP)调节剂,可使细胞膜超极化,改善供肺代谢参数和生理功能。[72]以上研究证实了EVLP可提供线粒体保护的平台,从而抵消静态低温储存的部分有害影响。

(4) 靶向炎症通路

由于供体脑死亡、循环死亡、长时间静态低温储存等原因,可加重供肺内的炎症反应;而多种抗炎药物的EVLP途径给药,可抑制供肺内的炎症反应,尤其是和无菌炎症反应相关的免疫应答。[73-74]核因子-κB(nuclear factor kappa-B,NF-κB)是级联炎症反应的主要调控因子,Francioli等在循环死亡捐赠(circulatory death donation,DCD)大鼠EVLP模型灌注液中加入了NF-κB抑制剂吡咯烷二硫代甲酸铵(pyrrolidine dithiocarbamate,PDTC),发现可减轻供肺水肿程度,降低TNF-α和IL-6的释放。[75]NF-κB共激活剂即多聚ADP核糖聚合酶1(poly ADP-ribose polymerase 1,PARP-1)在供肺内被激活,Wang等将PARP-1抑制剂3-氨基苯甲酰胺(3-aminobenzamide,3-AB)递送到大鼠EVLP模型的灌注液中,发现3-AB改善了移植后的大鼠肺顺应性,减轻了肺水肿、中性粒细胞浸润和黏附分子表达。[76]Yamada等制备冷缺血储存24小时猪肺的EVLP模型,添加抗氧化剂N-乙酰半胱氨酸(N-acetylcysteine,NAC)到EVLP灌注液,发现NAC抑制了NF-κB活化相关的炎症反应,改善了移植后肺功能。[77]应用同样的模型,Lin等在EVLP灌注液中加入α_1抗胰蛋白酶(α_1-antitrypsin,α_1-AT)——一种急性时相反应蛋白,A1AT明显减轻了供肺水肿并降低了IL-1α和IL-8的释放。[78]另外,EVLP本身也可产生促炎环境,多项实验研究通过在EVLP回路内加入白细胞过滤器、中性粒细胞弹性蛋白酶抑制剂、雷公藤内酯等可减轻供肺内炎症反应,提高供肺质量。[79-82]上述研究结果表明,EVLP期间的抗炎治疗是减轻供肺损伤的非常有希望的策略,而它们的临床转化潜力及应用效果也是令人期待的。

（5）靶向免疫原性

急性排斥反应是肺移植后的常见并发症和棘手问题，与同种异体移植物的免疫原性相关，而EVLP可实现对移植前供肺免疫原性的调节。由于调节性T细胞（regulatory T cells，Tregs）的免疫调节性能，Miyamoto等报道了在EVLP期间将受体来源的大鼠Tregs扩增后输送到供肺内，在EVLP结束后成功进行了肺移植而未发生相关不良反应。[83]由于供肺白细胞上表达的同种异体抗原可被受体T细胞识别从而促进急性排斥反应，Stone等发现在猪肺EVLP期间进行的白细胞移耗尽治疗可减少肺移植后供肺内白细胞向受体淋巴结的迁移以及受体T细胞向供肺内的浸润。[84]此外，Wiebe等在猪肺EVLP模型中加入被聚合物GAS914（一种可溶性三糖-多聚赖氨酸结合物）修饰的人体血液进行灌流，该聚合物可结合异种反应性人的抗体，从而防止异种肺移植中的超急性排斥反应。[85]这些研究强调了在移植前通过EVLP进行供肺免疫调节以减少移植后排斥反应发生的巨大潜力。

2. 干预策略

（1）保护性气体吸入

鉴于EVLP期间供肺的机械通气状态，多项实验研究探索了硫化氢、一氧化碳、七氟醚、氢气、一氧化氮（nitric oxide，NO）等保护性气体吸入在改善供肺质量和肺移植结局中的潜力；这些气体通过抑制炎症反应、氧化应激、细胞凋亡、代谢调节等机制发挥肺保护作用。[86-89]而高剂量NO的吸入同时具有抗菌作用，Michaelsen等对猪肺EVLP模型进行持续12小时高剂量NO的吸入后发现，并没有出现高铁血红蛋白和有毒含氮化合物的积累，这表明EVLP期间使用高剂量NO治疗感染性供肺的可行性和安全性。[90]期待上述保护性气体在未来临床实践中的应用。

（2）表面活性剂补充与肺灌洗

由于脑死亡引起保护性生理反射消失和颅内压增高所致的胃肠活动减弱和胃贲门括约肌松弛等原因，DBD供体常发生误吸事件，而EVLP为表面活性物质的递送和肺灌洗治疗提供了良好平台。Inci等对猪的盐酸吸入型供肺模型开展了多个研究；在EVLP期间通过补充表面活性物质，观察到EVLP结束后的供肺氧合功能得到了改善，伴有肺动脉压的降低和炎症反应的减少。[91-93]Nakajima等将治疗策略进一步优化，在EVLP期间将表面活性物质补充和肺泡灌洗相结合治疗猪的盐酸吸入性肺损伤，发现EVLP结束和移植后的供肺功能均得到了改善。[94]而目前临床环境下，伴有严重吸入性肺损伤的供肺通常认为不适合肺移植，EVLP可能为该类供肺在肺移植中的应用提供了可能。

（3）基因治疗

来自多伦多肺移植组的研究人员多年来致力于EVLP过程中的基因治疗。他们使用被弃用的不适合移植的人类供肺建立EVLP，通过支气管镜将腺病毒携带的抗炎细胞因子IL-10基因递送到节段性支气管，与对照组相比，腺病毒IL-10组的肺氧合能力得到改善，且有较低的肺血管阻力和完整的肺泡血管屏障；猪肺EVLP模型经腺病毒IL-10处理也取得了满意的效果，表现为肺氧合能力的提高和炎性细胞因子水平的降低。[95]该研究团队还验证了IL-10基因的离体递送方式优于体内递送，由此可避免病毒载体相关的全身感染和免疫抑制。[96]腺病毒IL-10在猪EVLP模型中的递送，也可改善肺移植后的短期结局，表现为移植后7天肺功能改善、肺组织炎症减少以及同种异体移植排斥反应减弱。[97]通过EVLP的基因治疗显示出较大的应用潜力,但由于腺病毒本身的毒性,未来研究应考虑非病毒载体的基因递送方法。

（4）细胞疗法

目前基于干细胞的肺损伤治疗已成为研究新热点,而EVLP期间的细胞疗法在损伤供肺的修复中也显示出巨大的治疗潜力。[98]与基因气道递送方式不同,EVLP期间间充质干细胞(mesenchymal stem cells,MSCs)向猪肺血管内递送的有效性已被证明优于经支气管途径的递送方式,血管内给药组表现为较长的MSC保留时间、下降的IL-8水平以及因MSCs的旁分泌特性而上调的生长因子水平。[99-100]多能成体祖细胞(multipotent adult progenitor cells,MAPC)是一类具有强大增殖能力和较低衰老率的干细胞,Martens等证实猪肺EVLP期间的MAPC治疗可起到抗炎作用。[101]而干细胞衍生的细胞外囊泡(extracellular vesicles,EV)因没有细胞相关免疫原性或恶性转化的风险,在肺损伤的治疗中也备受关注。Lonati等证实大鼠EVLP期间MSCs来源EV的处理可改善供肺代谢、下调炎症相关基因的表达以及维持组织完整性。[102]由此可见,通过EVLP进行干细胞及其衍生的EV治疗在供肺修复中具有广阔的应用前景。

（5）异种交叉循环EVLP

异种交叉循环是基于EVLP的人类供肺与活体动物间进行持续血液交换的技术,该技术将EVLP和异种移植免疫学相结合从而为供肺恢复提供更接近于生理的系统支持平台。[103-104]Hozain团队将人类供肺EVLP模型与猪宿主进行了24小时的交叉循环后,供肺功能得到显著改善(表现为肺部气体交换能力和动态顺应性的提高以及血清和支气管灌洗液中炎性因子的减少);而研究者们在EVLP前观察到了少量气道分泌物,EVLP结束后气道恢复到洁净状态;免疫抑制药物和重组眼镜蛇毒因子的加入也防止了急性免疫排斥反应的发生。[105]该研究团队的重要研究成果表明异种交叉循环EVLP技术对于损伤供肺是一种很有希望的治疗方法,期待其未来的临床转化。

五、EVLP存在的局限性

在评价EVLP的总体价值时也应考虑其存在的一些固有瓶颈。经过静态低温储存的供肺经EVLP处理时,其实是相对于另一种形式的缺血再灌注,而再灌注本身也会引起炎症、氧化应激等不良反应从而加重肺损伤;一次性EVLP回路耗材的使用也使供肺不可避免地暴露于外源性环境,共同促进了EVLP回路内炎症环境的形成。另外,尽管EVLP期间恢复了体温、循环和通气,但由于缺乏肝肾清除机制以及来自受体血细胞或蛋白的刺激,EVLP的内部环境并非完全基于生理条件。也并非所有供肺可被挽救,一些供肺在EVLP或移植后发生的水肿也是困扰灌注医师和外科移植医师的棘手问题。因此,对EVLP局限性地深入认识并探讨相应的优化治疗措施,将有利于EVLP在肺移植中的应用推广。

（1）内源性促炎特性

外源性人工回路耗材与灌注液组分之间的相互作用以及缺血再灌注相关的炎症反应可能与EVLP的内源性促炎作用有关,这种促炎作用不受供肺特征的影响。[14]Sadaria等建立了人类供肺EVLP的细胞因子表达谱,EVLP结束后细胞因子IL-6、IL-8、粒细胞集落刺激因子和单核细胞趋化蛋白1出现了上调,但并未出现肺组织病理恶化的迹象,作者分析可能与 EVLP的闭环特性避免了持续血液招募的炎性细胞的刺激有关。[106]Elgharable等分析了人类供肺EVLP模型,与基线水平相比,EVLP灌注液中炎性细胞因子(IL-1β,IL-6,IL-8,IL-10和TNF-α)水平随时间推移而增加[107];使用二代测序技术对肺组织微核糖核酸(micro ribonucleic acid,miRNA)进行检测,发现miR-17和miR-548b在EVLP期间显著上调,而两者均为炎性因子表达的关键调节因子。Baciu团队比较了人类供肺EVLP组和非EVLP组在转录水平分子表达的差异,TNF受体和巨噬细胞迁移抑制因子相关的信号通路富集于EVLP组;先天免疫信号传导被认为是EVLP期间的主要分子事件,该通路拥有最多的节点数量。[108-109]Ferdinand等通过比较人类供肺经EVLP后适合移植和不适合移植的转录组学差异,结果表明,先天性免疫信号转导、热休克蛋白和巨噬细胞活化相关基因在非移植肺中富集。[110]由此提示,EVLP期间靶向上述途径的治疗可能是有益的。

(2)诱导代谢改变

供肺在EVLP过程中也会经历明显的代谢改变。由于供肺糖原储备有限以及糖异生途径缺乏,糖酵解是供肺获得能量的主要途径。Valenza等检测了猪肺EVLP期间葡萄糖的消耗量,发现葡萄糖消耗量与供肺水肿的发生具有正相关性,强调了在EVLP期间添加新鲜灌注液的重要性。[111]Shin等通过代谢组学分析了人类供肺EVLP期间的代谢行为;研究结果表明供肺EVLP期间有碳水化合物能量底物的大量消耗和氨基酸、核酸代谢产物以及代谢副产物乳酸等的持续积累。[15]Mazzeo等利用微透析技术发现,人类供肺EVLP灌注液和组织液中谷氨酸、丙酮酸、葡萄糖和乳酸水平是提示供肺潜在损伤的代谢标志物。[112]此外,Tavasoli等发现EVLP可诱导猪肺组织中L-精氨酸的代谢改变,从而打破L-精氨酸-NO合成酶之间的平衡,导致NO含量的下降。[113]综上,EVLP诱导了代谢重组过程,未来研究应以含适宜营养素的灌注液为目标以促进供肺的稳态恢复。

(3)缺乏清除机制

随着EVLP时间的延长,灌注液中积累的代谢产物逐渐增多;但EVLP系统不会像肾脏和肝脏那样在生理条件下清除代谢产物,因此容易导致组织和灌注液中电解质和代谢物的浓度异常,并可能对供肺质量和肺移植预后产生有害影响。Takahashi等在Toronto方案的基础上对猪肺EVLP模型改良了灌注方法,即连续泵注STEEN灌注液和使用多通道注射泵连续收集废弃液,结果发现EVLP灌注液中的IL-6和IL-8水平明显降低[114],但该方法操作繁琐,对STEEN灌注液有较大需求,成本较高。Wei等论证了在弃用人类供肺EVLP回路中安装透析器而无需频繁更换灌注液的安全性和可行性;EVLP时间可延长至12小时,且恢复了供肺稳态。[115]de Wolf等探讨了EVLP回路内连续静脉-静脉血液透析对猪肺细胞因子和基因表达谱的影响;连续透析被证明可维持代谢稳态,而不会影响基因表达谱或供肺功能。[116]因此,上述研究表明EVLP期间的连续透析方案是可行的。

(4)缺乏支气管循环

支气管循环在肺移植中是缺少的,而支气管循环的恢复需消耗大量精力并延长供肺缺血时间,有可能抵消肺移植带来的益处,因此现阶段尚不具备可行性。供肺获取后中断的支气管循环可影响到肺微血管系统,与移植后发生的闭塞性细支气管炎综合征相关。[117]Tanaka等开发了大鼠EVLP模型的双灌注回路,以保证EVLP期间大鼠肺的支气管循环和肺动脉循环;双灌注EVLP回路组肺部炎症减少,供肺质量较高,且移植后结果满意,伴有肺微血管数量的增加。[118]Tane等开发了支气管-动脉-循环-保留(bronchial-arterial-circulation-sparing,BACS)用于大鼠供肺保存的方法,通过EVLP评估显示BACS组中保留了微血管并改善了肺功能,移植后供肺微脉管系统损伤程度减轻。[119]说明供肺保存和EVLP期间支气管循环的保留可能有重要作用。

（5）呼吸机相关肺损伤

在EVLP期间供肺也会不可避免地遭受呼吸机相关肺损伤(ventilator-induced lung injury,VILI),目前EVLP设备采用的是正压通气(positive-pressure ventilation,PPV)方案,PPV可引起肺实质通气异质性,与VILI密切相关。[120]而负压通气(negative-pressure ventilation,NPV)相比PPV更符合生理,多项研究探索了EVLP期间的NPV模式对供肺功能的影响。Aboelnazar和Aboelnazar通过对猪肺和大鼠肺EVLP模型进行NPV,结果表明NPV优于PPV方式,表现为肺部炎性因子的减少和肺水肿的减轻。[121-122]Buchko等在一项单臂临床试验中验证了EVLP期间NPV方案应用于12个ECD供肺的可行性和有效性,其早期移植后结果与标准供肺相当。[123]另外,俯卧位通气在急性呼吸窘迫综合征(acute respiratory distress syndrome,ARDS)的治疗中取得了显著改善效果。[124]Niikawa和Ordies也验证了猪肺EVLP期间俯卧位通气方式的肺功能改善作用,这种改善作用可能与组织液更均匀的分布有关。[125-126]Niikawa等描述了EVLP期间俯卧位显著降低供肺重量的2例临床病例,其中有1例成功进行了双侧肺移植。[127]此外,多项研究探讨了EVLP期间其他通气模式的有益作用,包括个性化呼气末正压滴定、压力指导的气道压力释放通气、Marathoners呼吸模式等。[128-130]但大多数研究都是基于临床前模型,上述干预措施还需更多的临床试验验证。

（6）高额成本

EVLP的较高运行成本也是目前肺移植面临的主要瓶颈。Fisher等展开的多中心观察性研究评估了肺移植中EVLP的成本效益。研究结果表明,EVLP提高了供肺利用率但所需成本远高于标准供肺。[131]除设备和一次性耗材外,还需考虑需频繁更换的STEEN灌注液的成本。此外,EVLP多用于ECD供肺的评估,相比标准供肺,接受ECD供肺的患者有较高的肺体外膜肺氧合(ECMO)需求以及较长的ICU停留时间,这些都增加了患者的住院费用。所以,为追求EVLP的最大成本效益,提高ECD供肺转化为成功肺移植的比率是关键,达到最佳肺移植结局和最低医疗费用对于EVLP在肺移植中的广泛应用至关重要。

小　　结

EVLP无疑是过去几十年来肺移植领域具有革命性的技术之一,在提高ECD供肺的质量和扩大肺供体库方面作用显著。通过总结现有相关研究,本章深入探讨了EVLP的优势和不足(图13.2),也总结了EVLP的发展历程和技术方案以及EVLP期间应用的多种肺保护措施和治疗药物。总之,本章内容为更多灌注医师、外科医师和麻醉医师提供了深入了解EVLP的机会。

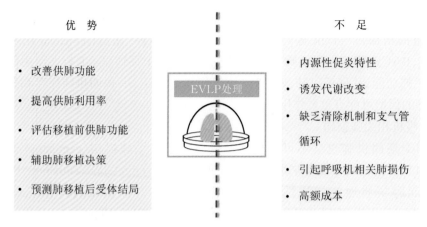

优 势	不 足
• 改善供肺功能	• 内源性促炎特性
• 提高供肺利用率	• 诱发代谢改变
• 评估移植前供肺功能	• 缺乏清除机制和支气管循环
• 辅助肺移植决策	• 引起呼吸机相关肺损伤
• 预测肺移植后受体结局	• 高额成本

图13.2　EVLP的优势和不足

　　EVLP在肺移植中的新时代已经到来,但未来研究仍需考虑EVLP相关的潜在局限性。首先,大多数临床研究探讨了EVLP的安全性和有效性,但迄今为止,失败EVLP的临床报道较少见,EVLP的成功率尚未知;与EVLP和肺移植长期结局如CLAD发生率和生存率的相关性的临床研究目前较少。其次,大多数临床前证据中的治疗策略和诊断方法有待临床上的应用和转化,以进一步提高供利用率。再次,需认识到EVLP的运行并非完全基于生理条件,若使用不当,也有可能诱导肺水肿和其他有害影响。最后,便携式EVLP设备为供肺的保存带来了希望,可避免静态低温储存带来的危害;随着研究的深入,EVLP应发展为可长时间运行的便携式理想平台。总之,随着EVLP在肺移植中的潜在益处和局限性被逐渐阐明,肺移植中EVLP成为常规实践的可能性也在不断增加。EVLP相关的临床前证据和临床试验的结果正被期待。

（于菁、温宗梅、李玉萍）

参考文献

［1］ Young K A, Dilling D F. The future of lung transplantation[J]. Chest, 2019, 155: 465-473.

［2］ van der Mark S C, Hoek R A S, Hellemons M E. Developments in lung transplantation over the past decade[J]. Eur. Respir. Rev., 2020, 29: 190132.

［3］ Neizer H, Singh G B, Gupta S, et al. Addressing donor-organ shortages using extended criteria in lung transplantation[J]. Ann. Cardiothorac. Surg., 2020, 9: 49-50.

［4］ Christie I G, Chan E G, Ryan J P, et al. National trends in extended criteria donor utilization and outcomes for lung transplantation[J]. Ann. Thorac. Surg., 2021, 111: 421-426.

［5］ Clavien P A, Dutkowski P, Mueller M, et al. Transplantation of a human liver following 3 days of ex situ normothermic preservation[J]. Nat. Biotechnol., 2022, 40(11):1610-1616.

［6］ Prasad N K, Pasrija C, Talaie T, et al. Ex vivo lung perfusion: Current achievements and future directions[J]. Transplantation, 2021, 105: 979-985.

［7］ Valenza F, Rosso L, Coppola S, et al. Ex vivo lung perfusion to improve donor lung function and increase the number of organs available for transplantation[J]. Transpl. Int., 2014, 27: 553-561.

[8] Cypel M, Yeung J C, Machuca T, et al. Experience with the first 50 ex vivo lung perfusions in clinical transplantation[J]. J. Thorac. Cardiovasc. Surg., 2012, 144: 1200-1206.

[9] Loor G, Warnecke G, Villavicencio M A, et al. Portable normothermic ex-vivo lung perfusion, ventilation, and functional assessment with the organ care system on donor lung use for transplantation from extended-criteria donors (EXPAND): A single-arm, pivotal trial[J]. Lancet Respir. Med., 2019, 7: 975-984.

[10] Tane S, Noda K, Shigemura N. Ex vivo lung perfusion: A key tool for translational science in the lungs [J]. Chest, 2017, 151: 1220-1228.

[11] Wang A, Ali A, Keshavjee S, et al. Ex vivo lung perfusion for donor lung assessment and repair: A review of translational interspecies models[J]. Am. J. Physiol. Lung Cell Mol. Physiol., 2020, 319: L932-L940.

[12] Iske J, Hinze C A, Salman J, et al. The potential of ex vivo lung perfusion on improving organ quality and ameliorating ischemia reperfusion injury[J]. Am. J. Transplant., 2021, 21: 3831-3839.

[13] Boffini M, Ricci D, Bonato R, et al. Incidence and severity of primary graft dysfunction after lung transplantation using rejected grafts reconditioned with ex vivo lung perfusion[J]. Eur. J. Cardiothorac. Surg., 2014, 46 (5): 789-793.

[14] Leligdowicz A, Ross J T, Nesseler N, et al. The endogenous capacity to produce proinflammatory mediators by the ex vivo human perfused lung[J]. Intensive Care Med. Exp., 2020, 8: 56.

[15] Shin J, Hsin M K, Baciu C, et al. Use of metabolomics to identify strategies to improve and prolong ex vivo lung perfusion for lung transplants[J]. J. Heart Lung Transplant., 2021, 40: 525-535.

[16] Carrel A, Lindbergh C A. The culture of whole organs[J]. Science, 1935, 81: 621-623.

[17] Jirsch D W, Fisk R L, Couves C M. Ex vivo evaluation of stored lungs[J]. Ann. Thorac. Surg., 1970, 10: 163-168.

[18] Hardesty R L, Griffith B P. Autoperfusion of the heart and lungs for preservation during distant procurement[J]. J. Thorac. Cardiovasc. Surg., 1987, 93: 11-18.

[19] Steen S, Sjöberg T, Pierre L, et al. Transplantation of lungs from a non-heart-beating donor[J]. Lancet, 2001, 357: 825-829.

[20] Andreasson A S, Dark J H, Fisher A J. Ex vivo lung perfusion in clinical lung transplantation-state of the art[J]. Eur. J. Cardiothorac. Surg., 2014, 46: 779-788.

[21] van Raemdonck D, Neyrinck A, Cypel M, et al. Ex-vivo lung perfusion[J]. Transpl. Int., 2015, 28: 643-656.

[22] Munshi L, Keshavjee S, Cypel M. Donor management and lung preservation for lung transplantation[J]. Lancet Respir. Med., 2013, 1: 318-328.

[23] Niikawa H, Okamoto T, Ayyat K S, et al. Cellular ex vivo lung perfusion beyond 1 hour may improve marginal donor lung assessment[J]. J. Surg. Res., 2020, 250:88-96.

[24] Warnecke G, Moradiellos J, Tudorache I, et al. Normothermic perfusion of donor lungs for preservation and assessment with the organ care system lung before bilateral transplantation: A pilot study of 12 patients[J]. Lancet, 2012, 380: 1851-1858.

[25] Cypel M, Yeung J C, Liu M, et al. Normothermic ex vivo lung perfusion in clinical lung transplantation [J]. N. Engl. J. Med., 2011, 364: 1431-1440.

[26] Wallinder A, Ricksten S E, Silverborn M, et al. Early results in transplantation of initially rejected donor lungs after ex vivo lung perfusion: A case-control study[J]. Eur. J. Cardiothorac. Surg., 2014,

45: 40-44.

[27] Aigner C, Slama A, Hötzenecker K, et al. Clinical ex vivo lung perfusion: Pushing the limits[J]. Am. J. Transplant., 2012, 12: 1839-1847.

[28] Fildes J E, Archer L D, Blaikley J, et al. Clinical outcome of patients transplanted with marginal donor lungs via ex vivo lung perfusion compared to standard lung transplantation[J]. Transplantation, 2015, 99: 1078-1083.

[29] Sage E, Mussot S, Trebbia G, et al. Lung transplantation from initially rejected donors after ex vivo lung reconditioning: The French experience[J]. Eur. J. Cardiothorac. Surg., 2014, 46: 794-799.

[30] Zhang Z L, van Suylen V, van Zanden J E, et al. First experience with ex vivo lung perfusion for initially discarded donor lungs in the Netherlands: A single-centre study[J]. Eur. J. Cardiothorac. Surg., 2019, 55: 920-926.

[31] Slama A, Schillab L, Barta M, et al. Standard donor lung procurement with normothermic ex vivo lung perfusion: A prospective randomized clinical trial[J]. J. Heart Lung Transplant., 2017, 36: 744-753.

[32] Warnecke G, van Raemdonck D, Smith M A, et al. Normothermic ex-vivo preservation with the portable organ care system lung device for bilateral lung transplantation (INSPIRE): A randomised, open-label, non-inferiority, phase 3 study[J]. Lancet Respir. Med., 2018, 6: 357-367.

[33] Wallinder A, Riise G C, Ricksten S E, et al. Transplantation after ex vivo lung perfusion: A midterm follow-up[J]. J. Heart Lung Transplant., 2016, 35: 1303-1310.

[34] Tikkanen J M, Cypel M, Machuca T N, et al. Functional outcomes and quality of life after normothermic ex vivo lung perfusion lung transplantation[J]. J. Heart Lung Transplant., 2015, 34: 547-556.

[35] Oto T, Excell L, Griffiths A P, et al. The implications of pulmonary embolism in a multiorgan donor for subsequent pulmonary, renal, and cardiac transplantation[J]. J. Heart Lung Transplant., 2008, 27: 78-85.

[36] Machuca T N, Hsin M K, Ott H C, et al. Injury-specific ex vivo treatment of the donor lung: Pulmonary thrombolysis followed by successful lung transplantation[J]. Am. J. Respir. Crit. Care Med., 2013, 188: 878-880.

[37] Inci I, Yamada Y, Hillinger S, et al. Successful lung transplantation after donor lung reconditioning with urokinase in ex vivo lung perfusion system[J]. Ann. Thorac. Surg., 2014, 98: 1837-1838.

[38] Brown C R, Brozzi N A, Vakil N, et al. Donor lungs with pulmonary embolism evaluated with ex vivo lung perfusion[J]. ASAIO J., 2012, 58: 432-434.

[39] Luc J G, Bozso S J, Freed D H, et al. Successful repair of donation after circulatory death lungs with large pulmonary embolus using the lung organ care system for ex vivo thrombolysis and subsequent clinical transplantation[J]. Transplantation, 2015, 99: e1-e2.

[40] Zinne N, Krueger M, Hoeltig D, et al. Treatment of infected lungs by ex vivo perfusion with high dose antibiotics and autotransplantation: A pilot study in pigs[J]. PLoS One, 2018, 13: e0193168.

[41] Nakajima D, Cypel M, Bonato R, et al. Ex vivo perfusion treatment of infection in human donor lungs[J]. Am. J. Transplant., 2016, 16: 1229-1237.

[42] Ribeiro R V P, Ku T, Wang A, et al. Ex vivo treatment of cytomegalovirus in human donor lungs using a novel chemokine-based immunotoxin[J]. J. Heart Lung Transplant., 2022, 41: 287-297.

[43] Galasso M, Feld J J, Watanabe Y, et al. Inactivating hepatitis C virus in donor lungs using light therapies during normothermic ex vivo lung perfusion[J]. Nat. Commun., 2019, 10: 481.

[44] Cypel M, Feld J J, Galasso M, et al. Prevention of viral transmission during lung transplantation with

hepatitis C-viraemic donors: An open-label, single-centre, pilot trial[J]. Lancet Respir. Med., 2020, 8: 192-201.

[45] Sanchez P G, Iacono A T, Rajagopal K, et al. Successful lung salvage by ex vivo reconditioning of neurogenic pulmonary edema: Case report[J]. Transplant. Proc., 2014, 46: 2453-2455.

[46] Sage E, De Wolf J, Puyo P, et al. Real-time computed tomography highlights pulmonary parenchymal evolution during ex vivo lung reconditioning[J]. Ann. Thorac. Surg., 2017, 103: e535-e537.

[47] Okamoto T, Niikawa H, Wheeler D, et al. Significance of lung weight in cellular ex vivo lung perfusion [J]. J. Surg. Res., 2021, 260: 190-199.

[48] Okamoto T, Ayyat K S, Sakanoue I, et al. Clinical significance of donor lung weight at procurement and during ex vivo lung perfusion[J]. J. Heart Lung Transplant., 2022, 41: 818-828.

[49] Costamagna A, Steinberg I, Simonato E, et al. Clinical performance of lung ultrasound in predicting graft outcome during ex-vivo lung perfusion[J]. Minerva Anestesiol., 2021, 87: 837-839.

[50] Peterson D M, Beal E W, Reader B F, et al. Electrical impedance as a noninvasive metric of quality in allografts undergoing normothermic ex vivo lung perfusion[J]. ASAIO J., 2022, 68: 964-971.

[51] Terragni P P, Fanelli V, Boffini M, et al. Ventilatory management during normothermic ex vivo lung perfusion: effects on clinical outcomes[J]. Transplantation, 2016, 100: 1128-1135.

[52] De Perrot M, Sekine Y, Fischer S, et al. Interleukin-8 release during early reperfusion predicts graft function in human lung transplantation[J]. Am. J. Respir. Crit. Care Med., 2002, 165: 211-215.

[53] Sage A T, Richard-Greenblatt M, Zhong K, et al. Prediction of donor related lung injury in clinical lung transplantation using a validated ex vivo lung perfusion inflammation score[J]. J. Heart Lung Transplant., 2021, 40: 687-695.

[54] Andreasson A S I, Borthwick L A, Gillespie C, et al. The role of interleukin-1β as a predictive biomarker and potential therapeutic target during clinical ex vivo lung perfusion[J]. J. Heart Lung Transplant., 2017, 36: 985-995.

[55] Hashimoto K, Cypel M, Juvet S, et al. Higher M30 and high mobility group box 1 protein levels in ex vivo lung perfusate are associated with primary graft dysfunction after human lung transplantation[J]. J. Heart Lung Transplant., 2017, S1053-2498(17): 31870-31873.

[56] Kanou T, Nakahira K, Choi A M, et al. Cell-free DNA in human ex vivo lung perfusate as a potential biomarker to predict the risk of primary graft dysfunction in lung transplantation[J]. J. Thorac. Cardiovasc. Surg., 2021, 162: 490-499.

[57] Caldarone L, Mariscal A, Sage A, et al. Neutrophil extracellular traps in ex vivo lung perfusion perfusate predict the clinical outcome of lung transplant recipients[J]. Eur. Respir. J., 2019, 53: 1801736.

[58] Herold S, Gabrielli N M, Vadász I. Novel concepts of acute lung injury and alveolar-capillary barrier dysfunction[J]. Am. J. Physiol. Lung Cell Mol. Physiol., 2013, 305: L665-L681.

[59] Jungraithmayr W. Novel strategies for endothelial preservation in lung transplant ischemia-reperfusion injury[J]. Front Physiol., 2020, 11: 581420.

[60] Noda K, Philips B J, Snyder M E, et al. Heparanase inhibition preserves the endothelial glycocalyx in lung grafts and improves lung preservation and transplant outcomes[J]. Sci. Rep., 2021, 11: 12265.

[61] Mehaffey J H, Charles E J, Narahari A K, et al. Increasing circulating sphingosine-1-phosphate attenuates lung injury during ex vivo lung perfusion[J]. J. Thorac. Cardiovasc. Surg., 2018, 156: 910-917.

[62] Walweel K, Skeggs K, Boon A C, et al. Endothelin receptor antagonist improves donor lung function in an ex vivo perfusion system[J]. J. Biomed. Sci., 2020, 27: 96.

[63] Valenza F, Rosso L, Coppola S, et al. β-adrenergic agonist infusion during extracorporeal lung perfusion: Effects on glucose concentration in the perfusion fluid and on lung function[J]. J. Heart Lung Transplant., 2012, 31: 524-530.

[64] Hijiya K, Chen-Yoshikawa T F, Kondo T, et al. Bronchodilator inhalation during ex vivo lung perfusion improves posttransplant graft function after warm ischemia[J]. Ann. Thorac. Surg., 2017, 103: 447-453.

[65] Kondo T, Chen F, Ohsumi A, et al. β₂-adrenoreceptor agonist inhalation during ex vivo lung perfusion attenuates lung injury[J]. Ann. Thorac. Surg., 2015, 100: 480-486.

[66] Emaminia A, Lapar D J, Zhao Y, et al. Adenosine A₂A agonist improves lung function during ex vivo lung perfusion[J]. Ann. Thorac. Surg., 2011, 92: 1840-1846.

[67] Wagner C E, Pope N H, Charles E J, et al. Ex vivo lung perfusion with adenosine A₂A receptor agonist allows prolonged cold preservation of lungs donated after cardiac death[J]. J. Thorac. Cardiovasc. Surg., 2016, 151: 538-545.

[68] Saeb-Parsy K, Martin J L, Summers D M, et al. Mitochondria as therapeutic targets in transplantation[J]. Trends Mol. Med., 2021, 27: 185-198.

[69] Ali A, Wang A, Ribeiro R V P, et al. Static lung storage at 10°C maintains mitochondrial health and preserves donor organ function[J]. Sci. Transl. Med., 2021, 13: eabf7601.

[70] Haam S, Noda K, Philips B J, et al. Cyclosporin A administration during ex vivo lung perfusion preserves lung grafts in rat transplant model[J]. Transplantation, 2020, 104: e252-e259.

[71] Cosgun T, Iskender I, Yamada Y, et al. Ex vivo administration of trimetazidine improves post-transplant lung function in pig model[J]. Eur. J. Cardiothorac. Surg., 2017, 52: 171-177.

[72] Arni S, Maeyashiki T, Latshang T, et al. Ex vivo lung perfusion with K$_{(ATP)}$ channel modulators antagonize ischemia reperfusion injury[J]. Cells, 2021, 10: 2296.

[73] Martens A, Boada M, Vanaudenaerde B, M, et al. Steroids can reduce warm ischemic reperfusion injury in a porcine donation after circulatory death model with ex vivo lung perfusion evaluation[J]. Transpl. Int., 2016, 29: 1237-1246.

[74] Nasir B S, Landry C, Menaouar A, et al. HSP90 inhibitor improves lung protection in porcine model of donation after circulatory arrest[J]. Ann. Thorac. Surg., 2020, 110: 1861-1868.

[75] Francioli C, Wang X, Parapanov R, et al. Pyrrolidine dithiocarbamate administered during ex-vivo lung perfusion promotes rehabilitation of injured donor rat lungs obtained after prolonged warm ischemia[J]. PLoS One, 2017, 12: e0173916.

[76] Wang X, Parapanov R, Debonneville A, et al. Treatment with 3-aminobenzamide during ex vivo lung perfusion of damaged rat lungs reduces graft injury and dysfunction after transplantation[J]. Am. J. Transplant., 2020, 20: 967-976.

[77] Yamada Y, Iskender I, Arni S, et al. Ex vivo treatment with inhaled N-acetylcysteine in porcine lung transplantation[J]. J. Surg. Res., 2017, 218: 341-347.

[78] Lin H, Chen M, Tian F, et al. α1-Anti-trypsin improves function of porcine donor lungs during ex-vivo lung perfusion[J]. J. Heart Lung Transplant., 2018, 37: 656-666.

[79] Noda K, Tane S, Haam S, J, et al. Targeting circulating leukocytes and pyroptosis during ex vivo lung perfusion improves lung preservation[J]. Transplantation, 2017, 101: 2841-2849.

[80] Harada M, Oto T, Otani S, et al. A neutrophil elastase inhibitor improves lung function during ex vivo lung perfusion[J]. Gen. Thorac. Cardiovasc. Surg., 2015, 63: 645-651.

肺移植新进展

[81] Burki S, Noda K, Philips B J, et al. Impact of triptolide during ex vivo lung perfusion on grafts after transplantation in a rat model[J]. J. Thorac. Cardiovasc. Surg., 2020, S0022-5223：30191-30194.

[82] Ghaidan H, Stenlo M, Niroomand A, et al. Reduction of primary graft dysfunction using cytokine adsorption during organ preservation and after lung transplantation[J]. Nat. Commun., 2022, 13：4173.

[83] Miyamoto E, Takahagi A, Ohsumi A, et al. Ex vivo delivery of regulatory T-cells for control of alloimmune priming in the donor lung[J]. Eur. Respir. J., 2022, 59：2100798.

[84] Stone J P, Critchley W R, Major T, et al. Altered immunogenicity of donor lungs via removal of passenger leukocytes using ex vivo lung perfusion[J]. Am. J. Transplant., 2016, 16：33-43.

[85] Wiebe K, Oezkur M, Pöling J, et al. Potential of an injectable polymer to prevent hyperacute rejection of ex vivo perfused porcine lungs[J]. Transplantation, 2006, 82：681-688.

[86] George T J, Arnaoutakis G J, Beaty C A, et al. Inhaled hydrogen sulfide improves graft function in an experimental model of lung transplantation[J]. J. Surg. Res., 2012, 178：593-600.

[87] Dong B, Stewart P W, Egan T M. Postmortem and ex vivo carbon monoxide ventilation reduces injury in rat lungs transplanted from non-heart-beating donors[J]. J. Thorac. Cardiovasc. Surg., 2013, 146：429-436.

[88] Wang X, Parapanov R, Francioli C, et al. Experimental ex vivo lung perfusion with sevoflurane：Effects on damaged donor lung grafts[J]. Interact. Cardiovasc. Thorac. Surg., 2018, 26：977-984.

[89] Haam S, Lee J G, Paik H C, et al. Hydrogen gas inhalation during ex vivo lung perfusion of donor lungs recovered after cardiac death[J]. J. Heart Lung Transplant., 2018, 37：1271-1278.

[90] Michaelsen V S, Ribeiro R V P, Ali A, et al. Safety of continuous 12-hour delivery of antimicrobial doses of inhaled nitric oxide during ex vivo lung perfusion[J]. J. Thorac. Cardiovasc. Surg., 2022, 163：841-849.

[91] Inci I, Ampollini L, Arni S, et al. Ex vivo reconditioning of marginal donor lungs injured by acid aspiration [J]. J. Heart Lung Transplant., 2008, 27：1229-1236.

[92] Inci I, Hillinger S, Arni S, et al. Surfactant improves graft function after gastric acid-induced lung damage in lung transplantation[J]. Ann. Thorac. Surg., 2013, 95：1013-1019.

[93] Inci I, Hillinger S, Arni S, et al. Reconditioning of an injured lung graft with intrabronchial surfactant instillation in an ex vivo lung perfusion system followed by transplantation[J]. J. Surg. Res., 2013, 184：1143-1149.

[94] Nakajima D, Liu M, Ohsumi A, et al. Lung lavage and surfactant replacement during ex vivo lung perfusion for treatment of gastric acid aspiration-induced donor lung injury[J]. J. Heart Lung Transplant., 2017, 36：577-585.

[95] Cypel M, Liu M, Rubacha M, et al. Functional repair of human donor lungs by IL-10 gene therapy[J]. Sci. Transl. Med., 2009, 1：4ra9.

[96] Yeung J C, Wagnetz D, Cypel M, et al. Ex vivo adenoviral vector gene delivery results in decreased vector-associated inflammation pre-and post-lung transplantation in the pig[J]. Mol. Ther., 2012, 20：1204-1211.

[97] Machuca T N, Cypel M, Bonato R, et al. Safety and efficacy of ex vivo donor lung adenoviral IL-10 gene therapy in a large animal lung transplant survival model[J]. Hum. Gene Ther., 2017, 28：757-765.

[98] Luijmes S H, Verstegen M M A, Hoogduijn M J, et al. The current status of stem cell-based therapies during ex vivo graft perfusion：An integrated review of four organs[J]. Am. J. Transplant., 2022(2)：2723-2739.

[99] Mordant P, Nakajima D, Kalaf R, et al. Mesenchymal stem cell treatment is associated with decreased perfusate concentration of interleukin-8 during ex vivo perfusion of donor lungs after 18-hour preservation [J]. J. Heart Lung Transplant., 2016, 35: 1245-1254.

[100] Nakajima D, Watanabe Y, Ohsumi A, et al. Mesenchymal stromal cell therapy during ex vivo lung perfusion ameliorates ischemia-reperfusion injury in lung transplantation[J]. J. Heart Lung Transplant., 2019, 38: 1214-1223.

[101] Martens A, Ordies S, Vanaudenaerde B M, et al. Immunoregulatory effects of multipotent adult progenitor cells in a porcine ex vivo lung perfusion model[J]. Stem. Cell Res. Ther., 2017, 8: 159.

[102] Lonati C, Bassani G A, Brambilla D, et al. Mesenchymal stem cell-derived extracellular vesicles improve the molecular phenotype of isolated rat lungs during ischemia/reperfusion injury[J]. J. Heart Lung Transplant., 2019, 38: 1306-1316.

[103] Hozain A E, Tipograf Y, Pinezich M R, et al. Multiday maintenance of extracorporeal lungs using cross-circulation with conscious swine[J]. J. Thorac. Cardiovasc. Surg., 2020, 159:1640-1653.

[104] O'Neill J D, Guenthart B A, Hozain A E, et al. Xenogeneic support for the recovery of human donor organs[J]. J. Thorac. Cardiovasc. Surg., 2022, 163: 1563-1570.

[105] Hozain A E, O'Neill J D, Pinezich M R, et al. Xenogeneic cross-circulation for extracorporeal recovery of injured human lungs[J]. Nat. Med., 2020, 26: 1102-1113.

[106] Sadaria M R, Smith P D, Fullerton D A, et al. Cytokine expression profile in human lungs undergoing normothermic ex-vivo lung perfusion[J]. Ann. Thorac. Surg., 2011, 92: 478-484.

[107] Elgharably H, Okamoto T, Ayyat K S, et al. Human lungs airway epithelium upregulate microRNA-17 and microRNA-548b in response to cold ischemia and ex vivo reperfusion[J]. Transplantation, 2020, 104: 1842-1852.

[108] Baciu C, Sage A, Zamel R, et al. Transcriptomic investigation reveals donor-specific gene signatures in human lung transplants[J]. Eur. Respir. J., 2021, 57: 2000327.

[109] Wong A, Zamel R, Yeung J, et al. Potential therapeutic targets for lung repair during human ex vivo lung perfusion[J]. Eur. Respir. J., 2020, 55: 1902222.

[110] Ferdinand J R, Morrison M I, Andreasson A, et al. Transcriptional analysis identifies potential novel biomarkers associated with successful ex-vivo perfusion of human donor lungs[J]. Clin. Transplant., 2022, 36: e14570.

[111] Valenza F, Rosso L, Pizzocri M, et al. The consumption of glucose during ex vivo lung perfusion correlates with lung edema[J]. Transplant. Proc., 2011, 43: 993-996.

[112] Mazzeo A T, Fanelli V, Boffini M, et al. Feasibility of lung microdialysis to assess metabolism during clinical ex vivo lung perfusion[J]. J. Heart Lung Transplant., 2019, 38: 267-276.

[113] Tavasoli F, Liu M, Machuca T, et al. Increased arginase expression and decreased nitric oxide in pig donor lungs after normothermic ex vivo lung perfusion[J]. Biomolecules, 2020, 10: 300.

[114] Takahashi M, Andrew Cheung H Y, Watanabe T, et al. Strategies to prolong homeostasis of ex vivo perfused lungs[J]. J. Thorac. Cardiovasc. Surg., 2021, 161: 1963-1973.

[115] Wei D, Gao F, Yang Z, et al. Ex vivo lung perfusion with perfusate purification for human donor lungs following prolonged cold storage[J]. Ann. Transl. Med., 2020, 8: 38.

[116] De Wolf J, Glorion M, Jouneau L, et al. Challenging the ex vivo lung perfusion procedure with continuous dialysis in a pig model[J]. Transplantation, 2022, 106: 979-987.

[117] Shigemura N, Tane S, Noda K. The bronchial arterial circulation in lung transplantation: Bedside to

bench to bedside, and beyond[J]. Transplantation, 2018, 102: 1240-1249.

[118] Tanaka Y, Noda K, Isse K, et al. A novel dual ex vivo lung perfusion technique improves immediate outcomes in an experimental model of lung transplantation[J]. Am. J. Transplant., 2015, 15: 1219-1230.

[119] Tane S, Noda K, Toyoda Y, et al. Bronchial-arterial-circulation-sparing lung preservation: A new organ protection approach for lung transplantation[J]. Transplantation, 2020, 104: 490-499.

[120] Gattinoni L, Marini J J, Collino F, et al. The future of mechanical ventilation: Lessons from the present and the past[J]. Crit. Care, 2017, 21: 183.

[121] Aboelnazar N S, Himmat S, Hatami S, et al. Negative pressure ventilation decreases inflammation and lung edema during normothermic ex-vivo lung perfusion[J]. J. Heart Lung Transplant., 2018, 37: 520-530.

[122] Bobba C M, Nelson K, Dumond C, et al. A novel negative pressure-flow waveform to ventilate lungs for normothermic ex vivo lung perfusion[J]. ASAIO J., 2021, 67: 96-103.

[123] Buchko M T, Boroumand N, Cheng J C, et al. Clinical transplantation using negative pressure ventilation ex situ lung perfusion with extended criteria donor lungs[J]. Nat. Commun., 2020, 11: 5765.

[124] Guérin C, Beuret P, Constantin J M, et al. A prospective international observational prevalence study on prone positioning of ARDS patients: The APRONET (ARDS Prone Position Network) study[J]. Intensive Care Med., 2018, 44: 22-37.

[125] Niikawa H, Okamoto T, Ayyat K S, et al. The protective effect of prone lung position on ischemia-reperfusion injury and lung function in an ex vivo porcine lung model[J]. J. Thorac. Cardiovasc. Surg., 2019, 157: 425-433.

[126] Ordies S, Frick A E, Claes S, et al. Prone positioning during ex vivo lung perfusion influences regional edema accumulation[J]. J. Surg. Res., 2019, 239: 300-308.

[127] Niikawa H, Okamoto T, Ayyat K S, et al. Successful lung transplantation after acellular ex vivo lung perfusion with prone positioning[J]. Ann. Thorac. Surg., 2020, 110: e285-e287.

[128] Ayyat K S, Okamoto T, Niikawa H, et al. High positive end-expiratory pressure during ex vivo lung perfusion: Recruiting rejected donor lungs[J]. Interact. Cardiovasc. Thorac. Surg., 2018, 27: 145-147.

[129] Mehaffey J H, Charles E J, Sharma A K, et al. Airway pressure release ventilation during ex vivo lung perfusion attenuates injury[J]. J. Thorac. Cardiovasc. Surg., 2017, 153: 197-204.

[130] Oshima Y, Okazaki N, Funaki K, et al. Marathoners' breathing pattern protects against lung injury by mechanical ventilation: An ex vivo study using rabbit lungs[J]. Yonago. Acta. Med., 2020, 63: 272-281.

[131] Fisher A, Andreasson A, Chrysos A, et al. An observational study of donor ex vivo lung perfusion in UK lung transplantation: DEVELOP-UK[J]. Health Technol. Assess., 2016, 20: 61-85.

第十四章 肺移植术式选择

肺移植的手术方式大致包括四种：单肺移植术、双肺移植术、心肺联合移植术和活体肺叶移植术。手术方式的选择受许多因素影响，包括受体的疾病、年龄、病情严重程度、移植中心的经验、供体的稀缺性等。

肺移植手术基本过程如下：

（1）供体肺的取出。

（2）受体肺的切除。

（3）植入吻合：吻合支气管，吻合肺动、静脉，吻合心房袖。

（4）关胸。

一、单肺移植术

单肺移植由于手术时间短、技术难度低、麻醉时间短、供肺冷缺血时间短，术后康复快，使用体外循环的可能性小，另一侧供体肺可提供给另一位移植受者，有可能降低等待肺移植患者的死亡风险，开展之初主要适用于65岁以下的无肺部感染的肺实质性疾病，如特发性肺纤维化、肺气肿；可治性先天性心脏病伴继发性肺动脉高压、无严重心力衰竭的肺血管性疾病等。[1]慢性阻塞性肺疾病、α_1-抗胰蛋白酶缺乏性肺病或特发性肺纤维化的患者在评估可能加重的条件下，都可以接受单肺移植手术。[2-4]

在单肺移植手术期间，如果出现了严重的移植物功能障碍，那么患者对侧的自身肺可以临时提供肺功能支持。单肺移植可以提高等待肺移植患者的生存率，例如特发性肺纤维化患者，特别是那些没有继发性肺动脉高压的特发性肺纤维化患者。在美国，这些患者受益于移植器官分配评分的引入。单侧肺移植可以利用一侧供体不佳的捐献贡献者，从而在一定程度上扩大供体肺选择的标准，增加供体肺捐献者数量。[5]

单肺移植的胸部切口有许多选择，包括后外侧切口、胸前乳头下切口或前外侧切口，这些切口保留所有大肌肉或切开部分肌肉。首选的是乳头下的前外侧切口，这种切口需要切开胸大肌但是保留背阔肌。对于胸腔大小正常或胸腔较大的患者，如阻塞性气道疾病患者，可选择保留肌肉的胸前乳头下切口。对于胸腔较小的患者，如严重特发性肺纤维化患者，可选择前外侧切口，这种切口分离部分背阔肌但保留前锯肌。理想的切口位置应在肺门的上方，一般不低于第5肋间隙进入胸膜腔，显露肺静脉及主支气管后，可夹闭肺动脉以检测肺切除后对循环及氧供的影响。单肺移植相对来说比较容易，体外循环时间也较短，但移植后由于血液大多流向压力较低的移植肺，容易出现通气/血流比例失调。在单肺移植过程中，对依赖性单肺通气和术中相关分流情况的掌握是非常重要的。

二、双肺移植术

尽管单肺移植具有手术简单和效果良好等优越性,但并不是每个移植中心都认为此术式较优,原因与短期及长期生存率、术后功能的恢复程度、技术原因、急性或慢性并发症因素有关。[6-7]双肺移植后肺功能的更大改善是双肺移植的充分理由。一旦发生闭塞性疾病,切除原来感染的双肺,从而在数量上大大减少感染源,移植后感染较易控制。对终末期肺气肿术前感染明显的患者应首选双肺移植,术前绿脓杆菌等混合感染的患者不是双肺移植的绝对禁忌证,但双肺移植也存在手术创伤大,受体冷缺血时间较长易引起再灌注损伤等缺点。[8]

近几年双肺移植所占的比例逐渐上升(图14.1)[9],不断增加的围术期经验及病人良好的预后和生活质量,使其已经替代单肺移植成为最为青睐的肺移植手术方式。主要适用于囊性肺纤维化、严重疤性肺气肿、支气管扩张及无严重心力衰竭的肺血管性疾病。[10]

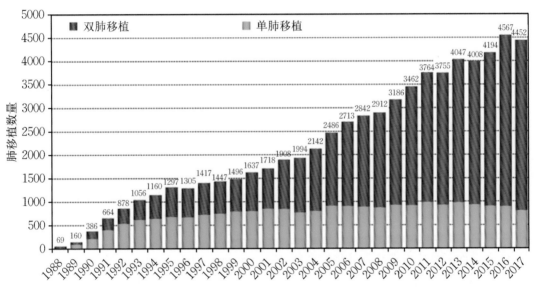

图14.1　按年份和手术类型划分的成人肺移植数量(1988—2017年)

从心肺移植发展而来的双肺移植最初需要在体外循环下完成。但体外循环应用后易导致凝血机制紊乱、手术创伤增大、炎性反应增加、费用高等术后并发症。随着技术的进步,监测水平的提高,非体外循环下序贯式双肺移植应用于临床。患者应用体外循环的指征有血流动力学不稳定,单侧肺无法充分氧合或通气,单侧肺动脉阻断时肺动脉压显著增加及右心室功能恶化等。为减少围术期出血,应在全身肝素化和体外循环开始之前尽可能地完成病肺解剖游离和胸腔内出血。

双肺移植有3种基本的切口选择:不切断胸骨的双侧前外侧胸廓切口,切断胸骨的双侧前外侧胸廓切口和胸骨正中切口。[11]

(1)序贯式双肺移植的首选切口是不切断胸骨的双侧前外侧胸廓切口。研究发现,这种方法可以最大限度地减小手术创伤,有利于术后肺功能的恢复,并预防开胸相关的其他并发症。皮肤切口应沿着乳房下缘从胸骨侧边缘到腋前线。在切开皮肤后,分离胸大肌,从双侧第4肋间进胸。识别双肺内乳动脉,并结扎、游离。可以局部切开胸骨旁第4肋软骨的边缘,使肋骨向上移,以避免内乳血管束张力过大,从而保护内乳动脉。向后方切开肋间肌直到竖脊肌旁,并逐层打开胸腔。

序贯移植顺序:根据定量通气灌注扫描(quantitative ventilation-perfusion scan,V/Q扫描)的结果,决定序贯式双肺移植的顺序。对通气和灌注贡献较少的肺应首先切除,以增加单肺通气的可能性。在一侧病肺切除和新肺植入期间,需要依赖对侧自体肺替代更多功能,以尽可能避免体外循环的应用。此外,如果双肺移植发生意外事件,那么先将相对严重的病肺移植替换掉会更加有利。

(2)这种切口的一种改良形式为蛤壳式切口,即在连接双侧前外切口的水平将胸骨横向切断。这种横断胸骨的方法可以充分暴露胸腔,以便在术中进行心脏插管,实现体外循环。在给心脏肥大或胸腔特别小的病例进行手术时,这种切口可以充分暴露肺门结构。但是它也有缺点,其缺点是需同时切断内乳动脉,在关胸时需要缝合胸骨,并且可能导致更严重的术后胸骨相关的并发症。

(3)第三种是胸骨正中切口。这种切口可以充分暴露心包内结构。对于乳房较大的患者,胸骨正中切口可能比前外侧切口更有优势。相比于其他两种切口,接受胸骨正中切口患者的伤口并发症更少。

三、心肺联合移植术

适用于先天性心脏病导致的肺动脉高压。先切心,后切肺,保护双侧膈神经、迷走神经和喉返神经。针对一些合并有严重心脏病的患者可同时进行心脏和肺脏的联合移植。

现在,心肺整体移植仅被应用于同时有严重心脏病和终末期肺部疾病的患者。这些患者可能包括有一种疾病(如结节病或肺动脉高压)并且这种疾病已经破坏心脏和肺部的患者,终末期心脏病(如缺血性疾病)患者以及终末期肺部疾病(如慢性阻塞性肺疾病)患者。[12]另外,先天性心脏病患者艾森曼格综合征(Eisenmenger syndrome)进展时,最终可能需要心肺联合移植。由于解剖结构复杂,Kartagener综合征患者也常需要采取心肺联合移植手术。[13]其主要适用于55岁以下原发性肺动脉高压及不能矫正的各种先天性心脏病所致继发性肺动脉高压、晚期肺实质性疾病合并心功能不全、原发性肺动脉高压继发严重心力衰竭、囊性肺纤维化或双侧支气管扩张所致肺脓毒性感染等患者。[14]

等待移植的受者都需要常规接受心脏病学和肺部疾病的评估,并且需要通过移植手术的评估。常规的检查包括心脏手术相关的左心导管、右心导管、超声心动图、CT等。肺移植手术的其他检查内容还包括6分钟步行试验、肺功能检查和灌注通气扫描。

研究者还会比较关注曾经有过多次胸部手术史的患者,如分流术、导管结扎术或多次瓣膜置换术。对于有心外畸形、可能使血管吻合复杂化的异常情况或导致大量胸壁出血的情况,应仔细研究其CT检查结果。

检查胸外器官的功能,并进行心理社会评估,以确保移植手术能获得长期效果。

对心肺联合移植供者的管理需遵循胸部脏器管理方案。液体应限制在必要的最低限度,并且采用标准的评估方式对心脏功能进行评估。与其他所有肺供者一样,对心肺联合移植肺功能的评估也基于氧合水平、胸部X线检查和呼吸机参数。供者心肺体积不应超过移植受者,而供者心肺体积较小在心肺移植中是可以接受的。供者移植前需获取的检测结果包括支气管镜检查结果、放射学检查结果、标准实验室检测结果以及左肺静脉和右肺静脉的血气分析结果。

通常采用正中劈开切口打开胸腔。供者检查心脏有无挫伤、钙化或局部壁运动异常。完全打开两侧胸膜腔,并从胸腔中将肺提起来仔细检查,以尽可能多地观察肺的背部。

四、活体肺叶移植术

适用于儿童、体型较小成人的终末期肺疾病。活体肺叶移植即指肺的供体是生命体征正常的成人,通常采取肺叶移植的方式。正常人体的肺总共有五叶,左侧两叶,右侧三叶,活体肺移植一般只是选取其中的某一叶进行移植。[15]

因为双侧活体供肺叶移植只移植两个肺叶,所以主要适用于儿童和体型较小的成人终末期肺部疾患,主要是囊性肺纤维化,特别是在急性肺衰竭,又没有合适的供体时可以考虑该手术,术中注意不能钳夹和过多挤压肺组织。只要一致认为供者受者尺寸匹配,活体供肺叶移植就能用于限制性、阻塞性、感染性和高血压性肺病的儿童和成年患者。[16]

在美国,囊性纤维化是活体供肺叶移植最常见的指征,活体供肺叶移植的三种主要适应证分别是间质性肺炎、闭塞性细支气管炎综合征(brochiolitis obliterans syndrome,BOS)和肺动脉高压。[17]

虽然直系家庭成员(三代亲属或配偶)是常用的器官捐献者,其他机构已经接受了大量非直系亲属和不相关的个人作为器官捐献者。禁止从一个捐献者中提取多个肺叶。[18-19]

潜在捐献者应该在主观意愿、没有强制性的前提下,经医学和心理评估均适合捐献的情况下进行捐献,应充分了解捐献者的风险和利益,并充分了解受者的风险和利益以及替代治疗方法。当出现两个合适的供者时,个头相对较大且肺活量较好的供者捐献右下叶;另一个供者则捐献左下叶。[19]

在活体供肺叶移植中,供者与受者之间的尺寸匹配很重要。由于活体供肺叶移植仅使用两个肺叶,所以供肺不可避免是过小的。供肺过小可能导致肺动脉高压,从而导致供体肺水肿。胸膜空间问题可能增加肺脓肿的发生风险。过度扩张的供肺可能因早期的小气道闭塞而导致阻塞性生理改变。此外,成年人的下叶肺对儿童来说可能太大了。供者过大可能导致气道阻力升高、肺不张和胸部闭合时的血流动力学不稳等。[20]

最常见的供肺叶切除手术包括来自较大供者的右下叶切除术和来自较小供者的左下叶切除术。

对于儿童来说,成人的肺下叶仍可能过大。使用超大的移植物可能导致胸部闭合后发生高通气阻力,致使肺不张和血流动力学不稳。延迟胸腔闭合是安全的,随着肺水肿的改善,超大的移植物体积在等待期间预计会缩小;并且由于活体供肺叶移植后,受者心脏后负荷减小,所以受者右心的尺寸预计也会缩小。另一种策略可以在备用手术台上缩小供肺的尺寸。[21-22]

国内学者使用了多种裁剪肺的方法,包括:① 右上叶＋中叶移植:裁除右下叶,将中叶支气管与右中间支气管口重新缝合,避免残端。[23]② 异位肺移植技术:左右翻转,将左侧肺翻转180°移植到受者右胸腔。反之亦然。[24]③ 单侧肺劈离后双肺移植:其中右供肺的右中下叶移植给受者的右侧,右上叶移植给左侧。左供肺的左上叶移植给受者的右胸,左下叶移植给受者的左胸。④ 双肺叶异位移植:将左供肺移植给受者A的左胸,右供肺的上叶翻转180°移植给受者B的左胸,右中下叶移植给受者B的右胸。[25]

当移植肺尺寸太小时,有限量的血管床可能导致肺动脉高压,从而导致肺水肿。胸腔内残留无效腔容易导致术后出血、持续漏气和脓胸等并发症的发生。[26]此外,移植肺的恶性过度通气可能导致活体供肺叶移植后呼吸动力学不足和血流动力学崩溃。[16]解决方法可以是保留原先肺上叶的方法,从而为小移植肺提供合适的胸腔。这种处理方法的前提是受者保留的肺叶没有感染,并且叶间裂发育较好、胸膜粘连最少。考虑到这些因素,空间占位性非感染性疾病(如闭塞性细支气管炎综合征)将是该手术方式理想的适应证。另外,肺纤维化、肺动脉高压、肺气肿和淋巴管平滑肌瘤病也可能是该手术方式的指征。[27]

五、肺气肿和 α_1-抗胰蛋白酶缺乏症的术式选择

肺气肿患者单肺移植可导致高度顺应性的患肺与正常顺应性的供肺之间的力学差异,从而可能导致双肺移植中少见的急性或慢性并发症。但自1989年法国Mal报道成功进行单侧肺移植治疗肺气肿以来,越来越多的肺气肿患者行单侧肺移植手术并获得成功。

根据国际心肺移植协会登记报告,1995—2012年,共有12602例肺气肿患者和2182例 α_1-抗胰蛋白酶缺乏症患者实施了14784例肺移植手术。其中,单肺移植占49.8%,双肺移植占33%。1997—2001年,只有约28%对肺气肿患者接受了双肺移植手术。从2003年开始,双肺移植的比例稳步上升;到2011年,达到了72%。[28]

大多数移植中心首选双肺移植,因为原生肺过度通气可能是单肺移植效果差的原因。然而,单肺移植的特点是总的缺血和手术时间较短,因此其围术期的并发症发生率和死亡率均较低。单肺移植的支持者还强调,它可以减少供者器官短缺问题,降低等待移植名单中患者的发病率和死亡率。

Sundaresan等报道的回顾性研究显示双肺移植受者的5年生存率为53%,而单肺移植受者的5年生存率为41%。[29]Thabut等分析1987—2006年共9883例肺气肿患者数据,其中3525例(35.7%)接受双肺移植,6358例(64.3%)接受单肺移植。双肺移植受者的中位生存时间为6.4年(6.02~6.88年),比单肺移植(4.6年)长($P<0.0001$)。然而,相比于单肺移植,双肺移植对60岁以上的患者几乎没有增加的获益。[30]Meyer等分析了2260例接受肺移植的肺气肿患者,其中1835例接受单肺移植,425例接受双肺移植,年龄在40~57岁的患者单肺移植的死亡风险较双肺移植高。[31]其他报道显示,5%~15%的单肺移植患者发生原生肺过度通气,通常需要实施独立的肺部通气或肺减容术。[32]10%~20%的患者可发生原生肺的肺炎,其并发症发生率达到20%。2%~3%的患者原生肺发展至肺癌。[33-34]

在2000年1月至2017年6月按年龄组分层的COPD移植患者中,40~59岁人群中双肺移植的1年生存率较高,而18~39岁和≥60岁年龄组没有差异。[35]在40~59岁和≥60岁年

龄组中,以生存至1年为条件的五年生存率显示,与双肺移植受者相比,单肺移植受者的生存率较低。

综上,双肺移植的中长期效果优于单肺移植。

六、特发性肺纤维化(IPF)术式选择

对特发性肺纤维化患者进行单肺移植还是双肺移植,目前还存在争议。[36]一项长期随访良好的早期纵向研究结果表明,双肺移植患者没有获得明显的肺功能优势或生存优势。[37]然而,另一项研究认为单肺移植是特发性肺纤维化患者死亡的独立预测因素。[38]此外,双肺移植对移植分配评分较高的危重症患者更有益。而且,双肺移植患者发生闭塞性细支气管炎综合征的概率更低。即使发生了闭塞性细支气管炎综合征,双肺移植的病程较单肺移植更短,程度也较轻。研究显示对单肺移植和双肺移植进行分层分析后,双肺移植患者的获益更大。[37]

七、支气管扩张及囊性纤维化(CF)术式选择

对于感染性疾病如肺囊性纤维化及支气管扩张,目前主要主张进行双肺移植,因为另一侧的自体肺是非常严重的感染源,对于移植后的供体肺和以后的生活质量都可以造成严重的影响。[39]现行的标准方法是通过蛤壳式切口进行序贯双肺或单肺移植。序贯肺移植是指移除一侧肺,随后植入第1个肺;然后移植另一侧肺,植入第2个肺。[40]

许多囊性纤维化和支气管扩张症患者的肺小于人体的平均水平。肺的体积小也是许多注册管理机构等待肺移植名单上患者死亡的危险因素。治疗方法可以是移植较小的肺,或者对供肺进行解剖性肺叶移植。[41-42]

囊性纤维化相关性肝病是囊性纤维化患者的第三大死因,常见于肺移植候选者。[43]完成肺移植后立即进行同一供者的肝移植能取得令人满意的结果。

八、肺动脉高压(PAH)术式选择

特发性肺高压患者单肺移植后围术期管理相对困难,因此也有很多人主张进行双肺移植或者心肺联合移植。[44]对于那些经心脏超声检查确定有严重左心室功能障碍(左室射血分数低于40%)的患者,或者实施双肺移植有技术局限(比如有复杂的不可纠正的心脏缺陷)的患者,可考虑实施心肺联合移植。[45]对存在严重右心室衰竭,均可接受双肺移植,因为患者的右心室功能在接受双肺移植后可成功恢复。对肺动脉高压患者的肺移植常规上是在体外循环或VA-ECMO支持下进行。[46]

据国际心肺移植协会注册处的最新数据,肺动脉高压患者接受肺移植后的3个月生存率为78%,低于囊性纤维化患者(90%)、慢性阻塞性肺疾病患者(90%)和间质性肺病患者(85%)。然而,其长期生存率则优于大多数有其他基础疾病的患者。[47-48]特发性动脉性肺动脉高压患者肺移植后的10年生存率为36%,而囊性纤维化、慢性阻塞性肺疾病和间质性肺

病患者肺移植后的10年生存率则分别为44％、25％和23％。特发性动脉性肺动脉高压患者的早期死亡率较高,这与疾病本身的特征有关,包括术前的右心室功能障碍、术中常规使用体外循环以及具有更高的原发性移植物功能障碍发生的风险等。[49]

心肺联合移植受者的早期死亡率高于双肺移植,但长期获益与双肺移植相似。一项纳入了1986—2008年219例肺动脉高压患者的大型研究发现,心肺联合移植和双肺移植术后的患者住院死亡率分别为21.7％和14.9％(P=0.24)。心肺联合移植的1年、5年、10年、15年生存率分别为70％、50％、39％和26％,而双肺移植分别为79％、52％、42％和30％。[50]心肺联合移植患者的死亡率较高可能与手术的技术难度有关。适当的转诊时机和体外生命支持的应用有助于降低等待肺移植名单上的肺动脉高压患者的死亡率。

小　　结

(1) 双肺移植选择标准:合并肺部感染;存在严重肺动脉高压和右心功能不全;边缘性供肺,第一侧肺移植结束后,出血少,氧合理想。

(2) 单肺移植选择标准:体弱高龄;单侧肺移植结束,出血量>3000 mL。单肺移植采用后外侧切口开胸或腋下小切口保留肌肉开胸;双肺移植采用双侧前外侧不横断胸骨开胸或横断胸骨开胸。

(3) 心肺移植应用于同时患有严重心脏病和终末期肺部疾病的患者。

(4) 肺叶移植适用于儿童,体型较小成人的终末期肺疾病。

（包敏伟、刘小刚）

参考文献

[1] Leard L E, Holm A M, Valapour M, et al. Consensus document for the selection of lung transplant candidates: An update from the International Society for Heart and Lung Transplantation[J]. J. Heart Lung Transplant., 2021, 40(11):1349-1379.

[2] Nwakanma L U, Simpkins C E, Williams J A, et al. Impact of bilateral versus single lung transplantation on survival in recipients 60 years of age and older: analysis of united network for organ sharing database[J]. J. Thorac. Cardiovasc. Surg., 2007, 133(2):541-547.

[3] Siddiqui F M, Diamond J M. Lung transplantation for chronic obstructive pulmonary disease: past, present, and future directions[J]. Curr. Opin. Pulm. Med., 2018, 24(2):199-204.

[4] Yonan N A, el-Gamel A, Egan J, et al. Single lung transplantation for emphysema: Predictors for native lung hyperinflation[J]. J. Heart Lung Transplant., 1998, 17(2):192-201.

[5] Speicher P J, Ganapathi A M, Englum B R, et al. Single-lung transplantation in the United States: What happens to the other lung?[J]. J. Heart Lung Transplant., 2015, 34(1):36-42.

[6] Aryal S, Nathan S D. Single vs. bilateral lung transplantation: When and why[J]. Curr. Opin. Organ Transplant., 2018, 23(3):316-323.

[7] Puri V, Patterson G A, Meyers B F. Single versus bilateral lung transplantation: Do guidelines exist?[J]. Thorac. Surg. Clin., 2015, 25(1):47-54.

肺移植新进展

[8] Subramanian M P, Meyers B F. Bilateral versus single lung transplantation: Are two lungs better than one?[J]. J. Thorac. Dis., 2018, 10(7):4588-4601.

[9] Chambers D C, Cherikh W S, Harhay M O, et al. The international thoracic organ transplant registry of the International Society for Heart and Lung Transplantation: Thirty-sixth adult lung and heart-lung transplantation report-2019; Focus theme: Donor and recipient size match[J]. J. Heart Lung Transplant., 2019, 38(10):1042-1055.

[10] Chan E G, Hyzny E J, Furukawa M, et al. Intraoperative support for primary bilateral lung transplantation: A propensity-matched analysis[J]. Ann. Thorac. Surg., 2023, 115(3):743-749.

[11] Elgharably H, Javorski M J, McCurry K R. Bilateral sequential lung transplantation: Technical aspects [J]. J. Thorac. Dis., 2021, 13(11):6564-6575.

[12] Khaghani A, Banner N, Ozdogan E, et al. Medium-term results of combined heart and lung transplantation for emphysema[J]. J. Heart Lung Transplant., 1991, 10(1 Pt 1):15-21.

[13] Deuse T, Reitz B A. Heart-lung transplantation in situs inversus totalis[J]. Ann. Thorac. Surg., 2009, 88(3):1002-1003.

[14] Naik-Mathuria B, Jamous F, Noon G P, et al. Severe gastroparesis causing splenic rupture: A unique, early complication after heart-lung transplantation[J]. Tex. Heart Inst. J., 2006, 33(4):508-511.

[15] Yamane M, Date H, Okazaki M, et al. Long-term improvement in pulmonary function after living donor lobar lung transplantation[J]. J. Heart Lung Transplant., 2007, 26(7):687-692.

[16] Mineura K, Chen-Yoshikawa T F, Tanaka S, et al. Native lung complications after living-donor lobar lung transplantation[J]. J. Heart Lung Transplant., 2021, 40(5):343-350.

[17] Starnes V A, Bowdish M E, Woo M S, et al. A decade of living lobar lung transplantation: Recipient outcomes[J]. J. Thorac. Cardiovasc. Surg., 2004, 127(1):114-122.

[18] Kramer M R, Sprung C L. Living related donation in lung transplantation. Ethical considerations[J]. Arch. Intern. Med., 1995, 155(16):1734-1738.

[19] Mallory G B Jr, Cohen A H. Donor considerations in living-related donor lung transplantation[J]. Clin. Chest Med., 1997, 18(2):239-244.

[20] Eberlein M, Reed R M, Bolukbas S, et al. Lung size mismatch and survival after single and bilateral lung transplantation[J]. Ann. Thorac. Surg., 2013, 96(2):457-463.

[21] Chen F, Fujinaga T, Shoji T, et al. Perioperative assessment of oversized lobar graft downsizing in living-donor lobar lung transplantation using three-dimensional computed tomographic volumetry[J]. Transpl. Int., 2010, 23(9):e41-e44.

[22] Date H. Living-donor lobar lung transplantation: How I teach it[J]. Ann. Thorac. Surg., 2021, 112(4): 1055-1058.

[23] Huang J, Tian D, Chen J, Modified lobar transplants combining right upper lobectomy and right middle lobectomy for small recipients[J]. Ann. Thorac. Surg., 2022, 113(6):2103-2104.

[24] Zhao J, Ye S, Liu F, et al. Heterotopic lung transplant: A feasible approach to compensate for organ shortages[J]. Interact. Cardiovasc. Thorac. Surg., 2022, 35(1):ivac156.

[25] Liu F, Hsin M K Y, Wu M, et al. Bilateral lobar lung transplantation and a single lung transplantation using lungs from a single organ donor during coronavirus disease 2019 pandemic[J]. Chin. Med. J. (Engl.), 2021, 134(17):2122-2124.

[26] Sugimoto S, Date H, Miyoshi K, et al. Long-term outcomes of living-donor lobar lung transplantation [J]. J. Thorac. Cardiovasc. Surg., 2022, 164(2):440-448.

[27]　Nakajima D, Date H. Living-donor lobar lung transplantation[J]. J. Thorac. Dis., 2021, 13(11):6594-6601.

[28]　Yusen R D, Christie J D, Edwards L B, et al. The registry of the International Society for Heart and Lung Transplantation: Thirtieth adult lung and heart-lung transplant report-2013; Focus theme: Age [J]. J. Heart Lung Transplant., 2013, 32(10):965-978.

[29]　Sundaresan R S, Shiraishi Y, Trulock E P, et al. Single or bilateral lung transplantation for emphysema? [J]. J. Thorac. Cardiovasc. Surg., 1996, 112(6):1485-1495.

[30]　Thabut G, Christie J D, Ravaud P, et al. Survival after bilateral versus single lung transplantation for patients with chronic obstructive pulmonary disease: A retrospective analysis of registry data[J]. Lancet, 2008, 371(9614):744-751.

[31]　Meyer D M, Bennett L E, Novick R J, et al. Single vs bilateral, sequential lung transplantation for end-stage emphysema: Influence of recipient age on survival and secondary end-points[J]. J. Heart Lung Transplant., 2001, 20(9):935-941.

[32]　McAdams H P, Erasmus J J, Palmer S M. Complications (excluding hyperinflation) involving the native lung after single-lung transplantation: Incidence, radiologic features, and clinical importance[J]. Radiology, 2001, 218(1):233-241.

[33]　Collins J, Kazerooni E A, Lacomis J, et al. Bronchogenic carcinoma after lung transplantation: Frequency, clinical characteristics, and imaging findings[J]. Radiology, 2002, 224(1):131-138.

[34]　Von Boehmer L, Draenert A, Jungraithmayr W, et al. Immunosuppression and lung cancer of donor origin after bilateral lung transplantation[J]. Lung Cancer, 2012, 76(1):118-122.

[35]　Perch M, Hayes D, Cherikh W S, et al. The international thoracic organ transplant registry of the International Society for Heart and Lung Transplantation: Thirty-ninth adult lung transplantation report-2022; focus on lung transplant recipients with chronic obstructive pulmonary disease[J]. J. Heart Lung Transplant., 2022, 41(10):1335-1347.

[36]　Li D, Liu Y, Wang B. Single versus bilateral lung transplantation in idiopathic pulmonary fibrosis: A systematic review and meta-analysis[J]. PLoS One, 2020, 15(5):e0233732.

[37]　Neurohr C, Huppmann P, Thum D, et al. Potential functional and survival benefit of double over single lung transplantation for selected patients with idiopathic pulmonary fibrosis[J]. Transpl. Int., 2010, 23 (9):887-896.

[38]　Algar F J, Espinosa D, Moreno P, et al. Results of lung transplantation in idiopathic pulmonary fibrosis patients[J]. Transplant. Proc., 2010, 42(8):3211-3213.

[39]　Braun A T, Merlo C A. Cystic fibrosis lung transplantation[J]. Curr. Opin. Pulm. Med., 2011, 17(6): 467-472.

[40]　Hayes D, Sweet Jr S C, Benden C, et al. Transplant center volume and outcomes in lung transplantation for cystic fibrosis[J]. Transpl. Int., 2017, 30(4):371-377.

[41]　Ramos K J, Sykes J, Stanojevic S, et al. Survival and lung transplant outcomes for individuals with advanced cystic fibrosis lung disease living in the United States and Canada: An analysis of national registries[J]. Chest, 2021, 160(3):843-853.

[42]　Yeung J C, Machuca T N, Chaparro C, et al. Lung transplantation for cystic fibrosis[J]. J. Heart Lung Transplant., 2020, 39(6):553-560.

[43]　Mallea J, Bolan C, Cortese C, et al. Cystic Fibrosis-associated liver disease in lung transplant recipients [J]. Liver Transpl., 2019, 25(8):1265-1275.

[44] Huston J H, Brittain E L, Robbins I M. Pulmonary hypertension and right ventricular failure: Lung transplant versus heart-lung transplant[J]. Cardiol. Clin., 2020, 38(2):269-281.

[45] Gadre S K, Minai O A, Wang X F, et al. Lung or heart-lung transplant in pulmonary Arterial hypertension: What is the impact of systemic sclerosis?[J]. Exp. Clin. Transplant., 2017, 15(6):676-684.

[46] Galiè N, Humbert M, Vachiery J L, et al. 2015 ESC/ERS Guidelines for the diagnosis and treatment of pulmonary hypertension: The joint task force for the diagnosis and treatment of pulmonary hypertension of the European Society of Cardiology (ESC) and the European Respiratory Society (ERS): Endorsed by: Association for European Paediatric and Congenital Cardiology (AEPC), International Society for Heart and Lung Transplantation (ISHLT)[J]. Eur. Heart J., 2016, 37(1):67-119.

[47] Sultan S, Tseng S, Stanziola A A, et al. Pulmonary hypertension: The role of lung transplantation[J]. Heart Fail. Clin., 2018, 14(3):327-331.

[48] Chambers D C, Perch M, Zuckermann A, et al. The international thoracic organ transplant registry of the International Society for Heart and Lung Transplantation: Thirty-eighth adult lung transplantation report-2021; Focus on recipient characteristics[J]. J. Heart Lung Transplant., 2021, 40(10):1060-1072.

[49] Bartolome S, Hoeper M M, Klepetko W. Advanced pulmonary arterial hypertension: Mechanical support and lung transplantation[J]. Eur. Respir. Rev., 2017, 26(146):170089.

[50] Fadel E, Mercier O, Mussot S, et al. Long-term outcome of double-lung and heart-lung transplantation for pulmonary hypertension: A comparative retrospective study of 219 patients[J]. Eur. J. Cardiothorac. Surg., 2010, 38(3):277-284.

第十五章　肺再移植技术性失败原因分析和进展

一、再移植现状

肺移植是一种非常成功的治疗肺部疾病的方法。然而，移植物的短期和长期失败仍然是一个严重的问题。肺移植物的早期失败可能是由于缺血再灌注损伤，也可能是由于支气管愈合并发症。晚期失败是由于闭塞性细支气管炎综合征(BOS)，即慢性排斥反应。因此，从历史上看，肺再移植已经应用于早期和晚期移植失败，但其效果不如初次移植。Novick等[1]开创了国际肺再次移植的先河。Registry于1998年发表了一份来自47个中心的230例重做移植的报告。在这个历史队列中，1年时的实际生存率为47%，而在初次移植后1年时的实际生存率为73%。在该登记册报告中观察到一些重要的趋势。在再次移植的候选者中，由于原发性移植物功能障碍、顽固的气道并发症或严重的急性排斥反应，与急性移植物失败的患者相比，BOS患者的存活率提高。Logistic回归分析显示，符合更有利的标准：BOS为适应证、流动状态和首次移植后间隔2年以上的患者再次移植后1年生存率为69%。这个数字接近于当时的初次移植后，表明在其他稳定的患者中，今天仍然被认为是重新进行肺移植的最有说服力的指征。然而，在BOS再次移植的受者中，第二个移植物中BOS的复发有提前的趋势，导致3年BOS的发生率比初次移植的受者高4倍。沿着这些思路，在随后的几年中学者们发表了一些单中心研究。2003年，Brugiere等[2]描述了15例BOS再次肺移植受者，移植时间为1988—2002年，1年、2年和5年后的存活率分别为60%、53%和45%。然而，不得不说，与现在大多数中心所做的相反，所有15例重做病例都是作为单肺移植执行的。但观察生存超过6个月的患者，1年、3年、5年无BOS生存率分别为90%、72%、66%，是有希望的。2006年，Struber等[3]对汉诺威Medical进行了总结，614例肺移植受者中54例(8.5%)有再次肺移植经历。与Novick等[1]的原始报道一致，急性移植物失功(原发性移植物功能障碍或气道并发症)再次移植后1年生存率仅为50%。再次移植BOS($n=37$)的受者1年和5年生存率分别为78%和62%。再次移植($n=27$例危重症患者)与初次移植($n=312$例风险患者)无BOS生存率差异不大，事实上(log rank检验：$P=0.09$)差异无统计学意义，Brugiere等的研究也有类似发现。2008年，来自维也纳的Aigner等[4]在总共567例肺移植手术中发表了他们的46例再次移植的系列研究。本质上，维也纳研究组再次证实了Novick等和Struber等的早期发现，支持BOS的再次移植，不赞成原发性移植物功能障碍的再次移植。特别值得注意的是，他们在移植后第一年因气道并发症而再次移植的结果是有争议的，他们的队列只有4名患者，显示100%的存活率。这一结果显然没有得到其他报告较大队列的作者的支持。同样在2008年,Osaki等[5]从美国威斯康星大学麦迪逊分校报道了19例患者的21次再移植,占其总肺移植方案的4.6%。他们的结果是对BOS再次移植和急性移植物失功问题再次移植的又一次证实。所有这些研究的Meta分析,由于它们的一致性,直截了当:一方面,对于稳定的BOS患者,再次肺移植可获得接近初次受者的存活率,因此被认为是一种有价值的临床手术。另一方面,急性移植物失功后的再次移植会导致明显的生存劣势,应予以抑制,因为对稀缺资源"供体肺"的竞争可能会使其他等待移植的受体受益。那么,该领域的最新发展有哪些?下文中,我们回顾了在前面已经积累的知识的基础上增加的文献。

二、肺再移植选择

许多受者在进行移植时年龄较小,因此,如果移植肺恶化且患者无重大合并症,可能会提出再次移植的问题。根据哥德堡大学萨尔格伦斯卡学院Dellgren[6]教授团队的研究,肺移植至再移植中位时间为3.7年(年龄为0.06~18岁),再移植队列中位随访时间为2.9年(范围为0~20年),肺初次移植队列中位随访时间为4.0年(年龄为0~27岁)。再移植受者年龄与初次移植队列(52岁比51岁,$P=77$)相似。再移植组具有较低的eGFR[66 mL/$(min \cdot 1.73 \text{ m}^2)$比91 mL/$(min \cdot 1.73 \text{ m}^2)$,$P<0.001$]和较高的糖尿病患病率(22%比9%,$P=0.006$),合并症在许多情况下是初次移植术后免疫抑制治疗的不良作用。再移植组的平均供者年龄较大(53岁比45岁,$P=002$)。在这些接受肺再移植的患者中,肺动脉高压、α_1-抗胰蛋白酶缺乏症、淋巴管平滑肌瘤病和囊性纤维化患者最易进行再移植,可能与这些诊断患者行初次移植的年龄较小有关。49例患者中有8例(16%)在初次移植术后1年内行再移植,1年生存率分别为50%(4/8),而初次移植术后1年后行再移植的患者1年生存率为81%(41例中有33例,$P=18$),再移植中单肺移植多于双肺移植(图15.1)。

肯塔基大学移植中心的Machuca[7]教授收集了该中心从1995年到2014年,共542位肺移植患者的资料,其中87位是肺再移植患者,单肺再移植72例(92.3%),双肺再移植6例(7.7%)。研究结果指出肺再移植的结果明显差于初次移植,但对于部分患者可能是合适的。将肺再移植患者分为BOS组、rCLAD组和早期并发症组(急性排斥反应和气道并发症),其中rCLAD组中位生存时间为0.9年,BOS组为2.7年。年龄大于50岁或初次肺移植2年内的患者肺再移植与生存率降低有关。研究者还需要进一步的工作来确定从再移植中获益最多的患者。

杜克大学Hartwig[8]教授团队分析了9270例肺移植和456例肺再移植患者数据,将所有再移植与初次肺移植进行比较。在肺再移植队列中,53%的($n=241$)诊断为闭塞性细支气管炎,17%的($n=77$)诊断为原发性移植物功能障碍(PGD)。初次移植与再移植的中位天数为1056[四分位间距(IQR)473~2176]。与肺移植患者相比,再移植受者(中位年龄为51岁,IQR 34~61比58,IQR 49~64)更年轻,常患有囊性纤维化或支气管扩张(29%,$n=130$比14%,$n=1295$),LAS(中位数47,IQR 40~70比39,IQR 34~48)更高。再移植受者(中位数43天,IQR 12~125比73,22~229)的等待时间更短。在匹配之前,再移植和初次移植队列之间存在相当程度的不平衡,8个连续变量中有5个和17个分类变量中有11个存在显著差异。匹配后差异无统计学意义(图15.2)。初次移植和初次移植90天后再移植有类似的

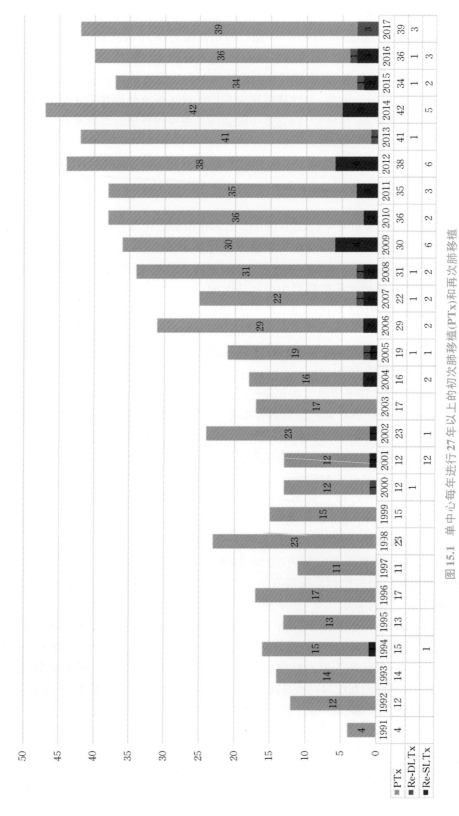

图 15.1 单中心每年进行 27 年以上的初次肺移植 (PTx) 和再次肺移植
Re-DLTx，双肺再次移植；Re-SLTx，单肺再次移植。 [6]

肺移植新进展

122

生存结果($P<0.067$)。相比之下，90天内的再移植与生存率低相关。分析显示早期肺再移植较首次($P<0.001$，HR＝1.97，95％ CI 1.37~2.84)或晚期再移植($P=0.023$，HR＝1.58，95％ CI 1.06~2.34)生存更差。其他与更差生存相关的因素包括血肌酐升高[$P<0.001$，HR(肌酐每增加1个单位)＝1.12，95％ CI 1.05~1.18]、移植前入住ICU($P<0.001$，HR＝1.64，95％ CI 1.37~1.96)、移植前入院($P=0.025$，HR＝1.20，95％ CI 1.02~1.41)、单侧肺移植($P<0.001$，HR＝1.23，95％ CI 1.13~1.35)、日常生活活动能力受限($P=0.014$，HR＝1.12，95％ CI 1.02~1.23)。因此，在再移植人群中，导致不良结局的因素包括入住重症监护室、单侧移植、功能状态差和原发性移植物功能障碍是再次移植($P<0.05$)的指征。

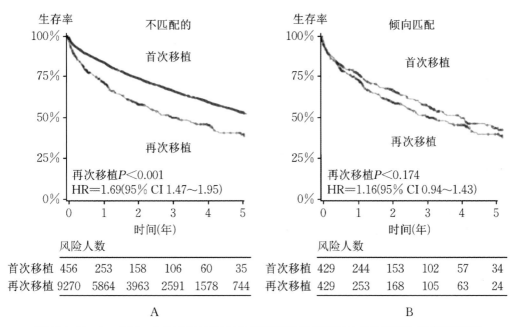

图15.2　Kaplan-Meier生存曲线比较(A)未匹配组和(B)匹配组的初次和再次肺移植受者[8]

多伦多总院的Singer[9]教授团队认为再次肺移植与更复杂的术后病程和更低的峰值肺功能有关，但长期的效果与初次移植相似。共38例患者在研究时间内进行了再次肺移植。这些患者在疾病分布、手术类型、桥接状态、巨细胞病毒(CMV)状态、移植前6MWD和供者特征等方面与初始移植受者队列相似。结果显示再移植受者具有更长的等待供肺时间(122天比52天，$P=0.04$)和更长的移植物缺血总时间(530分钟比463分钟，$P<0.01$)。再次移植指征以CLAD为主，38例患者中有35例(92％)，其中BOS 63％，RAS 26％。其余3例(8％)因PGD、复发性支气管肺泡癌和移植后淋巴组织增生性疾病(PTLD)再次移植。再移植受者术后病程更复杂，机械通气时间(8天比2天，$P=0.005$)更长，ICU停留时间(14天比4天，$P=0.002$)更长。总住院时间无差异。再次移植患者的出院存活率(76％)低于初次移植患者(92％)，但差异无统计学意义($P=0.06$)。

三、肺再移植患者主要死亡原因及风险因素

据报道,移植物失功和感染是患者肺移植后30天内死亡的主要原因。肺移植术后1年内非巨细胞病毒(CMV)相关性感染(35.5%)是导致该期间引发患者死亡的最主要原因,而慢性排异导致的CLAD(25.1%)则是生存期超过1年的肺移植患者死亡的主要原因。肺再移植术后不同时期患者的主要死亡原因与肺移植基本类似。不同的是,在肺再移植中,CLAD所导致的死亡在中、远期死亡病例中具有更高的比例。

ISHLT曾对16785例肺移植登记病例进行多因素分析,结果提示:肺原发病、肺再移植、接受过肺移植的历史、原发性肺疾病发展程度、供体合并糖尿病情况、供-受体CMV匹配性、受体输血史、肺移植中心规模、供-受体身高匹配程度、受体肺移植年龄、受体心肺功能、肌酐和胆红素水平等因素是影响肺移植患者死亡的独立风险因素。对术后5年肺移植远期死亡患者进行统计后发现,术后1年内并发BOS和急性排异情况、肺移植中心规模、供-受体体重指数(BMI)匹配程度、受体肺移植年龄及受体心肺功能依然是影响患者中、远期预后的独立风险因素,而肺再移植不再成为影响患者死亡的独立风险因素。对生存期超过10年的肺移植患者进行研究后发现,供-受体BMI匹配程度、肺移植中心规模、术后肌酐水平成为影响患者移植术后远期生存的主要因素。在对731例成人肺再移植登记病例统计后发现,接受肺移植的历史时期、肺移植中心规模、受体高血压史、供体身高及接受肺再移植时受体疾病进展程度成为影响患者生存的独立风险因素。在对肺移植后5年内进行肺再移植患者进行回顾性分析后发现,单肺移植、女性受体、年老供肺、年轻受体等因素可能是进行肺再移植的独立风险因素。[10-13]

小　结

肺再移植经历了过去20年的发展,患者预后不断得以改善。世界范围内肺再移植开展量和所占比重逐年上升,但绝对量依然偏小。目前中国部分医疗中心的胸外、麻醉和呼吸等学科的技术实力已接近甚至超越国际先进水平。就单纯手术技术而言,国内位居前列的胸外科均有实力完成肺移植或肺再移植手术,但是肺再移植面临的患者术前状态评估、单双肺再移植选择、供肺的冷缺血时间等仍是需要首先考虑的问题。肺再移植虽然是肺移植后CLAD唯一有效的治疗手段,但也应注意到,肺再移植是影响肺移植患者生存的不利因素。如何减少初次肺移植后慢性排斥发生、延长移植肺使用寿命、在必要性上降低肺再移植发生率,将是肺移植领域更加重要的研究方向。

(刘小刚、张文天)

参考文献

[1] Novick R J, Stitt L W, Al-Kattan K, et al. Pulmonary retransplantation: Predictors of graft function and survival in 230 patients. Pulmonary retransplant registry[J]. Ann. Thorac. Surg., 1998, 65(1):227-234.

[2]　Brugiere O, Thabut G, Castier Y, et al. Lung retransplantation for bronchiolitis obliterans syndrome: Long-term follow-up in a series of 15 recipients[J]. Chest, 2003, 123(6):1832-1837.

[3]　Strueber M, Fischer S, Gottlieb J, et al. Long-term outcome after pulmonary retransplantation[J]. J. Thorac. Cardiovasc. Surg., 2006, 132(2):407-412.

[4]　Aigner C, Jaksch P, Taghavi S, et al. Pulmonary retransplantation: Is it worth the effort? A long-term analysis of 46 cases[J]. J. Heart Lung Transplant., 2008, 27(1):60-65.

[5]　Osaki S, Maloney J D, Meyer K C, et al. Redo lung transplantation for acute and chronic lung allograft failure: Long-term follow-up in a single center[J]. Eur. J. Cardiothorac. Surg., 2008, 34(6):1191-1197.

[6]　Wallinder A, Danielsson C, Magnusson J, et al. Outcomes and long-term survival after pulmonary retransplantation: A single-center experience[J]. Ann. Thorac. Surg., 2019, 108(4):1037-1044.

[7]　Hall D J, Belli E V, Gregg J A, et al. Two decades of lung retransplantation: A single-center experience[J]. Ann. Thorac. Surg., 2017, 103(4):1076-1083.

[8]　Osho A A, Castleberry A W, Snyder L D, et al. Differential outcomes with early and late repeat transplantation in the era of the lung allocation score[J]. Ann. Thorac. Surg., 2014, 98(6):1914-1921.

[9]　Halloran K, Aversa M, Tinckam K, et al. Comprehensive outcomes after lung retransplantation: A single-center review[J]. Clin. Transplant., 2018, 32(6):e13281.

[10]　Chambers D C, Perch M, Zuckermann A, et al. The international thoracic organ transplant registry of the International Society for Heart and Lung Transplantation: Thirty-eighth adult lung transplantation report - 2021; Focus on recipient characteristics[J]. J. Heart Lung Transplant., 2021, 40(10):1060-1072.

[11]　Aigner C. Retransplantation[J]. Curr. Opin. Organ Transplant., 2015, 20(5):521-526.

[12]　Kawut S M. Lung retransplantation[J]. Clin. Chest Med., 2011, 32(2):367-377.

[13]　Yusen R D, Edwards L B, Kucheryavaya A Y, et al. The Registry of the International Society for Heart and Lung Transplantation: Thirty-second official adult lung and heart-lung transplantation report-2015; Focus theme: early graft failure[J]. J. Heart Lung Transplant., 2015, 34(10):1264-1277.

第十六章　肺移植供受体匹配及减容裁剪

在肺移植手术中,供受体匹配一直是一个关系到手术成功和术后患者恢复及预后的至关重要的问题。大量的文献阐述了供受体匹配会对手术难度、患者围术期的恢复以及患者恢复后的肺功能产生多方面的影响。[1-7]以往国际心肺移植协会的指南认为,供体肺总量(total lung capacity,TLC)占受体肺总量的75%~125%,对于接受双肺移植术以及心肺联合移植术后患者,患者的预后无明显差异,而对于单肺移植的患者,目前的临床资料显示,并不能给予指南性的指导意见。[8]而根据以往临床工作的经验,我们倾向于将较大的供体移植给原发病为慢性阻塞性肺病的患者,而把较小的供体肺移植给原发病为特发性肺纤维化的患者,从而获得更好的供受体匹配效果。[9]以往国际心肺移植协会的指南主要是以供体和受体的身高来对供受体肺的总量进行估算,从而选择合适或者大小匹配的供体进行肺移植手术,随着相关研究的深入,越来越多的相关报道提示了此种方法存在的明显不足。[10-11]因为供受体实际肺总量的测算往往会受到更多因素的影响,导致计算的错误,从而出现在供受体肺总量计算匹配中失败,最终导致手术的困难和围术期并发症的发生。

一、供受体大小匹配相关并发症

(一)原发性移植物功能障碍

众所周知,原发性移植物功能障碍(primary graft dysfunction,PGD)是肺移植术后最为常见的并发症[12],严重的PGD威胁肺移植患者的生命,同时增加远期发生移植物排异的风险,影响肺移植患者远期生存率。[13]相关研究显示,供受体肺大小不匹配是发生PGD的独立的危险因素,研究提示较小的供体肺在双肺移植中发生重度PGD的风险明显更高。[14]同时增加肺移植患者术后呼吸机使用时间,增加气管切开的概率。

(二)气道并发症

气道并发症(airway complications,AC)是肺移植术后的常见并发症之一,往往需要多种侵入性手段进行治疗,同时也是影响患者预后及长期生存的主要因素。[15]同样,接受较小的供体肺的患者,具有更高的术后气道并发症的发生率,并且更为严重。相关研究提示,较高的受体,气道并发症发病率更高,且Cleveland移植中心的研究提示了在供受体肺大小不匹配的移植患者中,阻塞性气道并发症的发生概率更高,这提示了供受体匹配可能影响围术期气道并发症发生率。[16-17]同时相关研究提示,性别在评估肺总量中也具有明显影响,女性的气管和肺容积明显小于同等身高的男性,从而女性供体移植给男性受体,提示具有更高的不匹配的概率,同时具有更高的气道并发症的发生率。[18]

(三)闭塞性细支气管炎

闭塞性细支气管炎(bronchiolitis obliterans,BO)是一种主要累及小气道的进展性、阻塞性,最终导致小气道功能丧失的疾病。闭塞性细支气管炎综合征(bronchiolitis obliterans syndrome,BOS)是以此种疾病临床表现的,但又缺乏病理学依据的综合征。BOS与患者的长期生存之间存在明确的相关性,是慢性移植肺排异的表现之一。[19]而较小的供体肺提示远期BOS发生概率明显上升,可能导致患者远期生存受损。[5]

二、供受体大小匹配与肺移植术后患者生存

既然供受体肺大小匹配和术后患者并发症息息相关,那么也与患者远期生存存在着密切的联系。目前国际上主要是通过计算供受体患者的预计肺总量(predict total lung capacity,pTLC)来评估供受体之间的匹配情况的。多项研究揭示了预计肺总量在提示供受体匹配关系中的作用,明显优于以往使用身高进行评估的方式。[20-22]供受体预计肺总量的比例是肺移植术后患者生存的独立预测的因素,而且同时具有以下特点:① 供受体预计肺总量的比例与肺移植术后患者生存存在非线性关系,供受体预计肺总量的比例为0.5~1.3,死亡率呈现非线性下降趋势;② 供受体预计肺总量的比例和移植指征间不存在相互关系,在原发病尚未明显影响患者肺总量的情况下,供受体预计肺总量的比例是一个较强的独立预测因素;③ 研究显示,因为供受体患者的预计肺总量的计算已经将性别考虑在内,所以性别的匹配与术后死亡率无明显关系。从以上特点可以看出,略大的供体相较略小的供体,术后患者的生存率更高,且围术期并发症概率更低。同时相关研究显示,过大的供体虽然在围术期并发症发生和生存率方面与匹配供体无明显差异,但匹配供体提示了更好的术后肺功能恢复的表现。

三、供受体大小匹配的计算和评估

目前国际上主要是通过计算供受体患者的预计肺总量(pTLC)来评估供受体之间的匹配,而预计肺总量主要是通过公式计算得出的。对于不同的地域和种族,计算公式应有不同的变化。计算公式的获得方法主要是通过对胸部CT进行三维重建,从而获得大量正常人群的实际肺总量,然后通过对患者不同变量(如年龄、身高、性别等信息)的收集进行回归分析,建立回归方程,从而获得计算正常人群的肺总量的公式。通过此公式我们可以在没有具体CT数据的情况下对患者的肺总量进行评估,并且将供受体之间的肺总量进行比较和分析,从而对移植工作进行预测和评估。较多的研究提供了不同的种族和人群的肺总量的计算公式,在一定程度上为供受体肺总量的评估作出了贡献。[23-26]但是使用预计肺总量的计算方式来评估供受体肺大小的关系也具有一定的局限性,当患者的肺容积因为原发病而出现了明显异常的改变时,仅仅使用预计肺总量的计算方式来评估供受体肺大小匹配就会导致

错误的发生。相关研究也提示了,对于限制通气功能障碍的患者,其实际肺总量可能远远小于计算出的预计肺总量。如果使用公式计算出的数据进行肺总量的评估,那么术中可能出现供受体之间严重不匹配,甚至导致无法关闭胸腔的情况发生。所以对于此种情况,术前对患者进行胸部CT三维重建后的实际肺总量的计算就显得尤为重要[27],实际肺总量可以更准确地反映患者的胸腔容积,从而更好地进行供受体之间大小的评估。虽然目前由于各种条件限制,供体的CT数据往往较难获得,但是好在一般情况下供体肺一般为正常人群,可以通过计算获得较为准确的肺总量,将供体的预计肺总量和受体的实际肺总量进行比较是获得更准确结果的一种有效方式。随着科技和信息传输技术的进步,相信在不久的将来,我们可能同时获得供受体肺的实际肺总量,并且通过三维重建更好地对供体肺的形态及受体胸腔的容积和形态进行对比,从而获得更好的匹配效果。

四、供受体肺的减容和裁剪

供体肺的获得总是异常珍贵的,为了更好地利用每一个供体肺,将过大的供体进行裁剪和减容,从而使其能够与受体的胸腔容积相匹配,获得更好的移植效果,同样是摆在每一位肺移植术者面前的一个重要的问题。减容量的计算同样可以通过之前的供受体肺的大小匹配的计算方法来获得,通过了解供体肺与受体胸腔容积的比例来指导减容的比例。一般情况下,减容的方式采用的是使用直线切割闭合器进行肺组织的部分切除术。减容的部位可根据供体肺形态容积和受体胸腔形态容积决定。如果需要在长径上减容,则一般进行下叶的部分切除术,也可同时对中叶的膈肌面和下舌段进行裁剪,如果需要在横径上减容,则可以对中叶及舌段进行裁剪。一般情况下,考虑到术后可能出现永久残腔的问题,一般不对双侧上叶进行裁剪,除非上叶存在需要切除的病变或者肺质地存在问题。由于供受体肺的比例略大,提示围术期并发症发生率较低,并有较好的远期生存,一般情况下,部分切除可以满足绝大多数供受体匹配的裁剪减容问题。在部分较少出现的极端情况下,供受体的大小出现严重不匹配情况,供体过大,部分切除无法满足减容的需求,那么肺叶移植是解决此难题的重要手段[28-29]。相关文献报道,尤其在小儿肺移植中,肺叶移植是解决供受体匹配问题的唯一有效方法。同样在成人肺移植中,如果受体的胸腔容积过小,肺叶移植同样可以解决此类问题。我中心也对此类患者进行过肺叶移植手术,患者体型娇小,女性,身高140 cm,而供体为男性,身高185 cm。我们术前对供受体的胸部CT进行了三维重建,经比较和计算后,对患者进行双肺移植术,右侧进行了右肺中下叶移植,左侧进行了左肺上叶移植术,术后患者双侧肺复张良好,无明显不张,安全度过围术期并出院长期生存。

综上所述,供受体肺大小匹配是肺移植术前评估的一个至关重要的问题,关系到肺移植手术术中的处理、肺移植患者围术期并发症的发生和肺移植患者长期生存。较大的供体肺对肺移植患者围术期并发症的发生和肺移植患者长期生存是一个保护性的因素,临床中应予以重视。目前使用的通过预计肺总量评估供受体肺大小匹配的方法是一种操作性强,并且具有一定指示意义的评估方法,可在临床工作中推广使用。但是同时要关注患者的实际情况,对于特殊患者进行更为个体化的评估和预测。供体肺的裁剪对于提高供体利用率,同

肺移植新进展

时提高肺移植患者预后同样具有不可忽视的作用,肺叶移植是一种可能解决部分疑难和极端情况的有效的手术技术。

(宁晔、张磊)

参考文献

[1] Reed R M, Eberlein M. Sizing considerations in lobar lung transplantation[J]. Transpl. Int., 2014, 27: e132-e133 .

[2] Reed R M, Netzer G, Hunsicker L, et al. Cardiac size and sex-matching in heart transplantation: Size matters in matters of sex and the heart[J]. JACC Heart Fail., 2014, 2: 73-83.

[3] Eberlein M, Arnaoutakis G J, Yarmus L, et al. The effect of lung size mismatch on complications and resource utilization after bilateral lung transplantation[J]. J. Heart Lung Transplant., 2012, 31: 492-500.

[4] Eberlein M, Diehl E, Bolukbas S, et al. An oversized allograft is associated with improved survival after lung transplantation for idiopathic pulmonary arterial hypertension[J]. J. Heart Lung Transplant., 2013, 32: 1172-1178.

[5] Eberlein M, Permutt S, Chahla M F, et al. Lung size mismatch in bilateral lung transplantation is associated with allograft function and bronchiolitis obliterans syndrome[J]. Chest, 2012, 141: 451-460.

[6] Eberlein M, Reed R M, Maidaa M, et al. Donor-recipient size matching and survival after lung transplantation. A cohort study[J]. Ann. Am. Thorac. Soc., 2013, 10: 418-425.

[7] Eberlein M, Reed R M, Permutt S, et al. Parameters of donor-recipient size mismatch and survival after bilateral lung transplantation[J]. J. Heart Lung Transplant., 2012, 31: 1207-1213.

[8] Orens J B, Boehler A, De Perrot M, et al. A review of lung transplant donor acceptability criteria[J]. J. Heart Lung Transplant., 2003, 22: 1183-1200.

[9] Tamm M, Higenbottam T, W, Dennis C M, et al. Donor and recipient predicted lung volume and lung size after heart-lung transplantation[J]. Am. J. Respir. Crit. Care Med., 1994, 150: 403-407.

[10] Eberlein M, Reed R M, Bolukbas S, et al. Lung size mismatch and survival after single and bilateral lung transplantation[J]. Ann. Thorac. Surg., 2013, 96: 457-463.

[11] Eberlein M, Permutt S, Brown R, H, et al. Supranormal expiratory airflow after bilateral lung transplantation is associated with improved survival[J]. Am. J. Respir. Crit. Care Med., 2011, 183: 79-87.

[12] Lee J C, Christie J D. Primary graft dysfunction[J]. Clin. Chest Med., 2011, 32: 279-293.

[13] Daud S A, Yusen R D, Meyers B F, et al. Impact of immediate primary lung allograft dysfunction on bronchiolitis obliterans syndrome[J]. Am. J. Respir. Crit. Care Med., 2007, 175: 507-513.

[14] Eberlein M, Reed R M, Bolukbas S, et al. Lung size mismatch and primary graft dysfunction after bilateral lung transplantation[J]. J. Heart Lung Transplant., 2015, 34: 233-240.

[15] Machuzak M, Santacruz J F, Gildea T, et al. Airway complications after lung transplantation[J]. Thorac. Surg. Clin., 2015, 25: 55-75.

[16] van de Wauwer C, van Raemdonck D, Verleden G M, et al. Risk factors for airway complications within the first year after lung transplantation[J]. Eur. J. Cardiothorac. Surg., 2007, 31: 703-710.

[17] Murthy S C, Blackstone E H, Gildea T R, et al. Impact of anastomotic airway complications after lung transplantation[J]. Ann. Thorac. Surg., 2007, 84: 401-409.

[18] Sheel A W, Guenette J A, Yuan R, et al. Evidence for dysanapsis using computed tomographic imag-

ing of the airways in older ex-smokers[J]. J. Appl. Physiol., 2009, 107: 1622-1628.

[19] Meyer K C, Raghu G, Verleden G M, et al. An international ISHLT/ATS/ ERS clinical practice guideline: Diagnosis and management of bronchiolitis obliterans syndrome[J]. Eur. Respir. J., 2014, 44: 1479-1503.

[20] Eberlein M, Bolukbas S, Reed R M. eComment. Gender mismatching in lung transplantation: Lung size mismatch is the issue![J] Interact. Cardiovasc. Thorac. Surg., 2013, 16: 435-436.

[21] Eberlein M, Bolukbas S, Reed R M. Bilateral lobar lung transplantation and size mismatch by pTLC-ratio[J]. Eur. J. Cardiothorac. Surg., 2013, 44: 394-395.

[21] Eberlein M, Reed R M. Letter by Eberlein and Reed regarding article, "transplantation for idiopathic pulmonary arterial hypertension: Improvement in the lung allocation score era"[J]. Circulation, 2014, 129: e457.

[23] Hwang S H, Lee J G, Kim T H, et al. Comparison of predicted total lung capacity and total lung capacity by computed tomography in lung transplantation candidates[J].Yonsei Med. J., 2016, 57(4):963-967.

[24] Aigner C, Jaksch P, Taghavi S, et al. Donor total lung capacity predicts recipient total lung capacity after size-reduced lung transplantation[J].J. Heart Lung Transplant., 2005, 24(12):2098-2102.

[25] Ouwens J P, van der Mark T W, van der Bij W, et al. Size matching in lung transplantation using predicted total lung capacity[J]. Eur. Respir. J., 2002, 20(6):1419-1422.

[26] Konheim J A, Kon Z N, Pasrija C, et al. Predictive equations for lung volumes from computed tomography for size matching in pulmonary transplantation[J]. J. Thorac. Cardiovasc. Surg., 2016, 151(4):1163-1169.

[27] Jung W S, Haam S, Shin J M, et al. The feasibility of CT lung volume as a surrogate marker of donor-recipient size matching in lung transplantation[J]. Medicine (Baltimore), 2016, 95(27): e3957.

[28] Slama A, Ghanim B, Klikovits T, et al. Lobar lung transplantation: Is it comparable with standard lung transplantation?[J]. Transpl. Int., 2014, 27(9):909-916.

[29] Aigner C, Mazhar S, Jaksch P, et al. Lobar transplantation, split lung transplantation and peripheral segmental resection: Reliable procedures for downsizing donor lungs[J]. Eur. J. Cardiothorac. Surg., 2004, 25(2):179-183.

第十七章　移植后免疫状态的监测方法进展

肺移植是救治终末期肺部良性疾病的有效方法。据国际心肺移植协会统计,截至2018年6月,全世界共完成单、双肺移植67439例,且每年以4500例左右的速度增长。[1-2]随着对患者的选择、器官保护、免疫移植疗法、外科技术和围术期监护等方面的不断改进,接受肺移植患者的早期生存不断得到改善和提升,术后1年生存率可达80%。[3]尽管如此,肺移植5年生存率仍然只有50%左右,远远低于肾脏、肝脏和心脏等其他实体器官的移植生存率。[4]

术后感染和急性排斥反应可致术后移植肺丧失功能,是影响肺移植术后一年生存的最主要因素。[5]随着时间的推移,慢性排斥反应导致的慢性移植物失功和恶性肿瘤则是肺移植受者术后长期生存的主要障碍。[3]排斥反应是机体免疫抑制不足的表现,而感染和恶性肿瘤则是机体免疫抑制过度的表现。因此,如何监测肺移植术后受者的免疫状态,积极维持肺移植术后机体免疫状态的平衡是提高肺移植短期和长期预后的一项重要举措。

一、肺移植免疫治疗机制和方案

为了保护移植肺不被人体免疫系统排斥而长期存活,肺移植受者术后须服用免疫抑制剂诱导免疫抑制,减弱机体对移植肺的自然免疫反应,促进并最终诱导对移植肺的免疫耐受。肺移植后免疫抑制治疗方案可分为三大类:诱导免疫抑制、维持免疫抑制和治疗排斥反应。

(一)诱导免疫抑制

免疫抑制诱导剂可以分为T细胞耗竭剂,如淋巴细胞免疫球蛋白(ALG)、抗胸腺细胞球蛋白(ATG)、抗CD-52单克隆抗体(阿仑单抗),和非T细胞耗竭白细胞介素-2受体(IL-2R)拮抗剂,如巴利昔单抗,通过抑制T细胞的增殖和分化发挥作用。目前肺移植对于免疫抑制诱导剂的应用尚未达成共识,但是约有70%的肺移植中心使用了诱导治疗。[5]在成人肺移植中,IL-2R拮抗剂是最常用的免疫抑制诱导剂。有研究显示,肺移植过程中使用免疫抑制诱导剂者其4年生存显著优于未使用免疫抑制诱导剂者。[6]

(二)维持免疫抑制

传统的维持治疗方案包括使用皮质类固醇(CS)、钙调神经磷酸酶抑制剂(环孢素或他克莫司)和抗代谢物(硫唑嘌呤或霉酚酸酯)三种药物。

(1)由于强大的抗炎和免疫抑制作用,糖皮质激素是肺移植术后免疫抑制联合用药方案中的重要组成部分。糖皮质激素与胞质内的受体结合形成复合物后转运至细胞核内,一方面通过抑制NF-κB的活性进而抑制多种炎性相关因子的转录;另一方面通过糖皮质激素反应元件直接激活抗炎因子的转录活性。[7]

(2)钙调磷酸酶是钙离子依赖的磷酸酶,能够激活炎症因子、肿瘤坏死因子、粒细胞-巨噬细胞集落刺激因子和活化T细胞的核因子(NFAT)。钙调磷酸酶抑制剂能够通过阻断T细胞成熟和分化所需的细胞因子,导致T细胞选择性免疫抑制,与硫唑嘌呤相比,降低了骨髓抑制的风险,他克莫司通过与FK506结合蛋白(FKBPs)相结合形成复合物阻断钙调神经磷酸酶。

(3)硫唑嘌呤作为嘌呤类似物干扰DNA的复制,抑制嘌呤从头合成和淋巴细胞的增殖,还可以通过促进单核细胞凋亡减少外周血中循环的单核细胞。与硫唑嘌呤作用机制相似,霉酚酸酯(mycophenolate mofetil,MMF)也阻断嘌呤的从头合成,但MMF是通过抑制腺嘌呤核糖核苷酸合成过程中的限速酶肌苷磷酸脱氢酶的活性来发挥作用的。

二、免疫状态监测

(一)血药浓度监测

由于口服给药途径中食物的影响、药物之间相互作用及胃肠蠕动等因素的影响,药物吸收的变量极不可控,这使得免疫抑制状态难以把控。[8]药物浓度的监测可直接反映药物在患者体内的浓度,从而对免疫抑制效果的维持产生作用。如环孢素A主要监测其给药前的谷浓度(C_0),也有研究使用给药后2小时浓度来体现全身给药量[9];他克莫司、依维莫司等药物也使用C_0代表药物的体内暴露量。[10-11]而抗代谢药如麦考酚酸或霉酚酸酯常使用0~12小时药物浓度曲线下面积(AUC_{0-12})来衡量药物暴露量,从而调整给药剂量,使其维持在30 μg·h/mL左右[12],过高、过低的曲线下面积均会增加不良事件发生率(如感染、CLAD等)。

(二)临床常规检测指标在预测患者免疫状态中的作用

尽管药物浓度及药物浓度曲线下面积检测精确,可间接反映药物对免疫系统的抑制作用,然而免疫系统与药物相互作用后,免疫系统的抑制状态仍然不确定,且不同受者体内所产生的免疫抑制效果仍千差万别,这需要术后定期监测受体的免疫系统活性。

目前现有的临床检测指标可预测患者的免疫状态。一项意大利的研究表明,外周血白细胞及免疫球蛋白的早期变化可预测感染的发生,可用于调节免疫抑制治疗。[13]研究抽取了肝移植患者的外周血,发现发生感染的患者在术后第7天CD64+单核细胞显著升高,而术后第3天IgG水平在后续发生感染的病人中较低;另外,从术后当天到第3天IgA的急剧下降与HCV患者感染的发生密切相关。中性粒细胞(PMN)表面CD64的表达水平诊断实体器官移植,包括肾移植、肝移植和胰腺肾脏联合移植后感染并发症的敏感性可达89%,特异性为65%。[14]另一篇研究通过对CMV特异性CD8+T细胞的计数、干扰素γ产生和CD107a/b脱颗粒的测定,建立了T细胞免疫能力评分,该评分根据表达IFN-γ及CD107a/b的CMV特异性CD8+T细胞占总CMV特异性CD8+T细胞的百分比,将T细胞免疫能力评为0~5分,并把0~2分定义为免疫功能受损,3~5分定义为免疫功能正常。[15]研究发现,免疫功能受损组感染CMV的风险系数显著高于免疫功能正常组,其病毒血症持续时间更长,复发风险更高。Christina通过对MEDLINE数据库的文献进行系统回顾得出:降钙素原可用于区分肺移植受体的细菌感染与免疫排斥反应,然而,其真菌感染与病毒感染无法鉴别。[16]Calarota等[17]的研究显示,肺移植术后3个月内外周血CD4$^+$T细胞计数＜200 cells/μL者在随后的6个月病毒感染的概率显著增加。

虽然目前存在传统的临床检测指标用于预测患者的免疫状态,但其实用性及有效性仍有限,临床需要更精确的监测方式。

三、Cylex ImmuKnow 免疫细胞功能

ImmuKnow是美国Cylex公司研发的用于监测接受免疫抑制剂治疗者的整体免疫状态的一种检测方法,于2002年获得美国食品药品监督管理局(FDA)批准应用于临床。[18]ImmuKnow的检测原理是首先借助植物血凝素(PHA)刺激外周血淋巴细胞增殖,然后采用CD4$^+$T淋巴细胞单克隆抗体包被的磁珠选择性结合CD4$^+$T淋巴细胞,接着加入裂解试剂将细胞裂解以释放出细胞内的腺苷三磷酸酶(ATP),最后加入发光试剂并检测562 nm处的吸光度值,通过计算得出淋巴细胞裂解后释放ATP的含量,以此来衡量细胞免疫活化状态,进而评价受检者的免疫状态(图17.1)。[18-19]

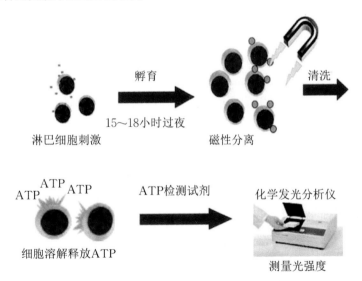

图17.1　ImmuKnow 免疫细胞功能检测试剂盒原理[18]

FDA通过对155名正常人和127名生存状况良好的器官移植患者进行ImmuKnow分析后将免疫状态检测值分为3个参考区间。ATP≤225 ng/mL时患者外周血中免疫细胞对PHA刺激的响应低下,为低免疫状态,提示免疫抑制过度;226 ng/mL≤ATP≤524 ng/mL时患者外周血中免疫细胞对PHA的刺激反应适中,提示中度免疫状态;ATP≥525 ng/mL时患者外周血中免疫细胞对PHA的刺激反应过度,为高免疫状态,提示免疫抑制不足(表17.1)。其中健康儿童(12岁以下)参考区间略有减少,即低免疫为ATP≤175 ng/mL,中度

免疫为 175 ng/mL≤ATP≤395 ng/mL,高免疫为 ATP≥395 ng/mL。12岁以上儿童参考范围与成人相同。[19]

表17.1 ImmuKnow结果解读(成人)[19]

ATP水平(ng/mL)	结 果	说 明
≤225	低度免疫应答	患者外周血免疫细胞对PHA刺激反应较低
226~524	中度免疫应答	患者外周血免疫细胞对PHA刺激反应适中
≥525	高度免疫应答	患者外周血免疫细胞对PHA刺激反应过度

肺移植后ImmuKnow ATP值急剧增加,在移植后一年内随着时间的推移逐渐减少。[20]当肺移植患者发生感染时,ImmuKnow ATP值明显低于稳定期患者;当感染得到有效控制后,ImmuKnow ATP值逐渐升高。[20-22]一项前瞻性研究在探究肺移植后ImmuKnow ATP值与多种感染之间的相关性时发现,无论CMV、病毒还是细菌感染时肺移植受者的中位ATP值均显著低于处于稳态时的受者。当ImmuKnow ATP值≤100 ng/mL时是感染的独立预测因子,优势比(OR)为2.81,当ATP<50 ng/mL时预测感染风险的OR可达9。对于有真菌定植的情况,后期发展为真菌病的患者其ATP值显著低于未发展为真菌病者;真菌定植者如果进展为侵袭性真菌病,其ATP值则小于50 ng/mL。[23]但是也有研究显示,当ImmuKnow ATP值高于525 ng/mL时,肺移植受者发生急性排斥反应的可能性高2.1倍;而当ImmuKnow ATP水平低于225 ng/mL时则有1.9倍发生感染的可能,但是总体预测效能比较低,诊断排斥反应的AUC为0.61,诊断感染的AUC为0.59。[24]

因此,ImmuKnow分析可用于预测肺移植受者的感染风险,当ATP≤100 ng/mL是感染的一个强有力的预测因子,但是ImmuKnow分析对于排斥反应预测的敏感性和特异性均不佳。患者的单次ImmuKnow ATP值可能不可用作诊断标准,但肺移植后同一受者的系列值可能对于调整免疫抑制具有重要的参考价值。

四、血浆γ干扰素(IFN-γ)释放实验

IFN-γ主要由活化的T细胞和NK细胞产生,不仅与IL-1β和TNF-α等炎症因子具有协同作用,还可以诱导多种抗原提呈细胞表达MHC-Ⅰ/Ⅱ分子,参与移植免疫调节。[25]

目前,临床上常采用流式细胞术、酶联免疫吸附斑点试验(ELISPOT)和QuntiFERON检测IFN-γ的水平来反映外周血液循环记忆T细胞的数量。

(1)采用流式细胞术将分泌IFN-γ的CD8$^+$T细胞的分界值设定为55.80%时,预测首次肝移植患者罹患AR风险的敏感性为75%,特异性为82%。[26]在经历AR的肝脏移植和肾脏移植患者中,CD4$^+$CD69$^+$和CD8$^+$CD69$^+$细胞分泌IFN-γ的水平也明显升高。[27]

(2)IFN-γ ELISPOT通过分离待检测样本的淋巴细胞,同时加入刺激物进行培养。对刺激物有反应的T淋巴细胞会被激活并分泌IFN-γ,IFN-γ随后被板底的单克隆抗体捕获;而对刺激物没有反应的细胞则不受刺激,也不分泌IFN-γ。移除细胞后对板底结合IFN-γ的复合物进行显影,并计数形成的斑点数目。斑点数目的多少反映可分泌IFN-γ的T细胞

肺移植新进展

频数。一项荟萃分析显示,肾移植前供体特异性 IFN-γ ELISPOT 水平与移植受者高 AR 风险密切相关。[28]与非 BOS 患者相比,肺移植后 BOS 患者 T 细胞分泌 IL-17 和 IFN-γ 的频数更高。[29]

（3）与 ELISPOT 相比,QuntiFERON 则以全血进行孵育,最大化地模拟了人体免疫微环境。全血采集 8 小时内加入 T 细胞刺激剂抗 CD3 抗体和 TLR7 受体配体 R848,37 ℃孵育16～24 小时,然后离心取血浆,采用 ELISA 检测血浆中 IFN-γ 的水平,综合判断先天免疫和适应性免疫状况,以预测移植后患者的感染情况。有研究显示,在移植后 3 个月和 6 个月发生机会感染的患者,其 IFN-γ 水平也显著低于未发生机会感染者。对于 IFN-γ≤10 IU/mL的移植患者,后续发生感染的可能性增加了 2～3 倍。[30]

五、肺移植后感染和排斥反应生物标志物的检测方法

排斥反应是指人体对于移植到体内的同种异体组织或器官,产生一种针对移植物攻击、破坏和清除的免疫学反应。肺移植后的排斥反应主要包括急性排斥反应和慢性排斥反应,而急性排斥反应又包括急性细胞性排斥反应(acute cellular rejection, ACR)和抗体介导的排斥反应(antibody mediated rejection, AMR)。由于缺乏特异性的诊断标记物,以及肺移植后感染的混杂因素,肺移植后急性排斥反应难以诊断,经支气管活检(transbronchial biopsyspecimens, TBs)仍然是临床诊断急性排斥的金标准,但其具有创伤性,且由于获取组织有限、对急性排斥反应的预测不足,难以作为临床常规检测手段。[31]因此,迫切需要研发新的可用于预测急性排斥反应发生及能区分感染和排斥反应的生物标志物。

(一)供者特异性抗体

供者特异性抗体(donor specific antibody, DSA)是在肺移植过程中,受者体内产生了针对供者人类白细胞抗原(human leucocyte antigen, HLA)的特异抗体。这些抗体主要是针对HLA Ⅰ类和Ⅱ类的抗体,即Ⅰ类 DSA 和Ⅱ类 DSA。DSA 在移植前即存在的为预存 DSA(Preformed DSA),而在移植后产生的则称为新生 DSA(de novo DSAs, dnDSAs)。DSA 介导的免疫损伤主要与损伤血管内皮细胞和支气管上皮细胞有关。DSA 可以与移植物血管内皮细胞表面或者支气管上皮细胞表面的相应抗原特异性结合,募集并激活炎性细胞(包括巨噬细胞、中性粒细胞、NK 细胞和淋巴细胞等),引起炎性介质释放增加,导致血管内皮细胞或者上皮细胞的损伤;抗原-抗体复合物通过经典途径激活补体系统,形成攻膜复合物直接损伤血管内皮细胞或者上皮细胞;补体系统被激活后形成的可溶性补体片段也可募集和趋化炎性细胞,导致血管内皮细胞或者上皮细胞的损伤。[32-33]

肺移植患者中,预存 DSA 的发生率为 6%～20%,对肺移植结果的影响与 DSA 的类型和强度有关。[34-37]较早期的一项大型肺移植研究显示,有预存 DSA 的受者其 1 年生存率远远低于无特异性 DSA 的受者,且预存 DSA 中补体固定的 DSA(complement-fixing DSA)和 DSA平均荧光强度(MFI)高的受者其 1 年生存率更低。[22]来自韩国的一项多中心研究也证实,预存DSA 和 PRA 与肺移植预后不佳相关。[38]但也有研究显示,预存 DSA 患者肺移植后不影响无CLAD 生存期及总生存期,而与术后延长机械通气时间和需要治疗的 AMR 的发生有关。[36]

dnDSA的产生率为10%～60%,各个移植中心的报道有较大差异,可能与检测方法、检测频率及对dnDSA的定义不同所致。[34-35,39-41]dnDSA的出现不仅加速抗体介导的移植物损伤,在CLAD中亦发挥着重要作用。dnDSA的这些作用与DSA产生的时间、特异性、持续时间及补体结合特性等特征有关。

dnDSA在移植后早期即可产生。[35,40]与接受活体肺叶移植者相比,dnDSA在接受DBD/DCD供肺移植患者中出现更早、水平更高,且仅与DBD/DCD供肺移植患者总生存期和无CLAD生存期短相关。[42]随着肺移植时间的延长,DSA的产生率逐渐增加,而且产生DSA的患者的无CLAD生存期和总生存期都较未产生DSA的患者差。[43]

HLA-DQ DSA是dnDSA的主要类型,严重影响肺移植的预后。[35,43-44]一项纳入460例肺移植患者的前瞻性研究显示,45%的患者在移植后产生dnDSA,其中85%是Ⅱ类DSA,71%为HLA-DQ DSA,假单胞菌感染、ACR和淋巴细胞性支气管炎是DSA产生的独立危险因素。[44]另外一项大型研究也显示,HLA-DQ DSA肺移植患者不仅会快速进展至CLAD,而且无CLAD生存率低。[26]此外,HLA-DQ DSA不单单存在于外周血中,移植物中也存在。在BOS和RAS肺组织中可检测到DSA,且RAS样本中DSA不仅占比高,而且含量也高于BOS,RAS中DSA以HLA-DQ亚型为主。[45]

DSA的存在时间也可以直接影响肺移植的预后。与无dnDSA患者和短暂dnDSA患者相比,DSA持续存在的患者其1年生存率明显降低,移植后1年内持续存在的DSA对移植物的损伤程度显著高于短暂存在的DSA,且DSA持续存在是总生存率低的独立危险因素。[46]Carlo等[41]的研究进一步证实,DSA持续存在与肺移植患者快速进展为CLAD有关。日本的一项最新研究显示,移植前有Ⅱ类预存DSA的受体,预存DSA消失后再次出现者及DSA持续存在的患者其预后较差。[47]

C1q是补体激活经典途径的第一步,与抗体的细胞毒有关。DSA与C1q结合后会导致肺移植患者的预后更差。Carlo等[41]研究发现,42%(247/582)的肺移植患者在移植过程中产生DSA,其中9.1%(53/582)的患者为C1q+DSA。C1q+DSA通常持续存在,不仅与患者快速进展为CLAD有关,而且与无CLAD生存率降低有关。

DSA的产生不仅与AMR相关,而且也增加了慢性移植排斥反应的风险。与DSA持续存在的患者相比,DSA短暂存在的患者不易发生急性排斥反应。[48]Sullivan等的研究显示,与未产生DSA患者及DSA清除患者相比,DSA组患者OS最短,无BOS生存期也最短,但无统计学意义。[39]DSA清除后可以改善患者预后。目前DSA清除的方法主要包括:血浆置换、免疫吸附和体外光分离置换疗法等阻断或直接清除体内已存在的抗体;通过使用B淋巴细胞和浆细胞清除剂,从根本上抑制或者清除体内能够产生DSA的细胞;通过静脉注射丙种球蛋白封闭抗体,减少DSA的作用等。[49]

(二)血浆游离DNA

血浆游离DNA(cell free DNA,cfDNA)是指血液中游离于细胞外的DNA,主要来自细胞的凋亡或坏死。供体来源的cfDNA(donor-derived cfDNA,ddcfDNA)是指器官移植术后受者循环体液中存在的cfDNA,通常被认为是供者器官凋亡或坏死产生的,因此提出ddcfDNA可以作为器官移植发生排斥反应的标志物。

ddcfDNA 在肺移植术后呈现时间依赖性的动态变化。De 等[50]研究发现,移植术后 48 小时内 ddcfDNA 含量升高,1 周后降到稳定的基线水平。Keller 等[51]则观察到 ddcfDNA 在肺移植术后即刻升高,随着时间的推移,ddcfDNA 水平逐渐下降。在活体肺叶移植患者中,肺移植术后即刻外周血中 ddcfDNA 升高,与氧合降低及原发性移植物功能障碍(PGD)相关;在 PGD 得到有效控制后,ddcfDNA 也逐渐降低至基线水平。[52]肺移植术后早期 ddcfD-NA 的水平与长期预后也相关。ddcfDNA 在术后 3 个月下降到基线水平的患者比在 3 个月内下降到基线水平的患者有高达 7 倍罹患移植物失功及死亡的风险[53];同时肺移植后 72 小时内高 ddcfDNA 并伴有 PGD 的患者其发生 CLAD 的风险也相应增加。[51]

目前诸多数据表明,ddcfDNA 对 ACR 具有很好的诊断性能。与处于稳定期的肺移植患者相比,经 TBB 确诊的中度或者重度 ACR 患者外周血中 %ddcfDNA 值显著升高。将 %ddcfDNA 阈值锁定为>1% 时,诊断中度或者重度 ACR 的敏感性和特异性分别为 100% 和 73%,曲线下面积为 0.9,且 ddcfDNA 含量的升高早于 TBB 的发现。[50]同样,与移植后处于稳定期的患者相比,肺移植后发生 ACR 的患者其血浆中中位 ddcfDNA 水平显著升高。[54]另外一项多中心研究也证实,与处于稳定期患者相比,肺移植后 ACR 患者外周血中 ddcfDNA 水平明显升高,而感染患者外周血中 ddcfDNA 水平无明显变化。[55]

与 ACR 相比,AMR 对肺组织的损伤程度更大。[56]由于肺组织的强大储备功能,AMR 的临床确诊要远远晚于其病理学发展过程。Sean Agbor-Enoh 等[56]研究发现,AMR 患者中 ddcfDNA 水平不仅高于 ACR,而且在临床确诊 AMR 2.8 个月前,患者血浆中 ddcfDNA 水平便与 DSA 同步升高,提示 ddcfDNA 在诊断 AMR 中的作用。同样,Khush 等[54]也证实中位 ddcfDNA 水平在临床疑似 AMR 患者高于 ACR 患者。此外,最近的一项多中心前瞻性研究评估了 ddcfDNA 对包括 ACR 和 AMR 在内的急性排斥反应的诊断效能。研究显示,将 %ddcfDNA 阈值设置为大于 1% 时诊断急性排异的敏感性为 77%,特异性为 84%,阳性预测效力为 60%,阴性预测效力则达 90%,曲线下面积(AUC)为 0.89。而且 ddcfDNA 水平在临床确诊急性排斥前几个月即表现升高,尤其是 AMR,几乎与 DSA 同步升高。[57]

ddcfDNA 除了具有监测肺移植后急性排斥反应的临床应用潜力之外,还可以用于移植后病原体感染是否具有致 CLAD 风险的判断。对于肺移植后单纯微生物学阳性患者,其血浆中 %ddcfDNA 值无明显变化,而对于微生物学阳性同时伴有肺功能下降或者组织病理学异常的患者,其血浆中 %ddcfDNA 值显著升高,表明 ddcfDNA 水平在与临床相关致病菌存在的条件下而非定植菌情况下升高。[57]Katrina Bazemore 等[58]也支持上述观点。该回顾性分析了 51 例患者 206 份肺移植患者血浆 %ddcfDNA 值以及肺泡灌洗液(BALF)中微生物种类,并根据微生物与移植损伤或 CLAD 发展临床风险的相关性分为高风险组和低风险组,同时分析了 %ddcfDNA 值与微生物种类的相关性。研究发现,%ddcfDNA 值在 BALF 中有病原体存在且伴有组织学异常的患者血浆中,及在能导致移植物失功能高风险致病菌存在的情况下均显著升高,提示 %ddcfDNA 值可能用于对肺移植后病原体是否致 CLAD 进行风险分层,并有可能早于组织学检测确定病原体相关肺损伤。

因此,与传统的针对急性排斥反应的监测指标相比,ddcfDNA 可提前数月监测到移植物损伤,同时也有助于鉴别致 CLAD 病原菌,为临床尽早采取治疗措施,延缓移植物失功提供了"时间窗"。

（三）非编码RNA

microRNA（miRNA）：miRNA是一类由内源基因编码的长度约为22个核苷酸的非编码单链RNA分子，通过与靶mRNA 3′-非翻译区互补结合，诱导靶mRNA降解或抑制靶mRNA翻译，从而调控蛋白质合成。[59]miRNA作为生物标志物监测肾脏、肝脏、小肠和心脏等实体器官移植免疫状态的研究结果令人振奋，但是评估肺移植后移植物免疫状态的报道较少。肺移植后肺泡灌洗液中miR-21低表达可能通过激活TLR信号通路致严重原发性移植物功能障碍（PGD）的发生。[60]Gharib等则发现气道上皮细胞117种miRNA与肺移植术后ACR密切相关。[61]

长链非编码RNA（long non-coding RNA，lncRNA）：lncRNA是长度大于200个核苷酸的非编码RNA，可调控免疫系统的正常发育和生理功能，与多种自身免疫性疾病的发生发展及实体器官移植免疫有关。

肺移植术后PGD患者支气管肺泡灌洗液中miR-21水平降低，lncRNA X非活性特异性转录物（X-inactive specific transcript，XIST）和IL-12A升高。XIST以miR-21依赖的方式上调IL-12A的表达，进而诱导中性粒细胞外陷阱的形成，促进肺移植后PGD的发生，提示抑制XIST和NET可能有利于PGD的治疗。[62]

小　结

肺移植受者术后免疫状态与感染和排斥反应密切相关。研究者们已从诸多方面开展了对肺移植术后机体免疫状态的研究，但是目前尚无用于临床的可定量及可靠的监测指标。未来亟待更多关于肺移植术后免疫状态相关的研究，找寻能够准确、快速评估受者免疫功能的指标，以减少肺移植术后感染和排斥反应的发生，改善肺移植受者的短期和长期预后。

（赵艳峰、王龙）

参考文献

［1］ Chambers D C, Zuckermann A, Cherikh W S, et al. The international thoracic organ transplant registry of the International Society for Heart and Lung Transplantation：37th adult lung transplantation report-2020；Focus on deceased donor characteristics[J]. J Heart Lung Transplant, 2020, 39(10)：1016-1027.

［2］ Chambers D C, Perch M, Zuckermann A, et al. The international thoracic organ transplant registry of the International Society for Heart and Lung Transplantation：Thirty-eighth adult lung transplantation report-2021；Focus on recipient characteristics[J]. J. Heart Lung Transplant., 2021, 40(10)：1060-1072.

［3］ Chambers D C, Cherikh W S, Harhay M O, et al. The international thoracic organ transplant registry of the International Society for Heart and Lung Transplantation：Thirty-sixth adult lung and heart-lung transplantation report-2019；Focus theme：Donor and recipient size match[J]. J. Heart Lung Transplant., 2019, 38(10)：1042-1055.

［4］ Verleden G M, Raghu G, Meyer K C, et al. A new classification system for chronic lung allograft dysfunction[J]. J. Heart Lung Transplant., 2014, 33(2):127-133.

［5］ Chambers D C, Yusen R D, Cherikh W S, et al. The registry of the International Society for Heart and Lung Transplantation: Thirty‐fourth adult lung and heart-lung transplantation report‐2017; Focus theme: Allograft ischemic time[J]. J. Heart Lung Transplant., 2017, 36(10):1047-1059.

［6］ Hachem R R, Edwards L B, Yusen R D, et al. The impact of induction on survival after lung transplantation: An analysis of the International Society for Heart and Lung Transplantation Registry[J]. Clin. Transplant., 2008, 22(5):603-608.

［7］ Marzbani C, Bhimaraj A. Corticosteroids in immunosuppression[J]. Handb. Exp. Pharmacol., 2022, 272:73-84.

［8］ Mittal N, Thompson J F, Kato T, et al. Tacrolimus and diarrhea: Pathogenesis of altered metabolism [J]. Pediatr. Transplant., 2001, 5(2):75-79.

［9］ Fruit D, Rousseau A, Amrein C, et al. Ciclosporin population pharmacokinetics and Bayesian estimation in thoracic transplant recipients[J]. Clin. Pharmacokinet., 2013, 52(4):277-288.

［10］ Ivulich S, Westall G, Dooley M, et al. The evolution of lung transplant immunosuppression[J]. Drugs, 2018, 78(10):965-982.

［11］ Brunet M, van Gelder T, Asberg A, et al. Therapeutic drug monitoring of tacrolimus‐personalized therapy: Second consensus report[J]. Ther. Drug. Monit., 2019, 41(3):261-307.

［12］ Yabuki H, Matsuda Y, Watanabe T, et al. Plasma mycophenolic acid concentration and the clinical outcome after lung transplantation[J]. Clin. Transplant., 2020, 34(12):e14088.

［13］ Iovino L, Taddei R, Bindi M L, et al., Clinical use of an immune monitoring panel in liver transplant recipients: A prospective, observational study[J]. Transpl. Immunol., 2019, 52:45-52.

［14］ Grey D, Sack U, Scholz M, et al. Increased CD64 expression on polymorphonuclear neutrophils indicates infectious complications following solid organ transplantation[J]. Cytometry A, 2011, 79(6): 446-460.

［15］ Meesing A, Abraham R S, Razonable R R. Clinical correlation of cytomegalovirus infection with CMV-specific CD8+ T-cell immune competence score and lymphocyte subsets in solid organ transplant recipients[J]. Transplantation, 2019, 103(4):832-838.

［16］ Sammons C, Doligalski C T. Utility of procalcitonin as a biomarker for rejection and differentiation of infectious complications in lung transplant recipients[J]. Ann. Pharmacother., 2014, 48(1):116-122.

［17］ Calarota S A, Chiesa A, de Silvestri A, et al., T-lymphocyte subsets in lung transplant recipients: Association between nadir CD4 T‐cell count and viral infections after transplantation[J]. J. Clin. Virol., 2015, 69:110-116.

［18］ Kowalski R, Post D, Schneider M C, et al. Immune cell function testing: An adjunct to therapeutic drug monitoring in transplant patient management[J]. Clin. Transplant., 2003, 17(2):77-88.

［19］ Zeevi A, Lunz J. Cylex ImmuKnow cell function assay[J]. Methods Mol. Biol., 2013, 1034:343-351.

［20］ Takahashi M, Ohsumi A, Ohata K, et al. Immune function monitoring in lung transplantation using adenosine triphosphate production: Time trends and relationship to postoperative infection[J]. Surg. Today, 2017, 47(6):762-769.

［21］ Bhorade S M, Janata K, Vigneswaran W T, et al. Cylex ImmuKnow assay levels are lower in lung transplant recipients with infection[J]. J. Heart Lung Transplant., 2008, 27(9):990-994.

［22］ Piloni D, Magni S, Oggionni T, et al. Clinical utility of CD4+ function assessment (ViraCor‐IBT

ImmuKnow test) in lung recipients[J]. Transpl. Immunol., 2016, 37:35-39.

[23] Husain S, Raza K, Pilewski J M, et al. Experience with immune monitoring in lung transplant recipients: Correlation of low immune function with infection[J]. Transplantation, 2009, 87(12):1852-1857.

[24] Shino M Y, Weigt S S, Saggar R, et al. Usefulness of immune monitoring in lung transplantation using adenosine triphosphate production in activated lymphocytes[J]. J. Heart Lung Transplant., 2012, 31(9): 996-1002.

[25] Hidalgo L G, Halloran P F. Role of IFN-gamma in allograft rejection[J]. Crit. Rev. Immunol., 2002, 22 (4):317-349.

[26] Millan O, Rafael-Valdivia L, Torrademe E, et al. Intracellular IFN-gamma and IL-2 expression monitoring as surrogate markers of the risk of acute rejection and personal drug response in de novo liver transplant recipients[J]. Cytokine, 2013, 61(2):556-564.

[27] Millan O, Rafael-Valdivia L, San Segundo D, et al. Should IFN-gamma, IL-17 and IL-2 be considered predictive biomarkers of acute rejection in liver and kidney transplant? Results of a multicentric study[J]. Clin. Immunol., 2014, 154(2):141-154.

[28] Montero N, Farouk S, Gandolfini I, et al. Pretransplant donor-specific IFNgamma ELISPOT as a predictor of graft rejection: A diagnostic test accuracy meta-analysis[J]. Transplant. Direct, 2019, 5(5): e451.

[29] Saini D, Weber J, Ramachandran S, et al. Alloimmunity-induced autoimmunity as a potential mechanism in the pathogenesis of chronic rejection of human lung allografts[J]. J. Heart Lung Transplant., 2011, 30(6):624-631.

[30] Mian M, Natori Y, Ferreira Y, et al. Evaluation of a novel global immunity assay to predict infection in organ transplant recipients[J]. Clin. Infect. Dis., 2018, 66(9):1392-1397.

[31] Arcasoy S M, Berry G, Marboe C C, et al. Pathologic interpretation of transbronchial biopsy for acute rejection of lung allograft is highly variable[J]. Am. J. Transplant., 2011, 11(2):320-328.

[32] Garg N, Samaniego M D, Clark D, et al. Defining the phenotype of antibody-mediated rejection in kidney transplantation: Advances in diagnosis of antibody injury[J]. Transplant. Rev. (Orlando), 2017, 31(4):257-267.

[33] Ju L, Suberbielle C, Li X, et al. HLA and lung transplantation[J]. Front Med., 2019, 13(3):298-313.

[34] Snyder L D, Wang Z, Chen D F, et al. Implications for human leukocyte antigen antibodies after lung transplantation: A 10-year experience in 441 patients[J]. Chest, 2013, 144(1):226-233.

[35] Tikkanen J M, Singer L G, Kim S J, et al. De novo DQ donor-specific antibodies are associated with chronic lung allograft dysfunction after lung transplantation[J]. Am. J. Respir. Crit. Care Med., 2016, 194(5):596-606.

[36] Courtwright A M, Cao S, Wood I, et al. Clinical outcomes of lung transplantation in the presence of donor-specific antibodies[J]. Ann. Am. Thorac. Soc., 2019, 16(9):1131-1137.

[37] Smith J D, Ibrahim M W, Newell H, et al. Pre-transplant donor HLA-specific antibodies: Characteristics causing detrimental effects on survival after lung transplantation[J]. J. Heart Lung Transplant., 2014, 33(10):1074-1082.

[38] Moon S W, Park M S, Lee J G, et al. Panel-reactive and donor-specific antibodies before lung transplantation can affect outcomes in Korean patients receiving lung transplantation[J]. Yonsei. Med. J., 2020, 61(7):606-613.

[39] Sullivan D, Ahn C, Gao A, et al. Evaluation of current strategies for surveillance and management of

donor-specific antibodies：Single-center study[J]. Clin. Transplant., 2018, 32(7):e13285.

[40] Hachem R R, Kamoun M, Budev M M, et al. Human leukocyte antigens antibodies after lung transplantation：Primary results of the HALT study[J]. Am. J. Transplant., 2018, 18(9):2285-2294.

[41] Iasella C J, Ensor C R, Marrari M, et al. Donor-specific antibody characteristics, including persistence and complement-binding capacity, increase risk for chronic lung allograft dysfunction[J]. J. Heart Lung Transplant., 2020, 39(12):1417-1425.

[42] Gochi F, Chen-Yoshikawa T F, Kayawake H, et al. Comparison of de novo donor-specific antibodies between living and cadaveric lung transplantation[J]. J. Heart Lung Transplant., 2021, 40(7):607-613.

[43] Verleden S E, Vanaudenaerde B M, Emonds M P, et al. Donor‐specific and nonspecific HLA antibodies and outcome post lung transplantation[J]. Eur. Respir. J., 2017, 50(5):1701248.

[44] Kulkarni H S, Tsui K, Sunder S, et al. Pseudomonas aeruginosa and acute rejection independently increase the risk of donor-specific antibodies after lung transplantation[J]. Am. J. Transplant., 2020, 20(4):1028-1038.

[45] Sacreas A, Taupin J L, Emonds M P, et al. Intragraft donor-specific anti-HLA antibodies in phenotypes of chronic lung allograft dysfunction[J]. Eur. Respir. J., 2019, 54(5):1900847.

[46] Schmitzer M, Winter H, Kneidinger N, et al. Persistence of de novo donor specific HLA‐antibodies after lung transplantation：A potential marker of decreased patient survival[J]. HLA, 2018, 92(1):24-32.

[47] Kayawake H, Chen-Yoshikawa T F, Gochi F, et al. Postoperative outcomes of lung transplant recipients with preformed donor‐specific antibodies[J]. Interact. Cardiovasc. Thorac. Surg., 2021, 32(4):616-624.

[48] Islam A K, Sinha N, DeVos J M, et al. Early clearance vs persistence of de novo donor‐specific antibodies following lung transplantation[J]. Clin. Transplant., 2017, 31(8).DOI:10.1111/ctr.13028.

[49] 王龙,沈蕾,陈昶.肺移植后抗体介导的免疫排斥治疗策略和干预时机[J].中华器官移植杂志,2022,43(3):181-184.

[50] De Vlaminck I, Martin L, Kertesz M, et al. Non-invasive monitoring of infection and rejection after lung transplantation[J]. The Journal of Heart and Lung Transplantation, 2015, 34(4):S137.

[51] Keller M, Bush E, Diamond J M, et al. Use of donor-derived-cell-free DNA as a marker of early allograft injury in primary graft dysfunction (PGD) to predict the risk of chronic lung allograft dysfunction (CLAD)[J]. J. Heart Lung Transplant., 2021, 40(6):488-493.

[52] Tanaka S, Sugimoto S, Kurosaki T, et al. Donor-derived cell-free DNA is associated with acute rejection and decreased oxygenation in primary graft dysfunction after living donor-lobar lung transplantation[J]. Sci. Rep., 2018, 8(1):15366.

[53] Agbor-Enoh S, Wang Y, Tunc I, et al. Donor-derived cell-free DNA predicts allograft failure and mortality after lung transplantation[J]. EBioMedicine, 2019, 40:541-553.

[54] Khush K K, De Vlaminick I, Luikart H, et al. Donor-derived, cell-free DNA levels by next-generation targeted sequencing are elevated in allograft rejection after lung transplantation[J]. ERJ Open Res., 2021, 7(1):00462.

[55] Sayah D, Weigt S S, Ramsey A, et al. Plasma donor-derived cell-free DNA levels are increased during acute cellular rejection after lung transplant：Pilot data[J]. Transplant. Direct, 2020, 6(10):e608.

[56] Agbor-Enoh S, Jackson A M, Tunc I, et al. Late manifestation of alloantibody-associated injury and clinical pulmonary antibody-mediated rejection：Evidence from cell-free DNA analysis[J]. J. Heart Lung Transplant., 2018, 37(7):925-932.

[57] Jang M K, Tunc I, Berry G J, et al. Donor-derived cell-free DNA accurately detects acute rejection in lung transplant patients, a multicenter cohort study[J]. J. Heart Lung Transplant., 2021, 40(8):822-830.

[58] Bazemore K, Rohly M, Permpalung N, et al. Donor derived cell free DNA% is elevated with pathogens that are risk factors for acute and chronic lung allograft injury[J]. J. Heart Lung Transplant., 2021, 40(11):1454-1462.

[59] Bartel D P. MicroRNAs: Target recognition and regulatory functions[J]. Cell, 2009, 136(2):215-233.

[60] Xu Z, Sharma M, Gelman A, et al. Significant role for microRNA-21 affecting toll-like receptor pathway in primary graft dysfunction after human lung transplantation[J]. J. Heart Lung Transplant., 2017, 36(3):331-339.

[61] Gharib S A, Edelman J D, Ge L, et al. Acute cellular rejection elicits distinct microRNA signatures in airway epithelium of lung transplant patients[J]. Transplant. Direct, 2015, 1(10):e44.

[62] Li J, Wei L, Han Z, et al. Long non-coding RNA X-inactive specific transcript silencing ameliorates primary graft dysfunction following lung transplantation through microRNA-21-dependent mechanism [J]. EBioMedicine, 2020, 52:102600.

第十八章　HLA 配型与肺移植

一、HLA 配型

人类白细胞抗原(human leucocyte antigen,HLA)是人类细胞间相互识别和抗原呈递相关蛋白组成的复合体,也称为主要组织相容性复合体(major histocompatibility complex,MHC)。MHC 是一组编码动物主要组织相容性抗原的基因群的统称,是由染色体编码的,与细胞间识别和抗原呈递向相关。MHC 抗原是作为移植抗原而被发现的,是引起移植排斥的主要抗原系统。若存在抗原不合,即可能引起受体的免疫应答,导致受体排斥供体组织。MHC 直接关系到器官移植的供者器官与受者相互接受的程度,接受程度越高,移植就越容易成功。

人类的 MHC 被称为 HLA。编码 HLA 的基因位于人类第 6 条染色体的短臂上,长 3600 kb。*HLA* 基因根据其编码分子的分布和功能,被分为 Ⅰ 类基因区、Ⅱ 类基因区和 Ⅲ 类基因区。HLA 也相应被分为 3 类,其中含有 *HLA-A*、*HLA-B* 和 *HLA-C* 基因的统称为 Ⅰ 类抗原,在 Ⅰ 类抗原中,目前已发现其对应的等位基因有 147 个。含有 *DR*、*DP*、*DQ* 基因的称为 Ⅱ 类抗原,目前已发现其对应的等位基因有 107 个。Ⅲ 类抗原基因的位点有 36 个,主要由 *C2*、*C4A*、*C4B*、*BF*、*TNF*、*HSP70* 等组成,其中 *HSP70* 基因位于 Ⅱ 类与 Ⅲ 类之间。

HLA 的研究最初即在器官移植的研究推动下开展起来的,故又称为移植抗原。在遗传学中,MHC 是作为一个单位孟德尔式传递的,遵循常染色体遗传的规律:同胞之间可有 HLA 相同、半相同和不同三种情况。在肾移植中,HLA 相同的同胞供者,90% 以上效果良好,而半相同者效果明显下降,不同者则很少存活。同样,在心脏移植中,HLA 配型程度也与移植物的免疫损伤关系密切。但在肺移植的临床实践中,由于供肺大多在获取后 4~6 小时移植,因此想完成 HLA 配型后选择合适受者存在困难,因此目前肺移植并无 HLA 配型要求。[1]但近年来的部分回顾性研究表明,在肺移植中,HLA 的匹配程度同样对预后有着一定的影响。

二、肺移植的免疫排斥

肺移植的免疫反应,依据免疫攻击方向的不同,可分为两大类:宿主抗移植物反应以及移植物抗宿主反应(graft versus host reaction,GVHR)。前者即通常所说的排斥反应,依据排斥反应的发生机制、发生时间和相关的病理学表现,一般可分为超急性排斥反应、急性排斥反应和慢性排斥反应。

（一）HLA配型与肺移植超急性排斥反应

超急性排斥反应（hyperacute rejection，HVR）是指在移植后48小时内发生的快速排斥反应。主要是受者体内预存的抗体，和移植物的血管内皮细胞作用，通过经典的途径激活补体，导致移植物血管内凝血和毛细血管床破坏，最终导致移植物功能障碍。可能的原因包括：① 供受者间ABO血型不同的IgM抗体；② 受者既往输血、透析、妊娠、多次移植等因素使体内预存抗供者的IgM抗体；③ 缺血时间过长、灌注保存不佳等非免疫学因素；④ 血液中存在的IgG型红细胞冷凝集素抗体。[2]肺移植后HAR鲜有报道，但目前也有HLA不匹配导致的移植肺HAR报道[3]，在这例罕见的病例中，该女性肺移植受者在术前常规血清学检测中，没有发现有抗HLA抗体。但进一步的免疫学检测，在移植前血清中存在针对供者HLA的低滴度抗HLA抗体，这一滴度只能通过流式细胞筛查抗体面板检测出来。这一结果强调了敏感抗体检测在等待肺移植患者中的重要性，尤其是女性受者。

（二）HLA配型与肺移植急性排斥

急性细胞性肺排斥反应是根据血管周围（急性血管周围反应，acute perivascular rejection，AR）或细支气管周围（淋巴细胞性细支气管炎，lymphocytic bronchiolitis，LB）分布的淋巴细胞浸润的组织学观察来诊断的。基于淋巴细胞浸润程度，国际心肺移植协会（ISHLT）已经建立了AR和LB诊断和严重程度分级的标准化标准。ISHLT注册数据显示，大约三分之一的肺移植患者在移植后的第一年内至少会经历一次急性排斥反应。[4]尽管AR和LB具有预后意义，但在现代肺移植患者队列中，这些组织学诊断的精确发生率尚未确定，且其发生的临床危险因素尚不清楚。[5]HLA配型与肺移植急性排斥发生的关系也尚不明确，一项前瞻性观察性队列研究表明，HLA配型与AR存在一定的相关性。[6]该研究探索了HLA-A、HLA-B以及HLA-DR的错配与AR发生的风险。结果表明，HLA-DR错配是AR发生的危险因素，而HLA-A或HLA-B的错配与AR的发生不相关。HLA-A ＋ HLA-DR联合预测AR的发生，其准确率最高。HLA总的错配数量多是AR发生的独立危险因素（4～6比0～3，HR，2.039）。同时，该研究还表明，移植前的HLA致敏状态（sensitized）不是AR的危险因素。

（三）HLA配型与肺移植慢性排斥

肺移植的慢性排异，包括闭塞性细支气管炎综合征（BOS）和限制性移植物综合征（restrictive allograft syndrome，RAS）。BOS以慢性小气道阻塞性改变为特征，而RAS以限制性通气障碍、周边肺纤维化改变为特征。慢性排斥反应是导致慢性移植肺功能障碍（CLAD）的首要原因。

术前存在或术后产生的抗HLA抗体与肺移植后较差的预后相关，尤其是与CLAD相关。[7]另有研究显示，供受体之间的HLA配型不符，也与CLAD的发生相关。[8]在血清学水平检测，HLA-DR配型不符，是CLAD发生的独立危险因素（HR，2.49），但在血清水平对HLA的检测对CLAD的预后价值有限。针对HLA抗原决定基（epitope）层次的检测，对于CLAD的预测价值更强。在这一层次，HLA-DR/DQ多种错配类型是CLAD发生（主要是RAS）的独立危险因素。

相较于HLA-DR而言,HLA-A和HLA-B错配与BOS的发生关系更密切。在血清学水平,HLA-A+B的错配,是BOS发生的独立危险因素。[8]且HLA-A及HLA-B错配的数量,与BOS的严重程度相关。[9]当HLA-A+B的错配数量为0~1时,BOS不发生的比例为67%,且无致死性BOS发生。随着错配数量的增加,BOS不发生的比例逐渐降低,而致死性BOS发生的比例逐渐升高。当HLA-A+B错配数量为4时,BOS不发生的比例为26%,致死性BOS发生的比例为48%。[9]

三、HLA配型与肺移植预后

在肺移植的临床实践中,并无HLA配型的要求。既往的单中心回顾性研究中,HLA的匹配程度对预后的影响结论并不一致。ISHLT的数据显示,在统计HLA-A、HLA-B和HLA-DR三个位点的匹配情况时,仅有0.1%的患者无错配,0.9%的患者存在1个点位的错配,而绝大部分患者存在3~6个点位的错配。HLA匹配的患者比例极低,且HLA匹配带来的生存优势很微弱,A、B、DR三个位点均错配,相较于HLA完全匹配,3年或5年死亡的风险增加的幅度很微弱(HR分别为1.13和1.14)。所以不建议进行HLA配型与肺移植预后的前瞻性研究。[10]

理论上,患者首次肺移植时,若存在HLA配型不符,会导致受者产生相应的HLA抗体,若这些受者需要再次肺移植,可能会与二次移植的供体发生相应的免疫反应,从而导致相关并发症的发生,并影响患者预后。但文献报道,HLA错配与再次肺移植的预后,同样并无显著关系。一项纳入了120例再肺移植的研究显示,是否存在HLA错配,以及HLA错配位点数量的多少,均与再肺移植的预后、CLAD的发生不相关。分别统计HLA某个特定位点的错配情况,也未发现有哪个特定位点与再肺移植的预后相关。此外,若HLA-DQ位点的再次错配,患者预后反而更好。[11]

四、HLA抗体致敏与肺移植

有文献报道,已经存在的HLA抗体与供体也可能通过激活复合物级联而引起超急性排斥反应,导致血栓形成和暴发性移植物衰竭[12-14];但相关结论并未得到广泛证实。有研究显示,移植前是否存在HLA抗体,与急性细胞排斥反应、淋巴细胞性细支气管炎、供体特异性HLA抗体、慢性肺移植功能障碍或移植物功能衰竭均无显著相关,[15]但若受者术前存在供者特异性抗HLA抗体(donor specific anti-HLA antibodies),患者更容易发生急性排斥,预后较差。[16]若患者DSA阳性,或PRA>30%,在围术期血浆置换、静脉注射免疫球蛋白、抗胸腺细胞球蛋白(ATG)、霉酚酸(MPA)等脱敏后进行移植,预后良好。[17]

(靳凯淇、李昆)

参考文献

[1]　Ju L, Suberbielle C, Li X, et al. HLA and lung transplantation[J]. Front Med., 2019, 13(3):298-313.

［2］ Rose A G. Understanding the pathogenesis and the pathology of hyperacute cardiac rejection[J]. Cardio-vasc. Pathol., 2002, 11(3):171-176.

［3］ Masson E, Stern M, Chabod J, et al. Hyperacute rejection after lung transplantation caused by undetected low-titer anti-HLA antibodies[J]. J. Heart Lung Transplant., 2007, 26(6):642-645.

［4］ Chambers D C, Yusen R D, Cherikh W S, et al. International Society for Heart and Lung Transplantation. The registry of the International Society for Heart and Lung Transplantation: Thirty-fourth adult lung and heart-lung transplantation report-2017. Focus theme: Allograft ischemic time[J]. J. Heart Lung Transplant., 2017, 36:1047-1059.

［5］ Koutsokera A, Levy L, Pal P, et al. Acute cellular rejection: Is it still relevant?[J]. Semin. Respir. Crit. Care Med., 2018, 39:181-198.

［6］ Todd J L, Neely M L, Kopetskie H, et al. Risk factors for acute rejection in the first year after lung transplant. A multicenter study[J]. Am. J. Respir. Crit. Care Med., 2020, 202(4):576-585.

［7］ Lobo L J, Aris R M, Schmitz J, et al. Donor-specific antibodies are associated with antibody-mediated rejection, acute cellular rejection, bronchiolitis obliterans syndrome, and cystic fibrosis after lung transplantation[J]. J. Heart Lung Transplant., 2013, 32: 70-77.

［8］ Walton D C, Hiho S J, Cantwell L S, et al. HLA matching at the eplet level protects against chronic lung allograft dysfunction[J]. Am. J. Transplant., 2016, 16(9):2695-2703.

［9］ Chalermskulrat W, Neuringer I P, Schmitz J L, et al. Human leukocyte antigen mismatches predispose to the severity of bronchiolitis obliterans syndrome after lung transplantation[J]. Chest, 2003, 123(6): 1825-1831.

［10］ Quantz M A, Bennett L E, Meyer D M, et al. Does human leukocyte antigen matching influence the outcome of lung transplantation? An analysis of 3,549 lung transplantations[J]. J. Heart Lung Transplant., 2000, 19(5):473-479.

［11］ Sommer W, Hallensleben M, Ius F, et al. Repeated human leukocyte antigen mismatches in lung re-transplantation[J]. Transpl. Immunol., 2017, 40:1-7.

［12］ Masson E, Stern M, Chabod J, et al. Hyperacute rejection after lung transplantation caused by undetected low-titer anti-HLA antibodies[J]. J. Heart Lung Transplant., 2007, 26(6):642-645.

［13］ Frost A E, Jammal C T, Cagle P T. Hyperacute rejection following lung transplantation[J]. Chest, 1996, 110(2):559-562.

［14］ Choi J K, Kearns J, Palevsky H I, et al. Hyperacute rejection of a pulmonary allograft. Immediate clinical and pathologic findings[J]. Am. J. Respir. Crit. Care Med., 1999, 160(3):1015-1018.

［15］ Bosanquet J P, Witt C A, Bemiss B C, et al. The impact of pre-transplant allosensitization on outcomes after lung transplantation[J]. J. Heart Lung Transplant., 2015, 34(11):1415-1422.

［16］ Ius F, Sommer W, Tudorache I, et al. Early donor-specific antibodies in lung transplantation: Risk factors and impact on survival[J]. J. Heart Lung Transplant., 2014, 33(12):1255-1263.

［17］ Tinckam K J, Keshavjee S, Chaparro C, et al. Survival in sensitized lung transplant recipients with perioperative desensitization[J]. Am. J Transplant., 2015, 15(2):417-426.

第十九章　肺移植抗体介导的排异

肺移植是治疗多种终末期肺疾病的唯一有效方法,但与其他实体器官移植相比,肺移植患者的术后生存时间仍明显受限,其中位生存期仅为 6.7 年。[1]移植一年后最常见的死亡原因是慢性移植肺功能障碍(chronic lung allograft dysfunction,CLAD)导致的移植物衰竭,其主要分为两种亚型:闭塞性细支气管炎综合征(BOS)和限制性移植肺综合征(restrictive allograft syndrome,RAS)。细胞免疫一直被认为是导致移植物失功的重要机制,目前的免疫抑制疗法主要针对 T 淋巴细胞。

然而,越来越清楚的是,体液免疫和由此产生的抗体介导的排斥反应(antibody-mediated rejection,AMR)在移植物衰竭的发展中起着非常重要的作用。[2]AMR 作为一个确定的 CLAD 危险因素,其与移植后较高的死亡率显著相关。尽管我们已经认识到 AMR 在临床上的重要性,但 AMR 仍然是一个具有挑战性的排除诊断,且目前还没有标准化的治疗方法。本章总结了我们目前对 AMR 的认识,包括 AMR 的免疫学机制、诊断标准、治疗策略和临床结局,并对一些有争议的方面进行了介绍。

一、AMR 的免疫学机制

免疫排斥反应的关键机制是移植物抗原的呈递。移植后,受者体内的抗原呈递细胞识别供者抗原并活化,高度表达主要组织相容性复合物分子,这些抗原呈递细胞归巢后,可以激活淋巴组织中的 T 淋巴细胞使之分化为细胞毒性 T 淋巴细胞,并分泌细胞因子、募集巨噬细胞等,对供者细胞产生杀伤作用。[3]另外,CD4[+]T 淋巴细胞分泌的细胞因子也可活化 B 淋巴细胞,使其分化成成熟的浆细胞,产生供者特异性抗体(donor specific antibodies,DSA)。[4]这种 B 淋巴细胞和浆细胞产生针对供体肺抗体的免疫激活过程是肺 AMR 的核心。与其他抗体相似,供者特异性抗体可直接与移植物表面的抗原结合,从而募集自然杀伤细胞、巨噬细胞、细胞毒性 T 淋巴细胞等,对移植物的内皮细胞产生杀伤作用。另外,与抗原结合的抗体还可通过经典途径或凝集素反应途径激活补体系统,从而产生补体的级联效应,形成膜攻击复合物补体分子,导致靶细胞受损与免疫细胞的募集。[5]抗原-抗体复合物通过补体依赖和非依赖途径产生放大的免疫应答,导致肺组织病理学改变和不同程度的移植物功能障碍。

DSA 的抗原位点在人类白细胞抗原(HLA)Ⅰ类和Ⅱ类抗原上,其中Ⅰ类抗原分为 A、B、C 等位点,Ⅱ类抗原分为 DQ、DR 等位点。在这些抗原位点中,引起 DSA 的位点以抗Ⅱ类抗原 DQ 为主,且 DQ 位点激发的 AMR 更容易使移植物发生慢性移植肺功能障碍。[6]

与细胞介导的免疫排斥反应不同,AMR 的发生与受者体内的 DSA 相关。DSA 的产生大多发生在移植后,在供者脏器细胞的免疫刺激下,受者体内产生 DSA,称为新生 DSA。少部分受者体内有预存的 DSA,这可能由于受者曾经通过输血等方式接触过相关抗原,从而预先产生了特异性抗体。研究表明,肺移植中的 DSA 与 CLAD 的发生相关。[7] DSA 的清除可以改善 AMR 受者的预后,因此 AMR 的治疗与预防均围绕着 DSA 的清除策略展开。[8]

由于 DSA 的发生与 AMR 相关,因此肺移植术后需要对 DSA 定期进行严密监测。监测方法主要采用流式细胞术检测外周血单个核细胞表面 DSA 的平均荧光强度(mean fluorescence intensity,MFI),常用的界值为 MFI>1000,也有中心采用 MFI>2000 作为界值。Lobo 等[9]的研究发现,肺移植受者术后首次 DSA 检测阳性时间多在1年内(23.1%),而绝大多数发生在3年内(69.2%)。各文献报道的肺移植术后 DSA 检测阳性的中位时间从52天到450天不等。目前多数移植中心采用的监测时间点为术后2周,术后1个月、2个月、3个月、6个月、9个月和术后1年。

二、AMR 的诊断标准

2016年,国际心肺移植协会(ISHLT)更新了 AMR 的临床分型与诊断标准(表19.1),根据是否存在移植物的功能障碍,将 AMR 分为临床型与亚临床型。[10]临床型 AMR 的诊断标准包括:移植物功能障碍且排除其他因素所导致;肺活检组织病理学标准;补体 4d(C4d)沉积;DSA 阳性。满足以上4点可确诊为临床型 AMR,满足3点为拟诊 AMR,满足2点为疑诊 AMR。而亚临床型 AMR 诊断标准包括:肺活检组织病理学标准;C4d 沉积;DSA 阳性。以上标准全部满足即可确诊亚临床型 AMR,满足2点为拟诊亚临床型 AMR,满足1点为疑诊亚临床型 AMR。需要指出的是,ISHLT 认为不能仅仅因为并发 ACR、慢性移植肺功能障碍或感染等因素从而排除 AMR 的诊断。

虽然 ISHLT 的定义统一了诊断标准,但临床上对于 AMR 的诊断仍受到一些挑战和限制。例如,有的患者尽管满足 AMR 的所有其他诊断标准,但未检测到 DSA。这可能是由于可检测到的 DSA 被掩盖、非 HLA 抗体的存在,或移植物内的"海绵效应"。海绵效应是指所有抗体都滞留在移植物中,只有在移除受影响的器官后,抗体才会在血清中被检测到。[11]

尽管 C4d 沉积证实了抗体对于 AMR 的病理影响,但许多可能存在 AMR 的病例均为 C4d 阴性。一些研究也表明,在没有 DSA 或同时存在感染、缺血-再灌注损伤和急性细胞排斥反应时,C4d 会发生非特异性沉积。[12]最近的一项研究通过比较各种移植术后并发症患者支气管肺泡灌洗液(bronchoalveolar lavage fluid,BALF)中的 C4d 水平证明了 C4d 沉积的低特异性。[13]此研究也发现血清 CRP 水平与 C4d 水平显著相关,BALF 中性粒细胞、IL-6 和 IL-8 的水平与 C4d 水平显著相关,这进一步证明了 C4d 的乏特异性。华盛顿大学 Aguilar 等[14]回顾了73例 AMR 病例,发现 C4d 阴性的 AMR 受者与阳性组具有相同的无移植物功能障碍生存期,证明了 C4d 并不是 AMR 诊断的必要因素,因而 C4d 阴性且其他3项诊断标准阳性的受者仍然可以被确诊为 AMR。另外,C4d 的免疫组化染色可在必要时进行检测(如形态学、临床、血清学特征均怀疑 AMR 时),用于 AMR 的辅助诊断。

表19.1 肺移植抗体介导排斥反应的诊断标准与分型

	移植物失功	除外其他因素	肺组织病理	补体4d	DSA
临床型					
确诊	+	+	+	+	+
拟诊	+	+	+	+	−
	+	+	+	−	+
	+	+	−	+	+
	+	−	+	+	+
疑诊	+	+	+	−	−
	+	+	−	+	−
	+	−	+	−	−
	+	+	−	−	+
	+	−	−	+	+
亚临床型					
确诊	−	−	+	+	+
拟诊	−	−	+	+	−
	−	−	+	−	+
	−	−	−	+	+
疑诊	−	−	+	−	−
	−	−	−	+	−
	−	−	−	−	+

注:DSA为供者特异性抗体。

近期,一项研究使用电子显微镜证明了AMR与其他形式的移植物损伤之间有着显著差异,AMR患者具有显著的内皮肿胀和内皮空泡化;且电镜下内皮细胞肿胀程度与循环DSA的存在相关,DSA阳性的病例中损伤更为严重。[15]尽管这些数据需要进一步的验证,但使用电子显微镜可能会提高AMR在组织病理学中诊断的准确性。

三、AMR的治疗策略

肺AMR的治疗借鉴了肾移植的临床实践,一般来说,治疗的策略主要包括以下三个方面:阻断或清除循环中已有的DSA,阻止新DSA的合成,减轻移植物损伤。由于缺乏高级别的证据支持,目前尚无统一的治疗方案,各肺移植中心对于AMR的治疗策略也不尽相同。[16-18]为了实现病情的快速逆转,最常见的是以下多种药物或方法的联合应用。

(一)糖皮质激素

高剂量糖皮质激素一直用于实体器官移植的各种治疗方案。其作用机制是早期抑制先天免疫反应,抑制白细胞成熟、分化的转录因子。但使用糖皮质激素单药治疗 AMR 是不够的,一项关于肺毛细血管炎的研究显示,仅 43% 的患者对单独使用糖皮质激素治疗有反应。[19]事实上,激素抵抗的排斥反应是 AMR 的早期特征,据此可将其与急性细胞排斥反应区分开来。但作为治疗方案的一部分,大剂量甲泼尼龙(每日 500~1000 mg,持续 3~5 天)仍然是治疗 AMR 的常见方案,以期改善移植肺损伤。

(二)血浆置换

血浆置换是将血浆从细胞成分中分离出来并舍弃,用白蛋白或新鲜冷冻血浆代替患者血浆并回输进体内。其可用于清除循环抗体,降低 DSA,减少肺组织中补体分裂产物的沉积。血浆置换的主要缺点是不能抑制抗体的产生,并且可能耗尽治疗性抗体,如 IVIG 和单克隆抗体,使治疗复杂化。

(三)静脉注射免疫球蛋白

静脉注射免疫球蛋白(intravenous immunoglobulin,IVIG)是一种由数千名献血者的血清汇集而成的血液制品。虽然其作用机制尚不清楚,但它已成为 AMR 治疗的基石,常在血浆置换后使用。IVIG 可能具有多种作用,包括中和 DSA,抑制补体活性和细胞因子网络,影响 B 淋巴细胞增殖活化等。[20]在使用剂量上,尚未建立统一的标准。在不进行血浆置换的情况下,一般剂量范围为 500~2000 mg/kg。当与血浆置换联合使用时,每次治疗后给予较低剂量(100 mg/kg),然后在治疗结束时单次给予较高的剂量。[21]

(四)抗 CD20 抗体

利妥昔单抗(rituximab)是一种抗 CD20 单克隆抗体,可与前 B 和成熟 B 淋巴细胞结合,诱导细胞凋亡和细胞裂解。虽然用药后可降低循环 B 淋巴细胞,但对已经产生抗体的浆细胞没有直接影响,因其不表达 CD20。有研究表明,利妥昔单抗联合 IVIG 与单独 IVIG 治疗相比具有更高的生存率,但因其没有进行随机化,治疗结果的差异可能与患者本身的情况有关。[22]

(五)蛋白酶体抑制剂

蛋白酶体可以降解错误折叠和泛素化的蛋白质,蛋白酶体失活使得这些蛋白质积聚在细胞内,导致细胞凋亡。硼替佐米(bortezomib)靶向 26S 蛋白酶体,卡非佐米(carfilzomib)结合 20S 蛋白酶体,两者都可以引起浆细胞凋亡,从而降低抗体的产生。在肺 AMR 中使用蛋白酶体抑制剂的一些小型观察性研究已经证明可以降低 DSA 并改善移植肺的功能。[23]

(六)补体抑制

补体介导内皮损伤的共同途径是 C5-C9 攻膜复合体(membrane attack complex,MAC)的形成。依库珠单抗(eculizumab)是一种抗 C5 的单克隆抗体,可防止 MAC 的形成,并已用于治疗肺部 AMR。与蛋白酶体抑制剂类似,小型观察性研究表明使用依库珠单抗可成功治疗 AMR。[24]

四、AMR 的临床结局

AMR 的治疗效果与体内 DSA 能否被清除密切相关。华盛顿大学医学院报道的研究中纳入了 21 例受者，其中 6 例死于 AMR，存活的 15 例受者中有 13 例发生了慢性移植肺功能障碍。在研究期间，15 例(71.4%)受者最终死亡，21 例中共有 9 例 DSA 转为阴性，12 例仍然为阳性，最终存活的 6 例均 DSA 转阴。[2]杜克大学医学院报道的 16 例受者中，6 个月的存活率为 68.7%，1 年存活率达 56.2%，仅 27.3% 的受者清除了体内的 DSA。[25]匹兹堡大学的 14 例受者中在前 4 个月存活率为 100%，在研究持续的 3 年内死亡率为 50%。维也纳医学院的 15 例受者中 1 年存活率是 55%。[23]此外，有证据表明患者的预后与 DSA 类型有关，产生 Ⅱ 类 DSA 的患者长期预后较差。[11]同样，在一项使用卡非佐米、IVIG 和血浆置换治疗 AMR 的研究中，从补体结合 DSA 转变为非补体结合 DSA 的患者 BOS 的发生率显著低于持续补体结合 DSA 的患者。[26]

综上所述，现有证据表明，尽管经过早期、强化治疗后可以逆转与 AMR 相关的急性移植肺功能障碍，但患者存在很高的 CLAD 风险且远期预后较差。

小　　结

AMR 是一种重要的、被广泛认可的同种异体肺移植排斥反应的形式，越来越多的证据表明 AMR 是发生 CLAD 以及较差远期生存的重要危险因素。即使有共识统一了 AMR 的诊断标准，其临床诊断仍然具有挑战性。虽然观察性研究表明目前的治疗方法在改善异体移植物功能和减少 DSA 方面具有一定的疗效，但仍然缺乏循证的治疗方案以指导临床实践。随着对 AMR 机制的进一步了解，有望出现新的生物标志物和潜在治疗靶点。未来，我们应重视对于 AMR 的准确诊断，并进行前瞻性、多中心的临床试验，以期更好地诊治 AMR、改善患者的临床结局。

（赵德平、吴俊琪）

参考文献

[1] Chambers D C, Cherikh W S, Harhay M O, et al. The international thoracic organ transplant registry of the International Society for Heart and Lung Transplantation: Thirty-sixth adult lung and heart-lung transplantation Report-2019; Focus theme: Donor and recipient size match[J]. J. Heart Lung Transplant., 2019, 38(10):1042-1055.

[2] Witt C A, Gaut J P, Yusen R D, et al. Acute antibody-mediated rejection after lung transplantation[J]. J. Heart Lung Transplant., 2013, 32(10):1034-1040.

[3] Ronca V, Wootton G, Milani C, et al. The immunological basis of liver allograft rejection[J]. Front Immunol., 2020, 11:2155.

[4] Djamali A, Kaufman D B, Ellis T M, et al. Diagnosis and management of antibody-mediated rejection:

current status and novel approaches[J]. Am. J. Transplant., 2014, 14(2):255-271.

[5] Bhalla A, Alachkar N, Alasfar S. Complement-based therapy in the management of antibody-mediated rejection[J]. Adv. Chronic Kidney Dis., 2020, 27(2):138-148.

[6] Roux A, Bendib Le Lan I, Holifanjaniaina S, et al. Characteristics of Donor-Specific Antibodies Associated with antibody-mediated rejection in lung transplantation[J]. Front Med. (Lausanne), 2017, 4:155.

[7] Le Pavec J, Suberbielle C, Lamrani L, et al. De-novo donor-specific anti-HLA antibodies 30 days after lung transplantation are associated with a worse outcome[J]. J. Heart Lung Transplant., 2016, 35(9):1067-1077.

[8] Bery A I, Hachem R R. Antibody-mediated rejection after lung transplantation[J]. Ann. Transl. Med., 2020, 8(6):411.

[9] Lobo L J, Aris R M, Schmitz J, et al. Donor-specific antibodies are associated with antibody-mediated rejection, acute cellular rejection, bronchiolitis obliterans syndrome, and cystic fibrosis after lung transplantation[J]. J. Heart Lung Transplant., 2013, 32(1):70-77.

[10] Levine D J, Glanville A R, Aboyoun C, et al. Antibody-mediated rejection of the lung: A consensus report of the International Society for Heart and Lung Transplantation[J]. J. Heart Lung Transplant., 2016, 35(4):397-406.

[11] Otani S, Davis A K, Cantwell L, et al. Evolving experience of treating antibody-mediated rejection following lung transplantation[J]. Transpl. Immunol., 2014, 31(2):75-80.

[12] Wallace W D, Weigt S S, Farver C F. Update on pathology of antibody-mediated rejection in the lung allograft[J]. Curr. Opin. Organ Transplant., 2014, 19(3):303-308.

[13] Heigl T, Saez-Gimenez B, van Herck A, et al. Free Airway C4d after lung transplantation: A quantitative analysis of bronchoalveolar lavage fluid[J]. Transpl. Immunol., 2021, 64:101352.

[14] Aguilar P R, Carpenter D, Ritter J, et al. The role of C4d deposition in the diagnosis of antibody-mediated rejection after lung transplantation[J]. Am. J. Transplant., 2018, 18(4):936-944.

[15] Alexander M P, Bentall A, Aleff P C A, et al. Ultrastructural changes in pulmonary allografts with antibody-mediated rejection[J]. J. Heart Lung Transplant., 2020, 39(2):165-175.

[16] Kayawake H, Chen-Yoshikawa T F, Gochi F, et al. Postoperative outcomes of lung transplant recipients with preformed donor-specific antibodies[J]. Interact. Cardiovasc. Thorac. Surg., 2021, 32(4):616-624.

[17] Dick A, Humpe A, Kauke T. Impact, screening, and therapy of HLA antibodies in patients before and after lung transplantation[J]. Transfus. Med. Hemother., 2019, 46(5):337-347.

[18] Roux A, Thomas K A, Sage E, et al. Donor-specific HLA antibody-mediated complement activation is a significant indicator of antibody-mediated rejection and poor long-term graft outcome during lung transplantation: A single center cohort study[J]. Transpl. Int., 2018, 31(7):761-772.

[19] Astor T L, Weill D, Cool C, et al. Pulmonary capillaritis in lung transplant recipients: Treatment and effect on allograft function[J]. J. Heart Lung Transplant., 2005, 24(12):2091-2097.

[20] Jordan S C, Toyoda M, Kahwaji J, et al. Clinical aspects of intravenous immunoglobulin use in solid organ transplant recipients[J]. Am. J. Transplant., 2011, 11(2):196-202.

[21] Townsend K, Kim M, Wood I, et al. Combination therapy with plasmapheresis, IVIG, and rituximab provides benefit in the management of early antibody mediated rejection in lung transplant in a pilot cohort[J]. Chest, 2013, 144(4):1018A-1018B.

[22] Hachem R R, Yusen R D, Meyers B F, et al. Anti-human leukocyte antigen antibodies and preemptive

antibody‑directed therapy after lung transplantation[J]. J. Heart Lung Transplant., 2010, 29（9）: 973-980.

[23] Ensor C R, Yousem S A, Marrari M, et al. Proteasome inhibitor carfilzomib-based therapy for antibody-mediated Rejection of the Pulmonary Allograft: Use and short‑term findings[J]. Am. J. Transplant., 2017, 17(5):1380-1388.

[24] Muller Y D, Aubert J D, Vionnet J, et al. Acute antibody-mediated rejection 1 week after lung transplantation successfully treated with eculizumab, intravenous immunoglobulins, and rituximab[J]. Transplantation, 2018, 102(6):e301-e303.

[25] Vacha M, Chery G, Hulbert A, et al. Antibody depletion strategy for the treatment of suspected antibody-mediated rejection in lung transplant recipients: Does it work?[J]. Clin. Transplant., 2017, 31(3): e12886.

[26] Stuckey L J, Kamoun M, Chan K M. Lung transplantation across donor-specific anti-human leukocyte antigen antibodies: Utility of bortezomib therapy in early graft dysfunction[J]. Ann. Pharmacother., 2012, 46(1):e2.

第二十章 肺移植的真菌感染诊治

一、肺移植真菌感染的现状

肺移植是治疗多种晚期肺疾病的有效方法。尽管肺移植受者的生存率持续升高,但肺移植术后的结局仍比其他类型的实体器官移植差。[1]感染性并发症是肺移植后发病和死亡的重要原因,超过25%的移植后死亡由感染性并发症引起。[2]真菌感染会导致肺移植受者发生显著的疾病。此外,它们还直接和间接地与死亡率的增加有关(图20.1)。[3]移植术后真菌感染风险增加的原因是多方面的:① 肺移植患者接受高水平的药物性免疫抑制,以预防或治疗移植排斥反应。这导致功能受损的免疫系统,易发生机会性真菌感染。② 肺部不断暴露于环境中,允许真菌病原体直接进入同种异体移植物。医院环境偶尔也是真菌病原体的来源,肺移植单位中真菌感染的散发性暴发。③ 肺移植手术损害了局部生理和生理性宿主防御,如黏液纤毛清除和咳嗽机制,分别损害了移植受者的免疫功能。④ 许多肺移植候选者存在结构异常,易与包括真菌在内的微生物病原体定植。这种鼻窦和肺实质与真菌病原体的定植与肺移植术后侵袭性真菌感染(IFIs)的发生率增加有关。[4]

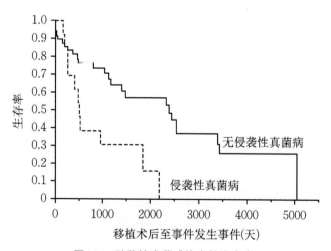

图20.1 肺移植真菌感染者的生存率

2001—2006年在美国11个移植中心完成的一项前瞻性研究报告表明,肺移植受者在移植后第一年内IFIs的累积发生率为8.6%。[5]这些感染大多为侵袭性霉菌感染(IMI)或侵袭性念珠菌病(IC),与高发病率和高死亡率相关。[6]IFIs患者的住院时间比对照患者住院时间长,花费约30000美元。[7]此外,患有侵袭性曲霉病的肺移植受者的死亡率可能超过50%。[8]

肺移植新进展

ISHLT 指南和美国感染性疾病协会指南[9]推荐肺移植术后预防性使用抗真菌药物;然而，这些建议主要基于有限的证据和专家的共识意见。虽然最近的一项荟萃分析提示抗真菌预防可以降低肺移植术后侵袭性曲霉病的发生率[10]，但个别研究受到单中心、非随机或回顾性设计的阻碍。[11]因此，最有效的抗真菌预防策略尚不清楚。因此，虽然几乎所有的移植中心都使用抗真菌药物预防，但它们的治疗方案差异很大。一些中心规定了普遍预防，并在所有患者肺移植手术后立即开始抗真菌预防。[12]其他中心使用抢先预防或针对性预防，仅包括 IFI 风险增加的受者，如囊性纤维化患者[13]、移植肺霉菌感染[14]、气道真菌定植[13]、原发性同种异体移植物功能障碍[15]或巨细胞病毒感染。[13,15]抗真菌预防的持续时间也有很大差异，从移植后 3 个月到超过 12 个月不等。[16]一项对 58 个肺移植中心的国际调查显示，34 个(59%)中心采用了普遍预防。[12]这些中心中的大多数(n=23,68%)使用单药治疗，最常使用的是雾化两性霉素 B 产品(7/23,30%)、全身伏立康唑(7/23,30%)或伊曲康唑(6/23,26%)。在提供普遍预防的中心中，11 个(32%)使用联合治疗，除 1 例外，所有预防方案均包含两性霉素 B 气雾剂联合伏立康唑或伊曲康唑。仅有 4 家(12%)中心在移植后将预防性抗真菌治疗覆盖面扩大到 6 个月以上。目前对于预防肺移植后 IFIs 的有效策略仍需进一步研究。

二、肺移植后真菌感染情况

据估计，肺移植受者真菌感染的 1 年累积发生率为 10%，尽管其发生率因多种因素而有很大差异。[17-18]真菌感染的发生和类型取决于身体和功能免疫抑制的强度、移植后的时机、预防使用抗菌药物的类型以及移植前是否存在定植。总体而言，发病的中位时间大致为肺移植术后 11 个月。肺移植受者中的 IFIs 大部分是由曲霉菌和念珠菌引起的(图20.2)。念珠菌感染一般发生在肺移植术后早期，通常作为住院和移植手术的并发症，表现为纵隔炎、胸膜炎、脓胸或手术部位感染。假丝酵母菌属继发血流感染也发生较早，通常作为留置血管导管或导尿管的并发症。在最初的移植住院期间，也可能发生假丝酵母菌属的导管相关性尿路感染。侵袭性霉菌感染的 12 个月累积发生率为 5.5%。曲霉菌属是最常见的侵袭性霉菌感染，占 15 家肺移植中心监测网络报告病例的 73%。[18]曲霉菌病多发生于肺移植术后前 6 个月，中位数为 3.2 个月。绝大多数曲霉菌感染表现为肺炎或气管支气管炎，在高度免疫受损的患者中存在全身和多器官播散的风险。非曲霉菌感染如毛霉菌病、链格孢菌、镰刀菌和足放线病菌属等的发生率较低，为 27%，且发生在移植后更晚的时间点。[18]某些群体的肺移植患者由于特有真菌如组织胞浆菌、皮炎芽孢杆菌和粗球孢子菌，感染的风险增加。

然而，临床医生应该意识到，地方性真菌病的地理边界正在发生变化。[19]据报道，组织胞浆菌病例发生在预期的地理流行地点之外，即使在没有相关旅行到流行地区的个人中也是如此。粗球孢子菌(Coccidioides immitis)在土壤环境中已被注意到，随着华盛顿州患者的本地采集。芽生菌属(Blastomyces)在南非被描述为人类芽生菌病的原因。[19-21]在分析抗 IFIs 的特点中，地理因素似乎也发挥了作用。临床医生应该意识到在欧洲，特别是荷兰报道的曲霉菌株对唑类药物的基线耐药性明显增加，那里 11%~18% 的菌株可能是耐药的。[22]荷兰含唑类杀菌剂的植物废弃物中烟曲霉的环境样本有一半为唑类耐药且携带耐药基因。[23]然而,唑类耐药在美国并不普遍。在美国181株烟曲霉临床分离株中,仅有1株存在唑类耐药(图20.3)。

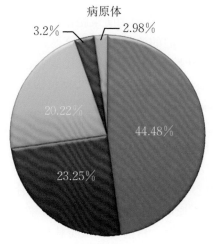

病原体

■曲霉菌 ■念株菌属 ■孢子属 ■毛霉菌 ■新型隐球菌 ■地方性真菌病

图20.2 肺移植后引起侵袭性真菌感染的最常见病原体

Clin Infect Dis. 2010;50(8):1101-11;Clin Transplant. 2015;29(4):311-8.
Am J Transplant. 2013;13(Suppl 4):228-41;Am J Transplant. 2013;13(Suppl 4):272-9.

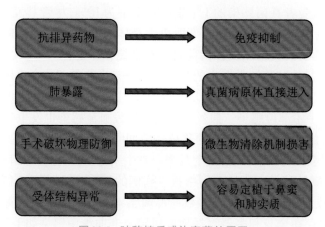

图20.3 肺移植后感染真菌的原因

三、真菌感染的诊断

肺移植后真菌感染的诊断依赖于病变组织的直接获取、组织的病理学检验,或从无菌标本的培养找到真菌侵袭的证据。通过支气管镜和计算机断层扫描(CT)引导的经皮肺活检是获得组织病理学和疑似肺部真菌病培养的两种主要方法。而真菌培养和抗真菌药敏试验则通常指导最终的治疗。[24]分子方法可实现IFI的快速诊断。该方法检测真菌抗原和脱氧核糖核酸(DNA),方法简易,具有较高的灵敏度。一项研究分析了免疫抑制患者的组织病理学中存在菌丝的样本,并报告了真菌聚合酶链式反应(PCR)的灵敏度为90％,特异性为86％。病原菌特异性曲霉菌PCR对菌丝阳性组织的敏感性为89％,但特异性仅为58％。[25]另外,PCR检测也有一定的局限性,如现有研究多针对血液系统恶性肿瘤患者,肺移植患者使用PCR检测的有效性尚不明确;部分抗真菌药物可显著降低PCR检测的敏感性。在肺移植患者中,抗原和DNA的检测优于抗体检测,因为受体内免疫系统受到抑制,抗体反应可能是不可预测的。表20.1总结了常用的真菌感染检测方法。

表20.1 肺移植受体常见真菌病原体的真菌抗原和 DNA 的血清学试验

检测方法	临床用途	局限性与争议
半乳甘露聚糖(GM)	·血GM检测: 通过检测人类血液中是否有半乳甘露聚糖,辅助诊断受体是否遭到侵袭性曲菌感染。GM释放量与菌量成正比,可反映感染程度。若两次检测阳性即可以诊断侵袭性曲菌感染,GM试验也可作为疗效判断的重要指标 ·肺泡灌洗液GM检测: 诊断受体肺内GM含量,反映肺内感染情况	血清半乳甘露聚糖对非中性粒细胞减少患者的敏感性较低; 可与其他霉菌物种发生交叉反应,仍需要真菌培养检测确诊; 饮食摄入及使用青霉素类抗生素可导致假阳性; 抗真菌药物对其敏感性的影响尚不明确
1,3-β-D-葡聚糖	与其他诊断方法联合,用于筛查侵袭性真菌感染; 可允许高危人群安全停药	无法检测隐球菌和毛霉感染; 无法单独用于侵袭性真菌病的诊断; 接受血液制品、血液透析或体外循环的患者可能出现假阳性结果; 抗真菌药物对敏感性的影响尚不明确
曲霉PCR	·血曲霉PCR: 单次检测有助于排除侵袭性曲霉菌; 两次阳性血清检测有助于判定侵袭性曲霉菌 ·肺泡灌洗液: 用于鉴定受体肺泡内曲霉菌的存在	曲霉PCR检测方法有待标准化; 大多数研究是在血液系统恶性肿瘤人群中进行的; 肺泡灌洗液曲霉PCR检测不能区分定植和感染; 抗真菌药物可显著降低敏感性
毛霉素PCR	临床未使用	抗真菌药物可显著降低敏感性
T2 念珠菌纳米诊断试剂盒	可用于高危人群的念珠菌血症的快速检测	深度感染无念珠菌血症时检测为阴性; 抗真菌药物对敏感性的影响尚不明确

四、真菌感染的治疗

(一) 曲霉菌

曲霉菌感染是肺移植术后最常见的真菌感染病原体,其发生率可达32％,且超过一半的感染发生在肺移植术后6个月内。[26]在治疗侵袭性肺曲霉菌病中,伏立康唑相比于两性霉素B具有更好的疗效。新英格兰的一项随机对照试验表明,在侵袭性曲霉菌病患者中,伏立康唑的初始治疗效果更好,生存率更高,严重副作用更少。[27]然而,此项研究针对异体造血干细胞移植、急性白血病或其他血液系统疾病,在肺移植及其他实体器官移植的患者中的普适性仍有待研究。伏立康唑会与肺移植术后常用的免疫抑制剂相互作用。他克莫司、西罗莫司和环孢菌素等钙调蛋白磷酸酶抑制剂及mTOR抑制剂可能会增加伏立康唑及其他三唑类抗生素的血清药物浓度。[28]因此,药物在联用时需要密切监测血药浓度水平。尽管有几种替代方案,伏立康唑仍然是侵袭性曲霉菌病的标准治疗方法,同时还能减少免疫抑制。[29]通常将伏立康唑的血药浓度控制在谷值浓度1~5 μg/μL范围,并根据感染控制情况治疗至少12个月。其他三唑类抗生素如泊沙康唑和伊曲康唑在治疗侵袭性曲霉菌病中作为一线药物的药物作用尚不明确,并不推荐作为一线用药。棘白菌素类抗真菌药物对曲霉菌有一定的体外抗菌活性,但其作为一线抗真菌药物用于肺移植术后真菌感染缺乏循证医学证据。初始治疗时药物联用不作推荐。

(二) 念珠菌

念珠菌感染是肺移植术后受体侵袭性真菌感染中第二常见病原体。常发生于肺移植术后1个月内。[30]严重的感染可发生于移植后的数周到数月,尤其是当供体或受体存在念珠菌定植时。[31]念珠菌感染常发生于肺移植术后的1个月内,似乎是LTR中侵袭性真菌感染的第二常见原因。棘白菌素类(卡泊芬净、米卡芬净等)抗真菌药是经验性治疗念珠菌感染的一线药物。[30]棘白菌素类抗生素可选择性地作用于真菌细胞壁,抑制真菌细胞壁1,3-β-D-葡聚糖合成酶,干扰葡聚糖聚合物的合成,破坏细胞壁的完整性和稳定性,从而加速细胞溶解和死亡。两性霉素B也是经验性治疗念珠菌感染的一线药物。由于雾化吸入可极大提高呼吸道药物浓度,减少对受体的不良反应,两性霉素B的雾化吸入用于预防和治疗肺真菌感染具有良好的应用场景和预防作用。[32]氟康唑也被认为是一种经验性药物,但通常只用于轻度至中度疾病、非中性粒细胞减少症和光滑念珠菌和克鲁塞念珠菌的低风险患者,因为氟康唑对这些疾病的活性较低。治疗的持续时间因患者不同以及感染程度和严重程度而异。在念珠菌血症中,治疗可延长至2周,但在侵袭性更强的其他疾病中,治疗时间可能更长。[30]

五、真菌感染的预防

在肺移植后的早期,支气管吻合处感染的风险很高,围术期预防移植后真菌感染显得尤为重要。

(一) 两性霉素B脂质体

两性霉素是一种广谱抗真菌药物,对肺移植后引起侵袭性真菌感染的最常见真菌-曲霉属、念珠菌属和毛霉属具有活性。吸入两性霉素B是肺移植后常用的抗真菌预防药物之一。然而,两性霉素B的吸入给药仅适用于未萎陷的肺。吸入制剂的两性霉素B脂质体在气道中可保持高浓度状态,且不能被人体吸收,因此不会产生肾毒性,用药相对安全。[33-34]在预防性治疗期间,可通过肺泡灌洗液检测药物浓度,从而控制其浓度高于曲霉菌的最低抑制浓度至少7天。术前及围术期的药物使用预防侵袭性曲霉菌的感染,降低了曲霉菌感染的总体风险。然而,尽管如此,停止预防措施后,曲霉菌的晚期感染风险仍然存在。[32,35]针对移植前定植菌的治疗并未降低移植后曲霉菌病的发生率,但应治疗移植前供体的曲霉菌感染。[36]

(二)三唑类药物

三唑类药物是肺移植术后最常用的全身抗真菌预防药物。伏立康唑是最常用的三唑类药物,其次是伊曲康唑和泊沙康唑。[3,37-38]口服给药可使药物广泛分布在不同组织中,从而为肺外部位提供抗真菌保护。三唑类药物对念珠菌和包括曲霉菌在内的大多数霉菌具有广谱抗真菌活性。泊沙康唑对毛霉菌病有较好的抗真菌活性。然而由于三唑类药物的药代动力学较复杂,口服时需在使用中实时监测药物的血液浓度以保证浓度对真菌有效,因此建议对预防药物进行监测。[39]

(三)棘白素类药物

棘白素类抗真菌药物作为预防的作用有限,因为此类药物缺乏有效的口服制剂(因此禁止长期使用),仅可在静脉途径使用。在肺移植后的早期,它们也可能用作抗真菌预防,但一旦患者能够口服药物,通常会改用口服三唑类药物预防。[38]

(李昆、王龙)

参考文献

[1] Valapour M, Skeans M A, Smith J M, et al. OPTN/SRTR 2015 annual data report: Lung[J]. Am. J. Transplant., 2017, 17(Suppl 1):357-424.

[2] Yusen, R.D., L.B. Edwards, A.Y. Kucheryavaya, et al. The registry of the International Society for Heart and Lung Transplantation: Thirty-first adult lung and heart-lung transplant report-2014; Focus theme: Retransplantation[J]. J. Heart Lung Transplant., 2014, 33(10):1009-1024.

[3] Arthurs S K, Eid A J, Deziel P J, et al. The impact of invasive fungal diseases on survival after lung transplantation[J]. Clin. Transplant., 2010, 24(3):341-348.

[4] Bhaskaran A, Mumtaz K, Husain S. Anti-aspergillus prophylaxis in lung transplantation: A systematic review and meta-analysis[J]. Curr. Infect. Dis. Rep., 2013, 15(6):514-525.

[5] Pappas P G, Alexander B D, Andes D R, et al. Invasive fungal infections among organ transplant recipients: Results of the Transplant-Associated Infection Surveillance Network (TRANSNET)[J]. Clin. Infect. Dis., 2010, 50(8):1101-1111.

[6] Neofytos D, Treadway S, Ostrander D, et al. Epidemiology, outcomes, and mortality predictors of invasive mold infections among transplant recipients: A 10-year, single-center experience[J]. Transpl. Infect. Dis., 2013, 15(3):233-242.

[7] Ashley E D, Drew R, Johnson M, et al. Cost of invasive fungal infections in the era of new diagnostics and expanded treatment options[J]. Pharmacotherapy, 2012, 32(10):890-901.

[8] Sole A, Morant P, Salavert M, et al. Aspergillus infections in lung transplant recipients: Risk factors and outcome[J]. Clin. Microbiol. Infect., 2005, 11(5):359-365.

[9] Patterson T F, Thompson G R, Denning D W, et al. Practice guidelines for the diagnosis and management of aspergillosis: 2016 update by the infectious diseases society of america[J]. Clin. Infect. Dis., 2016, 63(4):e1-e60.

[10] Pilarczyk K, Haake N, Heckmann J, et al. Is universal antifungal prophylaxis mandatory in adults after lung transplantation? A review and meta-analysis of observational studies[J]. Clin. Transplant., 2016, 30 (12):1522-1531.

[11] Patel T S, Eschenauer G A, Stuckey L J, et al. Antifungal prophylaxis in lung transplant recipients[J]. Transplantation, 2016, 100(9):1815-1826.

[12] Neoh C F, Snell G, Levvey B, et al. Antifungal prophylaxis in lung transplantation[J]. Int. J. Antimicrob. Agents, 2014, 44(3):194-202.

[13] Husain S, Zaldonis D, Kusne S, et al. Variation in antifungal prophylaxis strategies in lung transplantation [J]. Transpl. Infect. Dis., 2006, 8(4):213-218.

[14] Vadnerkar A, Clancy C J, Celik U, et al. Impact of mold infections in explanted lungs on outcomes of lung transplantation[J]. Transplantation, 2010, 89(2):253-260.

[15] Husain S, Camargo J F. Invasive aspergillosis in solid-organ transplant recipients: Guidelines from the American Society of Transplantation Infectious Diseases Community of Practice[J]. Clin. Transplant., 2019, 33(9):e13544.

[16] He S Y, Makhzoumi Z H, Singer J P, et al. Practice variation in aspergillus prophylaxis and treatment among lung transplant centers: A national survey[J]. Transpl. Infect. Dis., 2015, 17(1):14-20.

[17] Chang A, Musk M, Lavender M, et al. Epidemiology of invasive fungal infections in lung transplant recipients in Western Australia[J]. Transpl. Infect. Dis., 2019, 21(3):e13085.

[18] Vazquez R, Vazquez-Guillamet M C, Suarez J, et al. Invasive mold infections in lung and heart-lung transplant recipients: Stanford University experience[J]. Transpl. Infect. Dis., 2015, 17(2):259-266.

[19] Ashraf N, Kubat R C, Poplin V, et al. Re-drawing the maps for endemic mycoses[J]. Mycopathologia, 2020, 185(5):843-865.

[20] Maphanga T G, Birkhead M, Munoz J F, et al. Human blastomycosis in South Africa caused by *blastomyces percursus* and *blastomyces emzantsi* sp. nov., 1967 to 2014[J]. J. Clin. Microbiol., 2020, 58(3): e01661-19.

[21] Oltean H N, Springer M, Bowers J R, et al. Suspected locally acquired coccidioidomycosis in human, spokane, Washington, USA[J]. Emerg. Infect. Dis., 2020, 26(3):606-609.

[22] Lestrade P P A, Buil J B, van der Beek M T, et al. Paradoxal trends in Azole-Resistant aspergillus fumigatus in a national multicenter surveillance program, the Netherlands, 2013—2018[J]. Emerg. Infect. Dis., 2020, 26(7):1447-1455.

[23] Zhang J, Jimenez L L, Snelders E, et al. Dynamics of aspergillus fumigatus in azole fungicide-containing plant waste in the Netherlands (2016—2017)[J]. Appl. Environ. Microbiol., 2021, 87(2):e02295-1 -e02295-12.

[24] Kennedy C C, Pennington K M, Beam E, et al. Fungal infection in lung transplantation[J]. Semin. Respir. Crit. Care Med., 2021, 42(3):471-482.

[25] Lass-Flörl C, Aigner M, Nachbaur D, et al. Diagnosing filamentous fungal infections in immunocompromised patients applying computed tomography-guided percutaneous lung biopsies: A 12-year experi-

肺移植新进展

ence[J]. Infection, 2017, 45(6):867-875.

[26] Singh N, Husain S. Aspergillus infections after lung transplantation: Clinical differences in type of transplant and implications for management[J]. J. Heart Lung Transplant., 2003, 22(3):258-266.

[27] Herbrecht R, Denning D W, Patterson T F, et al. Voriconazole versus amphotericin B for primary therapy of invasive aspergillosis[J]. N. Engl. J. Med., 2002, 347(6):408-415.

[28] Lempers V J, Martial L C, Schreuder M F, et al. Drug-interactions of azole antifungals with selected immunosuppressants in transplant patients: Strategies for optimal management in clinical practice[J]. Curr. Opin. Pharmacol., 2015, 24:38-44.

[29] Walsh T J, Anaissie E J, Denning D W, et al. Treatment of aspergillosis: Clinical practice guidelines of the Infectious Diseases Society of America[J]. Clin. Infect. Dis., 2008, 46(3):327-360.

[30] Sims K D, Blumberg E A. Common infections in the lung transplant recipient[J]. Clin. Chest Med., 2011, 32(2):327-341.

[31] Avery R K. Antifungal prophylaxis in lung transplantation[J]. Semin. Respir. Crit. Care Med., 2011, 32(6):717-726.

[32] Monforte V, Ussetti P, López R, et al. Nebulized liposomal amphotericin B prophylaxis for aspergillus infection in lung transplantation: Pharmacokinetics and safety[J]. J. Heart Lung Transplant., 2009, 28(2):170-175.

[33] Huggins J P, Pease R, Stanly K, et al. Safety of inhaled amphotericin B lipid complex as antifungal prophylaxis in lung transplant recipients[J]. Antimicrob. Agents. Chemother., 2022, 66(6):e0028322.

[34] Monforte V, Roman A, Gavaldá J, et al. Nebulized amphotericin B concentration and distribution in the respiratory tract of lung-transplanted patients[J]. Transplantation, 2003, 75(9):1571-1574.

[35] Hosseini-Moghaddam S M, Husain S. Fungi and molds following lung transplantation[J]. Semin. Respir. Crit. Care Med., 2010, 31(2):222-233.

[36] Avery R K. Infections after lung transplantation[J]. Semin. Respir. Crit. Care Med., 2006, 27(5):544-551.

[37] Husain S, Paterson D L, Studer S, et al. Voriconazole prophylaxis in lung transplant recipients[J]. Am. J. Transplant., 2006, 6(12):3008-3016.

[38] Neoh C F, Snell G I, Kotsimbos T, et al. Antifungal prophylaxis in lung transplantation: A world-wide survey[J]. Am. J. Transplant., 2011, 11(2):361-366.

[39] Thakuria L, Packwood K, Firouzi A, et al. A pharmacokinetic analysis of posaconazole oral suspension in the serum and alveolar compartment of lung transplant recipients[J]. Int. J. Antimicrob. Agents, 2016, 47(1):69-76.

第二十一章　伊氏肺孢子菌及诺卡菌感染的诊断和治疗

第一节　伊氏肺孢子菌感染的诊断和治疗

　　肺孢子菌1909年和1910年由Chagas和Carini在锥虫感染的鼠肺组织中首先被发现,被认为是锥虫的一种类型。1912年Delanoes夫妇确定它是一种新的病原体,并采用纪念命名为卡氏肺孢子菌(虫)(*Pneumocystis Carinii*,PC)。1988年研究发现PC的核苷酸序与酵母菌具有高度同源性,所以现在一致将PC归为真菌。20世纪70年代发现,PC的不同株型有宿主特异性,主要寄生于人体内的是伊氏肺孢子菌(*Pneumocystis jiroveci*,PJ)。

　　2001年,科学家重新修改命名,将PJ和PC定义为不同的种,肺孢子菌肺炎的缩写仍为PCP(pneumocystis Pneumonia)。伊氏肺孢子菌是一种普遍存在的真菌,可引起人类肺炎。

　　PCP是HIV流行的早期指标,70%~80%的艾滋病患者可发生。[1]现在,易感的非HIV感染患者人数不断增加,包括实体恶性肿瘤、实体器官移植和造血干细胞移植受者,自身免疫和炎症性疾病接受免疫抑制治疗的患者以及原发性免疫缺陷病患者。[2]儿童早期暴露于肺孢子菌,在2~4岁范围,超过80%的儿童会产生抗体。[3]潜伏感染的再激活是易感宿主成年后感染可能的感染源。[3-6]PCP的风险增加与免疫抑制有关,主要是CD4+T淋巴细胞计数减少或功能障碍。实体器官移植受者(SOT)感染的高危因素主要有CD4+T细胞计数<200 cells/μL、类固醇激素治疗、抗淋巴细胞治疗、霉酚酸酯、钙调磷酸酶抑制剂、巨细胞病毒感染、移植排斥反应、长期中性粒细胞减少症及暴露于PCP病例。

　　PCP临床症状通常缺乏特异性,包括发热、干咳、胸痛加重、呼吸短促(尤其是劳累时),非HIV患者感染的症状通常更严重。在轻度病例中,常规检查可能看起来正常,但在活动状态心率和氧合水平可能异常。在HIV感染患者中,症状发作可能较迟,通常会延迟诊断数周,而在非HIV感染患者中,PCP表现通常为急性,有些病例可能为暴发性,尤其是在给予皮质类固醇后。[7]HIV感染患者的死亡率为17%~30%,而非HIV感染患者的死亡率更高,为28%~53%。[7]

　　鉴于临床表现的非特异性,即使在有症状的高危患者中,也需要进行特异性检查以确认PCP的诊断,并且诊断不仅仅基于临床表现和放射学[8],还应当对呼吸样本进行显微镜检查和分子检测,但两者都有局限性。同时,应当检测血标本中的1,3-β-D-葡聚糖(BDG),但是该检测是广谱的真菌指标,同样缺乏特异性。

胸部CT上早期通常显示弥漫性、双侧中央位置的磨玻璃影(GGO)，不累及胸膜下间隙[9]，进展期可出现实变。[10]在一项研究中显示，20％的早期PCP病例在CT上表现为弥漫性GGO，47％的中期病例出现GGO和斑片状实变，80％的晚期疾病以实变为主。[10]其他表现包括结节、囊肿、气胸、小叶间隔增厚等。[7,11-12]空洞、胸内淋巴结肿大和胸腔积液的可能性较小。[12]PCP的影像学表现不具有特异性[13]，因此放射学不能提供病因诊断，但指导高危患者的启动治疗。

PCP影像检查的最新进展包括超低剂量胸部CT、氟脱氧葡萄糖正电子发射断层扫描(FDG-PET)和基于支气管镜的共聚焦激光显微内窥镜检查。[14]CT也用于评估PCP感染的严重程度和预后。[7]

一、非微生物实验室检查

应当检测淋巴细胞总数，其值低于正常值的10％与PCP感染预后不良有关。[15]虽然淋巴细胞计数很重要，但其功能更重要，需要考虑近期免疫抑制剂和其他免疫调节剂对淋巴细胞功能的影响。

低氧血症因疾病严重程度和HIV状态而异，在HIV感染和非HIV感染患者中，低氧血症通常分别表现为轻度和重度低氧血症。[7]血清乳酸脱氢酶(LDH)升高是一个警示的标志物，LDH水平＞500 mL/dL与PCP相关。细胞外LDH表明细胞损伤或死亡，其水平升高与肺组织损伤相关，但它对PCP同样缺乏特异性。

二、传统技术培养

肺孢子菌因为难于培养使其诊断及相关研究变得困难。虽然有几种共培养细胞系的方法，但未能获得广泛使用。[16-19]大多研究者都尝试使用大鼠模型。2014年，研究者使用CuFi-8呼吸道上皮细胞系形成的三维气液界面培养系统，首次成功培养和繁殖伊氏肺孢子菌。[16]虽然这是一个重大突破，并提供了进行抗真菌药敏试验的可能，但它仍然需要细胞培养，限制了其在常规实验室诊断中的使用，目前培养法已经被分子方法取代。

三、诊断

(一)常规显微镜检查技术

诊断PCP的金标准仍然是在组织、支气管肺泡灌洗液(BALF)和诱导痰经免疫荧光染色(IF)后对包囊和滋养体进行鉴定。

(二)1,3-β-D-葡聚糖

由于血标本易于获得，1,3-β-D-葡聚糖(BDG)的检测现已被广泛接受。总体而言，BDG敏感性较高，BDG阴性可用于排除PCP，但需要注意到假阴性。[20]仅BDG阳性结果不能用于 PCP 的诊断,结果应与影像学改变以及 PCP 特异性检测共同诊断。BDG 特异性欠佳(< 90%)[21],因为其特异性会受到非感染因素的影响。[22]

由于肺孢子菌主要感染呼吸道,BDG 的局限性在于检测呼吸道样本时的临床效用较差。念珠菌等其他真菌存在气道定植,因此 BDG 浓度升高并不表示真菌感染。在一项研究中显示,BALF 样本 BDG 检测的特异性仅为 68%,而血清检测时的特异性为 92%,稳定性较差,只有 5.9% 的 BALF 样本重新检测证实了早期诊断结果。[23]

(三)分子研究

目前很多研究使用分子检测来诊断 PCP,确定 PCP-PCR 性能的荟萃分析显示出色的诊断效能。检测 BALF 标本时,敏感性和特异性分别为 100% 和 87%。检测诱导痰液标本时,敏感性为 97%,特异性为 93%。[24]对比使用口咽冲洗液(OW)及 BALF 时的 PCR 性能显示,OW 的敏感性显著降低(76%),但特异性较高(93%),表明上呼吸道肺孢子菌的 PCR 检测是一个很好的指标。[24]虽然检测 BALF 时的 PCP-PCR 阴性可以用于排除 PCP,但有研究已经注意到与大亚基线粒体 rRNA 突变相关的假阴性。[25]如今,传统 PCR 扩增系统已被实时(定量)PCR 所取代,同时使用基于 PCR 循环阈值(Ct)的真菌负荷来区分肺孢子菌的感染和定植。[24,26]

(四)组合测试

虽然诊断 PCP 的金标准仍然是显微镜免疫荧光证据,但在呼吸道标本中,其有限的敏感性不能用于排除疾病。[8,17]通过结合更敏感的测试可以提高诊断的特异性,同时阴性用于排除诊断。目前的指南建议的诊断流程是,对临床高度疑似的患者进行 BALF 的实时 PCR 和免疫荧光检测。如果两者都呈阳性,则确诊为 PCP,反之亦然。如果 PCR 呈阳性,但免疫荧光呈阴性,则在检测到高 Ct 值时可诊断。为了减少额外检测,不建议进行 BDG 测试。如果 PCR 为阴性,但免疫荧光为阳性,则认为两项结果都应当受到质疑。[8]鉴于 BDG 诊断真菌的广谱性,使用 PCP-PCR 对 BALF 进行初步检查是有意义的,如果呈阳性,则在 Ct 值较低时通过 BDG 检测确认结果。[27]当无法获得 BALF 样本时,建议进行血清 BDG 检测,其中阴性可用于排除 PCP,但应通过对侵入性较小的呼吸道样本进行 PCR(或 IF)检测来确认阳性。[8]

BDG 检测与 LDH 水平相结合,可实现完全无创的采样方案,组合的阈值(BDG:400 pg/mL;LDH:350 U/L),特异性为 84%。[28]尽管 BDG 与 LDH 联合使用时灵敏度略高,但特异性有所下降(敏感性:97%,特异性:72%)。对于所有这些方法,可以说当诊断缺乏微生物特异性检测时会受到质疑。

四、治疗

ECIL 指南中治疗侧重于无 HIV 疾病的患者。

大剂量复方新诺明是首选治疗药物,静脉给药剂量为 20 mg/(kg·d),分 2~4 次给药。对于重度疾病,伯氨喹加克林霉素用于不耐受和难治性病例。静脉注射喷他脒也有使用,但经验有限。对于轻至中度疾病,可使用阿托伐醌作为二线治疗。几乎没有证据支持单独使用棘白菌素类药物或与其他药物联合使用。

辅助性类固醇激素(50~80 mg/d)已证实对 HIV 感染者的重度疾病有益,但应根据具体情况考虑在其他患者中使用。根据疾病的反应和严重程度,建议治疗时间为14~21天。患者可能反应缓慢,在治疗的最初几天内临床可能出现恶化,因此,在治疗的第一周内,不能简单地评估无反应。

五、预防

ECIL 指南全面评价了预防建议,但该指南侧重于血液系统恶性肿瘤和接受 SOT 的患者。

对于包括 CD4 计数低于200个/mm 的 HIV 感染患者、移植受者、血液系统恶性肿瘤患者,以及使用改变病情的抗风湿药物、针对炎症和恶性肿瘤化疗的患者都应该接受预防。[29]

复方新诺明仍然是预防和治疗的首选药物。已有多种预防方案,服用方法包括每日、隔日和每周3次,但最佳方案尚未确定。ECIL 指南建议每天一片单倍剂量片剂(480 mg)或每周3次双倍强度(960 mg)。[30]

对复方新诺明不耐受和出现不良反应(包括皮疹和骨髓抑制)相对常见,可能需要使用二线药物,包括喷他脒、伯氨喹和阿托伐醌等,但仍被认为疗效不如复方新诺明,应在慎重考虑后使用。

当复方新诺明出现不良事件,但其消退时,可以重新考虑使用。

小　结

随着高危非 HIV 感染患者 PCP 的感染增加,必须努力优化 PCP 的诊断。虽然基于培养方法的研究是该领域的一个突破,但 PCP 培养的作用更适合学术场景。非真菌学实验室标志物不能提供明确的诊断。显微镜下免疫荧光诊断仍然是金标准,但非培养法的诊断策略有助于诊断其他真菌疾病(例如侵袭性曲霉菌病),并且 PCP-PCR 与 BDG 检测相结合可能是合适的替代方案。在基于复方新诺明为主预防和治疗中,对磺胺类药物耐药性的出现令人担忧。

依靠检测下呼吸道样本(如 BALF),PCP 检测将面临获取样本的风险(如在血小板减少症期间)。因此,将根据危险因素、症状和对治疗的反应进行临床诊断,但在对治疗无反应的情况下,这可能是其他病因引起的肺炎,也可能是难治性 PCP。从检测 BALF 标本转向侵入性较小的标本,如上呼吸道标本甚至血液,虽然减轻了临床医生获取标本的压力,但对结果的解释受到质疑。单一的无创检测不足以同时提供诊断和排除疾病的能力,但将上呼吸道标本的 PCR 与血清的 BDG 检测相结合可能会部分解决上述问题。希望在不久的将来有足够的证据来证实这种策略的合理性。

未来 PCP 的诊断将减少对显微镜免疫荧光的依赖,其有可能通过 PCR 的标准化,加上关于实时 PCR 性能的前瞻性信息的增加,将使人们更好地诊断移植群体中低水平 PCR 阳性。将PCR与BDG相结合将进一步降低IF诊断的要求。二代测序（NGS）在肺孢子菌中的应用越来越多,NGS还可以进一步了解传播和感染源,从而可以应用于感染的控制。NGS通过呼吸道标本中提取的核酸直接进行PCR检测,不仅可以为有症状的移植患者提供有效的诊断,还可以了解呼吸道微生物组和无症状移植受体中肺孢子菌定植的患病率。

第二节　诺卡菌感染的诊断及治疗

来自美国移植学会传染病实践社区的更新指南回顾了实体器官移植（SOT）后诺卡菌感染的诊断、预防和管理。由于检测方法的改进以及免疫功能低下人群的增多,诺卡菌感染在过去20年中有所增加。移植后发生诺卡菌病的风险因移植器官类型和使用的免疫抑制方案而有所不同。诺卡菌感染最常累及肺部。可发生播散性感染,并扩散至血液、皮肤或中枢神经系统。早期识别和治疗对于预后非常重要。磺胺是诺卡菌感染的一线治疗药物,对于播散性或重度诺卡菌病,最初应使用至少两种抗菌药物的联合治疗方案。甲氧苄啶-磺胺甲噁唑（TMP-SMX）可能有助于预防SOT后诺卡菌感染。

一、病原体

诺卡菌属是腐生革兰阳性菌,诺卡菌属部分抗酸,在所描述的100多种诺卡菌属中,大约有40多种与人类疾病有关。[30]Coussement等描述了对来自117个欧洲中心的SOT接受者的36例诺卡菌病病例的回顾性综述。他们通过扩增和基因测序鉴定了诺卡菌的菌种。法氏诺卡菌最多,见于35%的病例,24%为星形诺卡菌。

二、流行病学和危险因素

诺卡菌属在土壤、水以及腐烂的植被中广泛存在。[31]尽管有可能通过皮肤和消化道传播,但最主要的传播途径仍是呼吸道吸入诺卡菌[32-33],尚未报告动物与人之间的传播。可以发生医院聚集性感染的病例,尤其是对于移植受者来说,传染源可能是空气或医护人员的手。[32,34]

既往诺卡菌病主要见于心脏、肾脏和肝移植受者。[35-36]由于近年来肺移植的增加,近年来的报告显示,肺移植受者的感染率更高。[37-38]一项针对5126名器官移植受者的综述报道显示,肺移植受者的诺卡菌感染率为3.5%,心脏、肠道、肾脏及肝脏受者的感染率分别为2.5%、1.3%、0.2%和0.1%。[35]另外两项大型回顾性研究显示,肺移植受者的诺卡菌感染率为1.9%和1.78%。对诺卡菌的保护性免疫反应主要是T细胞介导的。[39]因此,诺卡菌感染最常见于实体器官和造血干细胞移植受者[40-41]、人类免疫缺陷病毒（HIV）感染者（CD4+T细胞计数<100个细胞/mm^3）、淋巴瘤患者和接受慢性皮质类固醇治疗的患者。诺卡菌病也与特发性CD4+T细胞减少有关。[42]移植受者的无症状感染通常在移植后1~2年内发生,但感

染很少发生在第一个月内。[35]感染时间可能因器官而异,可能与排斥反应的治疗在时间上相关。[35]尤其是使用抗淋巴细胞球蛋白、高浓度钙调磷酸酶抑制剂或大剂量类固醇激素。[35,40]前6个月的巨细胞病毒感染也与随后的诺卡菌感染独立相关。[35,40]

尽管动物研究表明 B 淋巴细胞在诺卡菌的保护性免疫方面贡献不大[43],但是利妥昔单抗可能是发生脑诺卡菌病的潜在危险因素。[44]此外,严重的低丙种球蛋白血症与移植免疫抑制相结合可能增加易感性。[45]

三、临床表现

诺卡菌感染的主要途径是通过呼吸道,肺部是感染的主要部位。[35,40]感染症状可能在诊断前数月偶尔出现,但病程通常为亚急性[31],可能存在呼吸急促、咳嗽咳痰、咯血、发热、体重减轻等症状。宿主对感染的反应可能从肉芽肿性反应到化脓性反应不等。[33]

播散性感染指的是至少累及两个非毗邻器官[32],在移植受者中并不少见。血液系统和大脑最常被累及。[41]中枢神经系统感染通常表现为单个或多个脑脓肿,患者可能出现多种症状,包括头痛、癫痫发作、脑膜炎、局灶性神经功能缺损或非特异性全身主诉。[46-47]对于患有肺诺卡菌病的免疫功能低下患者,当出现可能的症状时,应考虑脑部受累的可能。诺卡菌也可通过直接接种或血源性播散感染皮肤和皮下组织。原发性皮肤感染发生于免疫功能低下和免疫功能正常者出现皮肤损伤后。[48]最常见的病变是溃疡、蜂窝织炎、结节和脓肿。其他的播散性感染较为少见,包括眼睛、肾上腺、肾脏和骨骼或关节。血培养很少分离出诺卡菌。

四、诊断策略

诺卡菌感染最常累及移植受者的肺。胸部计算机断层扫描(CT)对肺部进行放射学检查通常显示不规则结节性病变[49],可能出现空洞,并可能伴有CT上的“晕轮征”。[50-51]可能局部扩散到邻近的胸壁[50],由于肺外疾病使多达50%的肺诺卡菌病病例复杂化,故应进一步寻找播散性疾病,包括脑部磁共振成像(MRI)以排除脑脓肿。[52-53]

诺卡菌病的明确诊断需要从可疑部位分离培养的病原体。在可能的情况下,进行肺或皮肤活检已具有非常重要的意义。脑脓肿活检的可能性不高,但在确诊肺组织或软组织诺卡菌感染的情况下发现脑部病变是脑诺卡菌病强有力的证据,诺卡菌病治疗期间脑脓肿的影像学改善也是如此。

呼吸道阳性标本可能出现污染,也可能存在定植,定值通常见于未接受免疫抑制治疗而有潜在肺部疾病的患者。[31]移植受者中分离出诺卡菌不容忽视,应进一步完善其他包括影像学在内的检查。确定诺卡菌的菌种很重要,通常需要实验室进行分子诊断。各种基因的测序是诺卡菌分离株形态的金标准。[54]质谱(MALDI-TOF MS)可能是诺卡菌鉴定的更快速和更具成本效益的测试。

五、治疗

由于没有比较诺卡菌病治疗方案的对照试验,因此抗生素治疗的初始选择应考虑诺卡菌的种类、疾病的部位和严重程度、药物相互作用、不良反应等。强烈建议进行药物敏感性试验,因为不同种类的药敏情况不同。[55]推荐用于药物敏感性试验的主要抗菌药物包括阿米卡星、阿莫西林-克拉维酸、头孢曲松、环丙沙星、克拉霉素、亚胺培南、利奈唑胺、米诺环素、磺胺甲噁唑或 TMP-SMX 和妥布霉素。次要药物包括头孢吡肟、头孢噻肟、多西环素、庆大霉素、加替沙星和莫西沙星。[55]然而,很少有实验室能常规开展药敏试验。[31]尽管如此,当存在播散性感染、治疗失败或复发、计划使用非磺胺类药物及发现耐药的诺卡菌时,强烈建议进行药敏检测。播散性疾病或中枢神经系统疾病患者,以及免疫功能低下者。[56-57]三药方案(如 TMP-SMX 加亚胺培南和阿米卡星、利奈唑胺或头孢曲松)可用于危及生命的情况,但没有数据表明这种联合治疗可改善预后。

TMP-SMX 通常是治疗大多数诺卡菌感染的首选药物,推荐初始治疗剂量为 15 mg/(kg·d),口服或静脉注射,分 2~4 次给药,主要副作用是恶心/呕吐、皮疹(包括多形性红斑)、骨髓抑制及肾毒性。器官移植受者发生骨髓抑制和肾毒性的风险可能更高,因为他们的免疫抑制药物通常具有重叠的副作用。

某些诺卡菌属,如法氏诺卡菌、巴西诺卡菌和耳氏诺卡菌,可能对磺胺类药物具有较高的耐药性,因此特别推荐进行菌种鉴定和药敏试验。关于磺胺的替代治疗方案的研究较少,主要用于对磺胺类药物过敏、不耐受或不太敏感的诺卡菌属。阿米卡星对多数种类的诺卡菌都较为敏感。亚胺培南对多数诺卡菌显示出良好的体外活性,但脓肿诺卡菌和耳氏诺卡菌对其耐药性较高,敏感性较低,而巴西诺卡菌则普遍敏感,提示在治疗特定诺卡菌感染时需考虑药物敏感性差异。[58]亚胺培南单独使用或与 TMP-SMX 联合使用三药方案已被越来越多地接受为脑疾病和诺卡菌病重症患者的初始治疗,特别是在药敏试验等待期间。亚胺培南和阿米卡星的联合方案在体外显示出协同作用[59-60],并证实是有效的。当与磺胺类药物联合使用时,亚胺培南和阿米卡星似乎都显示对诺卡菌的协同作用。需注意根据肌酐清除率调整剂量。对于有严重肾功能不全的危重患者,可能需要避免使用 TMP-SMX 和氨基糖苷类药物,在获得药敏试验结果之前,可选择利奈唑胺治疗。

第三代头孢菌素类药物(如头孢曲松和头孢噻肟)是颅内感染可以选择的药物。这些药物获得出色的中枢神经系统渗透,并且有成功治疗的报道。

辅助治疗通常指手术引流,特别是对于抗生素治疗无反应的脑诺卡菌病和其他软组织脓肿。手术治疗应与抗生素治疗相结合[56],必要时减少免疫抑制剂的使用,特别是重症及播散性病例,例如脑或播散性感染。

肺部和软组织感染应治疗至少 6 个月,播散性疾病应治疗 6~12 个月,脑诺卡菌病应至少治疗 12 个月,具体持续时间取决于对治疗的反应和疾病的消退。停药后应监测患者疾病复发情况。据报道,在患有诺卡菌病的 SOT 受者中,复发率约为 77%,有时发生在接受二级预防的患者中。脑诺卡菌病患者应进行脑部 CT 或 MRI 随访,以确保消退。

关于治疗的几点意见总结：

（1）诺卡菌对抗菌药物的敏感性各不相同，药敏试验应由特定的实验室进行。

（2）推荐将 TMP-SMX 作为一线治疗，单药治疗可能足以用于局部皮肤感染或稳定的肺炎患者。

（3）亚胺培南、头孢曲松或利奈唑胺是磺胺过敏诺卡菌感染的一线治疗选择。

（4）对于严重的肺部感染、中枢神经系统受累或播散性疾病，应使用至少两种药物（亚胺培南＋阿米卡星或 TMP-SMX）进行初始治疗。

（5）可以考虑使用三种药物治疗危及生命的重症感染。

（6）治疗持续时间应延长，并将取决于感染的部位和程度，以避免复发。

（7）必要时可使用手术清创。

（8）如果增强免疫抑制，应延长治疗持续时间。

（9）停止治疗后监测应持续长达 1 年。

六、预防

TMP-SMX 预防（尤其是 SOT 术后口服用于预防伊氏肺孢子菌肺炎）是一种低成本且有效的预防药物，因为它的益处延伸到预防其他许多常见的呼吸道、泌尿和胃肠道病原体。[61] 然而，越来越多的报道表明，在接受 TMP-SMX 预防的患者中，仍可能出现突破性感染[61-62]，由于一些中心预防移植受者伊氏肺孢子菌使用的 TMP-SMX 是间歇给药（剂量为每周 2～3 次）导致的血液水平不足可以解释突破性感染。

七、目前存在的问题

尽管随着实体器官移植和造血细胞移植的日益增长以及新型免疫抑制疗法的普及，诺卡菌感染可能变得更加普遍。将来，更快速的检测方法更被需要用于临床诊断及鉴别诺卡菌属。但由于感染的相对罕见，关于诺卡菌治疗的临床研究难以进行。诺卡菌的新疗法以及其他试验待开展，特别是口服疗法，可使抗生素选择更多、毒性更小。另外，还需要有关诺卡菌治疗最佳持续时间和预防的数据。

（张培、艾雪峰）

参考文献

［1］ Centers for Disease C. A cluster of Kaposi's sarcoma and Pneumocystis carinii pneumonia among homosexual male residents of Los Angeles and Orange Counties, California[J]. MMWR Morb. Mortal. Wkly. Rep., 1982, 31(23): 305-307.

［2］ Avino L J, Naylor S M, Roecker A M. Pneumocystis jirovecii Pneumonia in the non-HIV-infected population [J]. Ann. Pharmacother., 2016, 50(8): 673-679.

［3］ Vargas S L, Hughes W T, Santolaya M E, et al. Search for primary infection by Pneumocystis carinii in a cohort of normal, healthy infants[J]. Clin. Infect. Dis., 2001, 32(6): 855-861.

［4］ Respaldiza N, Medrano F J, Medrano A C, et al. High seroprevalence of Pneumocystis infection in Spanish children[J]. Clin. Microbiol. Infect., 2004, 10(11): 1029-1031.

［5］ Yiannakis E P, Boswell T C. Systematic review of outbreaks of Pneumocystis jirovecii pneumonia: Evidence that P. jirovecii is a transmissible organism and the implications for healthcare infection control [J]. J. Hosp. Infect., 2016, 93(1): 1-8.

［6］ Beard C B, Carter J L, Keely S P, et al. Genetic variation in Pneumocystis carinii isolates from different geographic regions: Implications for transmission [J]. Emerg. Infect. Dis., 2000, 6(3): 265-272.

［7］ Cordonnier C, Cesaro S, Maschmeyer G, et al. Pneumocystis jirovecii pneumonia: Still a concern in patients with haematological malignancies and stem cell transplant recipients[J]. J. Antimicrob. Chemother., 2016, 71(9): 2379-2385.

［8］ Alanio A, Hauser P M, Lagrou K, et al. ECIL guidelines for the diagnosis of Pneumocystis jirovecii pneumonia in patients with haematological malignancies and stem cell transplant recipients[J]. J. Antimicrob. Chemother., 2016, 71(9): 2386-2396.

［9］ Diederich S. Chest CT for suspected pulmonary complications of oncologic therapies: How I review and report [J]. Cancer Imaging, 2016, 16: 7.

［10］ Mu X D, Jia P, Gao L, et al. Relationship between radiological stages and prognoses of Pneumocystis pneumonia in non-AIDS immunocompromised patients[J]. Chin. Med. J. (Engl.), 2016, 129(17): 2020-2025.

［11］ Nambu A, Ozawa K, Kobayashi N, et al. Imaging of community-acquired pneumonia: Roles of imaging examinations, imaging diagnosis of specific pathogens and discrimination from noninfectious diseases [J]. World J. Radiol., 2014, 6(10): 779-793.

［12］ Chou C W, Chao H S, Lin F C, et al. Clinical usefulness of HRCT in assessing the severity of Pneumocystis jirovecii Pneumonia: A cross-sectional study[J]. Medicine (Baltimore), 2015, 94(16): e768.

［13］ Langevin B, Saleh M. Radiological presentation of Pneumocystis jiroveci pneumonia mimicking bacterial pneumonia[J]. BMJ Case Rep., 2016, 2016: bcr2016215207.

［14］ Kim II J, Park S Y, Lee H Y, et al. Ultra-low-dose chest CT in patients with neutropenic fever and hematologic malignancy: Image quality and its diagnostic performance[J]. Cancer Res. Treat., 2014, 46 (4): 393-402.

［15］ Wang H W, Lin C C, Kuo C F, et al. Mortality predictors of Pneumocystis jirovecii pneumonia in human immunodeficiency virus-infected patients at presentation: Experience in a tertiary care hospital of northern Taiwan[J]. J. Microbiol. Immunol. Infect., 2011, 44(4): 274-281.

［16］ Schildgen V, Mai S, Khalfaoui S, et al. Pneumocystis jirovecii can be productively cultured in differentiated CuFi-8 airway cells [J]. mBio, 2014, 5(3): e01186-14.

［17］ Merali S, Frevert U, Williams J H, et al. Continuous axenic cultivation of Pneumocystis carinii[J]. Proc. Natl. Acad. Sci., 1999, 96(5): 2402-2407.

［18］ Sobolewska A, Dzbenski T H. In vitro cultivation of Pneumocystis isolated from infected rat lungs[J]. Wiad. Parazytol., 2009, 55(4): 451-457.

［19］ Huang M J, An Y J, Li S Z, et al. Continuous axenic cultivation of Pneumocystis carinii isolated from the bronchoalveolar lavage fluid of infected rat[J]. Zhongguo Ji Sheng Chong Xue Yu Ji Sheng Chong Bing Za Zhi, 2007, 25(2): 129-132, 136.

肺移植新进展

[20] Kamada T, Furuta K, Tomioka H. Pneumocystis pneumonia associated with human immunodeficiency virus infection without elevated (1-3)-beta-D glucan: A case report[J]. Respir Med Case Rep, 2016, 18: 73-75.

[21] Karageorgopoulos D E, Qu J M, Korbila I P, et al. Accuracy of beta-D-glucan for the diagnosis of Pneumocystis jirovecii pneumonia: A meta-analysis [J]. Clin. Microbiol. Infect., 2013, 19(1): 39-49.

[22] White P L, Wingard J R, Bretagne S, et al. Aspergillus polymerase chain reaction: Systematic review of evidence for clinical use in comparison with antigen testing[J]. Clin. Infect. Dis., 2015, 61(8): 1293-1303.

[23] Rose S R, Vallabhajosyula S, Velez M G, et al. The utility of bronchoalveolar lavage beta-D-glucan testing for the diagnosis of invasive fungal infections[J]. J. Infect., 2014, 69(3): 278-283.

[24] Lu Y, Ling G, Qiang C, et al. PCR diagnosis of Pneumocystis pneumonia: A bivariate meta-analysis [J]. J. Clin. Microbiol., 2011, 49(12): 4361-4363.

[25] Le Gal S, Robert-Gangneux F, Pepino Y, et al. A misleading false-negative result of Pneumocystis real-time PCR assay due to a rare punctual mutation: A French multicenter study[J]. Med. Mycol., 2017, 55 (2): 180-184.

[26] Fauchier T, Hasseine L, Gari-Toussaint M, et al. Detection of Pneumocystis jirovecii by quantitative PCR to differentiate colonization and pneumonia in immunocompromised HIV-positive and HIV-Negative Patients [J]. J. Clin. Microbiol., 2016, 54(6): 1487-1495.

[27] Damiani C, Le Gal S, Da Costa C, et al. Combined quantification of pulmonary Pneumocystis jirovecii DNA and serum (1-3)-beta-D-glucan for differential diagnosis of pneumocystis pneumonia and Pneumocystis colonization [J]. J. Clin. Microbiol., 2013, 51(10): 3380-3388.

[28] Esteves F, Lee C H, De Sousa B, et al. (1-3)-beta-D-glucan in association with lactate dehydrogenase as biomarkers of Pneumocystis pneumonia (PcP) in HIV-infected patients[J]. Eur. J. Clin. Microbiol. Infect. Dis., 2014, 33(7): 1173-1180.

[29] Baddley J W, Winthrop K L, Chen L, et al. Non-viral opportunistic infections in new users of tumour necrosis factor inhibitor therapy: Results of the Safety Assessment of Biologic ThERapy (SABER) study [J]. Ann. Rheum. Dis., 2014, 73(11): 1942-1948.

[30] Fatahi-Bafghi M. Nocardiosis from 1888 to 2017[J]. Microb. Pathog., 2018, 114: 369-384.

[31] Brown-Elliott B A, Brown J M, Conville P S, et al. Clinical and laboratory features of the Nocardia spp. based on current molecular taxonomy[J]. Clin. Microbiol. Rev., 2006, 19(2): 259-282.

[32] Beaman B L, Beaman L. Nocardia species: Host-parasite relationships[J]. Clin. Microbiol. Rev., 1994, 7(2): 213-264.

[33] Mari B, Monton C, Mariscal D, et al. Pulmonary nocardiosis: Clinical experience in ten cases[J]. Respiration, 2001, 68(4): 382-388.

[34] Sahathevan M, Harvey F A, Forbes G, et al. Epidemiology, bacteriology and control of an outbreak of Nocardia asteroides infection on a liver unit[J]. J. Hosp. Infect., 1991, 18 (Suppl A): 473-480.

[35] Peleg A Y, Husain S, Qureshi Z A, et al. Risk factors, clinical characteristics, and outcome of Nocardia infection in organ transplant recipients: A matched case-control study[J]. Clin. Infect. Dis., 2007, 44 (10): 1307-1314.

[36] Husain S, Mccurry K, Dauber J, et al. Nocardia infection in lung transplant recipients[J]. J. Heart Lung Transplant., 2002, 21(3): 354-359.

[37] Majeed A, Beatty N, Iftikhar A, et al. A 20-year experience with nocardiosis in solid organ transplant

(SOT) recipients in the Southwestern United States: A single-center study[J]. Transpl. Infect. Dis., 2018, 20(4): e12904.

[38] Beaman B L. Differential binding of Nocardia asteroides in the murine lung and brain suggests multiple ligands on the nocardial surface [J]. Infect. Immun., 1996, 64(11): 4859-4862.

[39] Deem R L, Doughty F A, Beaman B L. Immunologically specific direct T lymphocyte-mediated killing of Nocardia asteroides [J]. J. Immunol., 1983, 130(5): 2401-2406.

[40] Coussement J, Lebeaux D, van Delden C, et al. Nocardia infection in solid organ transplant recipients: A multicenter European case-control study [J]. Clin. Infect. Dis., 2016, 63(3): 338-345.

[41] Hemmersbach-Miller M, Stout J E, Woodworth M H, et al. Nocardia infections in the transplanted host[J]. Transpl. Infect. Dis., 2018, 20(4): e12902.

[42] Jayaschandran V, Gjorgova-Gjeorgjievski S, Siddique H. Pulmonary nocardiosis in a patient with idiopathic CD4 T-lymphocytopenia[J]. Respirol. Case Rep., 2018, 6(2): e00283.

[43] Beaman B L, Gershwin M E, Ahmed A, et al. Response of CBA/N x DBA2/F1 mice to Nocardia asteroides[J]. Infect. Immun., 1982, 35(1): 111-116.

[44] Kundranda M N, Spiro T P, Muslimani A, et al. Cerebral nocardiosis in a patient with NHL treated with rituximab[J]. Am. J. Hematol., 2007, 82(11): 1033-1034.

[45] Corales R, Chua J, Mawhorter S, et al. Significant post-transplant hypogammaglobulinemia in six heart transplant recipients: An emerging clinical phenomenon? [J]. Transpl. Infect. Dis., 2000, 2(3): 133-139.

[46] Anagnostou T, Arvanitis M, Kourkoumpetis T K, et al. Nocardiosis of the central nervous system: Experience from a general hospital and review of 84 cases from the literature[J]. Medicine (Baltimore), 2014, 93(1): 19-32.

[47] Bross J E, Gordon G. Nocardial meningitis: Case reports and review[J]. Rev. Infect. Dis., 1991, 13(1): 160-165.

[48] Santos M, Gil-Brusola A, Morales P. Infection by Nocardia in solid organ transplantation: Thirty years of experience[J]. Transplant. Proc., 2011, 43(6): 2141-2144.

[49] Yu X, Han F, Wu J, et al. Nocardia infection in kidney transplant recipients: Case report and analysis of 66 published cases[J]. Transpl. Infect. Dis., 2011, 13(4): 385-391.

[50] Kanne J P, Yandow D R, Mohammed T L, et al. CT findings of pulmonary nocardiosis [J]. AJR Am. J. Roentgenol., 2011, 197(2): W266-272.

[51] Balikian J P, Herman P G, Kopit S. Pulmonary nocardiosis[J]. Radiology, 1978, 126(3): 569-573.

[52] Chapman S W, Wilson J P. Nocardiosis in transplant recipients[J]. Semin. Respir. Infect., 1990, 5(1): 74-79.

[53] King C T, Chapman S W, Butkus D E. Recurrent nocardiosis in a renal transplant recipient[J]. South Med. J., 1993, 86(2): 225-228.

[54] Rouzaud C, Rodriguez-Nava V, Catherinot E, et al. Clinical assessment of a Nocardia PCR-based assay for diagnosis of nocardiosis[J]. J. Clin. Microbiol., 2018, 56(6):e00002-18.

[55] Conville P S, Brown-Elliott B A, Wallace R J Jr, et al. Multisite reproducibility of the broth microdilution method for susceptibility testing of Nocardia species[J]. J. Clin. Microbiol., 2012, 50(4): 1270-1280.

[56] Malincarne L, Marroni M, Farina C, et al. Primary brain abscess with Nocardia farcinica in an immunocompetent patient[J]. Clin. Neurol. Neurosurg., 2002, 104(2): 132-135.

[57] Garlando F, Bodmer T, Lee C, et al. Successful treatment of disseminated nocardiosis complicated by cerebral abscess with ceftriaxone and amikacin: Case report[J]. Clin. Infect. Dis., 1992, 15(6): 1039-1040.

肺移植新进展

[58]　Schlaberg R, Fisher M A, Hanson K E. Susceptibility profiles of Nocardia isolates based on current taxonomy[J]. Antimicrob. Agents Chemother., 2014, 58(2): 795-800.

[59]　Gombert M E, Aulicino T M. Synergism of imipenem and amikacin in combination with other antibiotics against Nocardia asteroides[J]. Antimicrob. Agents Chemother., 1983, 24(5): 810-811.

[60]　Kanemitsu K, Kunishima H, Saga T, et al. Efficacy of amikacin combinations for nocardiosis[J]. Tohoku. J. Exp. Med., 2003, 201(3): 157-163.

[61]　Gallant J E, Ko A H. Cavitary pulmonary lesions in patients infected with human immunodeficiency virus[J]. Clin. Infect. Di.s, 1996, 22(4): 671-682.

[62]　Choucino C, Goodman S A, Greer J P, et al. Nocardial infections in bone marrow transplant recipients[J]. Clin. Infect. Dis., 1996, 23(5): 1012-1019.

第二十二章　移植与疫苗接种

实体器官移植供体和受体接种疫苗后可预防疾病感染并发症的风险增加。应尽可能确保移植受者及其密切接触者在移植前完成全部推荐疫苗的接种。关于此类人群的疫苗接种问题，最新的 AST IDCOP 指南回顾了实体器官移植供体和受体的疫苗接种情况，并讨论了特定疫苗在该人群中接种的一般原则。在移植前应当仔细询问等待者疫苗接种情况，并酌情继续接种疫苗。不管是灭活疫苗还是活疫苗都可以在移植前接种。器官移植时应考虑移植后接种疫苗的时间。移植后，灭活疫苗可以在移植后3个月开始接种，而流感疫苗特殊，最早可在1个月内接种。移植后灭活疫苗接种的安全性已经得到有效的评估。越来越多的数据表明，减毒活疫苗也可用来接种移植后的患者。移植患者的密切接触者可以接种大多数常规活疫苗。本章将对具体的疫苗包括肺炎球菌疫苗、流感疫苗、乙型肝炎疫苗、HPV疫苗、脑膜炎球菌疫苗进行讨论，重点关注季节性流感疫苗和带状疱疹的新型疫苗。同时介绍麻疹、腮腺炎、风疹和水痘等减毒活疫苗。

由于器官衰竭对许多疫苗的反应会减弱，因此移植等待者应在病程早期进行免疫接种。

在第一次移植门诊时就应仔细询问等待者的疫苗接种状况，并制订和启动疫苗接种计划，同时对血清学反应情况进行适当评估。此外，在患者被列入移植名单时，应再次询问疫苗接种状况和实施补充疫苗接种的计划。

虽然应尽量在移植前接种疫苗，但灭活疫苗在实体器官移植后是安全的。对于既往没有针对移植等待者或受者数据的灭活疫苗，应遵循国家疫苗管理的专门机构对一般人群提出的建议。

一般来说，移植后不接种活疫苗。因此，建议在移植前接种麻疹、腮腺炎、风疹（MMR）和水痘等减毒活疫苗。对于经过筛选的儿科移植受者，最新数据提示，这些疫苗在移植后也是安全的。

对于移植前未按计划完全接种疫苗的患者，建议咨询传染病及移植科专家。理想情况下，灭活疫苗和减毒活疫苗接种应分别在移植前2周和4周完成。如果疫苗接种在移植前已经开始，但在移植前尚未完成，则在移植后应当继续接种。虽然有关移植后接种疫苗时间的数据尚未得到全面评估，但大多数中心的建议是，在移植后3~6个月达到基线免疫抑制水平时重新开始疫苗接种。然而，对于流感疫苗，数据表明最早可以在移植后一个月接种疫苗。[1-2]应避免在排斥反应积极治疗期间接种疫苗。免疫应答的能力将受到器官移植后免疫抑制药物类型和数量的影响。因此，在可行的情况下，应通过血清学检测来评估免疫应答情况。从接种疫苗到达到确定的血清学保护滴度之间应至少间隔4周。然而，鉴于血清学检测可能不是移植后免疫力的准确测量方法，因此在该人群中的细胞免疫应答情况，有待进一步研究。

移植后血清学保护滴度下降有据可查[3-5]；然而，移植后滴度测定和加强疫苗接种的具体时间尚不确定。对于打算前往感染高风险地区的移植受者，应仔细询问免疫接种情况。常规疫苗接种（如乙型肝炎）和特异性疫苗接种（如伤寒）均应予以解决。但根据现有的数据，目前的疫苗接种率还不够。[6]

医护人员和移植受者的密切接触者（如家庭成员）应积极进行疫苗接种，特别是应每年接种流感疫苗。一般来说，医护人员和密切接触者最好接种灭活疫苗，如流感灭活疫苗。如果家庭成员或密切接触者接种活疫苗，可以减少接触野生型病毒的风险，而对于移植受者几乎没有风险。宠物也应完全免疫。对宠物进行活疫苗（如犬支气管博德特氏菌鼻内疫苗）免疫后，几乎没有病原体的传播风险。

一、特定疫苗

（一）流感疫苗

现在有几种可供选择，包括标准剂量（每种菌株 15 μg）、高剂量（每种菌株 60 μg）、MF59佐剂的减毒活疫苗。[7]此外，现在有含有两种 A 和两种 B 菌株的四价疫苗。大多数可用的免疫原性和安全性数据都是标准剂量三价疫苗，其抗体反应的变异性很大，范围为 15％～90％，但通常都低于健康对照组的反应。该变异性是由于所评估患者的年龄、移植器官、移植时间和免疫抑制药物使用有所不同。尚未在器官移植受者中进行流感疫苗功效研究。然而，一项针对大量成年和有限儿科移植受者流感感染的前瞻性研究表明，流感疫苗可有效减少肺炎等并发症和 ICU 入住率。[8]对流感疫苗接种后 HLA 同种抗体排斥增加的研究仅限于2009 年 H1N1 流感大流行性的疫苗。其安全性数据的未显示排斥反应增加。[9-10]在一项针对成人 SOT 患者的随机试验中，将高剂量流感疫苗与标准剂量疫苗进行了比较。[11]在这项研究中，与标准剂量相比，高剂量疫苗诱导了所有菌株的血清转化率和抗体滴度显著提高。在一组接种高剂量流感疫苗的儿科 SOT 接受者中也报告了类似的结果。[12]如果无意中将减毒活疫苗施用于移植受者，可以考虑抗病毒治疗并随后用灭活流感疫苗再次接种。可以给移植等待者接种流感减毒活疫苗；然而，移植前应至少经过两周，以清除任何与疫苗相关的病毒复制。

由于建议每年接种流感疫苗，因此疫苗接种时间特别值得关注。早期的研究表明，在移植后前 6 个月内接种的疫苗免疫原性较差；然而，最近的一项研究表明，早在移植后 1 个月接种疫苗是安全的且具有免疫原性。[1]此外，肾脏疾病改善全球结局（KDIGO）小组的指南还建议在移植后 1 个月开始接种流感疫苗。不接种疫苗可能会使移植受者在流感季节容易受到感染。

（二）乙肝疫苗

接种具有足够滴度的乙型肝炎疫苗可预防移植后新发乙型肝炎感染。[13]乙型肝炎疫苗有多种，表面抗原的量（10 μg、20 μg、40 μg）各不相同。一种佐剂乙型肝炎疫苗（含有 20 μg抗原的 HepB-CpG）最近也可用于≥18 岁的人，并在 0 和 1 个月时分两剂接种。[14]对于其他乙型肝炎疫苗制剂,如果移植候选者乙肝表面抗体滴度<3 IU/mL,即无免疫力,理想情况下应在移植前尽可能早地在病程早期给予疫苗接种。也可以给予加速方案,但免疫原性可能较低。[15-16]对于终末期肾病患者,建议使用更高剂量的疫苗(40 μg)。[17-18]移植后患者尽管反应率可能较差[19],但提高剂量可能会获益。乙型肝炎表面抗体滴度检查应安排在最后一剂疫苗后约4周。如果患者持续存在乙型肝炎暴露风险或前往高风险地区,应定期连续性地评估乙型肝炎表面抗体滴度。[20]对于无反应者或免疫力减弱者(乙肝表面抗体滴度<10 IU/mL),可以通过使用高剂量(40 μg)疫苗再次完整接种疫苗或给予一剂疫苗后并检查乙型肝炎表面抗体滴度后进行重新接种。

(三)肺炎球菌疫苗

目前主要有两种肺炎球菌疫苗:23价多糖疫苗(PPSV23)和13价蛋白结合疫苗(PCV13)。蛋白结合疫苗诱导T细胞依赖性反应,并可能产生更高亲和力的抗体,并导致记忆B细胞的形成,而PPSV23引发T细胞非依赖性反应。因此,蛋白结合疫苗被广泛研究,并被推荐用于儿童免疫计划,包括儿科移植受者。在一项针对肾移植受者的研究中,与PPSV23相比,PCV13具有更高的血清型特异性抗体趋势。对免疫功能低下的成人进行肺炎球菌疫苗接种的建议表明,13周后接种单剂PCV13,随后接种PPSV23。第二次PPSV23应在第一剂后5年重复。

对于5岁以上的儿童,应给予PPSV23。根据国家指南,2岁以下儿童应接种13价结合疫苗。肺炎球菌的绝对保护滴度尚不清楚,可能因血清型而异。据报道,移植后肺炎球菌滴度下降,但滴度下降的最佳监测策略和干预措施尚不确定。[21]

(四)人乳头瘤病毒疫苗

与健康对照组相比,移植受者患人乳头瘤病毒(HPV)感染相关恶性肿瘤的风险增加。[22-24]有两种HPV疫苗可供选择:9价疫苗和AS04佐剂二价疫苗。该疫苗适用于9~45岁的男性和女性。对于符合适应证的患者,应在移植前接种3剂疫苗。但是,如果在移植前未完成所有剂量,则可以在移植后3~6个月开始恢复额外的剂量。关于HPV疫苗在移植后环境中的免疫原性的数据有限。一项针对50名年龄在18~35岁的成年移植后患者进行的研究,给予三剂4价HPV疫苗,显示三剂后,大约70%的受者特异性抗体反应达到了预先指定的阈值;反应差异取决于移植时间和移植类型。这与另一项针对23名9~21岁肾移植患者的研究结果相似,该研究表明,根据HPV类型,抗体反应率为33%~80%。[25]

(五)麻疹、腮腺炎、风疹疫苗

其暴发可能在当地暴发期间或旅行期间获得。由于麻疹、腮腺炎、风疹(MMR)疫苗是减毒活疫苗,尽管文献中报道的安全性数据表明它可以在特定人群中接种,然而移植后通常仍不建议接种。[26]为避免移植后接种,应在移植前进行MMR血清学检查,并对移植等待者进行免疫接种。输注血液制品可能会干扰对MMR疫苗的反应,血液制品(免疫球蛋白、血浆和浓缩红细胞等)和MMR给药之间应有足够的时间间隔(参考当地或国家指南)。如果需要接种两种活疫苗,应同时接种或间隔4周接种。对于可能需要移植的儿科患者,MMR

最早可在6个月大时给药。如果在1岁时仍未进行移植，并且预计在4周内不会进行移植，则应重复MMR。所有4～18岁的儿童都应在移植前完成两剂MMR疫苗。

（六）水痘疫苗

原发性水痘可导致移植后严重的并发症。水痘疫苗是一种减毒活病毒疫苗，适合血清阴性人群在移植前使用。因此，应在移植前进行水痘（VZV）血清学检查，并对移植候选者进行免疫接种。与MMR疫苗类似，母体抗体会干扰对水痘疫苗的反应，疫苗在1岁后母体抗体减弱时最有效。对于需要移植的儿科患者，水痘疫苗最早可在9个月大时接种。最好间隔3个月接种两剂，但两次给药之间至少间隔4周。血清阴性的成人应在接种后接受一剂水痘疫苗和血清学检测。如果血清检测阴性，在时间允许的情况下，可以重复一次剂量。在移植后的成人中，有报道称无意中接种水痘疫苗时会发生播散性疫苗株水痘疾病。[27]与MMR一样，水痘减毒疫苗与血液制品及其余活疫苗之间的间隔相同。也有报道尝试在儿科移植患者中接种水痘疫苗。也有一些证据表明，儿科移植受者的水痘疫苗在移植后是安全的和具有免疫原性的。[28]然而，这些研究的规模相对较小。鉴于这些研究，我们建议目前只对移植前的等待者和移植后经严格筛选及密切随访的特定受者进行疫苗接种。

（七）带状疱疹疫苗

带状疱疹疫苗现在有两种：带状疱疹减毒活疫苗（LZV）和重组亚单位带状疱疹疫苗（RZV）。这两种疫苗均已在大型随机试验中进行了研究，并被证明在预防成人≥50岁的带状疱疹和带状疱疹后神经痛方面具有效力。然而，由于RZV在这个年龄组中的疗效非常高（高达97%），目前推荐RZV而不是LZV来预防带状疱疹。[29]移植前和移植后使用LZV或RZV的数据均有限。一项针对26名年龄在26～72岁接受LZV的肾移植等待者的研究表明，其具有良好的安全性和免疫原性。[30]在肾移植的17例受者中，随访发现水痘带状疱疹病毒抗体滴度下降，但没有带状疱疹病例。目前暂无移植前接种RZV及移植后接种LZV的研究数据。一般而言，无论移植受者是否呈水痘带状疱疹病毒血清阳性，移植后都应避免接种LZV。播散性疾病可能是由于细胞对病毒的免疫力差而发生的。一项对成人（≥18岁）肾移植受者接种两剂RZV的免疫原性和安全性研究显示：与安慰剂相比，疫苗组（肾移植后4～18个月接种两剂亚单位带状疱疹疫苗）的抗体滴度显著升高，而排斥反应发生率没有差异。[31]疫苗组的局部不良事件更为频繁。但是该研究没有疗效的依据。未来的研究将需要更长时间的随访，以确定疫苗实际有效性。对于带状疱疹活动期的患者，可以在痊愈一年后接种疫苗，然而，在第一次带状疱疹发作后接种疫苗对预防后续发作的影响尚不清楚。

二、未来方向

SOT候选者和接受者的接种疫苗仍然是预防特定感染相关发病率和死亡率的关键措施。然而，如何优化疫苗接种，包括评估移植时间、免疫抑制相互作用以及疫苗种类和剂量等，需要在儿童和成人移植受者中开展进一步研究。由于SOT受者的免疫原性可能降低，因此将SOT等待者和受者纳入新型疫苗的研究中，对于确保这一高危人群得到保护至关重要。

（张培、王让让）

参考文献

［1］ Pérez-Romero P, Bulnes-Ramos A, Torre-Cisneros J, et al. Influenza vaccination during the first 6 months after solid organ transplantation is efficacious and safe[J]. Clin. Microbiol. Infect., 2015, 21 (11): 1040 e11-8.

［2］ Bromberg J S, Fairchild R L, Feng S, et al. Kidney disease: Improving global Outcomes (KDIGO) Transplant Work Group. KDIGO clinical practice guideline for the care of kidney transplant recipients [J]. Am. J. Transplant., 2009, 9(Suppl 3): S1-155.

［3］ Leung D H, Ton-That M, Economides J M, et al. High prevalence of hepatitis B nonimmunity in vaccinated pediatric liver transplant recipients[J]. Am. J. Transplant., 2015, 15(2): 535-540.

［4］ Moal V, Motte A, Vacher-Coponat H, et al. Considerable decrease in antibodies against hepatitis B surface antigen following kidney transplantation[J]. J. Clin. Virol., 2015, 68: 32-36.

［5］ Miller-Handley H, Paulsen G, Hooper D K, et al. Durability of the hepatitis B vaccination in pediatric renal transplant recipients[J]. Clin. Transplant., 2018, 32(5): e13247.

［6］ Malone K, Clark S, Palmer J A, et al. A quality improvement initiative to increase pneumococcal vaccination coverage among children after kidney transplant[J]. Pediatr. Transplant., 2016, 20(6): 783-789.

［7］ Kumar D, Blumberg E A, Danziger-Isakov L, et al. Influenza vaccination in the organ transplant recipient: Review and summary recommendations[J]. Am. J. Transplant., 2011, 11(10): 2020-2030.

［8］ Kumar D, Ferreira V H, Blumberg E, et al. A 5-year prospective multicenter evaluation of influenza infection in transplant recipients[J]. Clin. Infect. Dis., 2018, 67(9): 1322-1329.

［9］ Dos Santos G, Seifert H A, Bauchau V, et al. Adjuvanted (AS03) A/H1N1 2009 pandemic influenza vaccines and solid organ transplant rejection: Systematic signal evaluation and lessons Learnt[J]. Drug Saf., 2017, 40(8): 693-702.

［10］ Cohet C, Haguinet F, Dos Santos G, et al. Effect of the adjuvanted (AS03) A/H1N1 2009 pandemic influenza vaccine on the risk of rejection in solid organ transplant recipients in England: A self-controlled case series[J]. BMJ Open, 2016, 6(1): e009264.

［11］ Frenck R W Jr, Belshe R, Brady R C, et al. Comparison of the immunogenicity and safety of a split-virion, inactivated, trivalent influenza vaccine (Fluzone(R)) administered by intradermal and intramuscular route in healthy adults [J]. Vaccine, 2011, 29(34): 5666-5674.

［12］ Giaquinta S, Michaels M G, Mccullers J A, et al. Randomized, double-blind comparison of standard-dose vs. high-dose trivalent inactivated influenza vaccine in pediatric solid organ transplant patients[J]. Pediatr. Transplant., 2015, 19(2): 219-228.

［13］ Lin C C, Chen C L, Concejero A, et al. Active immunization to prevent de novo hepatitis B virus infection in pediatric live donor liver recipients[J]. Am. J. Transplant., 2007, 7(1): 195-200.

［14］ Schillie S, Harris A, Link-Gelles R, et al. Recommendations of the Advisory Committee on Immunization Practices for use of a hepatitis B vaccine with a novel adjuvant [J]. MMWR Morb. Mortal. Wkly. Rep., 2018, 67(15): 455-458.

[15] Arslan M, Wiesner R H, Sievers C, et al. Double-dose accelerated hepatitis B vaccine in patients with end-stage liver disease[J]. Liver Transpl., 2001, 7(4): 314-320.

[16] Engler S H, Sauer P W, Golling M, et al. Immunogenicity of two accelerated hepatitis B vaccination protocols in liver transplant candidates[J]. Eur. J. Gastroenterol. Hepatol., 2001, 13(4): 363-367.

[17] Mast E E, Margolis H S, Fiore A E, et al. A comprehensive immunization strategy to eliminate transmission of hepatitis B virus infection in the United States: Recommendations of the Advisory Committee on Immunization Practices (ACIP) part 1: Immunization of infants, children, and adolescents[J]. MMWR Recomm. Rep., 2005, 54(RR-16): 1-31.

[18] Stevens C E, Alter H J, Taylor P E, et al. Hepatitis B vaccine in patients receiving hemodialysis. Immunogenicity and efficacy[J]. N. Engl. J. Med., 1984, 311(8): 496-501.

[19] Carey W, Pimentel R, Westveer M K, et al. Failure of hepatitis B immunization in liver transplant recipients: Results of a prospective trial[J]. Am. J. Gastroenterol., 1990, 85(12): 1590-1592.

[20] No authors listed. Are booster immunisations needed for lifelong hepatitis B immunity? European Consensus Group on Hepatitis B Immunity[J]. Lancet, 2000, 355(9203): 561-565.

[21] Kumar D, Welsh B, Siegal D, et al. Immunogenicity of pneumococcal vaccine in renal transplant recipients—three year follow-up of a randomized trial[J]. Am. J. Transplant., 2007, 7(3): 633-638.

[22] Meeuwis K A, Melchers W J, Bouten H, et al. Anogenital malignancies in women after renal transplantation over 40 years in a single center[J]. Transplantation, 2012, 93(9): 914-922.

[23] Patel H S, Silver A R, Levine T, et al. Human papillomavirus infection and anal dysplasia in renal transplant recipients[J]. Br. J. Surg., 2010, 97(11): 1716-1721.

[24] Larsen H K, Thomsen L T, Haedersdal M, et al. Risk of genital warts in renal transplant recipients: A registry-based, prospective cohort study[J]. Am. J. Transplant., 2019, 19(1): 156-165.

[25] Nelson D R, Neu A M, Abraham A, et al. Immunogenicity of human papillomavirus recombinant Vaccine in Children with CKD[J]. Clin. J. Am. Soc. Nephrol., 2016, 11(5): 776-784.

[26] Danerseau A M, Robinson J L. Efficacy and safety of measles, mumps, rubella and varicella live viral vaccines in transplant recipients receiving immunosuppressive drugs[J]. World J. Pediatr., 2008, 4(4): 254-258.

[27] Kraft J N, Shaw J C. Varicella infection caused by Oka strain vaccine in a heart transplant recipient[J]. Arch. Dermatol., 2006, 142(7): 943-945.

[28] Posfay-Barbe K M, Pittet L F, Sottas C, et al. Varicella-zoster immunization in pediatric liver transplant recipients: Safe and immunogenic[J]. Am. J. Transplant., 2012, 12(11): 2974-2985.

[29] Lal H, Cunningham A L, Godeaux O, et al. Efficacy of an adjuvanted herpes zoster subunit vaccine in older adults[J]. N. Engl. J. Med., 2015, 372(22): 2087-2096.

[30] Miller G, Schaefer H, Yoder S, et al. A randomized, placebo-controlled phase I trial of live, attenuated herpes zoster vaccine in subjects with end-stage renal disease immunized prior to renal transplantation[J]. Transpl. Infect. Dis., 2018, 20(3): e12874.

[31] Vink P, Ramon Torrell J M, Sanchez Fructuoso A, et al. Immunogenicity and safety of the adjuvanted recombinant zoster vaccine in chronically immunosuppressed adults following renal transplant: A phase 3, randomized clinical trial[J]. Clin. Infect. Dis., 2020, 70(2): 181-190.

第二十三章　移植术后感染状态下免疫抑制剂的调整策略

感染是肺移植失败最主要的死亡原因。既往数据表明,75%的感染发生在术后1年内,其中的一大半发生在3月内,术后1年内死亡原因排首位的是感染,占31%。细菌是最常见的感染源,其次是病毒、真菌和结核感染。肺移植术后造成感染的原因包括:支气管循环的打断导致纤毛功能异常及去神经化;吻合口的黏膜缺血坏死或狭窄导致分泌物清除障碍;来自供体和受体的定植菌。值得注意的是,术后常规免疫抑制剂的使用与感染的出现和加重有相关性。尤其是在感染的情况下,免疫抑制剂如何调整是矛盾的,过强的免疫状态会导致排异,过度抑制的免疫状态会导致感染的加重。

一、肺移植术后常用的免疫抑制剂使用方案

国际心肺移植协会的数据显示,肺移植术后1~5年最常用的免疫抑制方案是他克莫司、骁悉和糖皮质激素(表23.1)。也是其他实体器官移植常用的方案。他克莫司是钙调节神经蛋白抑制剂代表药物,也是这个联用方案的主要药物,主要阻断T细胞的活化。骁悉是连用方案中为辅的药物,主要抑制淋巴细胞的增殖。最后治疗方案还会联用小剂量的糖皮质激素。

表23.1　肺移植术后常用的免疫抑制剂方案

代表药物	药物机制	监测指标
他克莫司	阻断NF-AT信号转导,从而阻断淋巴因子的基因转录,抑制T细胞活化	血药浓度(C0)、肾功能和电解质
骁悉	非竞争性、可逆性地抑制次黄嘌呤单核苷酸脱氢酶,从而抑制鸟嘌呤核苷合成,抑制淋巴细胞增殖	药时AUC、血常规
糖皮质激素	诱导IL-10等抗炎因子的合成;抑制树突状细胞成熟及抗原提呈功能;抑制促炎因子的合成;抑制单核细胞、中性粒细胞和巨噬细胞向炎症部位募集;诱导炎症细胞凋亡	血糖、血压、血脂和骨密度

二、移植术后感染状态下免疫抑制剂的调整策略

目前,各感染学会或移植协会并没有针对感染状态下如何进行免疫抑制剂调整的指南

或专家共识,仅在少数实体器官移植的综述中谈及以上话题,多见于肾移植术后重症肺部感染或败血症。[1-2]该综述提到了一个简要的处理流程。当移植术后败血症早期,即需要考虑调整免疫抑制剂。首先需要评估移植物排异的风险,免疫风险的评估包括:活体还是尸体移植、HLA的匹配数、抗供体特异性抗体以及移植器官免疫原性强弱,心肺强于肾脏强于肝脏。如果免疫排异风险高,保持免疫抑制剂;如果免疫排异风险低,首先撤除吗替麦考酚酯,保留钙调节神经蛋白抑制剂类的他克莫司。虽然提供了以上评估内容,但没有具体的权重和cut-off值。因此,并没有最直接的临床应用指导。

三、免疫抑制剂减量的理论基础

免疫抑制剂的减量有两个理论:第一个理论是淋巴细胞成熟周期,只有发育成熟的淋巴细胞才具有相应的功能,而免疫抑制剂的使用,尤其是细胞增殖抑制剂的使用使得机体只产生少量幼稚淋巴细胞,因此,当调整免疫抑制剂,减量或停用后,这一淋巴细胞的成熟周期和过程是控制感染的窗口期。第二个理论是严重感染发生脓毒血症时,自身稳定机制紊乱,促炎症与抗炎症细胞因子严重失衡,全身性的促炎性因子,同时也是免疫抑制因子 TNF-β、IL-4、IL-10、PGE-2持续增加,这些因子的释放造成了免疫细胞的低反应性,间接造成了机体免疫抑制,出现了"免疫麻痹"现象。

基于以上理论,目前在比较成熟的肾移植领域认为,感染期间果断减量或停用免疫抑制剂,不仅可以有效地控制感染,使感染的发病率和死亡率均明显下降,而且在一定时间段内并不会引起急性排斥反应的发生。

四、免疫抑制剂减量的时机

减量免疫抑制剂的第一个问题是时机,什么时候需要减量。病例数最大的一项回顾性研究纳入了85例符合重症肺部感染的肾移植患者[3],这些患者均减量或停用了免疫抑制剂,时间点分为感染早期、感染进展期和重症感染期。数据显示,一半左右的患者在早期进行了减量(16例患者),约20%的患者在进展期停用了免疫抑制,其次是10例患者,约12%,采用了早期减量和进展期停药的策略。85例患者死亡4例,为呼吸衰竭及多器官功能衰竭。治愈的81例中,仅3例出现了急排。减药和停药时间是12~30天,作者认为过长的停药时间是发生急性排斥反应的原因,但经过激素冲击、胸腺肽等治疗后逆转。综合以上数据,作者认为需要在感染早期即调整免疫抑制剂,比如早期减量或早期减量及进展期停药的方案是较为积极的,不仅能控制感染,降低死亡率,而且能避免排异的出现。

还有作者同样详尽地介绍了减量或停用免疫抑制剂的具体策略,感染早期的减量策略为:单独或同时将FK506和骁悉的剂量减去三分之一,同时使用小剂量的激素。如果感染进一步加重,免疫抑制剂进一步降至1/2或2/3,甚至完全停用,仅保留小剂量的激素。感染好转后,从基础免疫抑制剂的20%~50%开始使用,先用CNI,后加用骁悉。激素减量并改为口服(图23.1)。

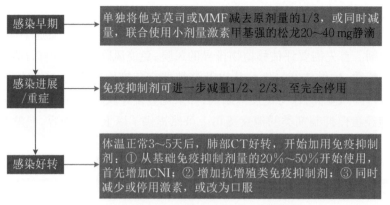

图23.1 减量或停用免疫抑制剂的具体策略

五、免疫抑制剂减量/停用的时长

免疫抑制剂停用的时长是第三个需要关注的问题,不同免疫原性的移植实体器官可能具有不同的时间。肾脏具有中等的免疫原性,重症医学杂志2014年刊登的一项我国的研究中,53例肾移植患者合并重症感染,转入ICU后均采用停用免疫抑制剂及小剂量激素的策略,停用免疫抑制剂的时间是4~11天,中位时间是9天,随访6个月后并无排斥病例。因此,对于肾移植而言,停用免疫抑制剂9天是安全的。[4]

肝脏的免疫原性是最弱的,同样是合并重症肺炎的39例肝移植患者,同样采用免疫抑制剂和小剂量激素的方案,9例出现了排斥反应,但回顾数据发现,大多数患者在3周内出现排斥反应,平均17天,因此,即使是肝移植患者,不建议停用时间超过2周。[5]

由于没有肺移植相关研究,仅有心脏移植的数据,理论上心脏的免疫原性和肺相似,因此具有一定的借鉴性。研究提示有12例心脏移植的患者合并败血症,均停用了免疫抑制剂,停用时间是2~20天,中位时间是6天,并没有排异病例的出现。还有一个有统计学差异的数据是,存活组停用3天,而死亡组停用9天,这可能与死亡组的败血症程度有关,并不与排异有关。最后,作者得出的结论是停用免疫抑制剂一定时间,并不引起急性排斥反应。[6]

六、根据免疫状态(CD4$^+$T细胞)调整免疫抑制剂

在不同感染阶段减用的剂量均为经验性,或者说为非患者个性化的用药策略。目前一些研究也提倡根据免疫状态,来调整减药后的进一步修正。例如,有研究纳入21例合并ARDS的肾移植患者,停用了免疫抑制剂,但保留了少剂量的激素。随后根据CD4$^+$细胞的计数来进一步调整,具体的策略是:当计数小于200时使用胸腺肽,当大于600时,加用免疫抑制剂,主要是小剂量的他克莫司,如果无效,3天后加用骁悉。治疗期间,并没有急排的病例出现。有意思的是,有8例患者死亡,这8例患者的CD4$^+$并没有从免疫麻痹中纠正,而存活组的CD4$^+$计数均被就诊至200~600范围。因此,可以根据CD4$^+$计数调整免疫抑制剂的使用,且是预后的一个预测指标。[7]

有研究显示,细胞计数并不线性等同于免疫细胞的功能,CD4$^+$T细胞的三磷酸腺苷的含量则更为准确。Cylex ImmuKnow监测是FDA批准的免疫细胞功能测定试剂盒。如图23.2所示,感染风险和排异风险存在着一个交叉点,或平衡点,低于225则感染风险高,高于525则排异风险高,保持在200～500范围则是一个可接受的平衡区间。[8]

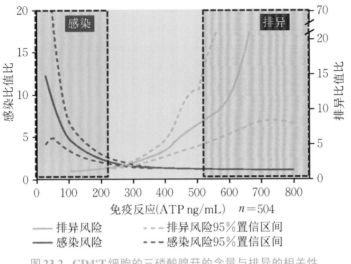

图23.2　CD4$^+$T细胞的三磷酸腺苷的含量与排异的相关性

小　　结

综合以上内容,可作如下总结,目前暂无针对肺移植的共识及指南。总体的原则是:感染期间减量或停用免疫抑制剂,不仅有效控制感染,且在一定时间段内并不引起急性排斥反应的发生。其基础理论包括:① 淋巴细胞成熟周期;② 重症感染下"免疫麻痹"。减量的时机包括:早期调整免疫制剂:如感染早期减量/感染早期减量＋感染进展期停用免疫抑制剂方案。具体策略是感染早期:减量1/3;进展/重症期:进一步减量1/2、2/3,至完全停用;好转期:逐步加量;时长:重症肺部感染/败血症停用6～9天;减药的同时还需进行免疫监测:CD4$^+$T细胞计数、ImmuKnow检测。

（戴晨阳）

参考文献

[1] Timsit J F, Sonneville R, Kalil A C, et al. Diagnostic and therapeutic approach to infectious diseases in solid organ transplant recipients[J]. Intensive Care Med., 2019, 45(5):573-591.

[2] Bafi A T, Tomotani D Y, De Freitas F G. Sepsis in solid-organ transplant patients[J]. Shock, 2017, 47 (1S Suppl 1):12-16.

[3] 杨其顺,张琳,张志强,等.肾移植后肺部感染治疗中免疫抑制剂的应用[J].中国组织工程研究,2015,19(2):5.

[4] Tu G W, Ju M J, Zheng Y J, et al. An interdisciplinary approach for renal transplant recipients with severe pneumonia: A single ICU experience[J]. Intensive Care Med., 2014, 40(6):914-915.

[5] 马玉奎, 严律南, 李波, 等. 39例肝脏移植受体肺部感染的危险因素分析[J]. 中华肝胆外科杂志, 2005, 11(2):2.

[6] Chou N K, Ko W J, Chi N H, et al. Sparing immunosuppression in heart transplant recipients with severe sepsis[J]. Transplant. Proc., 2006, 38(7):2145-2146.

[7] Sun Q, Liu ZH, Chen J, et al. An aggressive systematic strategy for acute respiratory distress syndrome caused by severe pneumonia after renal transplantation[J]. Transpl. Int., 2006, 19(2):110-116.

[8] Stewart B L. ImmuKnow® as an immune monitoring tool following organ transplantation[J]. Le Courrier De La Transplantation, 2012, 12(1): 10-18.

第二十四章 慢性鼻窦炎与肺移植术后感染

慢性鼻窦炎(chronic rhinosinusitis,CRS)是五官科常见的慢性炎症性病变,病程超过12周。临床上,慢性鼻息肉分为两种亚型:慢性鼻窦炎不伴鼻息肉及慢性鼻窦炎伴鼻息肉。CRS在肺移植中一直受到关注。在欧美,肺囊性纤维化是欧美常见的肺移植年轻受体人群,其是一种常染色体隐性遗传病,几乎全部合并CRS,80%合并鼻息肉。此类人群的鼻腔分泌物黏稠度较普通人高出30～60倍,会引起鼻腔及鼻窦反复严重感染。此外,卡特金纳综合征是指原发性纤毛运动障碍,包括支气管扩张、慢性鼻窦炎及全内脏反位三联征,也是肺移植的适应证。在亚洲人群中,囊性纤维化的移植受体并不多,但事实上人群中的CRS发病率并不低,因此肺移植人群中常合并CRS。肺移植手术后,慢性鼻窦炎中的菌群会定植于移植肺脏内,引起一系列负面影响。因此,移植科医生需熟知和掌握慢性鼻窦炎的处理,从而提高移植后的总体疗效。

一、肺移植群体中的鼻窦炎发病率

针对我国人群进行的CRS流行病学调查的数据表明,我国人群CRS的总体发病率约为8%,但各个城市差异较大,其中广州为8.44%,北京为4.18%,乌鲁木齐为9.24%,武汉为9.76%,长春为10.23%,淮安为4.56%,成都为9.38%。[1]相较国外,略低于欧美的10.9%～14%,高于巴西的5.51%、韩国的6.95%及加拿大的5.7%。[2-7]根据以色列国家移植中心的数据提示,移植人群的鼻窦炎发病率约为1.3%,其中肾移植为1%,肝移植为1.2%,心脏移植为1.16%,而肺移植最高达3.6%,低于自然人群的总体发病率12%。[8]但是值得注意的是,术前存在的鼻窦炎占所有鼻窦炎病例的10%,移植后出现鼻窦炎占所有病例的90%,提示移植群体中的RS发病率低于一般人群,但术后的免疫抑制状态会增加症状人群。目前尚无国内鼻窦炎的发病情况。日本人群中,肺移植人群的CRS发生率为18.9%(28/148),好发于感染性疾病,例如弥漫性细支气管炎(42.9%)及支气管扩张患者(28.6%)。[9]

二、慢性鼻窦炎对肺移植术后的影响

CRS对于肺移植患者最主要的不良事件是移植物感染和定植。国外的数据提示,36例术前CRS的患者,肺移植后19例患者出现了肺部感染,占53%。而术前无CRS的41名患者,移植后仅3名患者出现了肺部感染,仅占7%,两者达到了显著的统计学差异($P < 0.001$)[10],提示鼻窦炎确实大幅度增加移植物感染的风险。同时,感染后导致的微生物肺部定植更是会影响患者的长期预后。苏黎世大学纳入了144例CF患者,将人群分为无定植组和有定植

组,结果提示定植组的1年BOS($P=0.048$)、2年BOS($P=0.024$)和整体OS($P=0.04$)均显著低于无定植组,提示纠正和预防鼻窦炎的菌群定植是改善移植群体长期预后的重要因素。[11]

美国杜克大学分析了他们所有的囊性纤维化患者,术前的常见鼻窦微生物菌群为铜绿假单胞菌(62%)、MRSA(29%)及洋葱伯克霍尔德菌(9%)。在移植术后,鼻窦中的微生物培养阳性菌更高,铜绿假单胞菌达80%,MRSA达34%,提示移植术后可能由于免疫抑制剂的使用而感染率提高。同时,移植后的肺泡灌洗液还发现,一周内近1半的受体会检测到铜绿假单胞菌、MRSA或洋葱伯克霍尔德菌。1年后,几乎全部会出现移植肺定植(13/15例)。[12]同时,经过基因测序也证实,鼻窦与肺泡灌洗液的微生物基因一致,提示移植肺的定植菌来自鼻窦。[13]

三、肺移植群体慢性鼻窦炎的诊断及治疗

(一)鼻窦炎的临床特征

CRS的发病机制复杂,目前认为解剖因素是最主要的病因,由于窦口鼻道复合体解剖发育异常,鼻中隔高位偏曲压迫中鼻甲。此外,纤毛运动障碍、变态反应、细菌、病毒、真菌、超抗原、囊性纤维化、免疫缺陷、阿司匹林耐受不良、胃食管反流、牙源性疾病、医源性因素和遗传学因素也是CRS的危险因素。

鼻窦炎的症状可以分为主要症状和次要症状,主要症状包括鼻塞及黏性或黏脓性鼻涕,次要症状包括头面部胀痛及嗅觉减退或丧失。鼻内镜是诊断最重要的方法,内镜下可见来源于中鼻道、嗅裂的黏性或黏脓性分泌物,鼻黏膜充血、水肿或有息肉即可明确诊断(图24.1)。此外,影像学检查也有一定的提示意义,鼻窦CT扫描可显示窦口鼻道复合体和(或)鼻窦黏膜炎性病变(图24.2)。根据欧洲鼻窦炎与鼻息肉意见书(EPOS)的指南,鼻窦炎的诊断需要根据症状(两种或两种以上症状,主要症状必具其一)、鼻内镜和影像学来确诊。

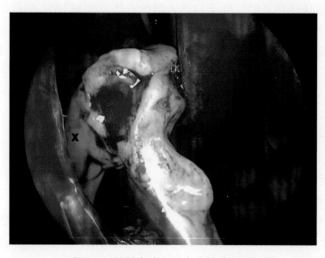

图24.1 慢性鼻窦炎的鼻内镜表现[10]

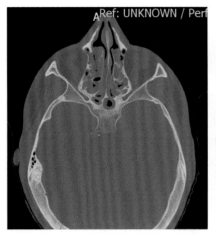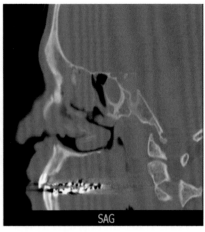

图 24.2　慢性鼻窦炎的头颅 CT 表现[10]

实验室检查并不是 CRS 诊断所必需的，有条件的单位可以进行诊断。根据外周血、鼻腔分泌物和病理组织中的嗜酸粒细胞计数来确诊。检测外周血嗜酸性粒细胞最具有临床操作性，有研究提出将外周嗜酸性粒细胞的占比大于 5.65% 作为诊断阈值[14]；组织样本中的嗜酸性粒细胞占比对诊断及预后的判断有更明确的意义，且阈值为 10%。[15]

（二）鼻窦炎的治疗

肺移植患者的 CRS 治疗目标是：减少定植、降低感染、改善生活质量、改善肺功能、避免 BOS、提高生存率。处理原则包括药物治疗、鼻腔冲洗及鼻内镜手术。[16]

1. 药物治疗

① 糖皮质激素：具有显著的抗炎、抗水肿和免疫抑制作用，是药物治疗体系中最重要的药物；鼻用糖皮质激素：一线首选，鼻喷雾；每天使用 1~2 次，每侧鼻腔至少 100 mg，>12 周；鼻窦手术后持续用药 3~6 个月。纳入 18 项研究的 META 分析提示，使用糖皮质激素可以减轻患者症状、鼻内镜下鼻炎评分、手术时间及手术出血量及术后复发风险。② 大环内酯类：具有一定的抗炎、抗细菌生物膜和免疫调节作用。成人剂量为 250 mg/d（常规剂量的 1/2）；对于鼻黏膜炎症比较明显的患者，常规剂量（500 mg/d）治疗 1 周，再改为小剂量（250 mg/d）长期用药，疗程为 3~6 个月。效率为 62.0%~92.1%。③ 抗菌药物：一般鼻窦炎：针对 CRS 急性发作，轻症患者酌情使用抗菌药物。重症患者首选口服阿莫西林或头孢呋辛酯，疗程为 7~10 天；针对肺移植的围术期，一般采用经验用药及根据病原微生物依据调整用药。若没有微生物学结果，经验性用药可采用针对铜绿假单胞菌的抗菌药物至少 2 种，治疗至少 2 周，后根据微生物检测结果调整用药。④ 其他药物治疗还包括抗组胺药和抗白三烯药、黏液溶解促排剂和减充血剂。

2. 鼻腔冲洗

鼻腔冲洗的目的是改善患者的症状和生活质量，清除鼻腔鼻窦黏液，增强纤毛活动，清除各种抗原、生物膜及炎性介质，保护鼻窦黏膜。鼻腔冲洗的方法包括盥洗法（高容量低压力）和喷雾法（低容量高压力），前者更易使盐水进入上颌窦和额隐窝；后者适用于儿童，避免呛水。具体方法为使用2%高渗盐水行鼻腔盥洗150 mL,每天1次,持续3~6个月。

3. 鼻内镜手术

鼻内镜手术的目的是切除鼻腔鼻窦不可逆病变,重建鼻腔鼻窦通气引流,促使黏膜炎症消退,促进黏膜腺体和纤毛清除功能的恢复。鼻内镜的手术指征包括以下几点:① 窦口鼻道复合体或鼻窦引流的解剖学异常;② 窦口鼻道复合体或各鼻窦引流的鼻息肉;③ 不少于12周的规范化药物治疗后,症状改善不满意;④ 出现颅、眶等并发症。以上更多地针对普通患者。对于肺移植患者,手术时机一般选择移植后已临床康复,也有研究建议术后1年;手术适应证为除外肺移植后预后不佳者,例如移植物失功多器官感染、严重感染,其他患者均建议行手术治疗。数据显示,经过手术以后,肺移植患者的肺功能、生活质量、抗生素的使用、住院天数及次数均显著降低,更重要的是,远期的BOS及OS均有一定程度提升。[10,17-19]

总之,鼻窦炎对肺移植患者的预后有影响。其发病率低,但移植后免疫抑制状态增加发生率;铜绿假单胞菌、MRSA、洋葱伯克霍尔德菌是最常见的定植菌,会增加移植术后的感染,降低无BOS生存和OS。鼻窦炎诊断基于症状、鼻腔镜和影像学(CT)表现。鼻窦炎的治疗分为① 药物治疗:糖皮质激素、大环内酯、抗生素、抗组胺和抗白三烯等;② 鼻腔冲洗:2%高渗盐水,150 mL,每天1次;③ 手术治疗:手术时机(术后1年);手术适应证(除外预后不佳者)。可以提高生活质量,减少定植,降低感染,改善肺功能,避免BOS,提高生存率。

(戴晨阳、李昆)

参考文献

[1] Shi J B, Fu Q L, Zhang H, et al. Epidemiology of chronic rhinosinusitis: results from a cross-sectional survey in seven Chinese cities[J]. Allergy, 2015, 70(5):533-539.

[2] Pilan R R, Pinna F R, Bezerra T F, et al. Prevalence of chronic rhinosinusitis in Sao Paulo[J]. Rhinology, 2012, 50(2):129-138.

[3] Kim Y S, Kim N H, Seong S Y, et al. Prevalence and risk factors of chronic rhinosinusitis in Korea[J]. Am. J. Rhinol. Allergy, 2011, 25(3):117-121.

[4] Chen Y, Dales R, Lin M. The epidemiology of chronic rhinosinusitis in Canadians[J]. Laryngoscope, 2003, 113(7):1199-1205.

[5] Hastan D, Fokkens W J, Bachert C, et al. Chronic rhinosinusitis in Europe: An underestimated disease. A GA²LEN study[J]. Allergy, 2011, 66(9):1216-1223.

[6] Blackwell D L, Lucas J W, Clarke T C. Summary health statistics for U.S. adults: National health interview survey, 2012[J]. Vital Health Stat., 2014(260):1-161.

[7] Lin S Y, Reh D D, Navas-Acien A. Allergic rhinitis, chronic rhinosinusitis, and symptom severity: A population-based study[J]. Int. Forum. Allergy Rhinol., 2012, 2(1):51-56.

[8] Tzelnick S, Soudry E. Rhinosinusitis in solid organ transplant recipients: Analysis of 4562 transplanted patients[J]. Am. J. Rhinol. Allergy, 2019, 33(1):56-61.

[9] Kariya S, Okano M, Oto T, et al. The impact of chronic rhinosinusitis on long-term survival in lung transplantation recipients[J]. Acta Otolaryngol., 2017, 137(5):529-533.

[10] Vital D, Hofer M, Boehler A, et al. Posttransplant sinus surgery in lung transplant recipients with cystic

fibrosis：A single institutional experience[J]. Eur. Arch. Otorhinolaryngol., 2013, 270(1)：135-139.

[11] Vital D, Hofer M, Benden C, et al. Impact of sinus surgery on pseudomonal airway colonization, bronchiolitis obliterans syndrome and survival in cystic fibrosis lung transplant recipients[J]. Respiration, 2013, 86(1)：25-31.

[12] Choi K J, Cheng T Z, Honeybrook A L, et al. Correlation between sinus and lung cultures in lung transplant patients with cystic fibrosis[J]. Int. Forum. Allergy Rhinol., 2018, 8(3)：389-393.

[13] Mainz J G, Hentschel J, Schien C, et al. Persistence of Pseudomonas aeruginosa after lung transplantation[J]. J. Cyst. Fibros., 2012, 11(2)：158-161.

[14] 王明婕,周兵,李云川,等. 外周血嗜酸粒细胞比例在慢性鼻-鼻窦炎伴鼻息肉分类中的作用[J]. 中华耳鼻咽喉头颈外科杂志,2013,48(8):4.

[15] Cao P P, Li H B, Wang B F, et al. Distinct immunopathologic characteristics of various types of chronic rhinosinusitis in adult Chinese[J]. J. Allergy Clin. Immunol., 2009, 124(3)：478-484.

[16] 中华耳鼻咽喉头颈外科杂志编辑委员会鼻科组,中华医学会耳鼻咽喉头颈外科学分会鼻科学组. 中国慢性鼻窦炎诊断和治疗指南(2018)[J]. 中华耳鼻咽喉头颈外科杂志,2019,54(2):20.

[17] Cheng T Z, Choi K J, Honeybrook A L, et al. Decreased antibiotic utilization after sinus surgery in cystic fibrosis patients with lung transplantation[J]. Am. J. Rhinol. Allergy, 2019, 33(4)：354-358.

[18] Hughes A, Adil E A. Is endoscopic sinus surgery beneficial post lung transplant in cystic fibrosis patients?[J]. Laryngoscope, 2021, 131(7)：1446-1447.

[19] Luparello P, Lazio M S, Voltolini L, et al. Outcomes of endoscopic sinus surgery in adult lung transplant patients with cystic fibrosis[J]. Eur. Arch. Otorhinolaryngol., 2019, 276(5)：1341-1347.

第二十五章　肺移植术后气道并发症

一、概述

肺移植术后气道并发症(ACs)是患者术后死亡的重要因素。在肺移植开展初期,其发生率高达60%~80%。James Hardy于1963年在密西西比大学进行了首次人类肺移植,受者是一位58岁的肺癌和气道阻塞患者,在移植后18天死亡。[1]在接下来的20年中,来自5大洲的26个不同的外科团队进行了38例移植。80%以上的患者在术后第18天后死亡,主要原因是气道吻合口愈合不良。[2]1983年,多伦多肺移植团队进行了首次成功的肺移植。患者使用环孢素和硫唑嘌呤进行免疫抑制治疗,早期不使用类固醇,以降低气道吻合口裂开的风险。此外,患者接受带血管蒂的大网膜吻合口包盖。该患者术后获得了较高的生活质量。[3]随着器官保存、手术技术和患者术后管理的进步,肺移植术后气道并发症发生率下降至10%~15%,相关死亡率为2%~3%。[4-8]

肺移植后ACs的发生率在各文献报道中差异较大。在最近的文献中,ACs的报告从低至1.6%到高达33.0%不等。[5,7,9-11]心肺联合受体的ACs发病率较低,从3%到14%不等。[10,12]ACs是一个复杂的过程,有许多危险因素,但文献中报道发生率差异较大的最大原因是缺乏标准化的分级系统。因此,在一个中心被归类为并发症的情况在另一个中心可能被视为正常。

ACs对肺移植患者术后的生活质量有显著影响,大约有35%的气道并发症患者会经历第2次治疗,第2次治疗后再接受第3次或更多次治疗的概率约为70%。[5]反复的门诊就诊、有创治疗、住院治疗以及额外的药物治疗增加了患者的经济负担及时间成本,进而抵消了患者从肺移植中感知到的获益。

ACs根据其不同特征可以有不同的分类,根据发生的时间可分为早期或晚期;根据发生的原因可分为缺血、感染、医源性或特发性;根据发生的位置可分为吻合口或吻合口后;根据形态可分为坏死、裂开、瘘管、感染、狭窄、肉芽组织增生或软化。

二、病理生理

肺移植后气道并发症发生的原因主要归因于供体支气管缺血。[9,13-15]支气管血供来源于肺动脉和支气管动脉,这些动脉在黏膜下形成侧支循环。[15]支气管动脉起源于降主动脉或肋间动脉,小动脉分支穿过支气管壁的肌肉部分,形成黏膜下丛与肺动脉床相通。支气管动脉通常在肺切除时被切断。因此,同种异体移植物气道血供严重依赖于来自低压低氧肺动脉系统的逆行血流。受体支气管循环对供体气道的血运重建通常发生在2～4周。[12-13]相比之下,心肺移植的气管吻合具有优良的近端气道血供,这是因为来自供体左、右冠状动脉循环的心房支与支气管动脉形成侧支。[4]在新生血管形成之前,减少肺血流量或增加肺血管阻力的因素会加重供体支气管缺血。这些因素包括移植物保存不良、肺缺血再灌注损伤、严重水肿、排斥反应、感染、炎症和持续正压通气。[10-11,16-22]同样,供体支气管过长会加剧吻合口的缺血。[12,14-15,17]供体气道缺血最初表现为黏膜改变。进行性缺血可导致支气管壁坏死,最终开裂。早期缺血被认为与纤维化、肉芽组织形成和气道结构完整性受损有关[19],长期后果临床上表现为狭窄和软化。

三、高危因素

多种危险因素被证实与气道并发症的发生有关,支气管血供受损可能是大多数危险因素的共同途径。

(一)供受体因素

供体机械通气支持时间的长短(＞50～70小时)和供受体身高不匹配均被确定为气道并发症的危险因素。[17-18,23]为了避免这些危险因素,仔细评估供者的临床状况以及匹配供者和受者的身高至关重要。脑死亡(DNDD)和心死亡(DCDD)捐赠者之间的气道缺血发生率没有差异。[24-25]

(二)低灌注

由于病理生理(低血压或低心排血量)或医源性因素导致的持续低灌注可能增加肺移植患者发生气道并发症的风险。灌注减少可能导致气道缺血,尤其是对于重建的气道。这一观点得到了早期文献的支持,这些文献表明,半数以上有气道并发症的患者术后出现过严重低血压。[26]

(三)右侧移植

由于左右支气管动脉存在差异,肺移植后右侧气道并发症的发生率是左侧的两倍以上。[27]与左支气管由2条支气管动脉灌注相比,右支气管仅由一条支气管动脉灌注。此外,右支气管动脉可起源于多个部位,包括胸主动脉、左支气管上动脉和右肋间动脉。而左支气管动脉直接起源于胸主动脉前表面、主动脉弓前内侧面、隆突外侧和左主支气管后部。

(四)器官保存

器官获取技术也可能与气道缺血和并发症有关。如果气道在移植前保存不当,由此产生的内皮水肿和再灌注损伤会减少逆行支气管灌注,导致缺血风险增加。[18]灌注液的选择可大大降低这种风险。[28]在犬模型中,使用低钾右旋糖酐保存溶液可成功保存肺12小时,向该溶液中添加葡萄糖可将保存时间延长至24小时。[29-30]由于这些发现,Perfadex的配方(低钾右旋糖酐＋葡萄糖溶液)有助于在肺移植的获取和保存阶段避免这些危害。[28]一些研究表明,与单独顺行给药相比,顺逆结合给药效果更好。[31-32]前列腺素E1的添加已被证明可安全地将保存时间延长至22~24小时,并通过肺血管扩张改善灌注液的分布。[32]

(五)机械通气

虽然在供体和受体的围术期管理中机械通气是必要的,但有证据表明呼吸机支持的持续时间和参数都可能导致气道缺血。在一项研究中,供体机械通气在50~70小时范围被发现是肺移植后气道并发症的危险因素。[17]术后机械通气,尤其是较高水平的呼气末正压(PEEP),可能会破坏气道黏膜和吻合口的愈合。[4,5,18,23]这一现象在犬肺移植模型中也被证实。[23]

(六)原发性移植物功能障碍

原发性移植物功能障碍(PGD)是一种与缺血再灌注相关的急性肺损伤,这类患者发生气道缺血的风险也增加。患者会出现肺泡损伤和血管通透性增加,由于间质水肿和肺血流减少,PGD可能导致气道缺血。[14,20]此外,严重PGD患者需要更长的机械通气时间以及更高的呼气末正压(PEEP),这已被证明会导致支气管壁和吻合口压力增加,从而增加气道并发症。[4,5,20]

(七)微生物污染

微生物污染可严重影响气道吻合口的愈合。[5,10,14]尽管使用了全身性和雾化预防性抗菌药物,但仍有一些微生物,特别是真菌,与气道并发症的发生有关,包括曲霉菌、念珠菌、根霉菌和毛霉菌。[5,10]尽管采用了无菌技术,但吻合口定植仍然存在,导致气道并发症发生。[5,10,14,17]据推测,局部缺血可能损害黏膜屏障的完整性,从而使定植生物体侵入支气管壁,引起局部感染,进而促进缺血和坏死。术前气道定植的菌管理和术后早期支气管感染的精心治疗可能有助于降低气道并发症的发生率。[10,14,17,27,33]

(八)免疫抑制剂

哺乳动物雷帕霉素靶蛋白(mTOR)抑制剂,如西罗莫司,已被证明会破坏肺移植受者的气道愈合,并显著增加灾难性气道并发症的发生率。尤其是在移植早期,吻合口裂开发生率高得令人无法接受。[34-35]目前的建议是在支气管镜检查证实吻合口愈合之前避免使用mTOR抑制剂。[34-36]由于担心影响吻合口愈合,术前使用皮质类固醇一度被视为禁忌。[37]然而后来的研究表明,在使用糖皮质激素时,可使肉芽组织形成减少,生存率提高。[10,12,19,38-40]大多数作者现在都同意糖皮质激素对吻合口愈合没有损害,因此不使用糖皮质激素是不合理的。[14]

(九)缺血时间

肺移植术后缺血时间与术后气道并发症之间的关系存在争议。器官缺血时间的延长不可避免地会导致气道缺血的增加,但目前尚不清楚保存技术在多大程度上能够减轻这种影响。多项研究未能显示供体缺血时间的长短与术后气道并发症的发生之间存在直接相关性。[5,13,38,41]此外,在接受双侧肺移植的患者中,涉及第二次吻合的缺血性气道并发症的发生率没有增加。[38]尽管对气道并发症可能没有任何影响,但由于其与预后相关,应避免过长的缺血时间。[42-44]到目前为止,热缺血时间的影响尚未被彻底研究发现。

(十)手术技术

手术技术对气道并发症的发生率有着明显的影响,自从30年前第一次成功肺移植以来,用于肺移植的外科技术不断发展。已经发展了多种技术来克服供体支气管术后缺血,外科医生已从最初的气管吻合过渡到支气管吻合;最初倾向于套筒式吻合、心包或大网膜包裹,到端-端吻合。吻合口套接的主要问题是狭窄的发生率增加,这与气道相对狭窄有关,也与气道内细菌滞留增加感染风险有关,其ACs的发生率为48%。[45]一些中心也在某些病例中进行支气管动脉血运重建(BAR)。这些技术中哪一种最好仍然是一个具有争议的话题。大多数机构的首选是端-端吻合,无须组织包盖,尽可能靠近次级隆突。缩短供体支气管的长度是吻合口愈合的关键,因为过长的支气管会增加缺血的风险。[17]

四、气道并发症的分类和分级

标准化的气道并发症描述分级系统对于准确确定每种类型气道并发症的发生率、影响和治疗策略是必需的。目前已经提出了几个分类系统,但没有一个被移植界接受为金标准。Couraud等在1992年发表的一篇早期出版物描述了肺移植后第15天评估的支气管吻合的外观。[46]该系统描述了吻合口缺血和坏死,但不适用于远端气道,也不包括全部病理学表现。Shennib和Massard在1994年发表了一个更广泛的分类,描述了从早期缺血性改变到纤维化狭窄和支气管软化等一系列气道并发症。[12]该系统包括缺血和坏死的综合评估,但在狭窄的治疗方面受到限制,不能描述同时发生的病理过程。Chhajed等于2004年提出了经支气管镜报告气道缺血性损伤的TEGLA分类。[47]该分类描述了黏膜损伤的厚度(T)、环周损伤的程度(E)、肉芽组织(G)、缝线松脱(L)以及吻合口或远端气道并发症(A)。TEGLA系统不包括所有并发症的标准化分级。裂开和狭窄以两分变量进行分级,其严重程度和位置以文本形式进行记录。法语肺学会于2013年发布了外观、直径、缝线(MDS)分级系统。[48]该分类系统采用分层方法记录气道并发症的内镜特征。尽管MDS方案是迄今为止最全面的分级系统,但它并未对缺血和坏死的严重程度进行分级,而缺血和坏死在移植后气道的早期评估方面尤为重要,因此,很难将这些早期发现与随访中确定的长期并发症联系起来。理想的分级系统应建立在这些现有分类方法的优势之上。它应该包括早期和晚期气道并发症的范围,并且必须客观地描述每个并发症的严重程度和位置。它必须是可复制的、明确的和临床相关的。该系统必须有助于不同观察者之间和不同时间点之间的比较,从而实现多机构研究。国际心肺移植协会(ISHLT)于2018年提出的分类系统目前最符合上述要求。[49]

（一）气道并发症的分类

1. 坏死裂开

坏死是移植后几乎普遍可见的缺血性损伤的结果。因此,它通常不被称为并发症,而是被视为正常愈合的一部分。黏膜脱落可从支气管吻合口延伸至肺叶或节段水平。坏死出现在愈合过程的早期,通常在移植后第六周消失。未能愈合的病例进展为裂开。因此,坏死和裂开代表了从正常愈合到灾难性ACs的连续过程。[9]裂开是一种罕见的并发症,报告发生率为1%~10%。预防这种灾难性并发症的一个关键是早期诊断和干预。支气管裂开可以在常规支气管镜检查中发现,但对于长期漏气、自发性气胸、无法脱机或败血症的患者也应怀疑。胸片对裂开的诊断是不可靠的。计算机断层扫描(CT)可以检测支气管壁缺陷、支气管狭窄或管腔外空气。一些研究表明,胸部CT对检测裂开具有较高的敏感性和特异性,但支气管镜检查仍是金标准。[4,50]当发现黏膜脱落而支气管壁未坏死时,可采取保守治疗,包括抗细菌或真菌疗法、吸入治疗,以促进血流或机械去除阻塞的坏死物。当发生更严重的坏死或裂开时,需要通过手术或支气管镜方法进行干预。修复性手术包括再吻合、皮瓣支气管成形术,或再次移植。[13]以前尝试过的支气管镜技术包括氰基丙烯酸酯胶、生长因子和自体血小板衍生生长因子。在严重坏死和裂开的情况下,可以暂时放置未覆膜的自膨胀金属支架(SEMS),支架可以促进肉芽组织生长,从而修复缺陷。随着上皮化的发展,通常在几周内,支架需要重新评估以更换或移除。克利夫兰诊所一项研究显示支架移除的平均时间为37.5天。移除支架后,需要进行密切监测,因为狭窄或软化容易发生在先前裂开部位或远端。

2. 支气管瘘

支气管瘘是肺移植中一种罕见的、具有挑战性的并发症,可发生于气道与胸膜、纵隔或血管之间。支气管胸膜瘘可表现为呼吸困难、败血症、气胸、皮下气肿或持续性漏气,它通常出现在吻合口开裂的情况下,这种情况的处理类似于前述吻合口裂开处理。瘘口闭合的成功与否取决于其位置和大小。支气管纵隔瘘管因容易发生败血症而死亡率高,可伴有或不伴有裂开。支气管纵隔瘘管最常发生在吻合口,但也可发生在气道的任何地方,通常是继发于感染。表现可能是菌血症、败血症、纵隔炎、纵隔脓肿或形成空洞。如果只有一个瘘管,可以在支气管镜下用封闭剂或支架封闭,同时用抗生素治疗感染。支气管血管瘘是一种罕见的致命并发症。最常见的机制是吻合口处的真菌感染,尤其是曲霉菌,侵蚀相邻的肺动脉。小咯血后可能出现致命出血。肺移植术后支气管瘘的手术治疗仅局限于病例报道,如双侧肺移植后行单侧全肺切除术,复合叶切除术或瘘管切除后支气管重建。

3. 吻合口感染

近75%的移植受者在手术后3个月内会出现感染性并发症,其中细菌性肺炎最为常见。感染易感性的增加与免疫抑制程度、缺血并发症、纤毛清除受损、淋巴引流受损、去神经导致的咳嗽反射变差以及移植物与环境的直接相通有关。此外,许多患者在移植前被耐药菌定植。支气管内感染在移植后很常见,通常与机会性病原体有关。感染部位可以是整个气道,如气管炎或支气管炎,也可以局限于吻合口。假单胞菌和葡萄球菌是最常见的细菌。曲霉菌是最常见的真菌。其他报道的真菌包括念珠菌、接合菌、球茎孢子菌和枝孢子菌。吻合口感染本身是一种并发症,也容易导致其他ACs。吻合口感染可发生在裂开、瘘管、肉芽增生或狭窄之前,如果涉及气道壁,也可能与软化有关。吻合口感染的诊断由支气管镜检查确定。感染部位表现为炎症、溃疡或假膜。感染的治疗方法是对失活组织进行清创和抗生素治疗。真菌高感染率的地区可采用常规真菌预防治疗。如果在常规支气管镜检查中发现假膜,也可使用系统抗真菌药物。唑类抗真菌药和吸入性两性霉素是最常用的药物。

4. 支气管狭窄

支气管狭窄是肺移植最常见的气道并发症,据报道,发生率为$1.6\%\sim32.0\%$。狭窄部位可位于缝线处或向远端延伸。非吻合性狭窄处理更具挑战性,因为它可以延伸到节段和亚节段水平。一个常见的非吻合部位狭窄是中间支气管,该部位的狭窄可导致中间支气管和远端气道完全消失,称为中间支气管消失综合征(VBIS)。VBIS平均生存期为25个月。支气管狭窄的病因尚不清楚,可能是感染、炎症、缺血和单核细胞浸润的组合。这会导致支气管软骨、上皮和血管结构的改变。支气管狭窄可能是在常规气管镜检查、肺功能测定下降或出现新的呼吸不适时发现的。患者可表现为呼吸困难加重、咳嗽、喘息或反复发作的肺炎。肺功能测定可能显示移植后的几个月用力呼气流量和峰值呼气流量减少或无法改善。胸部CT,尤其是吸气和呼气胶片,可以显示固定的支气管狭窄。然而,纤维支气管镜检查仍然是诊断支气管狭窄的金标准。支气管狭窄的治疗通常需要多种途径的治疗方法。成功的技术包括扩张、消融和支架置入。扩张可以通过球囊扩张或硬质气管镜扩张来完成。已报道的消融技术包括冷冻疗法、电烙术、氩等离子体凝固、激光、近距离放射疗法或光动力疗法。尽管支架置入可立即改善狭窄,但考虑到气道支架的并发症,支架置入应用在难治性病例中。扩张通常是支气管狭窄的第一个治疗方法,可采用球囊支气管成形术或刚性扩张术。球囊支气管成形术是一种更常见的手术方法,它能缓解症状,改善肺活量,效果极佳。狭窄常在扩张后复发,但根据复发时间的不同,反复球囊扩张可能是唯一需要的治疗手段。在26%的病例中,球囊支气管成形术是唯一需要的治疗。在发现局灶性狭窄的情况下,应使用保留黏膜的技术,如电灼或激光,然后进行球囊扩张。在类似于耳鼻喉科使用的方法中,局部应用丝裂霉素C或黏膜下应用类固醇治疗移植后狭窄。虽然没有这些干预措施的对照试验,但耳鼻喉文献支持使用这些疗法,这可能延迟狭窄复发的时间。在复发性狭窄的情况下,可能需要支架植入,尽管需要仔细权衡留置支架相关的并发症。对于因支气管狭窄需要多次介入性支气管镜检查的患者,一旦气道愈合,可以考虑使用西罗莫司改变免疫抑制。这充分利用了药物的抗增殖和免疫抑制特性,有助于实现和维持气道通畅。回顾性分析了10例因支气管狭窄需要重复手术的患者,10名患者中有8名在3个月内实现气道通畅,10名患者中有7名在开始使用雷帕霉素的第一个月内有显著反应。当内窥镜方法失败时,应考虑外科方法。支气管吻合重建、支气管成形术、袖状切除术、肺叶切除术、全肺切除术和再次移植术都有报道,但创伤越大,相关的并发症和死亡率越高。

5. 肉芽增生

$7\%\sim24\%$的肺移植受者出现可能导致严重气道阻塞的良性腔内肉芽增生。肉芽组织的形成与缺血和炎症以及随后的气道重塑有关。气道感染,尤其是曲霉菌感染,可促进这一过程。肉芽组织形成的部位通常是吻合口,此后支气管内支架的放置也可促进肉芽组织的形成。[51]尽管免疫抑制药物可降低肉芽增生的发生率,但$12\%\sim36\%$的患者因肉芽组织形成而使支架置入变得复杂。根据梗阻部位和严重程度,肉芽组织增生可能出现进行性呼吸困难、咳嗽、无法清除分泌物、阻塞性肺炎或咯血。由于阻塞，肺活量也可能减少。支气管镜检查仍是诊断的金标准。少量的肉芽组织可通过带镊子的柔性支气管镜轻松去除；此外，硬质气管镜的斜面边缘可以快速恢复气道通畅。更严重的阻塞可通过冷冻疗法、激光消融、氩等离子凝固、高剂量(HDR)支气管内近距离放疗或光动力疗法进行清创。肉芽组织对低温敏感，冷冻疗法提供了极好的止血效果，可以在不考虑氧气输送浓度的情况下使用。冷冻疗法也可以在支架周围使用，而不存在燃烧的风险。氩等离子凝固、电灼和激光消融也被描述为治疗过度肉芽组织的成功方法。治疗后10%～50%的病例中肉芽组织复发。[52]支气管内应用丝裂霉素等抗纤维药物或注射抗炎剂可降低复发率。虽缺乏随机试验，但鉴于其安全性，这些药物经常被使用。

6. 气管支气管软化症

与支气管狭窄不同的是，支气管软化会导致在呼气时气道动态塌陷。通常在移植后早期出现，症状与其他ACs相似，包括咳嗽、呼吸困难、反复感染、咳痰困难或喘息。"吠叫"咳嗽是支气管软化症所特有的。可以看到肺活量测定减少，流量-容积环路可能显示可变阻塞，这在呼气期间更为明显。有临床意义的软化症定义为呼气时管腔狭窄50%或以上。[53]气管支气管软化症的治疗是从非移植相关软化症借鉴的。措施包括积极地清理分泌物、黏液溶解和无创正压通气。在经过医疗干预，但仍有严重功能损害和症状的病例中，可考虑气道支架植入。小型研究表明，支架置入可改善肺功能。[54]

（二）气道并发症的分级

气道并发症的分级见以下附录。

附录　ISHLT成人和儿童肺移植后气道并发症：建议分级系统

1. 缺血坏死(I)

位置：

(1) 吻合口周围-吻合口1 cm以内。

(2) 从吻合口延伸到主气道＞1 cm(中间支气管和左主干远端)。

(3) 从吻合口延伸到肺叶或节段气道＞1 cm。

范围：

(1) ＜50% 环周缺血。

(2) ＞50%～100% 环周缺血。

(3) ＜50% 环周坏死。

(4) ＞50%～100% 环周坏死。

2. 裂开(D)

位置：

(1) 软骨。

(2) 膜部。

(3) 二者都有。

范围：

（1）周长的0～25%。

（2）周长的25%～50%。

（3）周长的50%～75%。

（4）周长的75%。

3. 狭窄（S）

位置：

（1）吻合口。

（2）吻合口＋叶/段。

（3）仅叶/段。

范围：

（1）横截面积减少0%～25%。

（2）横截面积减少25%～50%。

（3）横截面积减少＞50%，但＜100%。

（4）100%阻塞。

4. 软化（M）

位置：

（1）吻合口1 cm以内。

（2）弥漫性-包括吻合口，延伸超过1 cm。

（蔡剑桥、王让让）

参考文献

［1］ Hardy J D, Webb W R, Dalton M L, et al. Lung homotransplantation in man[J].JAMA, 1963, 186：
1065-1074.

［2］ Nelems J M, Rebuck A S, Cooper J D, et al. Human lung transplantation[J]. Chest, 1980, 78(4)：
569-573.

［3］ Toronto Lung Transplant Group. Unilateral lung transplantation for pulmonary fibrosis[J]. N. Engl. J.
Med., 1986, 314(18):1140-1145.

［4］ Santacruz J F, Mehta A C. Airway complications and management after lung transplantation：Ischemia,
dehiscence, and stenosis[J]. Proc. Am. Thorac. Soc., 2009, 6(1):79-93.

［5］ Murthy S C, Blackstone E H, Gildea T R, et al. Impact of anastomotic airway complications after lung
transplantation[J]. Ann. Thorac. Surg., 2007, 84(2):401-409.

［6］ Murthy S C, Gildea T R, Machuzak M S. Anastomotic airway complications after lung transplantation
[J]. Curr. Opin. Organ Transplant., 2010, 15(5):582-587.

［7］ Schmid R A, Boehler A, Speich R, et al. Bronchial anastomotic complications following lung transplan-
tation：Still a major cause of morbidity?[J]. Eur. Respir. J., 1997, 10(12):2872-2875.

［8］ Wildevuur C R, Benfield J R. A review of 23 human lung transplantations by 20 surgeons[J]. Ann.
Thorac. Surg., 1970, 9(6):489-515.

［9］ Wilson I C, Hasan A, Healey M, et al. Healing of the bronchus in pulmonary transplantation[J]. Eur. J.

Cardiothorac. Surg., 1996, 10(7):521-526.

[10] Herrera J M, McNeil K D, Higgins R S, et al. Airway complications after lung transplantation: Treatment and long-term outcome[J]. Ann. Thorac. Surg., 2001, 71(3):989-993.

[11] Alvarez A, Algar J, Santos F, et al. Airway complications after lung transplantation: A review of 151 anastomoses[J]. Eur. J. Cardiothorac. Surg., 2001, 19(4):381-387.

[12] Shennib H, Massard G. Airway complications in lung transplantation[J]. Ann. Thorac. Surg., 1994, 57 (2):506-511.

[13] Kshettry V R, Kroshus T J, Hertz M I, et al. Early and late airway complications after lung transplantation: Incidence and management[J]. Ann. Thorac. Surg., 1997, 63(6):1576-1583.

[14] Mulligan M S. Endoscopic management of airway complications after lung transplantation[J]. Chest Surg. Clin. N. Am., 2001, 11(4):907-915.

[15] Pinsker K L, Koerner S K, Kamholz S L, et al. Effect of donor bronchial length on healing: A canine model to evaluate bronchial anastomotic problems in lung transplantation[J]. J. Thorac. Cardiovasc. Surg., 1979, 77(5):669-673.

[16] Thistlethwaite P A, Yung G, Kemp A, et al. Airway stenoses after lung transplantation: Incidence, management, and outcome[J]. J. Thorac. Cardiovasc. Surg., 2008, 136(6):1569-1575.

[17] van de Wauwer C, van Raemdonck D, Verleden G M, et al. Risk factors for airway complications within the first year after lung transplantation[J]. Eur. J. Cardiothorac. Surg., 2007, 31(4):703-710.

[18] Ruttmann E, Ulmer H, Marchese M, et al. Evaluation of factors damaging the bronchial wall in lung transplantation[J]. J. Heart Lung Transplant., 2005, 24(3):275-281.

[19] Moreno P, Alvarez A, Algar F J, et al. Incidence, management and clinical outcomes of patients with airway complications following lung transplantation[J]. Eur. J. Cardiothorac. Surg., 2008, 34(6):1198-1205.

[20] Date H, Trulock E P, Arcidi J M, et al. Improved airway healing after lung transplantation. An analysis of 348 bronchial anastomoses[J]. J. Thorac. Cardiovasc. Surg., 1995, 110(5):1424-1432.

[21] Yokomise H, Cardoso P F, Kato H, et al. The effect of pulmonary arterial flow and positive end-expiratory pressure on retrograde bronchial mucosal blood flow[J]. J. Thorac. Cardiovasc. Surg., 1991, 101 (2):201-208.

[22] Ramirez J C, Patterson G A, Winton T L, et al. Bilateral lung transplantation for cystic fibrosis. The Toronto Lung Transplant Group[J]. J. Thorac. Cardiovasc. Surg., 1992, 103(2):287-293.

[23] Chen C Z, Gallagher R C, Ardery P, et al. Retrograde flush and cold storage for twenty-two to twenty-five hours lung preservation with and without prostaglandin E1[J]. J. Heart Lung Transplant., 1997, 16 (6):658-666.

[24] Machuzak M, Santacruz J F, Gildea T, et al., Airway complications after lung transplantation[J]. Thorac. Surg. Clin., 2015, 25(1):55-75.

[25] Mason D P, Brown C R, Murthy S C, et al. Growing single-center experience with lung transplantation using donation after cardiac death[J]. Ann. Thorac. Surg., 2012, 94(2):406-411.

[26] De Oliveira N C, Osaki S, Maloney J D, et al. Lung transplantation with donation after cardiac death donors: Long-term follow-up in a single center[J]. J. Thorac. Cardiovasc. Surg., 2010, 139(5):1306-1315.

[27] Yserbyt J, Dooms C, Vos R, et al. Anastomotic airway complications after lung transplantation: Risk factors, treatment modalities and outcome-a single-centre experience[J]. Eur. J. Cardiothorac. Surg.,

2016, 49(1):e1-8.

[28] Date H, Matsumura A, Manchester J K, et al. Evaluation of lung metabolism during successful twenty-four-hour canine lung preservation[J]. J. Thorac. Cardiovasc. Surg., 1993, 105(3):480-491.

[29] Patterson G A, Todd T R, Cooper J D, et al. Airway complications after double lung transplantation. Toronto Lung Transplant Group[J]. J. Thorac. Cardiovasc. Surg., 1990, 99(1):14-20.

[30] Keshavjee S H, Yamazaki F, Yokomise H, et al. The role of dextran 40 and potassium in extended hypothermic lung preservation for transplantation[J]. J. Thorac. Cardiovasc. Surg., 1992, 103(2): 314-325.

[31] Okada Y, Kondo T. Preservation solution for lung transplantation[J]. Gen. Thorac. Cardiovasc. Surg., 2009, 57(12):635-639.

[32] Chen C Z, Gallagher R C, Ardery P, et al. Retrograde versus antegrade flush in canine left lung preservation for six hours[J]. J. Heart Lung Transplant., 1996, 15(4):395-403.

[33] Nunley D R, Gal A A, Vega J D, et al. Saprophytic fungal infections and complications involving the bronchial anastomosis following human lung transplantation[J]. Chest, 2002, 122(4):1185-1191.

[34] Groetzner J, Kur F, Spelsberg F, et al. Airway anastomosis complications in de novo lung transplantation with sirolimus-based immunosuppression[J]. J. Heart Lung Transplant., 2004, 23(5):632-638.

[35] King-Biggs M B, Dunitz J M, Park S J, et al. Airway anastomotic dehiscence associated with use of sirolimus immediately after lung transplantation[J]. Transplantation, 2003, 75(9):1437-1443.

[36] Schäfers H J, Wagner T O, Demertzis S, et al. Preoperative corticosteroids. A contraindication to lung transplantation?[J]. Chest, 1992, 102(5):1522-1525.

[37] Colquhoun I W, Gascoigne A D, Au J, et al. Airway complications after pulmonary transplantation[J]. Ann Thorac Surg, 1994, 57(1):141-145.

[38] McAnally K J, Valentine V G, LaPlace S G, et al. Effect of pre-transplantation prednisone on survival after lung transplantation[J]. J. Heart Lung Transplant., 2006, 25(1):67-74.

[39] Tanabe H, Takao M, Hiraiwa T, et al. New diagnostic method for pulmonary allograft rejection by measurement of bronchial mucosal blood flow[J]. J. Heart Lung Transplant., 1991, 10(6):968-974.

[40] Tong M Z, Johnston D R, Pettersson G B. Bronchial artery revascularization in lung transplantation: Revival of an abandoned operation[J]. Curr. Opin. Organ Transplant., 2014, 19(5):460-467.

[41] Kaditis A G, Gondor M, Nixon P A, et al. Airway complications following pediatric lung and heart-lung transplantation[J]. Am. J. Respir. Crit. Care Med., 2000, 162(1):301-309.

[42] Snell G I, Rabinov M, Griffiths A, et al. Pulmonary allograft ischemic time: An important predictor of survival after lung transplantation[J]. J. Heart Lung Transplant., 1996, 15(2):160-168.

[43] Grimm J C, Valero V, Kilic A, et al. Association between prolonged graft ischemia and primary graft failure or survival following lung transplantation[J]. JAMA Surg., 2015, 150(6):547-553.

[44] Khaghani A, Tadjkarimi S, Alkattan K, et al. Wrapping the anastomosis with omentum or an internal mammary artery pedicle does not improve bronchial healing after single lung transplantation: Results of a randomized clinical trial[J]. J. Heart Lung Transplant., 1994, 13(5):767-773.

[45] Garfein E S, McGregor C C, Galantowicz M E, et al. Deleterious effects of telescoped bronchial anastomosis in single and bilateral lung transplantation[J]. Ann. Transplant., 2000, 5(1):5-11.

[46] Couraud L, Nashef S A, Nicolini P, et al. Classification of airway anastomotic healing[J]. Eur. J. Cardiothorac. Surg., 1992, 6(9):496-497.

[47] Chhajed P N, Tamm M, Glanville A R. Role of flexible bronchoscopy in lung transplantation[J].

Semin. Respir. Crit. Care Med., 2004, 25(4):413-423.

[48] Dutau H, Vandemoortele T, Laroumagne S, et al. A new endoscopic standardized grading system for macroscopic central airway complications following lung transplantation: The MDS classification[J]. Eur. J. Cardiothorac. Surg., 2014, 45(2):e33-8.

[49] Crespo M M, McCarthy D P, Hopkins P M, et al. ISHLT Consensus Statement on adult and pediatric airway complications after lung transplantation: Definitions, grading system, and therapeutics[J]. J. Heart Lung Transplant., 2018, 37(5):548-563.

[50] Herman S J, Weisbrod G L, Weisbrod L, et al. Chest radiographic findings after bilateral lung transplantation[J]. AJR Am. J. Roentgenol., 1989, 153(6):1181-1185.

[51] Kennedy A S, Sonett J R, Orens J B, et al. High dose rate brachytherapy to prevent recurrent benign hyperplasia in lung transplant bronchi: Theoretical and clinical considerations[J]. Journal of Heart & Lung Transplantation, 2000, 19(2):155-159.

[52] Sonett J R, Keenan R J, Ferson P F, et al. Endobronchial management of benign, malignant, and lung transplantation airway stenoses[J]. The Annals of Thoracic Surgery, 1995, 59(6):1417-1422.

[53] Simoff M J, Sterman D H, Ernst A. Thoracic endoscopy: Advances in interventional pulmonology (simoff/thoracic) || bronchoscopy and computer technology[J]. 2006, 27(2):88-118.

[54] Shah S S, Karnak D, Minai O, et al. Symptomatic narrowing or atresia of bronchus intermedius following Lung transplantation vanishing bronchus intermedius syndrome (VBIS)[J]. Chest, 2010, 138(1): 165-170.

第二十六章　肺移植后咽喉功能障碍

一、流行病学

尽管肺移植领域的外科技术不断进步,但术后并发症仍然是患者和医生的负担。少见的并发症包括吞咽障碍(吞咽困难)和发声障碍(发音困难)。

喉咽功能障碍(laryngopharyngeal dysfunction,LD)这一并发症现在越来越引起人们的关注,表现为吞咽障碍(口咽吞咽困难)和发声障碍(发音困难)。吞咽障碍表现为吞咽困难、吞咽疼痛、消化不良、进食或饮水时咳嗽,发病率为5.7%~40%。发声障碍表现为发音困难、声音嘶哑、失声、咳嗽无力,发病率为2.9%~34%。发病因素主要有呼吸与吞咽失调、长时间的插管、喉返神经损伤、肌肉疲乏,危险因素包括胃食管反流和药物等。

二、发病因素

(一) 呼吸功能

关于肺移植术后喉咽功能障碍的发生,首先第一个有关因素就是呼吸功能(respiratory function),因为呼吸生理与吞咽也有关系。呼吸和吞咽必须协调,以确保安全地进行气体交换与营养物质的摄入。典型的吞咽动作会中断呼气,来降低食物或液体进入气道的风险。呼吸和吞咽之间的不协调会增加吞咽期间误吸的风险。一项针对头颈部肿瘤患者的研究表明,在非最佳吞咽占比开始的吞咽具有更高的误吸发生率,以及更大程度的吞咽障碍。研究发现吞咽动作发生在呼气相肺容积差不多一半的时候,这对咽喉前上运动、气道闭合和咽食管段开放具有显著的生理优势。有了上述关于呼吸-吞咽周期的理解,也就可以理解任何对于呼吸肌的损伤,都可能破坏这个呼吸-吞咽周期的协调性。肺移植手术后,呼吸肌的结构和功能受到损伤,从而破坏了呼气-吞咽周期的协调。另外,对慢性阻塞性肺疾病患者研究发现,慢性阻塞性肺疾病患者声带的幅度、频率比正常对照者差,在声门的关闭和对称性上,也差于健康对照者。并且,在发声障碍的评估量表上,也是慢性阻塞性肺疾病较差。

(二) 插管

肺移植术后喉咽功能障碍的第二个原因就是插管(intubation)以及插管持续时间。插管可以造成损伤性喉肉芽肿、环构关节脱位、喉水肿、喉黏膜损伤,由此造成对吞咽功能的影响。有研究发现,肺移植术后喉部损伤达到63%,这包括肉芽肿性炎症、狭窄、感染等。在一项关于心脏外科的研究,发现术中采用经食管超声心动图(transesophageal echocardiography,TEE)是术后吞咽困难的危险因素,在吞咽困难患者中,有68%应用过TEE,而在正常者中,有48%应用过TEE。而TEE的操作者(外科医生、心脏科医生、麻醉师)以及困难程度(存在二次尝试)均与术后吞咽功能障碍无关。因此,气管插管持续时间和TEE使用是术后吞咽功能障碍的重要决定因素。

(三)喉返神经损伤

喉返神经损伤(recurrent laryngeal nerve injury)主要在心脏移植手术后报道,是由在主动脉弓旁的操作导致的。而体外膜肺氧合(ECMO)使用因建立在颈总动脉和颈内静脉,也可影响迷走神经。在肺移植中,报道的喉返神经损伤的发生率为8%~34%,绝大多数的损伤是一过性的,在6个月左右可自行恢复。在双肺移植发生声带麻痹的患者中,其中77%发生在左侧,这也可能是左侧喉返更易在肺移植过程中受损的缘故。喉返神经损伤的可能机制包括以下可能:第一种机制是在中心静脉导管术后,通过穿刺部位的直接创伤。第二种机制可能是因手术过程中头颈部的不自然位置而对食管产生牵引。第三种机制是创伤性气管插管造成的直接声带损伤或麻痹。第四种机制是气管插管袖带大小不合适,压迫喉返神经或其在气管食管沟的前支而造成创伤。第五种机制是鼻胃管插入错误。第六种机制是胸骨正中切开术和/或胸骨牵引术,从侧面拉动两根锁骨下动脉。胸骨切开术可能对喉返神经造成直接创伤,或继发于胸骨过度牵引的间接损伤,导致神经麻痹或萎缩。第七种机制是在开胸手术中直接操纵和牵拉心脏。第八种机制是低温损伤。

(四)肌肉疲乏

肌肉疲乏(muscle weakness)也可引起移植术后咽喉功能障碍,根据发病原因分为两类:第一种是重症加强护理病房获得性肌无力(ICU-acquired weakness,ICU-AW),ICU-AW与镇静药物、大剂量激素和多器官功能障碍有关,或者是一种病危状态。虽然,ICU住院时长是一个影响患者转诊吞咽功能评估的危险因素,但ICU住院时长受多种因素的影响,因此,进一步准确评价ICU住院时长对转诊的影响比较困难。据报道,双肺移植患者转诊吞咽功能评估占62%。

另一种肌肉疲乏属于术后神经并发症。肺移植术后神经并发症发生率为29%。最主要的并发症类型为多发性神经病肌病和膈神经损伤。膈神经对于发声和咳嗽至关重要。图26.1是各神经并发症发生的时间,胃瘫主要是术后第8天,而膈神经并发症一般在术后2天即可识别。对比神经并发症的危险因素,发现仅在手术时间上,发生并发症组的手术时间长于无并发症组。

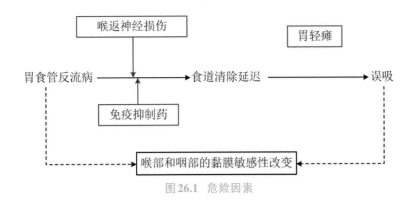

图 26.1 危险因素

三、危险因素

(一)胃动力障碍

胃动力障碍(gastric motility disorders)包括胃食管反流病(gastro esophageal reflux disease,GERD)、食管运动障碍和胃瘫。一项关于等待肺移植手术患者的流行病学调查发现,大约有70%的患者术前合并GERD。而术前GERD是移植术后吞咽功能障碍的独立危险因素。GERD将导致胃内和食管内容物增加,而迷走神经损伤或者应用免疫抑制剂将大大延缓食管内容物的排空;如果此时还伴发胃瘫或者食管动力障碍,则大大增加误吸的风险。此外,有研究显示GERD能直接影响咽喉部黏膜的敏感性,引起误吸。腹腔镜胃底折叠术被认为是合适的,以减少对移植物的慢性损害并提高存活率。

(二)相关药物

危险因素还包括药物(表26.1)。用于预防同种异体移植排斥反应的免疫抑制药物,包括霉酚酸酯、类固醇和钙调神经磷酸酶抑制剂,都是已知的胃刺激物,也会导致胃瘫。尽管这些药物可能是移植过程中的重要组成部分,但仍需要多学科团队密切合作,以了解药物对吞咽功能的相互作用和影响。

表26.1 出院时常开药物的副作用

药物副作用	药物举例	出院时开具这些药物的患者百分比
潜在的积极影响		
反流	加巴喷丁多潘立酮	46%
胃肠道蠕动	甲氧氯普胺	10%
潜在的负面影响		
厌食	他克莫司	82%
口腔干燥	吗啡羟考酮	80%
中枢神经系统抑制剂可能影响随意肌控制吞咽	吗啡加巴喷丁	46%

药物副作用	药物举例	出院时开具这些药物的患者百分比
味觉障碍	奥美拉唑	89%
食管黏膜损伤	甲氧苄氨嘧啶/磺胺甲噁唑/泼尼松他克莫司	96%
降低食管下括约肌张力和/或引起胃食管反流病	加巴喷丁	61%

肺和心脏移植后吞咽和喉功能障碍的危险因素见表26.2。

表26.2　肺和心脏移植后吞咽和喉功能障碍的危险因素

手术前	手术后	并发症
胃食管反流病		
较低的BMI	长时间的插管	胸腔积液或脓胸
高龄	ICU住院时间延长	静脉血栓形成
吸烟	住院时间延长	急性排斥反应
脑血管障碍史		

注:Black R J. J Heart Lung Transplant,2021.

四、评估和治疗

关于咽喉功能的评估(图26.2),有床旁简易的吞咽功能评估,包括口咽部肌肉、发声情况、饮水情况等。如果患者有自发性的咳嗽、清嗓子或者说话时有水声,都提示患者可能存在误吸风险。有些研究提出一个评估流程:患者可执行的话,对于已拔管超过1天,或者气管切开患者能够通过瓣膜语音阀>24小时,则可以进入吞咽评估。先是通过饮水试验测试是否有误吸的表现,如果有误吸且患者可以转运,则进行电视荧光吞咽造影(video-fluoroscopic swallowing study,VFSS)来评价,其他情况均进行吞咽内窥镜检查(fiberoptic endoscopic evaluation of swallowing,FESS)来评价。通过口腔运动机能评估声音情况,判断有无吞咽障碍,如果有的话也进行FESS评价。但研究者认为,临床评估对于咽喉部功能障碍不具有敏感性,其中最重要的因素就是隐匿性误吸。VFSS和FESS是咽喉部功能检查的金标准。

通过床旁简易的吞咽功能评估进行渗入喉腔和误吸的诊断,敏感度和特异度均非常低,主要原因在于有超过一半的患者都是隐匿性误吸。因此建议对于有条件的肺移植术后患者,均可以进行器械检查,在明确患者无吞咽功能障碍后,开始进食。渗漏-误吸评估量表(PAS)的使用对评估患者吞咽困难程度有帮助(表26.3)。

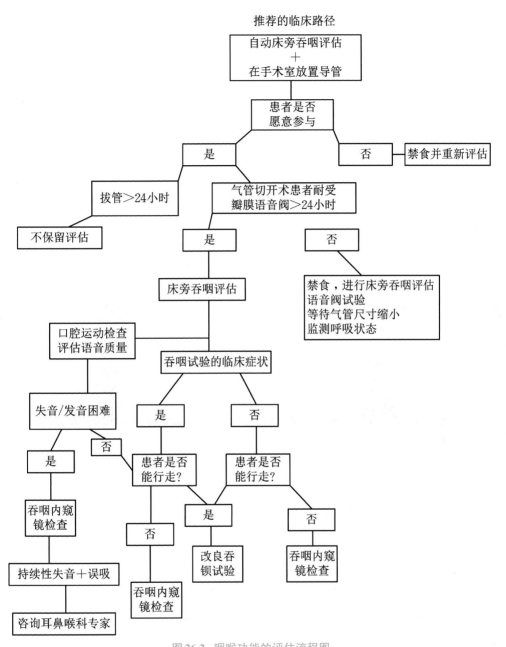

图26.2 咽喉功能的评估流程图

Baumann B. Ann Thorac Surg, 2017.

表26.3 渗漏-误吸评估量表(PAS)

1. 食物没有进入气管
渗漏
2. 食物误吸在声带上方,可以咳出
3. 食物误吸在声带上方,不可以咳出
4. 食物在声带上,可以咳出
5. 食物在声带上,不可以咳出
误吸
6. 食物进入声带下,可以咳出
7. 食物进入声带下,尝试咳嗽但咳不出来(病人有感觉到食物在声带下)
8. 食物进入声带下,没有尝试咳嗽(病人没有感觉到食物在声带下,肺炎危险性很大)

一般治疗:经过吞咽造影或内镜检查后,对于怀疑吞咽障碍患者,予以禁食、预防误吸、气道清理、言语康复治疗以及头颈外科的评估。当吞咽功能恢复后,予以继续气道清理。手术治疗:喉注射成形术(图26.3)。注射一个具有生物相容性、可吸收材料来暂时增加声带的提及,促进声门闭合。

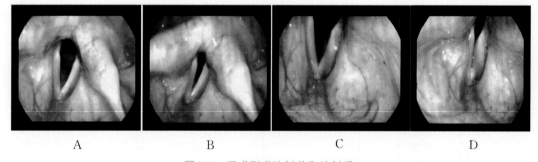

A　　　　　　　B　　　　　　　C　　　　　　　D

图26.3　喉成形术注射前和注射后

五、预后

有研究表明1年、3年和5年的移植物存活率(声带麻痹组与对照组相比)分别为96.2%与93.7%、84.3%与78.6%,以及78.9%与67.9%。在闭塞性细支气管炎综合征(BOS)的发生上,研究根据吞咽功能进行分组,发现三组之间,也就是正常吞咽功能、吞咽功能障碍和未进行吞咽功能评价组之间,无显著差异。而在移植术后生存上,吞咽功能正常者具有显著较好的生存预后。这一点研究人员认为,吞咽功能正常是一个总体手术风险低的综合参数。

(谢冬、戴洁)

参考文献

[1] Black R J, Novakovic D, Plit M, et al. Swallowing and laryngeal complications in lung and heart trans-

plantation: Etiologies and diagnosis[J]. J. Heart Lung Transplant., 2021, 40(12):1483-1494.

[2] Hopkins-Rossabi T, Armeson K E, Zecker S G, et al. Respiratory-swallow coordination and swallowing impairment in head and neck cancer[J]. Head Neck, 2021, 43(5):1398-1408.

[3] Krishnan N V, Pujary K, Bhandarkar A M, et al. Videostroboscopy and voice profile in long-term combination inhaler users with obstructive lower airway disease[J]. Otolaryngol. Head Neck Surg., 2022, 166(5):927-932.

[4] Kohr L M, Dargan M, Hague A, et al. The incidence of dysphagia in pediatric patients after open heart procedures with transesophageal echocardiography[J]. Ann. Thorac. Surg., 2003, 76(5):1450-1456.

[5] Hogue C W Jr, Lappas G D, Creswell L L, et al. Swallowing dysfunction after cardiac operations. Associated adverse outcomes and risk factors including intraoperative transesophageal echocardiography [J]. J. Thorac. Cardiovasc. Surg., 1995, 110(2):517-522.

[6] Seeliger B, Drick N, Avsar M, et al. Risk factors and outcomes of vocal cord paralysis after lung transplantation: A retrospective cohort study[J]. Transpl. Int., 2019, 32(6):626-634.

[7] Hamdan A L, Moukarbel R V, Farhat F, et al. Vocal cord paralysis after open-heart surgery[J]. Eur. J. Cardiothorac. Surg., 2002, 21(4):671-674.

[8] Black R J, Bogaardt H, McCabe P, et al. Clinical predictors for oropharyngeal dysphagia and laryngeal dysfunction after lung and heart transplantation[J]. Int. J. Lang. Commun. Disord., 2019, 54(6):894-901.

[9] Gamez J, Salvado M, Martinez-de La Ossa A, et al. Influence of early neurological complications on clinical outcome following lung transplant[J]. PLoS One, 2017, 12(3):e0174092.

[10] Black R, McCabe P, Glanville A, et al. Oropharyngeal dysphagia and laryngeal dysfunction after lung and heart transplantation: A systematic review[J]. Disabil. Rehabil., 2020, 42(15):2083-2092.

[11] Atkins B Z, Petersen R P, Daneshmand M A, et al. Impact of oropharyngeal dysphagia on long-term outcomes of lung transplantation[J]. Ann. Thorac. Surg., 2010, 90(5):1622-1628.

[12] Miles A, Barua S, McLellan N, et al. Dysphagia and medicine regimes in patients following lung transplant surgery: A retrospective review[J]. Int. J. Speech. Lang. Pathol., 2021, 23(4):339-348.

[13] Baumann B, Byers S, Wasserman-Wincko T, et al. Postoperative Swallowing Assessment After Lung Transplantation[J]. Ann. Thorac. Surg., 2017, 104(1):308-312.

[14] Borders J C, Brates D. Use of the Penetration-Aspiration Scale in Dysphagia Research: A Systematic Review[J]. Dysphagia, 2020, 35(4):583-597.

[15] Atkins B Z, Trachtenberg M S, Prince-Petersen R, et al. Assessing oropharyngeal dysphagia after lung transplantation: Altered swallowing mechanisms and increased morbidity[J]. J. Heart Lung Transplant., 2007, 26(11):1144-1148.

[16] De Luca P, Cavaliere M, Scarpa A, et al. Rehabilitation protocol for unilateral laryngeal and lingual paralysis (Tapia syndrome): Comment about "a challenging case of Tapia syndrome after total thyroidectomy"[J]. Ear Nose Throat J., 2021, 100(5_suppl):734S-737S.

[17] Martino R, McCulloch T. Therapeutic intervention in oropharyngeal dysphagia[J]. Nat. Rev. Gastroenterol. Hepatol., 2016, 13(11):665-679.

第二十七章 肺移植术后膈神经麻痹

膈肌是主要的呼吸肌,膈神经是膈肌的唯一运动支配神经。在生理条件下,横膈肌偏移可能占潮气量的30%～60%。由医源性膈神经损伤引起的膈肌功能障碍是心胸外科术后的潜在并发症。膈神经损伤(phrenic nerve injury,PNI)可导致呼吸困难、咳嗽能力降低、肺不张、呼吸衰竭、脱机困难、机械通气时间延长、呼吸道感染、气管切开率升高、住院时间或重症监护病房(ICU)住院时间延长等。

一、膈神经损伤(PNI)的定义及评估方案

当术后膈超声观察到T1运动改变(或不确定)并伴有膈神经传导异常时,诊断为膈神经损伤(PNI)。如果其中上述之一正常的话,则排除PNI。目前PNI的诊断方法没有确切的金标准。膈肌功能减退(diaphragmatic dysfunction,DD)是指各种原因引起的膈肌运动功能减弱。膈神经损伤是肺移植术后发生膈肌功能减退的最常见原因。

(一)膈膜超声

术后第一周用超声的B-模式和M-模式观察膈膜偏移来确定运动的保留。[1-2]超声检查在ICU由经验丰富的影像科医生进行,采用肋下或侧位入路,患者仰卧位45°。在安静呼吸状态及深呼吸状态下,评估横膈膜运动。[3]记录安静呼吸时吸气点到呼气末之间的横膈肌运动的距离。移位≥2 cm被认为是正常的。膈膜的活动度超声评估一般安排在非机械通气状态,主要是在拔除胸腔引流管前后的自主呼吸状态下进行。最终根据呼气吸气振幅和两侧位移的差异以及与移植前状态对比,将两侧横膈膜偏移判断为正常或受损。

(二)膈神经传导检查

一般膈神经的传导检查延迟到术后第一周之后,最好是在第21天。因为神经生理学研究表明,在神经损伤后2～3周检测的敏感性最高。[4]PNCS检查由资深的神经生理学家使用协同尼可莱EDX/肌电图系统(Natus)进行。[5]膈针肌电图没有常规进行。在所有患者移植前和移植后的左右膈神经中记录膈神经CMAP潜伏期(ms)和基线到峰值振幅(mV)。同时还测量了移植前值和每侧值之间的变化百分比。

当进行单次肺移植时,只考虑同侧测量进行分析,但记录两侧。判定膈神经损伤至少满足以下标准之一:① 振幅绝对值<0.3 mV或潜伏期绝对值>8.4 ms;② 左右侧的峰值振幅或潜伏期差异分别大于40%和12.6%;③ 对比移植前,峰值振幅变化大于34%或潜伏期变化大于11%。[6]

二、流行病学及危险因素

PNI是胸心手术常见的并发症,是呼吸衰竭的一个潜在重要原因,于1963年首次在接受主动脉瓣置换术的患者中被报道。[7]肺移植术后PNI报道亦不少见。肺移植术后PNI的发生率变化很大,报道发生率为3%~40%。[8-10]这种广泛的范围取决于临床怀疑的程度和基于可靠诊断方法的膈肌功能障碍的定义。心肺移植受者的PNI发生率高于接受单独肺移植的患者。[8-9]右侧肺移植术后发生率高于左侧,比例约为6:4。这可能是因为右膈神经较短,位置较垂直,位于头臂静脉和上腔静脉的外侧,位于纤维心包和纵隔胸膜之间,直至横膈。在左侧,神经从内侧经过左迷走神经,在主动脉弓的表面,在左肺根部的前面,位于覆盖左心室的纤维心包和纵隔胸膜之间。同时右侧膈神经更靠近肺门血管结构这些解剖特征可能使右膈神经更容易受到拉伸损伤。

一般因膈神经损伤引起的膈肌功能障碍常见于术后一周左右。不同的机制可以解释手术过程中的神经损伤,如拉伸、挫伤、横断、缺血、炎症或热损伤。在ICU住院期间,因镇静剂、类固醇或机械通气而引起的获得性肌无力可能是横膈膜功能障碍的另一个原因。心脏手术后的PNI主要与糖尿病、局部低温和乳腺内动脉(IMA)采集时的损伤有关。然而,关于肺移植术后PNI相关的危险因素报道很少,手术操作是其中最重要的原因:包括肺门纤维粘连、心包操作、电灼剥离、膈肌牵引或再灌注前使用冰水冲洗等。常见肺移植术后PNI的原因分类如图27.1所示。

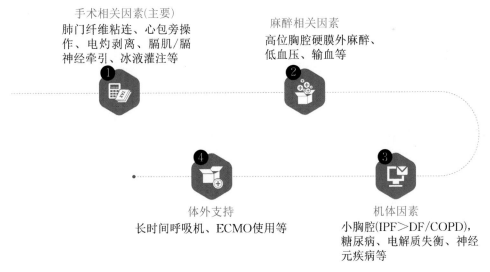

手术相关因素(主要)
肺门纤维粘连、心包旁操作、电灼剥离、膈肌/膈神经牵引、冰液灌注等

麻醉相关因素
高位胸腔硬膜外麻醉、低血压、输血等

体外支持
长时间呼吸机、ECMO使用等

机体因素
小胸腔(IPF>DF/COPD),糖尿病、电解质失衡、神经元疾病等

图27.1 引起肺移植术后膈神经麻痹的常见原因分类

一项前瞻性的评估肺移植术后PNI发生的临床研究发现,女性患者、双侧肺移植、右侧胸腔、clamshell切口、纵隔粘连、手术时间较长、术中采用体外支持以及血液输注等是术后发生PNI的高危因素;然而年龄>61岁和较大的胸腔直径是术后发生PNI的保护性因素[14];此外,研究发现术中电刀使用、纵隔撑开器械使用及膈肌牵拉并未对术后发生PNI产生影

响。术后炎性神经病变伴微血管炎可能导致神经病变,这已在神经活检中得到证实。因此与输血、ECMO或手术时间相关的术后PNI可以被认为继发于低心输出量的潜在炎症机制或缺血性损伤。[15]

三、临床表现

肺移植术后发生PNI无特异性临床表现。轻微膈神经损伤可无症状,严重者呼吸困难,咳嗽减弱,撤机困难。大多数单侧膈肌麻痹患者没有症状,因其他原因施行的胸部影像学检查(胸片或CT)显示半侧膈肌抬高。与单侧膈肌麻痹不同,双侧膈肌麻痹一般不会是经胸片偶然发现或无症状,患者主诉呼吸困难、呼吸活动度明显降低伴或者不伴二氧化碳潴留、肺部感染同时合并术后排异增加,严重者常出现气管插管延迟拔管。

四、诊断与鉴别诊断

(一)诊断

目前暂无诊断术后PNI的金标准。据文献报道,当肺移植术后胸部X线检查提示右侧膈顶高于左侧膈顶+4 cm,左侧膈顶高于右侧膈顶,应高度怀疑PNI的可能性。[16]目前用于诊断肺移植术后PNI的方法,包括胸片、荧光透视检查、直立和仰卧位肺功能测试、横膈压、超声检查、磁共振成像、膈神经传导研究(PNCS)或膈肌电图。虽然超声检查是便携式和无创的,但电生理学研究可能更适合检测膈神经功能障碍,而PNCS与其他疾病如肌萎缩性侧索硬化症的呼吸症状、通气不足和用力肺活量下降(FVC)相关。在下段前肋和背肋的下方,双侧放置食管或体表电极,由此记录膈肌电图。肌电图信号缺失支持膈肌麻痹,但不能区分神经病性与肌病性病因。食管电极最可靠,但无法区分左侧与右侧病变,而体表电极可以区分左侧与右侧病变,但会受到膈外吸气肌活动的干扰。可通过检查双侧膈神经刺激后的反应来辅助肌电图,以便区分神经性病因(即膈神经异常)与肌病性病因以及左侧与右侧病变。当术后2~3周膈肌电图及膈神经传导研究出现以下结果时可诊断PNI:① 振幅绝对值<0.3 mV或潜伏期>8.4 ms;② 左右振幅或潜伏期差分别>40%和12.6%;③ 移植前后振幅变化>34%或潜伏期变化>11%。需要注意的是,肺移植术后发生PNI往往是在机械通气状态下出现,需要在机械通气状态下进行膈肌功能障碍的多维度评估(包括呼吸系统压力检测、膈肌电图以及膈肌超声检查等)才能保证PNI诊断的准确性,从而进行正确的治疗。

(二)鉴别诊断

肺移植术后PNI引起的膈肌功能障碍需要与多种原因引起的膈肌功能障碍进行鉴别:
(1)镇静剂、类固醇使用或营养不良而引起的获得性膈肌无力。
(2)感染、休克、电解质失衡等疾病相关因素引起的膈肌无力。
(3)呼吸机相关的膈肌功能障碍。

（4）非PNI引起的膈肌损伤/血肿引起的膈肌功能障碍。

（5）其他类似呼吸肌无力的疾病,包括限制性肺疾病(PFT显示限制性通气障碍时)、心力衰竭(存在端坐呼吸时)、睡眠呼吸暂停(有睡眠呼吸障碍症状时)、导致高碳酸血症的疾病(存在高碳酸血症时)。

五、治疗及预防

膈神经损伤后,仅少数患者能恢复膈肌功能。轻症患者给予无创呼吸支持,待膈神经功能恢复后症状可缓解。[17]

（一）膈神经损伤的外科治疗

膈神经损伤的外科治疗主要包括膈肌折叠、膈神经重建术等;在单侧膈肌麻痹且发生反常呼吸时,可考虑行膈肌折叠术。

1. 膈肌折叠

一般认为如果超过6个月的膈神经损伤的膈肌功能障碍无缓解症状时,可以考虑膈肌折叠。膈肌折叠的目的是通过减少吸气时功能失调的膈肌偏移来改善呼吸困难。膈肌折叠术仅适用于有症状的膈肌麻痹或扩张性的患者。对于在肺移植时术中出现膈肌麻痹或虚弱的患者,伴随的预防性膈肌折叠术可能是一种非常有用的辅助手术。[18-19]膈肌折叠的相对禁忌证包括病态肥胖和某些神经肌肉疾病。膈肌折叠可分为开胸/开腹膈肌折叠和胸腔镜/腹腔镜下膈肌折叠,目前常用的折叠技术主要包括使用缝线U型缝合、staples器械缝合以及切除横膈肌的多余部分。

2. 膈神经重建术

膈神经重建术的适应证是那些因单侧膈神经损伤而出现中度至重度呼吸障碍的患者,并且在电诊断测试中显示膈肌中有完整的自主运动单位。[20]该手术禁忌证包括患有严重合并症和/或无法参加膈肌康复计划的患者。但是,对于由长期的PNI导致的膈肌麻痹,尤其是老年人或糖尿病患者,膈肌折叠可能是更好的选择。当膈神经损伤是在手术过程中靠近其行程的神经的已知切断或损伤时,最好在术中及时修复膈神经。若肺移植术后6~8月内发现PNI,则根据患者的年龄和医学合并症进行膈神经修复可能是合适并可能获益的。[21]膈神经重建术根据神经损伤的程度主要包括膈神经松解术、间置神经移植术和神经分离术等。在神经重建之后,膈肌物理康复治疗对于加强膈肌很重要。如果患者不能参与术后膈肌物理康复治疗,辅助放置膈肌起搏器可以帮助患者康复。

（二）预防与监测

熟悉解剖变异和影像,仔细操作,可有效预防术中医源性PNI。深入了解膈神经位置的变异将为医生提供必要的解剖学信息,以减少胸腔手术特别是肺移植过程中的医源性膈神经损伤。Bishop等研究发现在男女之间,在从膈神经到IVC、主动脉和食管的距离上,差异没有统计学意义。[22]唯一显著的差别是男性的右膈神经位于远离前胸壁的胸内深度。男性右膈神经胸椎内深度增加,可能导致其靠近内脏胸椎结构,并更容易暴露于与动脉瘤手术相关的医源性损伤中。膈神经这个解剖特质提示在肺移植过程中应尽量避免损伤男性右侧胸腔内部的膈神经结构。同时有研究表明错误的胸腔引流管放置亦可能导致膈神经的压迫，从而导致PNI。[23]因此应尽量在直视状态观察膈神经与胸管的位置并妥善行胸管的放置。多个文献报道术中采取电生理膈神经监测可以预防膈神经损伤[24-25]，同时术后采取膈膜超声及膈神经电生理监测可早期有效发现肺移植术后PNI。

（李志新、李昆）

参考文献

[1] Boussuges A, Gole Y, Blanc P. Diaphragmatic motion studied by m-mode ultrasonography: Methods, reproducibility, and normal values[J]. Chest, 2009, 135(2):391-400.

[2] Schepens T, Fard S, Goligher E C. Assessing diaphragmatic function[J]. Respiratory care, 2020, 65(6):807-819.

[3] Dorffner R, Eibenberger K, Youssefzadeh S, et al. Diaphragmatic dysfunction after heart or lung transplantation[J]. J. Heart Lung Transplant., 1997, 16(5):566-569.

[4] Bergquist E R, Hammert W C. Timing and appropriate use of electrodiagnostic studies[J]. Hand Clin., 2013, 29(3):363-370.

[5] Chen R, Collins S, Remtulla H, et al. Phrenic nerve conduction study in normal subjects[J]. Muscle Nerve, 1995, 18(3):330-335.

[6] Merino-Ramirez M A, Juan G, Ramon M, et al. Electrophysiologic evaluation of phrenic nerve and diaphragm function after coronary bypass surgery: Prospective study of diabetes and other risk factors[J]. J. Thorac. Cardiovasc. Surg., 2006, 132(3):530-536.

[7] Hermans G, De Jonghe B, Bruyninckx F, et al. Interventions for preventing critical illness polyneuropathy and critical illness myopathy[J]. Cochrane Database Syst. Rev., 2014, 2014(1):D6832.

[8] Ferdinande P, Bruyninckx F, van Raemdonck D, et al. Phrenic nerve dysfunction after heart-lung and lung transplantation[J]. The Journal of Heart and Lung Transplantation, 2004, 23(1):105-109.

[9] Sheridan P J, Cheriyan A, Doud J, et al. Incidence of phrenic neuropathy after isolated lung transplantation. The Loyola University Lung Transplant Group[J]. J. Heart Lung Transplant., 1995, 14(4):684-691.

[10] Gamez J, Salvado M, Martinez-De L O A, et al. Influence of early neurological complications on clinical outcome following lung transplant[J]. PLoS One, 2017, 12(3):e174092.

[11] Maziak D E, Maurer J R, Kesten S. Diaphragmatic paralysis: A complication of lung transplantation[J]. Ann. Thorac. Surg., 1996, 61(1):170-173.

[12] Gutierrez V A, Rosenfeldt F, Marasco S, et al. Phrenic nerve injury in lung transplantation: Final results from a high volume transplant centre[J]. Heart, Lung and Circulation, 2016, 25(8):e100.

[13] Draeger H, Salman J, Aburahma K, et al. Impact of unilateral diaphragm elevation on postoperative outcomes in bilateral lung transplantation: A retrospective single-center study[J]. Transpl. Int., 2021, 34(3):474-487.

[14] Hernández-Hernández M A, Sánchez-Moreno L, Orizaola P, et al. A prospective evaluation of phrenic nerve injury after lung transplantation: Incidence, risk factors, and analysis of the surgical procedure[J].

肺移植新进展

The Journal of Heart and Lung Transplantation, 2022, 41(1):50-60.

[15] Staff N P, Engelstad J, Klein C J, et al. Post-surgical inflammatory neuropathy[J]. Brain, 2010, 133 (10):2866-2880.

[16] Draeger H, Salman J, Aburahma K, et al. Impact of unilateral diaphragm elevation on postoperative outcomes in bilateral lung transplantation: A retrospective single-center study[J]. Transplant International, 2021, 34(3):474-487.

[17] Berk Y, van der bij W, Erasmus M, et al. Non-invasive ventilation in phrenic nerve dysfunction after lung transplantation: An attractive option[J]. The Journal of Heart and Lung Transplantation, 2006, 25 (12):1483-1485.

[18] Groth S S, Andrade R S. Diaphragm plication for eventration or paralysis: A review of the literature[J]. The Annals of Thoracic Surgery, 2010, 89(6):S2146-S2150.

[19] Shihata M, Mullen J C. Bilateral diaphragmatic plication in the setting of bilateral sequential lung transplantation[J]. The Annals of Thoracic Surgery, 2007, 83(3):1201-1203.

[20] Kawashima S, Kohno T, Fujimori S, et al. Phrenic nerve reconstruction in complete video-assisted thoracic surgery[J]. Interactive CardioVascular and Thoracic Surgery, 2015, 20(1):54-59.

[21] Wang E, Inaba K, Byerly S, et al. Optimal timing for repair of peripheral nerve injuries[J]. J. Trauma Acute Care Surg., 2017, 83(5):875-881.

[22] Bishop T, Clark D, Bendyk H, et al. An assessment of the distance between the phrenic nerve and major intrathoracic structures[J]. J. Thorac. Dis., 2019, 11(8):3443-3448.

[23] Kwiatt M, Tarbox A, Seamon M J, et al. Thoracostomy tubes: A comprehensive review of complications and related topics[J]. Int. J. Crit. Illn. Inj. Sci., 2014, 4(2):143-155.

[24] Mazzoni M, Solinas C, Sisillo E, et al. Intraoperative phrenic nerve monitoring in cardiac surgery[J]. Chest, 1996, 109(6):1455-1460.

[25] Canbaz S, Turgut N, Halici U, et al. Electrophysiological evaluation of phrenic nerve injury during cardiac surgery: A prospective, controlled, clinical study[J]. BMC Surg., 2004, 4:2.

第二十八章 移植肺病理

一、概述

移植器官术后容易发生各类并发症,病理对于移植器官术后监测具有重要作用,肺移植术后最常见的并发症包括排斥和感染,由于肺组织是一个开放性器官,其可能会遭受比其他移植器官更多的外源性感染和非感染性损伤。对于患者移植后标本获取,国际上报道的获取手段有经支气管肺活检(transbronchial lung biopsy,TBLB)、经支气管冷冻肺活检(transbronchial cryobiopsy,TBCB)、胸腔镜肺活检(thoracoscopic biopsy)、开胸肺活检(open lung biopsy)、尸检。其中支气管镜由于其安全和便捷性,无疑是肺移植术后常规用于术后检测同种异体移植物情况最常用的手段,并且允许反复多次采样,甚至可以做到常规前瞻性的获取。对于移植术后的并发症,早期在临床上表现得并不明显,或缺乏特异性,此时肺移植活检组织在其中就起到了比较关键性的作用。目前我国的肺移植患者人数正逐年上升,术后检测的规范性也随之不断提升,越来越多的患者在肺移植术后通过病理活检来对其供体肺状况进行检测,虽然气管镜活检在患者移植后的检测中起到了重要的作用,但由于患者仍是冒着活检并发症风险进行的采集,所以对于获取的方法、要求及病理诊断的标准应足够熟悉,尽量在规范化流程后给予患者尽可能高的诊断率,同时临床也应了解移植术后活检病理的局限,对于部分术后并发症并不可以依赖病理活检来明确诊断。

二、病理组织样本获取

在绝大多数的移植中心,气管镜活检是同种异体肺移植组织病理活检最主要的方法,小活检获取标本量有限,而由于病变分布的随机性,为满足病理诊断的需求,样本一般来说至少要求有5片肺泡组织,显微镜下肺泡腔需要满足100个。[1]TBLB获取组织较小,通常仅含有少量肺泡组织,且活检过程中受到挤压、牵拉导致扭曲变形等各种人为假象原因导致活检诊断具有一定的局限性。相较而言,TBCB获取组织更大,组织未受到钳夹挤压变形,在现阶段具有一定优势。[2-4]从安全性方面来讲,TBLB的活检并发症发生率是最低的,TBCB虽然较TBLB的活检并发症率高,但明显低于外科肺活检,流程上的控制还是能将患者的活检安全性维持在一个较为安全的范围。无论是通过TBLB还是TBCB获取的活检组织,都可以从多个部位获取样本,增加了获取组织的代表性,获取标本除肺泡组织外也有一定概率获取到细支气管的样本,增加了评估细支气管病变的可能性。气管镜下获取的小活检组织固定及后续脱水等组织样本处理较为便捷,对于急需诊断的病例甚至可以在当天完成样本处理和诊断。但我们应该认识到气管镜获取的样本总量有限，即便对于经验丰富的临床医师也无法保证每次都能获取足够的样本，取材的重点应以肺泡组织样本为主，因为移植后支气管组织取样缺乏特异性，在日常检测工作并不推荐常规获取。临床另一个关心的问题是对于病理活检的频次问题，由于支气管镜活检仍然使得肺移植术后患者承担了额外的活检并发症风险，临床医师总是倾向于在满足病理检测需求的前提下，以尽可能少的频次进行活检。但目前关于活检频次并未达成广泛共识，各中心采用的活检频次和检测时间差异较大，部分中心仅在患者发生临床表现时对患者进行指征性检测，而常规计划性监测的单位对于监测时间和频次亦有争议。有中心建议在移植后至少每3个月进行一次常规活检，因为部分患者的早期排斥或感染在临床上是无症状的，定时监测可以帮助临床及早发现并对患者进行治疗，从而达到改善预后的目的。而另一些学者认为，如果肺移植患者在移植后6个月内连续两次活检结果为阴性，后续常规活检结果也多为阴性，由于患者没有更多的获益却承担更多的并发症风险，所以没有必要增加额外的活检频次。[5]同时有研究指出无论是常规检测还是在有临床指征的情况下进行活检，并不会改善患者的生存率。[6]也有研究指出即便是移植后间隔时间较长的病例仍有较高的急性排斥反应和淋巴细胞性细支气管炎的发生率[7]，所以规律的定期监测必然会发现一些常规临床检查手段未被怀疑的病例。所以在日常工作中可将指征性监测同计划性监测相结合，获得最佳的监测效果。对于一些活检组织难以明确诊断的病例，偶尔有文献报道可以通过胸腔镜进行活检，这样可以给病理医师提供更充足的组织样本，但应注意到SLB具有更高的手术并发症发生率，所以应该要在获益和风险中做好足够的评估。[8]在采用SLB活检之前，气管镜活检，尤其是TBCB，应该首先被考虑作为SLB检查的替代方案，当TBCB诊断未提供明确诊断时再讨论是否有必要对患者采用SLB的活检方式。尸检标本和初次移植后的再移植标本无疑是观察移植后患者供肺变化最佳的病理学样本，国内对于尸检的接受程度较低，所以对于国内的医生而言，在再次肺移植时获取的初次肺移植失功病肺就显得尤为珍贵，虽然这类病肺获取时患者的肺组织已经失去功能，没有了前瞻性指导的价值，但如有一些意外的感染或肿瘤性的发现仍有可能使得患者从病肺病理诊断中获益。同时病肺组织样本的获取对于病理医师能够全面地认识和理解移植后肺组织的病理性改变有着小活检难以替代的作用和价值。

三、肺移植活检标本处理和辅助检查

通过支气管镜或胸腔镜获取的活检组织需要被及时固定在福尔马林内再轻轻振荡，尤其是TBLB钳取塌陷的肺泡组织恢复膨隆后，可便于后续诊断。组织经取材脱水后行常规石蜡包埋后切片染色，对于有特殊需求的患者可以保留部分新鲜组织用于免疫荧光染色或分子检测，拟行电子显微镜进行检测的需用戊二醛固定。除常规HE染色外，还可以通过特殊染色和免疫组化辅助患者诊断，如加做PAS染色和六胺银染色，以排除肺孢子菌等真菌性感染；加做革兰染色/抗酸染色，排除细菌或结核及非结核分枝杆菌感染；加做免疫组化染色CMV检测，帮助诊断是否存在巨细胞病毒感染；对于形态学或临床表现上有特殊怀疑的患者，可以加做C4d除外抗体介导的排斥反应；对于在常规HE染色中容易被忽略的折光性物质,可在偏光镜下被发现,这种在异物巨细胞中的折光颗粒可能和误吸有关,尤其是对于存在胃食管反流的患者。

四、感染

感染是实体器官移植受者,尤其是肺移植术后常见的并发症。术后免疫抑制方案、移植肺受者接受的治疗以及慢性排斥反应导致的闭塞性细支气管炎使他们更容易受到机会感染,这些感染的程度或轻或重。对于更复杂的感染和排斥反应共存病例,可能会由于忽视而造成两者混淆。肺移植后患者回归正常生活后,由于移植肺的防御机制不足(如黏液纤毛活动度和咳嗽反射上的缺陷),过多接触社会环境增加了肺移植患者的社区获得性感染的机会。除外源性途径外,许多肺移植患者在移植前就有慢性肺疾病,特别是脓毒性感染肺疾病的患者,其在移植前已经被各类病原体感染,这些病原体均可能在移植术后对移植肺进行定植。移植后的免疫球蛋白缺乏也会引起移植后被感染风险的增加。[9]虽然肺移植后活检对于感染有时缺乏敏感性和特异性,但其仍是一种有价值的移植感染诊断方法,必要时需加做其他实验室辅助检查(如培养及分子检测)。作为感染的诊断工具活检有其独特优势,首先活检可以对感染和非感染性病变具有广谱诊断作用,甚至包括感染与非感染性病变叠加情况(如排斥反应)。在一些情况下即便不能完全确诊,其形态学的一些特征仍可以给临床进一步检查提供一定的方向和提示,而这些检查在最初可能没有被想到及执行。由于小活检的快捷便利性,当需求比较急迫时,甚至可以当日活检,当日处理制片。活检后的组织还可以应用于更多的检测手段,如特殊染色、免疫组化、分子检测。此外,当临床表现高度怀疑感染,而常规的检验手段未找到病原体感染依据时(如细菌培养阴性),病理检查对于感染的确认有时可以给临床提供决定性的证据。

(一)细菌性肺炎感染

肺移植患者容易被多种细菌感染,发展为细菌性肺炎,其中包括社区获得性感染(如金黄色葡萄球菌)、医源性感染(尤其是对于具有感染性肺疾病的移植患者的移植前病原体的移植后再感染,如铜绿假单胞菌等)。活检可以提供这类感染的一定证据,并可以在等待培养结果的时间内根据活检结果进行假设性治疗,避免患者失去最好的治疗时机。活检在区分感染性和排斥反应时尤为重要,因为这两者的治疗原则完全相反。移植肺感染活检的病理表现与普通肺感染具有相似性,在感染的初期,肺泡腔由于中性粒细胞、纤维蛋白、水肿液的填塞而实变,有时可以合并出血,严重的患者可以出现肺组织坏死。急性炎症经常累及支气管壁,尤其是黏膜上皮,在肺泡组织取样不足时,气管腔内脱落的上皮细胞中的中性粒细胞数增加有时可以提供有价值的诊断线索。随着感染的进展,其他类型的炎症细胞(如淋巴细胞、巨噬细胞)将被募集到被感染区域。在一些病例中除了少量的炎症损伤残留,大部分的炎症反应将完全消退。在另一些情况下肺泡腔内的炎症将发生机化,被新鲜的纤维组织所替代(图28.1)。肺泡腔内的机化灶最终可以被肺泡壁吸收,并伴有较为陈旧的纤维组织性瘢痕的发生。在急性期,细菌(特别是革兰阳性球菌)可以通过革兰染色被观察到,然而这些染色方法的敏感性相对较低,而且并不被常规使用。对于病理中被发现的细菌究竟是定植还是感染,进行特殊染色后还需要根据患者的临床情况和其他相关检查进行综合的研判和解读。通常常规组织学活检结合培养结果可以作出诊断。

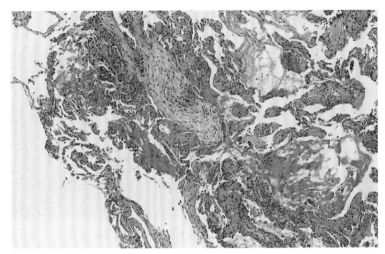

图28.1　肺泡腔内见纤维母细胞栓子填塞

(二) 分枝杆菌感染

虽然肺移植患者的肺组织标本中偶尔检出非典型分枝杆菌,但一般很难在活检中找到活动性感染的依据。也许是由于大部分情况下这部分分枝杆菌为定植而非感染。同时在另一些情况下,局灶性的感染可能会因为取材不足的原因而被漏诊。即便在活检中取到了被感染的组织,但这些组织中的表现往往是非特异性的,很难真正被识别到微生物。所以对于肺移植患者的分枝杆菌发病率和临床意义,需要更多的研究来探索。鸟分枝杆菌属是移植后最常见的分枝杆菌分离株,可能引起不可逆的肺功能丧失。[10]组织对分枝杆菌感染的典型反应包括:组织细胞内见大量菌体(严重免疫缺陷患者的非典型分枝杆菌常见模式)和伴有干酪样坏死的肉芽肿(常见于免疫功能正常的患者)在肺移植患者中并不存在,肺移植患者感染非典型分枝杆菌常常表现为斑片状的组织坏死或非特异性的单核淋巴细胞性的炎症。上皮样组织细胞(一种典型见于肉芽肿性炎症的细长巨噬细胞)可能存在,但形态良好的肉芽肿通常不存在。有时可以通过抗酸染色鉴定分枝杆菌(图28.2),但通常需要仔细搜索。

(三) 其他特殊细菌感染

细菌的诊断由于其异常的形态和不典型的染色特性,以及对于培养的高要求,在任何临床标本的诊断中都具有挑战性。幸运的是,这些微生物的感染在肺移植活检标本中并不常见,但如果不保持足够的警惕性,在临床诊断工作中很容易被漏诊。肺移植患者中偶尔有诺卡菌和放线菌在内的丝状微生物感染的报道,经常出现在皮肤或其他肺部以外的区域,这些微生物[11]和放线菌[12]在偶尔的移植患者中有记录,经常出现皮肤或其他肺外部位的疾病。这些微生物需要借助银染或抗酸染色检测。偶见肺移植受者合并嗜肺军团菌感染也有报道。[13]一般在组织中检测到这种微生物需要银染帮助诊断。

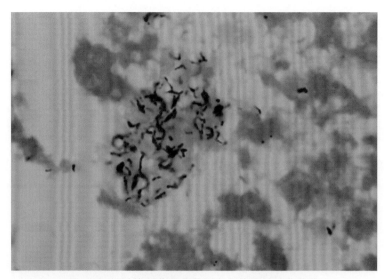

图28.2 抗酸染色蓝色背景下见红染的抗酸菌菌体

（四）真菌感染

肺移植术后真菌感染在目前的预防策略中并不常见，但这是一种潜在的危及生命的并发症。最常见的感染部位在吻合口，气道缺血易发生侵袭性真菌病。[14-15]肺实质内真菌感染也会发生，通常在影像学表现为结节影或不典型病变。假丝酵母菌可能是肺移植术后支气管镜下最常见的真菌病原，但多数具有组织侵袭性为其他一些病原微生物，如曲霉菌等，真菌引起的吻合口感染对于气管镜医生而言比较容易识别，通常表现为坏死组织或假膜性的突起，有时黏膜颜色变深会有提示性。典型的活检组织病理表现为坏死的支气管壁碎片伴化脓性的纤维蛋白碎片。HE下通常可以观察到真菌菌体，但PAS、六胺银染色可以使菌体更为明显。在镜下可以观察到菌丝、孢子或假菌丝样结构（图28.3）。通过真菌的形态学

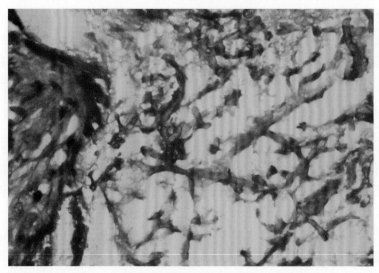

图28.3 PAS染色下见真菌菌丝

可以对感染的菌种进行一定的判定,但明确的定种有赖于实验室培养,近年来随着宏基因的发展,分子检测对于真菌定种也有了一定的帮助。除了吻合口外,真菌偶尔也可见于远端气道或肺泡腔内,在这种情况下一般会伴有广泛的组织坏死。

(五)卡氏肺孢子菌感染

肺孢子菌感染也是肺移植的一种罕见并发症。卡氏肺孢子菌在健康人体内并不容易存活,最常见的感染一般出现在HIV感染等免疫缺陷的患者体内。肺移植的常规预防性用药对减少患者肺孢子菌感染具有重要作用[16-17],一般感染发生在治疗停止或者不耐受预防性治疗的患者中。肺孢子菌在显微镜下一般表现为4~5 mm的微球型孢子,可呈月牙样、头盔样表现。其在HE和PAS染色下难以被观察到,六胺银染色可帮助观察(图28.4),肺孢子菌的大小和性质同组织胞浆菌大致相同,在镜下较容易被混淆,鉴别手段包括其可与PAS染色反应以及中心缺乏高密度小点。当患者免疫功能严重减弱时,肺孢子菌通常混杂于肺泡腔内的嗜酸性蛋白样物质中,但这种模式通常不出现于肺移植患者中,相反,这些菌体通常与炎症混合,有时可以出现典型的肉芽肿性病变。

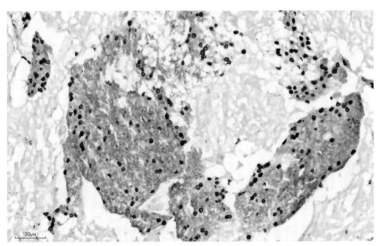

图28.4　六胺银染色中见微球状真菌孢子结构,可呈月牙样、头盔样表现

(六)机会性病毒感染

巨细胞病毒感染是引起移植后肺部机会性病毒感染的首要原因,尽管在肺移植后通常会采用抗病毒药物进行预防,但是在患者接受肺移植后的第一年里,仍然有50%的高危患者会受到感染(供体和/或受体CMV血清学阳性)。[18]肺巨细胞病毒感染和全身性的巨细胞病毒感染是移植后患者发病和死亡的重要原因,除此之外,感染还可以诱发或加剧后续的同种异体移植物反应。[18]临床上即便相当显著的巨细胞病毒性肺炎在影像上可能仍然不明显,所以这就增加了该疾病组织活检监测的重要性。作为DNA病毒,CMV在被感染患者的细胞核内进行复制,最常见的是肺泡上皮细胞核血管内皮细胞,在免疫功能严重低下的患者中,细胞核内由于病毒复制,可产生具有晕环的"鹰眼"样包涵体,另外还会伴有小的细胞质内包涵体,这代表病毒已经复制后通过出芽穿透核膜进入胞浆(图28.5)。被感染的细胞体

积通常会变得非常大(巨细胞病毒得名原因)。[19]当细胞形态增大到这种程度时,通过HE染色也基本可以确认患者伴有CMV病毒的活动性感染,但这种程度的改变在肺移植后患者中并不常见,对于细胞核深染,细胞轻度肿大的病例可以加做免疫组化染色帮助确认CMV病毒感染的存在(图28.6)。[20]除CMV外,还有单纯疱疹病毒和水痘-带状疱疹病毒机会感染的病例报道[21-22],但幸运的是,在现代化的免疫抑制治疗管理下,累及移植肺的感染并不常见。

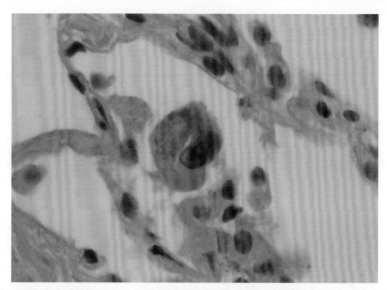

图28.5 被巨细胞病毒感染的肺泡上皮细胞核内由于病毒复制,产生具有晕环的"鹰眼"样包涵体,细胞质内见小的包涵体,代表病毒已经复制后通过出芽穿透核膜进入胞浆

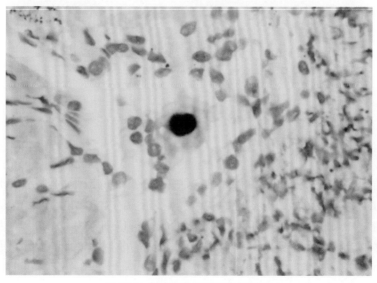

图28.6 免疫组化CMV染色阳性

（七）社区获得性病毒感染

肺移植受体报道的各种社区获得性病毒病原体感染包括腺病毒、流感、副流感和呼吸道合胞病毒(RSV)[23-25]，除了腺病毒具有较高的发病率和致死率外，其他病毒感染在急性期通常为自限性的。然而，有证据表明社区获得性病毒感染与随后发生的急性或慢性同种异体移植排斥反应密切相关。诊断这组病原体感染最常用的方法是对肺泡灌洗液进行培养、对于细胞悬浆进行直接免疫荧光染色或宏基因组检测。腺病毒感染肺时通常会出现核深染及染色质模糊，有时可以伴有片状坏死。细胞核的变化可能非常轻微而不易被察觉，需要特定的免疫组化染色帮助诊断。流感、副流感及RSV感染在肺移植术后组织活检中常不明显且非特异。呼吸道合胞病毒得名于其可诱导形成多核合胞体，但在常规的组织感染中较少出现，而容易见于严重的感染。

五、肺的同种异体移植物排斥反应

1990年，一群病理学家为肺异体排斥反应的分类和分级制定了一种新的判定方案，该判定方案被大多数肺移植中心采用[26]，1995年该方案获得修订，在之后的10年中，修订后的方案一直是被用于肺异体排斥反应分级的主要系统。[1]该方案为急性异体移植排斥反应、气道炎症、慢性气道排斥反应和慢性血管排斥反应提供了形态学的定义和具体的分级系统。虽然它可能不能诊断和解决所有的排斥反应，但其已被证明与临床、治疗具有相关性。2006年，在国际心肺移植协会(ISHLT)的指导下，对分级系统进行了重新评估，以更新方案，解决使用中的一致性偏差问题，并考虑增加了抗体介导的排斥反应[27]，给出了对同种异体肺移植排斥反应的修订的共识分类(表28.1)。慢性气道排斥反应(闭塞性细支气管炎综合征)也可根据肺功能的改变进行诊断。[28-29]虽然对于慢性气道排斥反应(闭塞性细支气管炎综合征)的组织学诊断分级标准，ISHLT也进行了制定，但由于受到抽样误差的限制，在实际的临床应用中肺功能的检测似乎比通过病理手段评估更为敏感。

（一）急性排斥反应

急性排斥反应主要是由T淋巴细胞所介导的，在组织学上主要表现为血管周及周围间质内的单核细胞浸润。以气道为中心的单核细胞浸润也可以是急性排斥反应的组织学表现，但同时需要与一些其他病因引起的炎症性表现相鉴别。与排斥反应相关的气道周的淋巴细胞聚集通常会伴有血管周的排斥反应表现，尤其是较高级别的急性排斥反应通常需要靠血管周聚集的单核细胞层数和密度、单核细胞是否蔓延至周围间质及肺实质是否受到损伤来获得确认。大部分病理学家使用的肺部排斥反应标准是1990年由国际心肺移植协会(ISHLT)主办的一个研究小组发起制定的[26]，该标准于1995年和2006年进行了修订[1,27]，根据目前所采用的最新的ISHLT分级系统急性排斥反应，可被分为5级，分别为A0(无)：血管周无炎症细胞浸润；A1(轻微)：血管周围有2~3层细胞的炎细胞浸润(图28.7)；A2(轻度)：血管周的炎症细胞超过3层(图28.8)；A3(中度)：炎症细胞拓展至小血管周围的肺间质及肺泡腔内；A4(重度)：血管周、肺间质及肺泡腔内弥漫性的炎症细胞浸润。A1和A2级为

表 28.1　移植肺排斥反应诊断标准及其分级（2007 年 ISHLT 标准）

分　　级	诊断标准
A 级：急性细胞性排斥反应	A0 级：无急性排斥反应 A1 级：轻微急性排斥反应 A2 级：轻度急性排斥反应 A3 级：中度急性排斥反应 A4 级：重度急性排斥反应
B 级：气道炎症-淋巴细胞性支气管炎	BX 级：活检标本偏少或标本挤压等无法诊断 B0 级：无淋巴细胞性支气管炎 B1R 级：低级别淋巴细胞性支气管炎 B2R 级：高级别淋巴细胞性支气管炎
C 级：慢性气道排斥反应-气道闭塞	C0 级：无 OB 改变 C1 级：有 OB 改变
D 级：慢性血管排斥反应-移植物血管加速硬化	D0 级：无移植物血管硬化 D1 级：有移植物血管硬化

低级别,在低倍镜下较难被观察到,需要在高倍镜下进行观察,A3 和 A4 级为高级别,在低倍镜下较容易被观察到。参与急性排斥反应的炎症细胞包括淋巴细胞、巨噬细胞、嗜酸性粒细胞及中性粒细胞,其中以 T 淋巴细胞为主,在较低级别时仅见单核淋巴细胞,当排斥反应级别增加时炎症细胞中开始逐渐出现巨噬细胞、嗜酸性粒细胞及中性粒细胞,且出现的频率逐渐增加。急性排斥反应等级较高时还可出现内皮细胞空泡化或淋巴细胞浸润至血管内皮下(血管内皮炎)及气道周的淋巴细胞性的炎症。应注意的是,当满足诊断标准时无论累及的血管是单支还是多支均可诊断为轻度以下的急性排斥反应。小静脉是最常见的受累血管,但其他血管可以受到累及,尤其当高级别急性排斥反应时。当不同区域的样本显示不同级别的急性排斥反应时,通常选择最高等级进行诊断。气道周排斥反应根据气道周的单核细胞浸润程度和有无黏膜损伤分为 4 级,分别为 B0(无)、B1R(低级别)(图 28.9)、B2R(高级别)、BX(无法评估)。气道黏膜下层小血管周围的炎症细胞浸润应被视为气道炎症的特征,不应被视为急性排斥反应的诊断依据。一般急性排斥反应的治疗起始阈值为 A2 级急性排斥反应,但有的中心根据 A1 级的诊断以及患者具有肺功能下降也可以加强免疫抑制的治疗。这表明即便在排斥等级比较低的 A1 级患者中,病理组织活检仍然有其诊断价值。需要注意的是血管周的单核淋巴细胞浸润并不只局限于急性排斥反应,也可存在于感染性病变(如巨细胞病毒、结核感觉感染等)和移植后淋巴组织增生性疾病。[30-31]移植后感染需要通过组织形态学、免疫组化、特殊染色及分子检测等病原学手段帮助鉴别诊断。移植后淋巴组织增生性病变有时较难与急性排斥反应相鉴别,需要通过 EB 病毒检测或 T/B 细胞抗原检测来证实其不是由于移植后的排斥反应造成的。另外一种需要注意的组织病理学表现是弥漫性肺泡损伤(DAD),区分该组织病理学表现是由于感染、排斥反应还是由于缺血再灌注造成的是病理医师的一项重要任务,移植后排斥反应造成的 DAD,组织内应存在弥漫性的血管周,间质还有气道中心淋巴细胞浸润。如果 DAD 是由缺血再灌注造成的,那么起病一般

在移植后数小时,在病理上会缺乏淋巴细胞的存在。如果DAD是由感染造成的,那么可以通过寻找病原体以及一些特征性的病理表现(肺部炎症、微脓肿、肉芽肿性病变、多核巨细胞、明显的嗜酸性粒细胞浸润及渗出)进行鉴别。

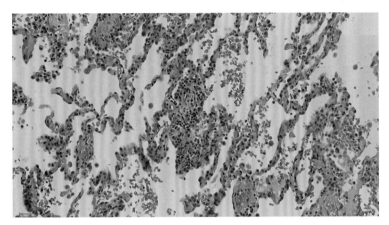

图28.7　血管周见少量单核淋巴细胞(2~3层)浸润

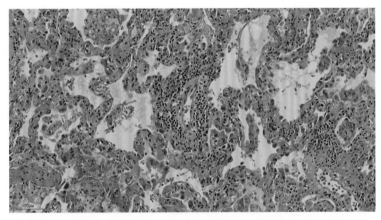

图28.8　血管周见>3层的单核淋巴细胞浸润

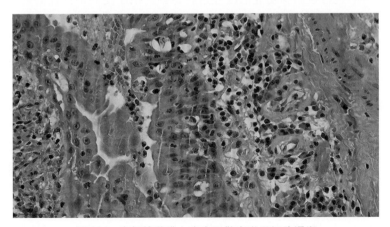

图28.9　支气管黏膜上皮中见散在淋巴细胞浸润

虽然急性排斥反应从定义上来说主要为血管周的一些淋巴细胞浸润,但目前气道周的一些淋巴细胞性的炎症也被认识到与急性排斥反应相关,并且常常与血管周的淋巴细胞浸润共同出现,并且出现后会存在增加闭塞性支气管炎出现的风险。[1,32]ISHLT的评估方案中包含了气道炎症的分级方案。然而,必须记住在淋巴细胞性细支气管炎被归因为急性排斥反应之前,任何可能引起肺内炎症反应的病变,尤其是感染必须被排除。肺移植病人术后感染风险明显增加,由于细菌、病毒、真菌、霉菌等病原体均可产生淋巴细胞性气道炎症,所以必须仔细寻找活检组织中潜在的感染性病变依据。吻合口或前次活检损伤部位也可显示淋巴细胞浸润,但其含有含铁血黄素的巨噬细胞,同时肉芽组织的出现有助于将这些损伤后的炎症反应与排斥相鉴别。

(二)慢性排斥反应

在所有肺移植术后并发症中慢性排斥反应导致的CLAD是影响患者长期生存的重要原因。CLAD两种最主要的表型包括闭塞性细支气管炎综合征(BOS)和限制性移植综合征(RAS)。[33]BOS曾被认为是CR或CLAD的代名词,是引起CLAD的最主要原因。在病理上,BOS表现为OB,是肺移植后第1年死亡的最重要原因,发病率一般为35%～65%[34-35],与炎症和纤维化相关,而肺外周组织(如肺泡和胸膜)相对完整。[36]在2006版的分级共识方案中,闭塞性细支气管炎是指支气管黏膜下存在密集增生的嗜酸性透明变性的纤维化,可引起部分或者完全的管腔闭塞(图28.10)。细支气管管腔因同心或偏心性的黏膜上皮下纤维化而变窄,黏膜上皮可因纤维组织的填充部分或完全缺失,在显微镜下不易辨别。当细支气管完全闭塞难以辨别时,可通过与其伴行的肺动脉或细支气管周的平滑肌组织对细支气管进行识别与辨认(图28.11),极端情况下,细支气管周的平滑肌组织甚至可能会增生的纤维组织完全被破坏或消失,增生的纤维组织可延伸至细支气管周围的肺实质内。单核细胞的浸润可促进气道壁和管腔内纤维组织增生,并引起持续性的上皮损伤,但有时也可在显微镜下缺失。在修订的分级方案中,气道狭窄被认定为C1级,当不存在气道狭窄时,则被认定为C1级,对于气道周的炎症反应,分级中未对其进行评价。[27]有文献报道,由于TBLB、TBCB的局限性,其在移植后诊断OB的敏感性较低。[3]慢性气道排斥反应(闭塞性细支气管炎综合征)也可根据肺功能的改变进行诊断。由于受到抽样误差的限制,在实际的临床应用中肺功能的检测似乎比通过病理手段评估更为敏感。闭塞性细支气管炎还可继发地引起远端气腔的泡沫状巨噬细胞聚集(内源性脂质性肺炎)。在肺移植患者中,其他一些药物也可引起闭塞性细支气管炎,可能合并有排斥反应。在普通人群中,腺病毒等呼吸道病毒的感染是引起闭塞性细支气管炎的病因,肺移植患者发生严重肺部感染的概率远高于普通人群,所以感染在促进慢性气道排斥反应中的作用是显而易见的,但是当气道的损伤发展到闭塞性细支气管炎阶段时,其病毒感染的症状和表现往往已经消失。肺移植患者出现大气道的炎症性改变和支气管扩张可能是受到了慢性感染的影响,但误吸和排斥反应同样可能在其中产生了影响。大气道可以出现气管壁纤维化增生、平滑肌组织缺失、黏膜下腺体增生和持续的炎症反应存在,黏膜上皮常伴有鳞状上皮化生。由于黏膜的纤毛清除功能受阻和受到免疫抑制剂的影响,许多患者可存在气道内长期的细菌和真菌的寄生。机化性肺炎也常常与闭塞性细支气管炎和支气管扩张相关,某种程度上也代表了慢性排斥反应的一部分表现。但由于它们缺乏足够的特异性,所以目前的方案中并未将支气管扩张和机化性肺炎的表现包含在其中。血管也可以受排斥反应影响,动静脉的内膜可发生增厚,似乎与闭塞性细支气管炎的存在具有相关性。血管内皮下、内膜内侧可存在单核淋巴细胞浸润。

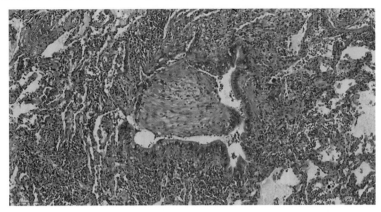

图28.10 支气管黏膜下见偏心性增生的嗜酸性透明变性的纤维化组织部分阻塞气道

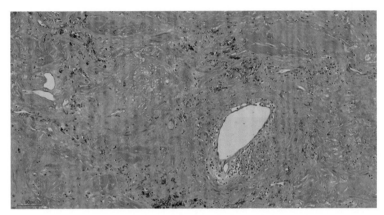

图28.11 细支气管完全闭塞难以辨别,通过与其伴行的肺动脉或细支气管周的平滑肌组织可对细支气管进行识别辨认

2019年,ISHLT发布了RAS临床诊断标准共识,但发病机制尚不清楚,临床表现为限制性通气障碍,常同时伴有OB,但预后较OB差,患者诊断为BOS和RAS后,受者中位生存期分别为3~5年、6~18个月。[37]RAS病理表现为肺外周纤维化,除OB外,还表现为PPFE、AFOP、弥漫性肺损伤和机化性肺炎等多种模式,其中PPFE和AFOP的病理表现较为特殊且罕见。Amitani等于1992年首次描述了某种形式的特发性肺上叶纤维化[38],2004年,Frankel[39]等首次将PPFE作为一种诊断主体提出。PPFE影像学表现为双侧肺上叶为主的胸膜增厚,病理表现为脏层胸膜和邻近的肺实质内弹力纤维的显著增生(图28.12),以肺间质致密的胶原纤维沉积伴轻微的炎症细胞浸润为主要特点,病变与周围正常肺组织之间交界清晰[40],常被漏诊或误诊,预后差,死亡率较高。PPFE病因复杂,可以是特发性的,也可以继发于多种基础疾病或特定条件下,2011年有学者报道PPFE可继发于骨髓移植术后[41],2013年有学者根据RAS的限制性肺功能下降,以及骨髓移植患者可以继发PPFE的现象,假设PPFE是肺移植后RAS的对应病理学改变,并在其中心肺移植患者病理回顾性研究中

获得确认。[42]AFOP是2002年由Beasley等首次发现并报道的一类罕见的急性或亚急性肺损伤的组织学表现模式。[43]2013年美国胸科协会/欧洲呼吸学会认定AFOP为特发性间质性肺炎的一种罕见类型[44]，目前的文献报道称其是特发性或继发性的，与感染、自身免疫性疾病、免疫功能状态改变、职业、环境暴露等相关[45-48]，其发病机制尚不清楚，可能与弥漫性肺泡损伤(diffuse alveolar damage，DAD)中透明膜的形成机制类似，且病死率与DAD相似(>50%)，肺泡发生损伤后，肺泡壁通透性增加，毛细血管中蛋白质浆液渗入肺泡腔，在通气时水分被吸收，纤维素样物质沉积于肺泡腔。[49-51]因此AFOP的组织学表现为肺泡腔内广泛分布的"均质嗜酸性纤维素球"样物质(图28.13)，此外，同时伴不同程度的机化性肺炎(organized pneumonia，OP)，肺泡腔内纤维蛋白分布不均匀，约50%的肺泡腔受累，未形成嗜酸性透明膜，无明显的嗜酸性粒细胞及巨噬细胞浸润、无肉芽肿性炎形成、无明显成纤维细胞活动，且病灶之间的肺组织基本正常。[51]2004年有学者在描述一组以上叶纤维化为表现的肺移植后失功的病例中提及存在AFOP的病理表现[52]，随后有其他中心的研究也证实AFOP可以是临床表现为RAS的CLAD患者的病理学表现，并且其预后远差于临床表现为BOS的CLAD患者。[53]

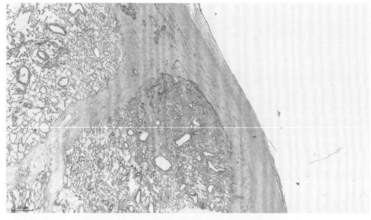

图28.12 脏层胸膜增厚，胸膜和邻近的肺实质内弹力纤维的显著增生

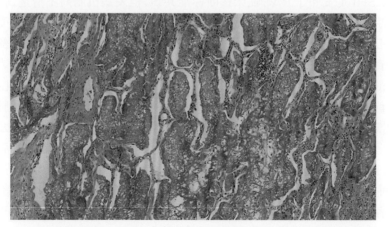

图28.13 肺泡腔内见广泛分布的"均质嗜酸性纤维素球"样物质

（三）抗体介导的排斥反应

抗体介导的排斥反应在同种异体移植物功能障碍中发挥重要的作用,尤其是在肾移植和心脏移植中的排斥反应中发挥重要作用,但在肺移植患者中并不常见,所以在ISHLT修订的排斥诊断分级中并未提及。[1]临床上,抗体介导的排斥反应主要表现为超急性排斥反应,其临床表现为弥漫性肺浸润影和移植后几分钟至几天内出现的严重低氧血症。移植后可见带血的泡沫状液体从气道内流出,另外可出现血流动力学不稳定、血小板减少、凝血功能障碍。超急性排斥反应需要与严重的缺血再灌注引起的原发性移植物衰竭相鉴别,严重的缺血再灌注引起的原发性移植物衰竭和内毒素血症与超急性排斥反应的鉴别是困难的,因为这两者具有相似的临床及影像学表现,但应该注意到的是虽然超急性排斥反应同样是致命的,但当患者通过血浆置换、抗胸腺细胞球蛋白和环玲酰胺及时治疗后,仍然是有望恢复的。受体体内存在的抗体与供体HLAs相结合被认为启动了超急性排斥反应。第一和第二类HLA存在于肺泡巨噬细胞、血管内皮细胞、肺泡细胞和呼吸道上皮细胞,预先存在的免疫球蛋白与其结合可以激活补体,导致内皮细胞和上皮细胞损伤、细胞因子释放、血管通透性增加、肺组织水肿。[54]有研究表明超急性排斥反应的组织学表现包括DAD、弥漫性肺泡出血、间质中性粒细胞增多、小血管炎、微血栓以及气道上皮内的中性粒细胞浸润。肺泡内沉积的免疫球蛋白G(IgG)可通过免疫荧光或免疫组化C4d进行检测[55],需要注意的是,只有当肺泡间隔内弥漫性的C4d阳性才能判定为免疫组化阳性。虽然抗体介导的排斥反应在术后第一天就发生较难理解,但越来越多的证据表明一类和二类靶向抗HLA抗体与急性及慢性同种异体肺移植之间存在相关性。HLA特异性抗体似乎会与患者发生高级别的急性排斥反应,多次持续性反复发作的急性排斥反应及闭塞性细支气管炎的发病趋势具有相关性,但目前尚无对于该类超急性排斥反应的统一病理组织学标准。

六、移植物抗宿主病

移植物抗宿主病(GVHD)是一种全身性疾病,当移植物的免疫细胞将宿主识别为外来细胞并攻击受体的身体细胞时,就会发生这种疾病。"移植物"是指移植或捐赠的组织,"宿主"是指受体的组织。这是异基因造血干细胞移植(HCT)后的常见并发症,在包括肺在内的实质性脏器移植中并不常见。

GVHD根据临床表现的时间进行经典分类,使用移植后100天的截止时间分为急性和慢性。根据NIH接受的临床表现,这已被进一步细分为:① 急性经典GVHD:在移植后100天内出现,具有急性GVHD的经典临床特征;② 持续性、复发性或晚发性急性GVHD:表现为典型急性GVHD的临床特征,但在移植100天后出现;③ 典型慢性GVHD:在移植100天后出现,伴有慢性GVHD的典型临床特征;④ 重叠综合征:可能在移植后的任何时间出现,具有急性和慢性GVHD特征。[56]急性GVHD通常累及皮肤、胃肠道和肝脏,分别见于70%、74%和44%。它也可以累及肺、肾、眼睛和造血系统。[57]它还可能导致对主动免疫的反应性降低。慢性GVHD与胶原血管疾病和系统性硬化症有许多共同特征,诊断通常为临床诊断,皮肤和胃肠道(通常是直肠)活检有助于确诊。皮肤最初症状为皮肤痛或痒,之后迅速出现弥漫对称性斑丘疹,类似于麻疹样表现,多见于背部、颈部,也可表现为掌跖红斑、耳周紫色变以及面颈部受累,毛囊周围丘疹是GVHD的标志性表现。活检有助于明确诊断,同时早期的病理病损可能出现在皮损之前。根据病理分级,GVHD的皮肤病理分级可分为0~4共5个等级:① 0级:表皮正常或皮损可归为GVHD以外的原因;② 1级:基底细胞层局灶或弥漫性的空泡状改变;③ 2级:表皮角化不全;④ 3级:表皮下裂或微囊形成;⑤ 4级:真皮层完全分离。慢性皮肤GVHD苔藓样芽肿期的组织病理学特征与经典扁平苔藓相似,角化过度、局灶性高粒细胞、棘皮病、角化不良性角质形成细胞和基底层空泡变性是特征性特征。可能存在胶体和皮表皮交界处的局灶性裂隙。状真皮含有分散的黑色素噬细胞。中度至明显的血管周围和附件周或带状淋巴浆细胞浸润开始于浅表,但可能延伸到皮下脂肪。晚期硬皮动物期的特征是表皮萎缩和真皮纤维化,基底细胞层角质形成细胞增多和空泡变性变得不那么突出,视网膜嵴消失,炎性浸润消退,真皮硬化首先在外生真皮中变得明显,并逐渐延伸到网状真皮和皮下脂肪。附件结构在肥厚的嗜酸性粒细胞胶原束内被截留或完全破坏。终末期硬皮病GVHD可能与硬皮病难以区分。[58]胃肠道是急性GVHD常见的非淋巴器官部位之一。GVHD的早期表现通常包括恶心、呕吐、轻度腹泻和轻度腹痛,这些症状也常被认为是调理疗法中使用化疗/放疗的结果。20天后,这些症状应引起对移植物抗宿主病或感染的关注。由于肠道受损,腹泻变得更严重,粪便中经常有血液。临床特征相对来说是非特异性的,通常很难确定症状是来自感染、GVHD还是使用的适应方案造成的直接黏膜损伤。因此,移植物抗宿主病的诊断依赖于临床和组织学标准。目前,内镜和活检是胃肠道移植物抗宿主病诊断的选择,但由于并发症的风险,并不总是进行检查。已有多项研究评估了上、下内镜对肠道移植物抗宿主病的诊断作用。结果表明直肠乙状结肠活检对诊断GVHD具有最高的敏感性、特异性、阳性预测值和阴性预测值。[59]因此,软性乙状结肠镜联合直肠活检可能是首选的诊断方法。在胃肠道中,上皮细胞的凋亡是最重要的本病最重要的病理事件,并被用作诊断轻度的单一组织学标准(1级)移植物抗宿主病的病例。上皮细胞凋亡更容易发现在黏膜的再生区域,如肠隐窝、较深的胃窦腺和胃体颈部腺体,当含有大液泡时更容易识别细胞碎片,也就是所谓的爆米花细胞,较小的胃镜活检组织识别少量的凋亡细胞具有一定的困难。更严重的病例,通常对病理学家构成的挑战较小,表现为含有细胞碎片的囊性扩张隐窝,最后是隐窝破坏和丢失。

在鉴别诊断方面,GVHD的许多组织学特征是非特异性的,在诊断GVHD之前必须考虑其他可能的病因。已知感染因子,尤其是巨细胞病毒(CMV)和小隐孢子虫,可诱发上皮细胞凋亡,必须在这些标本中排除。用于评估GVHD的肠道活检标本应常规包括H&E和特殊染色(如革兰染色、抗酸染色、GMS银染色)及免疫组化检查,以排除病毒性小肠结肠炎,如腺病毒和CMV。假阳性诊断的另一个常见原因是同时使用某些药物,特别是MMF和质子泵抑制剂(PPI),因为它们可分别引起结肠和胃窦上皮细胞的上皮细胞凋亡。MMF通过阻断鸟嘌呤的从头合成途径来抑制淋巴细胞增殖。MMF毒性最常累及胃肠道,已知在临床和组织学上与GVHD相似。对于有腹泻且有脐带干细胞移植病史的患者,在GVHD的鉴别诊断中提到了脐带结肠炎(CC)综合征。GVHD的肝脏表现可见于急性期和慢性期。临床表现可能从惰性的黄疸病程和肝酶轻度升高到胆汁淤积综合征再到急性重型肝炎。结合胆红素和碱性磷酸酶水平升高是最常见的表现。通常,患者会同时受累其他器官(如皮疹、发热和腹泻),但已有罕见的孤立性肝GVHD病例。虽然肝活检是GVHD明确诊断的首选,但HCT后血小板计数低和相关出血风险有时使它变得困难。因此,肝活检通常用于表现不典型、治疗反应不足或怀疑其他疾病过程(如感染和药物相关性肝损伤)的患者。一部分病例具有肝病特征,包括更密集的门静脉淋巴浆体浸润和明显的小叶炎症,其模式类似于急性肝炎。此类病例需要额外的血清学检测,以排除病毒性肝炎的可能性,并仔细评估患者的用药。肝性GVHD的鉴别诊断包括感染,尤其是病毒性肝炎。血清学检查应排除病毒性甲型、乙型和丙型肝炎,尤其是有肝病特征的患者。全身性感染,如腺病毒、巨细胞病毒和单纯疱疹病毒,也应通过血清学检测或组织免疫组化排除。原位杂交研究可以帮助排除与EB病毒相关的移植后淋巴组织增生过程。在极少数情况下,细菌和真菌感染进入GVHD的鉴别诊断。GVHD的另一个重要鉴别诊断是药物毒性。已知免疫抑制剂和抗肿瘤药物(如环孢素和甲氨蝶呤)可引起与GVHD重叠的临床和实验室变化。甲氨蝶呤通常用于治疗白血病、淋巴瘤和实体瘤。从组织学上讲,甲氨蝶呤毒性的特征是脂肪性肝炎和进行性纤维化。环孢素和其他钙调磷酸酶抑制剂在移植后被广泛用作免疫抑制剂。环孢菌素毒性并不常见,通常与胆汁淤积性损伤模式相关,其特征是轻度胆汁淤积和碱性磷酸酶水平升高,这与胆道变化相关,例如上皮肥大和空泡化以及泡沫物质的积聚。与患者的药物的相关性有助于病理学家估计GVHD可以诊断的确定性水平。肝窦阻塞综合征(SOS)(以前称为静脉闭塞性疾病)和铁超负荷是造血细胞移植环境中的其他潜在并发症,可能与GVHD相似,但发病时间和临床表现通常可用于帮助鉴别这些并发症。在肝活检标本上,SOS的特征是小叶中心充血和坏死,以及斑片状小叶中心窦性纤维化。虽然在少数病例中报道,但存在明显的导管反应和门脉水肿不是GVHD的特征,应提醒病理学家注意胆道疾病的其他原因,例如胆道梗阻(如胆结石、胆泥和胆囊炎)。[60]肺移植术后发生GVHD的患者目前仅有少量报道。所有患者均出现皮疹,部分出现消化道症状和肝脏、眼部受累症状,绝大部分患者均进行皮肤活检(7/8例),并获得病理表现,支持个别患者进行消化内镜活检(2/8例)(一例胃、一例肠),并获得病理表现支持,一例患者进行肝脏活检,未发现GVHD相关表现,考虑为药物型肝损。[61-65]

(谢惠康)

参考文献

[1] Yousem S A, Berry G J, Cagle P T, et al. Revision of the 1990 working formulation for the classification of pulmonary allograft rejection: Lung Rejection Study Group[J]. J. Heart Lung Transplant., 1996, 15(1 Pt 1):1-15.

[2] 中华医学会器官移植学分会. 器官移植病理学临床技术操作规范(2019版):肺移植[J]. 器官移植, 2019,10(4):383-392.

[3] 陈国勤,顾莹莹,赵瑾,等.经支气管肺活检术诊断肺移植术后患者的并发症[J].中华生物医学工程杂志,2014,20(2):142-145.

[4] 江瑾玥,郭述良,李一诗,等.经支气管冷冻肺活检技术进展[J].中华结核和呼吸杂志,2017,40(8):

619-622.

［5］ Baz M A, Layish D T, Govert J A, et al. Diagnostic yield of bronchoscopiesafter isolated lung transplantation[J]. Chest, 1996, 110(1):84-88.

［6］ Valentine V G, Taylor D E, Dhillon G S, et al. Success of lung transplantation without surveillance bronchoscopy[J]. J. Heart Lung Transplant., 2002, 21(3):319-326.

［7］ Chakinala M M, Ritter J, Gage B F, et al. Yield of surveillance bronchoscopy for acute rejection and lymphocytic bronchitis/bronchiolitis after lung transplantation[J]. J. Heart Lung Transplant., 2004, 23(12):1396-1404.

［8］ Reams B D, McAdams H P, Howell D N, et al. Posttransplant lymphoproliferative disorder: Incidence, presentation, and response to treatment in lung transplant recipients[J]. Chest, 2003, 124(4):1242-1249.

［9］ Goldfarb N S, Avery R K, Goormastic M, et al. Hypogammaglobulinemia in lung transplant recipients[J]. Transplantation, 2001, 71(2):242-246.

［10］ Malouf M A, Glanville A R. The spectrum of mycobacterial infection after lung transplantation[J]. Am. J. Respir. Crit. Care Med., 1999, 160(5 Pt 1):1611-1616.

［11］ Husain S, McCurry K, Dauber J, et al. Nocardia infection in lung transplant recipients[J]. J. Heart Lung Transplant., 2002, 21(3):354-359.

［12］ Galaria I I, Marcos A, Orloff M, et al. Pulmonary actinomycosis in solid organ transplantation[J]. Transplantation, 2003, 75(11):1914-1915.

［13］ Nichols L, Strollo D C, Kusne S. Legionellosis in a lung transplant recipient obscured by cytomegalovirus infection and Clostridium difficile colitis[J]. Transpl. Infect. Dis., 2002, 4(1):41-45.

［14］ Palmer S M, Perfect J R, Howell D N, et al. Candidal anastomotic infection in lung transplant recipients: Successful treatment with a combination of systemic and inhaled antifungal agents[J]. J. Heart Lung Transplant., 1998, 17(10):1029-1033.

［15］ Hadjiliadis D, Howell D N, Davis R D, et al. Anastomotic infections in lung transplant recipients[J]. Ann. Transplant., 2000, 5(3):13-19.

［16］ Fishman J A. Prevention of infection caused by Pneumocystis carinii in transplant recipients[J]. Clin. Infect. Dis., 2001, 33(8):1397-1405.

［17］ Faul J L, Akindipe O A, Berry G J, et al. Recurrent Pneumocystis carinii colonization in a heart-lung transplant recipient on long-term trimethoprim-sulfamethoxazole prophylaxis[J]. J. Heart Lung Transplant., 1999, 18(4):384-387.

［18］ Zamora M R. Cytomegalovirus and lung transplantation[J]. Am. J. Transplant., 2004, 4(8):1219-1226.

［19］ Caruso J L, Howell D N. Surgical pathology and diagnostic cytopathology of viral infections[M].3rd ed. New York: Marcel Dekker, 1998:21-43.

［20］ Solans E P, Garrity E R Jr, McCabe M, et al. Early diagnosis of cytomegalovirus pneumonitis in lung transplant patients[J]. Arch. Pathol. Lab. Med., 1995, 119(1):33-35.

［21］ Gourishankar S, McDermid J C, Jhangri G S, et al. Herpes zoster infection following solid organ transplantation: Incidence, risk factors and outcomes in the current immunosuppressive era[J]. Am. J. Transplant., 2004, 4(1):108-115.

［22］ Shreeniwas R, Schulman L L, Berkmen Y M, et al. Opportunistic bronchopulmonary infections after lung transplantation: Clinical and radiographic findings[J]. Radiology, 1996, 200(2):349-356.

［23］ Palmer S M Jr, Henshaw N G, Howell D N, et al. Community respiratory viral infection in adult lung transplant recipients[J]. Chest, 1998, 113(4):944-950.

[24]　Matar L D, McAdams H P, Palmer S M, et al. Respiratory viral infections in lung transplant recipients：Radiologic findings with clinical correlation[J]. Radiology, 1999, 213(3):735-742.

[25]　Garantziotis S, Howell D N, McAdams H P, et al. Influenza pneumonia in lung transplant recipients：Clinical features and association with bronchiolitis obliterans syndrome[J]. Chest, 2001, 119(4):1277-1280.

[26]　Yousem S A, Berry G J, Brunt E M, et al. A working formulation for the standardization of nomenclature in the diagnosis of heart and lung rejection：Lung Rejection Study Group. The International Society for Heart Transplantation[J]. J. Heart Lung Transplant., 1990, 9(6):593-601.

[27]　Stewart S, Fishbein M C, Snell G I, et al. Revision of the 1996 working formulation for the standardization of nomenclature in the diagnosis of lung rejection[J]. J. Heart Lung Transplant., 2007, 26(12):1229-1242.

[28]　Cooper J D, Billingham M, Egan T, et al. A working formulation for the standardization of nomenclature and for clinical staging of chronic dysfunction in lung allografts. International Society for Heart and Lung Transplantation[J]. J. Heart Lung Transplant., 1993, 12:713-716.

[29]　Estenne M, Maurer J R, Boehler A, et al. Bronchiolitis obliterans syndrome 2001：An update of the diagnostic criteria[J]. J. Heart Lung Transplant., 2002, 21:297-310.

[30]　Tazelaar H D. Perivascular inflammation in pulmonary infections：Implications for the diagnosis of lung rejection[J]. J. Heart Lung Transplant., 1991, 10:437-441.

[31]　Rosendale B, Yousem S A. Discrimination of Epstein-Barr virus-related posttransplant lymphoprolifera-tions from acute rejection in lung allograft recipients[J]. Arch. Pathol. Lab. Med., 1995, 119:418-423.

[32]　Husain A N, Siddiqui M T, Holmes E W, et al. Analysis of risk factors for the development of bronchi-olitis obliterans syndrome[J]. Am. J. Respir. Crit. Care Med., 1999, 159:829-833.

[33]　Meyer K C, Raghu G, Verleden G M, et al. An international ISHLT/ATS/ERS clinical practice guideline：diagnosis and management of bronchiolitis obliterans syndrome[J]. Eur. Respir. J., 2014, 44(6): 1479-1503.

[34]　蒋根宜,段江南,吴亮.肺移植后闭塞性细支气管炎的研究进展[J].上海医药,2020,41(18): 7-10.

[35]　郭晖.移植肺病理学诊断标准及其进展[J].器官移植,2022,13(1): 19-31.

[36]　Sato M. Chronic lung allograft dysfunction after lung transplantation：The moving target[J]. Gen. Thorac. Cardiovasc. Surg., 2013, 61(2): 67-78.

[37]　Parulekar A D, Kao C C. Detection, Classification, and management of rejection after lung transplantation[J]. J. Thorac. Dis., 2019, 11(Suppl 14): S1732-S1739.

[38]　Niimi A. Two cases of idiopathic pulmonary hemosiderosis：Analysis of chest CT findings[J]. Nihon Kyobu Shikkan Gakkai Zasshi, 1992, 30(9):1749-1755.

[39]　Frankel S K. Idiopathic pleuroparenchymal fibroelastosis：Description of a novel clinicopathologic entity[J]. Chest, 2004, 126(6): 2007-2013.

[40]　巨春蓉,练巧燕,徐鑫,等.慢性移植肺功能丧失的诊治新进展[J].中华器官移植杂志,2020,41(8): 504-508.

[41]　von der Thusen J H. Pleuroparenchymal fibroelastosis in patients with pulmonary disease secondary to bone marrow transplantation[J]. Mod. Pathol., 2011, 24(12):1633-1639.

[42]　Ofek E. Restrictive allograft syndrome post lung transplantation is characterized by pleuroparenchymal fibroelastosis[J]. Mod. Pathol., 2013, 26(3): 350-356.

[43] Beasley M B. Acute fibrinous and organizing pneumonia: a histological pattern of lung injury and possible variant of diffuse alveolar damage[J]. Arch. Pathol. Lab. Med., 2002, 126(9):1064-1070.

[44] Travis W D. An official American Thoracic Society/European Respiratory Society statement: Update of the international multidisciplinary classification of the idiopathic interstitial pneumonias[J]. Am. J. Respir. Crit. Care Med., 2013, 188(6): 733-748.

[45] Lin M, Zhang Y, Qiu Y. Acute fibrinous and organizing pneumonia with myelodysplastic syndrome and pneumocystis jiroveci pneumonia: A case report[J]. Ann. Palliat. Med., 2021,10(7):8396-8402.

[46] Chen H. Acute fibrinous and organizing pfneumonia: Two case reports and literature review[J]. Diagn. Pathol., 2021, 16(1): 90.

[47] Lee J H. Diagnostic procedures and clinico-radiological findings of acute fibrinous and organizing pneumonia: A systematic review and pooled analysis[J]. Eur. Radiol., 2021, 31(10): 7283-7294.

[48] 杨雪, 孔君, 杨明夏, 等. 21例急性纤维素性机化性肺炎临床特征分析[J]. 中华结核和呼吸杂志, 2020, 43(8): 670-676.

[49] Gomes R. Acute fibrinous and organizing pneumonia: A report of 13 cases in a tertiary university hospital[J]. Medicine (Baltimore), 2016, 95(27): e4073.

[50] Garcia B A, Goede T, Mohammed T L. Acute fibrinous organizing pneumonia: A case report and literature review[J]. Curr. Probl. Diagn. Radiol., 2015, 44(5): 469-471.

[51] 文誉, 李爱民. 急性纤维素性机化性肺炎的研究进展[J]. 临床与病理杂志, 2019, 39(8): 1810-1814.

[52] Pakhale S S. Upper lobe fibrosis: A novel manifestation of chronic allograft dysfunction in lung transplantation[J]. J. Heart Lung Transplant., 2005, 24(9):1260-1268.

[53] Paraskeva M. Acute fibrinoid organizing pneumonia after lung transplantation[J]. Am. J. Respir. Crit. Care Med., 2013, 187(12): 1360-1368.

[54] Reinsmoen N L, Nelson K, Zeevi A. Anti-HLA antibody analysis and crossmatching in heart and lung transplantation[J]. Transpl. Immunol., 2004, 13:63-71.

[55] Ionescu D N, Girnita A L, Zeevi A, et al. C4d deposition in lung allografts is associated with circulating anti-HLA alloantibody[J]. Transpl. Immunol., 2005, 15:63-68.

[56] Filipovich A H, Weisdorf D, Pavletic S, et al. National Institutes of Health consensus development project on criteria for clinical trials in chronic graft-versus-host disease: I. Diagnosis and staging working group report[J]. Biology of Blood and Marrow Transplantation: Journal of the American Society for Blood and Marrow Transplantation, 2005, 11(12):945-956.

[57] Ferrara J, Levine J E, Pavan R, et al. Graft-versus-host disease[J]. Lancet (London, England), 2009, 373(9674):1550-1561.

[58] 刘萍, 张建中. 皮肤移植物抗宿主病[J]. 中华皮肤科杂志, 2013, 46(10):4.

[59] Ross W A, Ghosh S, Dekovich A A, et al. Endoscopic biopsy diagnosis of acute gastrointestinal graft-versus-host disease: Rectosigmoid biopsies are more sensitive than upper gastrointestinal biopsies[J]. American Journal of Gastroenterology, 2008, 103(4):982-989.

[60] Stift J, Baba H A, Huber E, et al. Consensus on the histopatho-logical evaluation of liver biopsies from patients following allogeneic hematopoietic cell transplantation[J]. Virchows Arch., 2014, 464(2): 175-190.

[61] Kim N, Kashetsky N, Velykoredko Y, et al. Acute graft-versus-host disease after double lung transplantation[J]. JAAD Case Rep., 2021, 14(13):62-64.

[62] Luckraz H, Zagolin M, McNeil K, et al. Graft-versus-host disease in lung transplantation: 4 case

reports and literature review[J]. J. Heart Lung Transplant., 2003, 22(6):691-697.

[63] Fossi A, Voltolini L, Filippi R, et al. Severe acute graft versus host disease after lung transplant: Report of a case successfully treated with high dose corticosteroids[J]. J. Heart Lung Transplant., 2009, 28(5):508-510.

[64] Gulbahce H E, Brown C A, Wick M, et al. Graft-vs.-host disease after solid organ transplant[J]. Am. J. Clin. Pathol., 2003, 119(4):568-573.

[65] Assi M A, Pulido J S, Peters S G, et al. Graft-vs.-host disease in lung and other solid organ transplant recipients[J]. Clin. Transplant., 2007, 21(1):1-6.

第二十九章 ECMO无肝素抗凝现状

体外膜肺氧合(extracoporeal membrane oxygenation,ECMO)在治疗过程中通常需要抗凝,但不适当的抗凝可能由于消耗性凝血病而导致出血或出血加重。[1]如何平衡抗凝与出血是ECMO在治疗中的关键问题。目前认为短期无肝素ECMO对于存在抗凝禁忌的患者,可能是一种有效的过度治疗方式。

体外生命支持组织最新的抗凝指南中提到,静脉-静脉ECMO(VV-ECMO)中目前的趋势是减少抗凝,但尚不能推荐对VV-ECMO常规不使用抗凝药物;在静脉-动脉ECMO(VA-ECMO)中,考虑到全身性栓塞风险,目前推荐常规使用抗凝治疗。[2]

一、无肝素治疗

对于出血风险高的患者,使用无肝素抗凝的ECMO是一种有效的选择。2017年5—7月在中日友好医院接受围术期无抗凝ECMO辅助治疗的8例肺移植,其中双肺移植2例,单肺移植6例。研究监测患者肺移植术后应用无抗凝ECMO中位时间为48小时,观察患者术后并发症未见膜肺血栓发生,8例患者均未出现血栓性疾病。[3]

在一项共纳入31例患者的研究中,16例给予肝素抗凝的患者,有11例患者在接受ECMO治疗期间出现并发症,其中3例出现大出血。而在无肝素ECMO治疗中,仅2例患者出现了血栓栓塞并发症,而无出血事件发生。[4]

无肝素ECMO治疗存在较明显的缺点,有报道称一名接受无肝素ECMO治疗的患者出现下腔静脉凝块,并出现氧合器反复凝血。[5]郑州大学一项研究发现,VV-ECMO插管时使用3000 U肝素推注后无肝素支持,针对有出血风险急性呼吸衰竭的患者是可行的。[6]

2017年一项包含102例肺移植患者的单中心回顾性研究发现,低分子肝素与普通肝素在围术期ECMO治疗中,在严重出血的不良反应上,两者无明显统计学差异,但低分子量肝素比普通肝素在血栓栓塞事件的比例要更低。[7]

一项成人VA-ECMO未予全身抗凝的最大的回顾性队列研究表明,在成年VA-ECMO患者中,缺乏抗凝治疗是安全的,并可减少输血和出血并发症,而不会增加血栓事件,不影响住院死亡率。[8]

二、低剂量肝素治疗

2019年一项源于澳大利亚的双中心随机对照试验研究了在VA-ECMO和VV-ECMO中,低剂量肝素抗凝对出血和血栓栓塞事件的影响。研究中低剂量抗凝组分为三类:每24小

肺移植新进展

时,体重<50 kg,应用8000 IU;体重为50~70 kg,应用10000 IU;体重>70 kg,应用12000 IU肝素,目标保持活化部分凝血活酶时间(APTT)<45秒。[9]出血事件、血栓并发症方面没有显著差异,在VA-ECMO和VV-ECMO的亚组分析中亦是同样的结论。

2020年一项来自美国西北大学医学院外科的回顾性研究显示,在VV-ECMO使用期间应用低剂量肝素间断性抗凝是安全有效的。[10]他们没有使用持续肝素抗凝,而是每8小时皮下注射8000 IU肝素预防深静脉血栓形成,并且不检测APTT或ACT;结果显示消化道出血事件显著降低,术后生存及血栓相关并发症的差异亦无统计学意义。[10]

肺移植术中肺与胸壁间致密粘连者,可适当降低肝素钠用量,防止粘连分离处广泛渗血。[11]术中VA-ECMO流转时,除监测凝血功能指标外,肝素钠的应用应根据术中具体情况而定。创面大且渗血较多时,可暂时停用肝素钠;VV-ECMO对抗凝要求较低,依据术中的具体情况,可不用肝素钠维持,但应维持足够的ECMO流量。[11]在术后早期应用ECMO的过程中,可采用高ECMO流量保障下的低剂量肝素钠抗凝甚至是无肝素抗凝的策略,以减少术后出血风险。监测抗凝目标,维持ACT为130~150秒,APTT为50~60秒。[11]

三、非肝素药物的抗凝

常用的抗凝药物分为口服及注射制剂:口服药物包括维生素K拮抗剂华法林(凝血因子Ⅱ、Ⅶ、Ⅸ、Ⅹ),Ⅹa因子抑制剂(利伐沙班、阿哌沙班、依度沙班)以及Ⅱ因子(凝血酶)抑制剂(达比加群)。注射药物包括Ⅹa因子抑制剂(磺达肝癸钠),抗凝血酶激活剂(普通肝素,增加抗凝血酶对于Ⅱ、Ⅸ、Ⅹ、Ⅺ、Ⅻ因子的抑制作用),低分子肝素(Ⅱ、Ⅹa因子抑制剂),以及凝血酶的直接抑制剂(比伐卢定及阿加曲班)。

有一项个案研究发现,一名65岁的男性接受了VV-ECMO下肺移植。在经历了肝素诱导的血小板减少后,肝素被阿加曲班替代。24天后,进行双侧肺移植,并进行阿加曲班抗凝治疗。术中阿加曲班剂量在0.4~0.6 μg/(kg·min)范围,导致活化凝血时间为169~216秒,活化部分凝血活酶时间为45~75秒。患者在肺移植后立即撤离ECMO,未观察到出血或血栓并发症,术后第140天出院。[12]

肝素诱导血小板减少症(HIT)期间的肺移植是有争议的,通常被认为是禁忌证,因为受体的出血和血栓风险增加。尽管肺移植为终末期肺病的治愈提供了最佳机会,但移植后的结果在HIT患者中仍存在争议。有研究报道了患者在VV-ECMO支持治疗急性呼吸衰竭期间发生了Ⅱ型HIT。他们使用阿加曲班进行了成功的肺移植,随后的临床过程无异常。阿加曲班在ECMO支持期间出现Ⅱ型HIT的患者的肺移植手术中成功使用。[13]

一项2006年1月至2019年3月在雷根斯堡大学医院的研究发现,在VV-ECMO过程中,阿加曲班在血栓形成和出血方面比普通肝素更具有优势。[14]

四、ECMO的管理

ECMO的抗凝治疗不仅仅在于抗凝药物剂量的调整和药物种类的选择,管理的选择、血流量的设定及抗凝目标的检测同样至关重要。在一项VA-ECMO无全身抗凝的回顾性队列研究中,ECMO环路采用肝素涂层管道,非肝素涂层的管道仅用于肝素诱导的血小板减少症(HIT)患者;除非合并凝血病,所有ECMO患者均在外周插管前推注肝素5000 IU;抗凝组,每6小时监测ACT以评估患者的抗凝状态,ACT目标值为180~220秒,或APTT目标值为54~71秒;无抗凝组的患者不常规监测;满足患者停机参数后,VA-ECMO流量逐渐降低到2 L/min。一旦血流动力学稳定,在经食管超声心动图(TEE)指导下撤出ECMO;若患者需要更低的ECMO流量支持,则开始使用肝素,目标同上。[8]

在VV-ECMO中管理亦有类似的案例经验。VV-ECMO插管前静脉注射5000 IU肝素,获得足够的ACT后开始,然后持续输注肝素;ECMO血流量维持在5 L/min;同时采用保护性通气,保持高气道压力30 cmH2O,PEEP 10 cmH2O,FiO2 50%;ECMO支持的第4、5天出现严重贫血。胸部CT显示纵隔及股静脉插管附近出血,放置纵隔引流管,随后减少肝素输注;第10天虽然肝素输注已减少,但胸腔和纵隔引流严重出血仍在持续(1600 mL/d),决定停止使用肝素,并在无抗凝情况下顺利撤机。撤机过程中,为了减少血栓栓塞事件的发生,拔除ECMO插管前静脉再次注射5000 IU肝素;并同时维持高血流量(5 L/min),气体流量从FiO2 1.0缓慢降低到0.21,空气流量从6 L/min缓慢降低到0.5 L/min。[15]

一例来自美国芝加哥西北大学医学院外科的案例,对一名肺囊性纤维化的患者在肺移植术前进行了VV-ECMO桥接。因气管内出血,遂行无肝素插管,插管完成后,开始ECMO,血流量维持在5 L/min以上,给予预防性剂量的普通肝素(每8小时5000 IU)。[16]研究者认为ECMO血流量应保持在至少4~5 L/min,以减少血栓;应用更大标号的插管(31 F)可能会实现更高的流量,让无肝素抗凝VV-ECMO成为可能;如果血流持续下降,例如由于利尿引起的低血容量,应低剂量抗凝;双腔Avalon Elite套管(Maquet)的流量波动更大,因此可能不建议使用在无肝素抗凝的ECMO中;患者中避免使用肝素可以大大简化护理,提高ECMO的安全性。[16]

五、抗凝的监测

肝素是ECMO运行期间最常用的抗凝剂。通常在ECMO插管前先首次给予肝素100 U/kg,使得激活凝血时间(ACT)维持在140~220秒范围内。运行过程中持续泵注肝素,维持适当的ACT水平,并结合活化部分凝血酶原时间、抗凝血因子Ⅹa、血栓弹力图测定结果以及患者病情等综合判断所需的抗凝强度,在血栓栓塞风险与出血并发症之间进行适宜平衡。在ECMO辅助过程中还需要维持机体适当的凝血功能,防止发生出血,保持血小板数目≥$50×10^9$/L,如有必要及时补充凝血物质。

体外生命支持组织最新的抗凝指南中提到,常规的抗凝推荐是肝素抗凝为20~30 IU/(kg·h),ACT目标范围是180~200秒,APTT目标范围是50~80秒,抗Ⅹa为0.3~0.7 IU/mL,抗-Ⅹa被当作肝素整体抗凝活性的替代指标,与肝素剂量的相关性更好,变异性更小。同时也指出:VV-ECMO中目前的趋势是减少抗凝,但尚不能推荐对VV-ECMO常规不使用抗凝;VA-ECMO中,考虑到全身性栓塞风险,目前推荐常规使用抗凝。[2]

术后早期应用ECMO过程中监测抗凝目标,维持ACT为130~150秒,APTT为50~60秒。如患者因病情需要长时间ECMO(>3天)辅助,建议常规肝素钠抗凝,维持ACT或

APTT在基础值的1.5倍,并根据患者具体出、凝血情况酌情调整。特殊情况下,对于疑似或定性试验确认肝素钠诱导血小板减少症患者,可考虑换为阿加曲班或比伐卢定进行替代抗凝治疗。[11]治疗过程中需适当抗凝,在大出血或危及生命的出血时应减少或停止使用肝素。[17]

由于在ECMO撤机过程中流量较低,血流缓慢,为避免血栓形成,应当调整肝素的用量,观察临床出血情况和ACT。对于VA-ECMO,应进行撤机,每12小时减少泵流量0.5 L/min,调整肝素输注以保持ACT>200秒。对于VV-ECMO,应减少气体流量,肝素输注无须调整。[18]

大多数ECMO患者从ECMO开始就表现出一定程度的血小板减少,这并不一定表明实性凝块的形成。然而,在抗凝血不足或肝素诱导的血小板减少症(HITT)的情况下,血小板可以形成固体凝块;这里需要更换氧合器。如果发生HITT,肝素需要用替代抗凝药物替代。在发生肝素诱导的血小板减少症时,建议使用非肝素涂层管路。[19]

(谢冬、凌新宇)

参考文献

[1] Sy E, Sklar M C, Lequier L, et al. Anticoagulation practices and the prevalence of major bleeding, thromboembolic events, and mortality in venoarterial extracorporeal membrane oxygenation: A systematic review and meta-analysis[J]. J. Crit. Care, 2017, 39:87-96.

[2] McMichael A B V, Ryerson L M, Ratano D, et al. 2021 ELSO adult and pediatric anticoagulation Guidelines[J]. ASAIO J., 2022, 68(3):303-310.

[3] 杨冰心,李敏,周蓉,等.围术期无抗凝体外膜肺氧合辅助肺移植治疗8例分析[J].器官移植,2018,9(2):152-155.

[4] Robba C, Ortu A, Bilotta F, et al. Extracorporeal membrane oxygenation for adult respiratory distress syndrome in trauma patients: A case series and systematic literature review[J]. J. Trauma Acute Care Surg., 2017, 82(1):165-173.

[5] Campione A, Agostini M, Portolan M, et al. Extracorporeal membrane oxygenation in respiratory failure for pulmonary contusion and bronchial disruption after trauma[J]. J. Thorac. Cardiovasc. Surg., 2007, 133(6):1673-1674.

[6] Zhao Y C, Zhao X, Fu G W, et al. Heparin-free after 3000 IU heparin loaded in veno-venous ECMO supported acute respiratory failure patients with hemorrhage risk: A novel anti-coagulation strategy[J]. Thromb. J., 2022, 20(1):36.

[7] Gratz J, Pausch A, Schaden E, et al. Low molecular weight heparin versus unfractionated heparin for anticoagulation during perioperative extracorporeal membrane oxygenation: A single center experience in 102 lung transplant patients[J]. Artif. Organs, 2020, 44(6):638-646.

[8] Wood K L, Ayers B, Gosev I, et al. Venoarterial-extracorporeal membrane oxygenation without routine systemic anticoagulation decreases adverse events[J]. Ann. Thorac. Surg., 2020, 109(5):1458-1466.

[9] Aubron C, McQuilten Z, Bailey M, et al. Low-dose versus therapeutic anticoagulation in patients on extracorporeal membrane oxygenation: A pilot randomized trial[J]. Crit. Care Med., 2019, 47(7):e563-

e571.

[10] Kurihara C, Walter J M, Karim A, et al. Feasibility of venovenous extracorporeal membrane oxygenation without systemic anticoagulation[J]. Ann. Thorac. Surg., 2020, 110(4):1209-1215.

[11] 陈静瑜,毛文君,杨柯佳,等. 肺移植围术期体外膜肺氧合应用指南(2019版)[J]. 器官移植,2019,10(4):402-409.

[12] Oh D K, Kim D K, Choi S, et al. Preoperative and intraoperative argatroban as anticoagulant for bridging a patient with heparin-induced thrombocytopaenia to lung transplantation[J]. Eur. J. Cardiothorac. Surg., 2020, 57(5):1005-1006.

[13] Lee S K, Cho W H, Kim D H, et al. Lung transplantation using argatroban in severe heparin-induced thrombocytopenia during extracorporeal membrane oxygenation: A case series[J]. Gen. Thorac. Cardiovasc. Surg., 2020, 68(12):1565-1568.

[14] Fisser C, Winkler M, Malfertheiner M V, et al. Argatroban versus heparin in patients without heparin-induced thrombocytopenia during venovenous extracorporeal membrane oxygenation: A propensity-score matched study[J]. Crit. Care, 2021, 25(1):160.

[15] Lappa A, Donfrancesco S, Contento C, et al. Weaning from venovenous extracorporeal membrane oxygenation without anticoagulation: is it possible?[J]. Ann. Thorac. Surg., 2012, 94(1):e1-3.

[16] Tomasko J, Prasad S M, Dell D O, et al. Therapeutic anticoagulation-free extracorporeal membrane oxygenation as a bridge to lung transplantation[J]. J. Heart Lung Transplant., 2016, 35(7):947-948.

[17] Lorusso R, Shekar K, MacLaren G, et al. ELSO interim guidelines for venoarterial extracorporeal membrane oxygenation in adult cardiac patients[J]. ASAIO J., 2021, 67(8):827-844.

[18] Marczin N, de Waal E E C, Hopkins P M A, et al. International consensus recommendations for anesthetic and intensive care management of lung transplantation. An EACTAIC, SCA, ISHLT, ESOT, ESTS, and AST approved document[J]. J. Heart Lung Transplant., 2021, 40(11):1327-1348.

[19] Gajkowski E F, Herrera G, Hatton L, et al. ELSO guidelines for adult and pediatric extracorporeal membrane oxygenation circuits[J]. ASAIO J., 2022, 68(2):133-152.

第三十章　ECMO转机期间的CRRT治疗

体外膜肺氧合(ECMO)是一种生命支持系统,用于支持危及生命的严重心脏和/或呼吸功能不全患者。它将血液引出体外,清除二氧化碳,补充氧气,然后将其泵回体内。体外生命支持组织(ELSO)指南[1]指出,对于那些不应用ECMO死亡风险将达到80%以上的患者,ECMO被视为一种挽救治疗。ECMO分为两种模式:静脉-静脉ECMO(VV-ECMO)适用于呼吸衰竭但心功能良好的患者;而静脉-动脉ECMO(VA-ECMO)适用于难治性心源性休克,可提供呼吸和循环支持[VA-ECMO又称体外生命支持(ECLS)]。ECMO广泛应用于重症监护病房(ICU)之外,如体外心肺复苏或心脏骤停患者中应用。最近,修改后的ECMO适应证中又增加了在心脏死亡后器官获取前用于灌注肝脏和/或肾脏。[2-3]即使不存在EC-MO的绝对禁忌证,如存在不可逆的合并症,也应避免这项有创且极具挑战性的治疗。EC-MO相关禁忌证包括严重的中枢神经系统损伤、晚期恶性肿瘤和年纪大。[1]需要ECMO支持的患者往往是病情最为严重的ICU患者,处于发生多器官功能障碍综合征(MODS)的高风险中。其中,急性肾损伤(AKI)是这类患者的常见并发症之一[4-5],早期诊断和治疗肾功能不全是改善患者预后和降低死亡率的有效措施。

一、ECMO患者AKI的流行病学和肾脏替代治疗的指征

尽管AKI的发病率因患者疾病类型、诊疗中心和AKI的严重程度不同,仍然有75%以上的ECMO患者[6-10]都存在肾功能不全的症状。[11-13]约半数的AKI患者在ECMO期间接受了透析治疗。AKI通常与液体超负荷(FO)相关,两者均和危重患者的死亡率增加相关,尤其是ECMO患者。[6,14-16]

在ECMO转机期间,由于低血容量和血管阻力降低可能继发低血压,通常需要大量输液以优化血流动力学。在多数情况下,输液是为了减少管路抖动和出血等并发症。[8]液体超负荷本身也是肾功能不全的原因之一,是导致患者生存率降低的主要原因之一。ECMO合并肾功能不全的患者需要早期积极治疗FO。在一项涉及65个ECMO中心的调查中,在ECMO患者中启动CRRT的指征分别为FO治疗(43%)、FO预防(16%)、AKI(35%)和电解质紊乱(4%)。[17]Hoover等进行的一项观察性研究表明,在接受CRRT/ECMO的患者中,主要适应证是体液超负荷(62%)且没有明显的肾功能不全。[18]最近的一项回顾性研究中分析了357名需要CRRT的ECMO患儿,启动CRRT的主要适应证是FO治疗或预防(84.6%)、AKI(11.2%)、电解质异常(1.1%)、毒素清除(1.1%)和其他(2%)。[19]在一项对63名需要CRRT的ECMO患者的回顾性研究中,Antonucci等报告了以下适应证:酸中毒($n=48$)、尿素水平过高($n=7$)、高钾血症($n=4$)和液体超负荷($n=4$)。[7]然而,在ECMO转

机期间,对于其他危重患者,CRRT的绝对适应证是"肾脏并发症",包括尿毒症、酸中毒、药物过量/中毒和电解质异常。[20]

目前的文献指出,在绝大多数情况下,AKI会和ECMO联合应用。[13,21]且较长时间的ECMO支持与更高的AKI风险相关。[22]因此,30%~60%的ECMO合并严重AKI患者采用了肾脏替代疗法[6-10,14,18,23-27],其中CRRT是肾脏替代疗法中最常用的方式。

二、病理生理学:AKI和ECMO

ECMO转机期间AKI的发病机制往往是多种原因的。[11]患者已有的合并症(如慢性心力衰竭、慢性肾病、糖尿病)、原发疾病(如呼吸衰竭、心力衰竭、败血症)及其处理(如需血管活性药物维持、长期利尿剂应用、抗生素治疗、造影剂)都是导致AKI发生的重要因素。此外,促进AKI发生的与ECMO直接相关的重要因素之一是由于细胞因子的过度分泌导致宿主反应失调所致的炎症反应(类似于脓毒症期间的炎症反应)。血液成分与管路和氧合器的物体表面接触会激活补体系统,释放C3a和C5a。[28]激活的补体因子诱导促炎(IL-1、IL-6、TNF-α)和细胞因子(IL-10)的释放[29-30],导致血管通透性增加和内皮功能障碍。此外,在ECMO转机期间,由于肠道黏膜灌注不足,细菌易位的风险较高。革兰阴性菌表达的内毒素诱导白介素释放固有免疫细胞表达的Toll样受体和内皮细胞。[31]与此同时,这些细胞因子激活凝血级联反应。此外,还会导致糖萼层的破坏和所有脏器(包括肾脏)的微循环改变。

由于红细胞破坏,溶血也是AKI发生与ECMO直接相关的另一个诱因。[32-33]在长时间ECMO辅助期间,ECMO管路的持续剪切力导致溶血的发生,继发血红蛋白尿,易诱发肾损害。[34]血浆游离血红蛋白(fHb)和游离铁致使活性氧(ROS)对肾脏的损害。[35]ECMO建立时,血流动力学的波动引起的缺血再灌注损伤可能是导致AKI微循环障碍的另一个关键因素。缺氧细胞的再灌注激活了白细胞,局部炎症和ROS导致线粒体功能障碍。[36]其他因素与肾损伤直接相关的因素还包括无搏动性血流和反复输血。[37]在ECMO上机之前和转机期间发生液体超负荷都会增加AKI的风险。[8]

三、CRRT的时间

ECMO转机期间启动CRRT的准确时间,迄今为止还没有针对该问题的临床试验,是一个研究较少的领域。文献中报道的结果也相互矛盾。在一项针对ECMO成年患者的荟萃分析中提示早期启动CRRT似乎可以提高生存率。[38]在一项针对ECMO儿童的研究表明,早期启动CRRT与改善预后相关。[39-40]与之相反的是,在对153名心脏ECMO儿童的回顾性研究中,59名儿童(39%)接受了早期CVVH治疗(在ECMO启动48小时),该组儿童住院期间的死亡率是其他患儿的3倍。[23]目前该领域的前瞻性研究非常有限,需要进一步开展更多的随机临床试验以明确启动CRRT的准确时间。对于接受ECMO治疗的患者以及普通的危重患者,应根据具体情况,每日评估风险和获益,选择启动CRRT的正确时机。众所周知,FO是死亡率高的主要影响因素,尤其是在心力衰竭和呼吸衰竭患者中,应将其作为启

肺移植新进展

动CRRT的主要原因之一。正如ELSO指南所报告的那样,真正的目标是让患者接近干重。当利尿剂治疗对预防或治疗FO无效时,应立即开始CRRT治疗。[19]

四、联合ECMO和CRRT治疗

在ECMO转机期间,可以选择和应用所有CRRT模式——连续静脉-静脉血液滤过(CVVH)、连续静脉-静脉血液透析(CVVHD)、连续静脉-静脉血液透析滤过(CVVHDF)或慢速连续超滤(SCUF)。联合ECMO和CRRT治疗的连接方式的优势和劣势见表30.1,目前尚没有标准方式推荐。[41]在临床应用过程中,取决于当地的专家们和机构的常规。所有年龄段的患者都被描述为联合ECMO和CRRT治疗:串联似乎在儿童中最常见[42],而并联方法已被推荐用于成人。[43]

表30.1 联合ECMO和CRRT治疗的各种连接方式的优势和劣势

连接方式		优 势	劣势和风险
并联	独立的ECMO和CRRT管路	·两种治疗独立开展,避免相互干扰、限制; ·CRRT模式不受限,CRRT管路独立管理,处方控制更精准; ·CRRT管路可独立使用局限枸橼酸抗凝; ·更换管路无须ECMO团队参与	·需要为CRRT开放独立的血管通路; ·增加出血和导管感染风险; ·增加护理工作量
串联	串联透析过滤器	·低成本; ·安装便捷; ·无须独立的血管通路	·无压力监测; ·超滤不够精确; ·需额外的输液泵控制超滤; ·血压湍流和溶血的风险
	串联CRRT设备	·无须建立单独的血管通路; ·管路有压力监测; ·超滤更加精确; ·无须额外增加管路抗凝	·ECMO管路的高压可能触发CRRT管路压力报警和暂停; ·两种治疗可能相互干扰,ECMO管路内可能存在血液分流; ·血压湍流和溶血的风险; ·对操作技术和治疗经验要求较高

(一)并联方式

ECMO和CRRT的并联方式指两种治疗分别使用单独的血管通路和设备各自运转。考虑到ECMO的流量远高于CRRT的流量(4000~5000 mL/min比150~200 mL/min)。这种并联方式的优点在于两个设备之间没有干扰,无须担心CRRT最常见的压力警报。CRRT的处方和管路的维护(如更换透析过滤器)由床旁CRRT护士操作,无须体外灌注师或ECMO管理医师的参与。可以进行联合(全身和局部)抗凝。并联的缺点包括需要额外的中心静脉通路放置透析导管,对于可能没有额外通路的患者,会增加相关感染和血栓等并发症。此外,由于ECMO需要连续抗凝,透析导管在放置期间,出血的风险也会相应增加。

(二)串联方式

ECMO和CRRT的串联方式指在ECMO管路中串联透析过滤器或整个CRRT设备。

1. 透析过滤器串联至ECMO管路中

将透析过滤器的引血端连接在ECMO的离心泵之后,而回血端连接在离心泵之前(图30.1A)。该方法的优点是成本低、设置简单、不需要另外的设备和单独的血管通路。缺点是缺乏压力监测、超滤率较低且溶质清除率有限(误差高达800 mL/24小时)[44]、需要额外输液泵控制、溶血风险高和发生血液湍流时易激发全身炎症反应。

2. CRRT设备串联至ECMO管路中

CRRT引血和回血端可以整合在ECMO管路中,根据ECMO管路中的不同压力区域,有多种串联方式(图30.1):① CRRT设备串联至ECMO管路的正压区域(100~400 mmHg),引血和回血均在离心泵之后(图30.1B、图30.1C),在正压区域的引血往往存在高压报警(在某些品牌的CRRT设备中可设置高压模式)。图30.1B的连接方式由膜后到膜泵之间(膜前),是目前临床较常用的连接方式之一,其优点在于可以使用ECMO膜肺前后原有的Luer接口,连接便捷,无须中断ECMO治疗,回血至膜肺前,氧合器可以阻挡血栓和空气,可同时监测ECMO膜肺前后的压力。② CRRT设备串联至ECMO管路的负压区域(−100~−20 mmHg),引血和回血均在离心泵之前(图30.1D),但在负压区域回血存在空气进入离心泵的风险。③ CRRT设备串联至ECMO管路的不同压力区域中,负压区域引血和正压区域回血(图30.1E),或正压区域引血和负压区域回血(图30.1F,图30.1G)。由于串联方式的不同,各方式间均存在相应的优缺点。与单纯串联透析滤血器不同,这些方法都允许监测压力并保证更精确的超滤和有效的溶质清除,Symons等[45]指出这种方式最大的缺点是管路中的压力超出了CRRT设备的压力安全范围。这些压力的变化往往会触发某些CRRT设备的压力警报,经常导致治疗过程中反复停机中断治疗,会减少治疗时长。然而,第三代和第四代CRRT设备可以调节自身的压力设定范围,确保透析的顺利进行。尽管如此,这种方式仍然存在较高的出血风险和增加全身炎症反应。

五、抗凝

血液与ECMO管路的直接接触会诱发炎症和促凝反应。为了预防血栓形成需要进行全身抗凝。尽管ELSO指南未推荐特定的抗凝剂,普通肝素(UFH)仍然是目前最常用的一种抗凝药物。UFH是一种间接的凝血抑制剂,与抗凝血酶(AT)结合后引起AT构象改变,增强了AT与凝血酶、Ⅹa因子的结合。因此,UFH的抗凝效果取决于AT的浓度。尽管UFH临床容易获得,价格低廉,有特定的拮抗剂[1,48],但仍然存在许多挑战,如肝素诱导的血小板减少症(HIT),肝素耐药和肝素的反应不同,由于它与几种血浆蛋白和内皮表面结合,通过释放血小板因子4(PF4)来清除肝素。[49-50]直接的凝血酶抑制剂可以作为肝素的替代品。比伐卢定是一种半衰期短且部分通过肾脏清除(约20%)的直接凝血酶抑制剂。[49]已有文献报道比伐卢定被成功应用于ECMO合并HIT的病例。[51]Rivosecchi等[52]的一项回顾性队列研究,比较了162名接受UFH抗凝和133名接受比伐卢定抗凝治疗的VV-ECMO患者。比伐卢定组显示ECMO管路中血凝块形成较少,血制品用量(红细胞、血浆和血小板)显著减少。

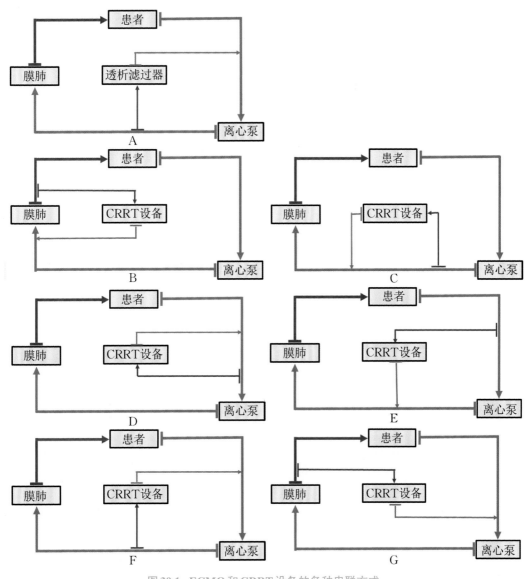

图30.1　ECMO和CRRT设备的多种串联方式

A. 串联透析过滤器连接由膜泵之间到泵前

优点:低成本,安装便捷,不需要独立的血管通路;

缺点:无压力监测,超滤不够精确,需要额外的输液泵控制超滤量,存在血压湍流和溶血的风险。

B. CRRT设备管路连接由膜后到膜泵之间(膜前)目前临床较常用的连接方式

优点:使用ECMO原有接口,氧合器可以阻拦血栓和空气,可以监测ECMO膜前后压力;

缺点:CRRT引血端和回血端高压报警。

C. CRRT 设备管路连接均在膜泵之间

优点:无空气进入离心泵风险;

缺点:引血端和回血端高压报警,引血端需要额外的连接接口,血栓风险增加。

D. CRRT 设备管路连接均在离心泵前

优点:回血没有压力;

缺点:ECMO 离心泵前管路为负压(−100~−20 mmHg),可能因压力过低导致引血端或回血端报警,有空气进入离心泵风险。

E. CRRT 设备管路连接由泵前到膜泵之间(膜前)

优点:氧合器可以阻挡血栓和空气;

缺点:引血端低压报警,回血端高压报警。

F. CRRT 设备管路连接由膜泵之间到泵前

优点:回血没有压力;

缺点:引血端高压报警,回血端低压报警,有空气进入离心泵风险。

G. CRRT 设备管路连接由膜后到泵前

优点:回血没有压力;

缺点:引血端高压报警,回血端低压报警,有空气进入离心泵风险。

在一项针对 135 名接受比伐卢定治疗 HIT 的 AKI 患者的回顾性分析中,Tsu 和 Dagger 证实在达到治疗目标的活化部分凝血活酶时间(APTT)的患者中,使用比伐卢定的剂量相较于肾功能正常的患者更低。[53]对于肌酐清除率仅为 30~60 mL/min 的患者和接受透析[间歇性血液透析(IHD)、慢速低效透析(SLED)和 CRRT]的患者,剂量减少 40%;对于肌酐清除率低于 30 mL/min 的患者,剂量减少 60%。部分比伐卢定通过透析过滤器被清除。[54]在 ECMO 期间,当高强度 CRRT 时,剂量要求可能会增加。[55]据报道,比伐卢定的输注速率通常为 0.03~0.2 mg/(kg·h),而 UFH 输注速率范围为 20~70 IU/(kg·h)。[46]这两种药物的用药剂量应根据凝血指标调整。监测凝血指标对于维持必要的抗凝和预防并发症之间的平衡至关重要,可以采用多种不同的凝血监测方式。ECMO 患者在 UFH 和比伐卢定抗凝期间,活化凝血时间(ACT)仍然是监测的参考指标。ACT 通常维持在 180~220 秒范围。[46]APTT 与 ACT 相关性较差[56],APTT 范围为基线值的 1.5 倍(50~80 秒)被认为是 ECMO 期间的抗凝目标。[46]抗Ⅹa 活性评估有助于调整 UFH 输注速度。抗凝的范围是 0.3~0.7 IU/mL。[57]

在 CRRT 期间,局部枸橼酸盐抗凝(RCA)是标准的抗凝方式。[58]枸橼酸盐螯合体外管路中的离子钙(iCa)。iCa 是许多凝血级联反应的重要辅助因子。因此,减少 iCa(过滤后钙目标为 0.25~0.4 mmol/L)可防止血液在管路内凝固。

联合 ECMO 和 CRRT 时,常用的全身抗凝药物是普通肝素。由于凝血因子的消耗和高压连接中的湍流,CRRT 管路依然存在高凝风险。[59]尽管在许多情况下,全身抗凝被认为足以预防 CRRT 管路凝血,但在某些情况下仍然需要额外的抗凝剂。在最近的一项回顾性研究中,Giani 等[60]招募了 37 名接受 CRRT 和不同抗凝方法的 VV-ECMO 患者。15 名患者仅接受全身 UFH(UFH 组),22 名患者在 CRRT 管路中应用了 RCA(RCA+UFH 组)。RCA+UFH 组相较 UFH 组的 CRRT 管路凝血的发生率较低(11% 比 38%,$P < 0.001$),并且未发现 RCA 相关的并发症。当 RCA 应用于 CRRT 管路时,ECMO 的全身抗凝方式没有

变化。联合治疗的另一个益处在于,如果临床需要(如出血并发症),可以随时中断ECMO的全身抗凝,同时维持局部抗凝,保留CRRT管路。

六、结果

文献报道联合ECMO和CRRT治疗的患者死亡率较高。不需要CRRT治疗的AKI本身就是接受ECMO治疗危重患者的死亡独立危险因素。在一项回顾性分析中,Kielstein等[24]观察到AKI联合ECMO治疗的患者,接受CRRT治疗会增加3个月的死亡率(83%比47%,$P<0.001$)。其他作者也证实了ECMO期间接受CRRT治疗的患者的死亡率增加。[6-9,14,23-27]在这些患者中,液体的平衡管理对于ICU住院患者起着至关紧要的作用,尤其是在ECMO转机期间。迄今为止,液体正平衡与死亡率独立相关[6],应该加以重视。如前所述,CRRT治疗期间可以及时且精准地控制患者的体液平衡,必要时应尽早实施。[24]

接受ECMO联合CRRT治疗的患者肾功能恢复是一个关键问题。针对这一问题的为数不多的研究表明儿童和VA-ECMO患者的肾脏转归较好。[6,9,14,18,26]

另一项重要的观察指标是ECMO与CRRT联合应用的安全性。大量研究已证实了多种体外方法联合的可行性和安全性。在一篇系统综述中,Chen等提出ECMO联合CRRT的患者死亡率更高,尤其是ECMO转机时间越长的患者,但这也反映出这类患者疾病的严重程度相对较高。他们得出结论,ECMO和CRRT的联合应用是一项安全且有效的技术,可以维持液体平衡和纠正电解质紊乱。[11]当然也有文献指出,严重的溶血、不具有生物相容性的体外管路、药物黏附在管路内表面和膜肺中以及需要专业培训人员可能导致这两种体外支持技术联合应用时的一些潜在不安全性。目前看来,潜在的益处似乎要多于潜在的风险。此外,许多潜在的不安全性也在不断被纠正,例如不断完善的监测方案(即fHb监测、药物浓度监测),专业化程度较高的医护人员都可有效降低这些潜在的风险。

小　　结

CRRT和ECMO的联合应用是多器官支持疗法(MOST)概念的一部分,MOST是一种越来越多地应用于ICU的体外支持方法。需要更先进的设备来实现MOST的组件、技术和操作的协调性。许多问题仍然悬而未决,例如如何优化FO、最佳电路设置(整合与并联方法)、最佳抗凝策略、药物剂量调整(如镇静剂、血管活性药物和抗生素)、启动和终止CRRT的时间。随着MOST在ICU中应用的增加和未来技术的发展,需要提供更多来自前瞻性研究的信息和数据,最终提高极危重患者的生存率。

(李玉萍)

参考文献

[1] ELSO. Guidelines for cardiopulmonary extracorporeal life support extracorporeal life support organization[M]. Ann Arbor, MI, USA, 2017.

[2] MacLaren G, Combes A, Bartlett R H. Contemporary extracorporeal membrane oxygenation for adult respiratory failure: Life support in the new era[J]. Intensive Care Med., 2012, 38(2):210-220.

[3] Dyamenahalli U, Tuzcu V, Fontenot E, et al. Extracorporeal membrane oxygenation support for intractable primary arrhythmias and complete congenital heart block in newborns and infants: Short-term and medium-term outcomes[J]. Pediatr. Crit. Care Med., 2012, 13(1):47-52.

[4] Zangrillo A, Landoni G, Biondi-Zoccai G, et al. A meta-analysis of complications and mortality of extracorporeal membrane oxygenation[J]. Crit. Care Resusc., 2013, 15(3):172-178.

[5] Cheng R, Hachamovitch R, Kittleson M, et al. Complications of extra-corporeal membrane oxygenation for treatment of cardiogenic shock and cardiac arrest: A meta-analysis of 1866 adult patients[J]. Ann. Thorac. Surg., 2014, 97(2):610-616.

[6] Dado D, Ainsworth C, Thomas S, et al. Outcomes among patients treated with renal replacement therapy during extracorporeal membrane oxygenation: A single-center retrospective study[J]. Blood Purif., 2020, 49(3):341-347.

[7] Antonucci E, Lamanna I, Fagnoul D, et al. The impact of renal failure and renal replacement therapy on outcome during extracorporeal membrane oxygenation therapy[J]. Artif. Organs, 2016, 40(8):746-754.

[8] Schmidt M, Bailey M, Kelly J, et al. Impact of fluid balance on outcome of adult patients treated with extracorporeal membrane oxygenation[J]. Intensive Care Med., 2014, 40(9):1256-1266.

[9] Paden M L, Warshaw B L, Heard M L, et al. Recovery of renal function and survival after continuous renal replacement therapy during extracorporeal membrane oxygenation[J]. Pediatr. Crit. Care Med., 2011, 12(2):153-158.

[10] Barbaro R P, MacLaren G, Boonstra P S, et al. Extracorporeal membrane oxygenation support in COVID-19: An international cohort study of the Extracorporeal Life Support Organization registry[J]. Lancet, 2020, 396(10257):1071-1078.

[11] Chen H, Yu R, Yin N, et al. Combination of extracorporeal membrane oxygenation and continuous renal replacement therapy in critically ill patients: Asystematic review[J]. Crit. Care, 2014, 18(6):675.

[12] Yan X, Jia S, Meng X, et al. Acute kidney injury in adult postcar-diotomy patients with extracorporeal membrane oxygenation: Evaluation of the RIFLE classification and the acute kidney injury network criteria[J]. Eur. J. Cardiothorac. Surg., 2010, 37:334-338.

[13] Deatrick K B, Mazzeffi M A, Galvagno S M, et al. Breathing life back into the kidney-continuous renal replacement therapy and veno-venous extracorporeal membrane oxygenation[J]. ASAIO J., 2021, 67(2):208-212.

[14] Devasagayaraj R, Cavarocchi N C, Hirose H. Does acute kidney injury affect survival in adults with acute respiratory distress syndrome requiring extracorporeal membrane oxygenation? [J] Perfusion, 2018, 33(5):375-382.

[15] Selewski D T, Askenazi D J, Bridges B C, et al. The impact of fluid overload on outcomes in children treated with extracorporeal membrane oxygenation: A multicenter retrospective cohort study[J]. Pediatr. Crit. Care Med., 2017, 18(12):1126-1135.

[16] Fleming G M, Askenazi D J, Bridges B C, et al. A multicenter international survey of renal supportive therapy during ECMO: The kidney intervention during extracorporeal membrane oxygenation (KIDMO) group[J]. ASAIO J., 2012, 58(4):407-414.

[17] Hoover N G, Heard M, Reid C, et al. Enhanced fluid management with continuous venovenous hemo-

filtration in pediatric respiratory failure patients receiving extracorporeal membrane oxygenation support [J]. Intensive Care Med., 2008, 34(12):2241-2247.

[18] Gorga S M, Sahay R D, Askenazi D J, et al. Fluid overload and fluid removal in pediatric patients on extracorporeal membrane oxygenation requiring continuous renal replacement therapy: A multicenter retrospective cohort study[J]. Pediatr. Nephrol., 2020, 35(5):871-882.

[19] Askenazi D J, Selewski D T, Paden M L, et al. Renal replacement therapy in critically ill patients receiving extracorporeal membrane oxygenation[J]. Clin. J. Am. Soc. Nephrol., 2012, 7(8):1328-1336.

[20] Lee S W, Yu M Y, Lee H, et al. Risk factors for acute kidney injury and in-hospital mortality in patients receiving extracorporeal membrane oxygenation[J]. PLoS One, 2015, 10(10):e0140674.

[21] Haneya A, Diez C, Philipp A, et al. Impact of acute kidney injury on outcome in patients with severe acute respiratory failure receiving extracorporeal membrane oxygenation[J]. Crit. Care Med., 2015, 43 (9):1898-1906.

[22] Wolf M J, Chanani N K, Heard M L, et al. Early renal replacement therapy during pediatric cardiac extracorporeal support increases mortality[J]. Ann. Thorac. Surg., 2013, 96(3):917-922.

[23] Kielstein J T, Heiden A M, Beutel G, et al. Renal function and survival in 200 patients undergoing ECMO therapy[J]. Nephrol. Dial. Transplant., 2013, 28(1):86-90.

[24] Wu M Y, Lin P J, Tsai F C, et al. Impact of pre-existing organ dysfunction on extracorporeal life support for non-postcardiotomy cardiopulmonary failure[J]. Resuscitation, 2008, 79(1):54-60.

[25] Thajudeen B, Kamel M, Arumugam C, et al. Outcome of patients on combined extracorporeal membrane oxygenation and continuous renal replacement therapy: A retrospective study[J]. Int. J. Artif. Organs, 2015, 38(3):133-137.

[26] Aubron C, Cheng A C, Pilcher D, et al. Factors associated with outcomes of patients on extracorporeal membrane oxygenation support: A 5-year cohort study[J]. Crit. Care, 2013, 17(2):R73.

[27] Lin C, Chen Y, Tsai F, et al. RIFLE classification is predictive of short-term prognosis in critically ill patients with acute renal failure supported by extracorporeal membrane oxygenation[J]. Nephrol. Dial. Transplant., 2006, 21(10):2867-2873.

[28] Chenoweth D E, Cooper S W, Hugli T E, et al. Complement activation during cardiopulmonary bypass: evidence for generation of C3a and C5a anaphylatoxins[J]. N. Engl. J. Med., 1981, 304(9):497-503.

[29] Bruins P, Te Velthuis H, Yazdanbakhsh A P, et al. Activation of the complement system during and after cardiopulmonary bypass surgery: Postsurgery activation involves C-reactive protein and is associated with postoperative arrhythmia[J]. Circulation, 1997, 96(10):3542-3548.

[30] Donnelly R P, Freeman S L, Hayes M P. Inhibition of IL-10 expression by IFN-gamma up-regulates transcription of TNF-alpha in human monocytes[J]. J. Immunol., 1995, 155:1420-1427.

[31] Jirik F R, Podor T J, Hirano T, et al. Bacterial lipopolysaccharide and inflammatory mediators augment IL-6 secretion by human endothe-lial cells[J]. J. Immunol., 1989, 142:144-147.

[32] Gbadegesin R, Zhao S, Charpie J, et al. Significance of hemolysis on extracorporeal life support after cardiac surgery in children[J]. Pediatr. Nephrol., 2009, 24(3):589-595.

[33] Borasino S, Kalra Y, Elam A R, et al. Impact of hemolysis on acute kidney injury and mortality in children supported with cardiac extra-corporeal membrane oxygenation[J]. J. Extra Corpor. Technol., 2018, 50(4):217-224.

[34] Toomasian J M, Bartlett R H. Hemolysis and ECMO pumps in the 21st century[J]. Perfusion, 2011, 26

(1):5-6.

[35] Ricci Z, Pezzella C, Romagnoli S, et al. High levels of free haemoglobin in neonates and infants under-going surgery on cardiopulmon-ary bypass[J]. Interact. Cardiovasc. Thorac. Surg., 2014, 19(2):183-187.

[36] Gomez H, Ince C, De Backer D, et al. A unified theory of sepsis-induced acute kidney injury: Inflammation, micro-circulatory dysfunction, bioenergetics, and the tubular cell adaptation to injury[J]. Shock, 2014, 41(1):3-11.

[37] Keckler S J, Laituri C A, Ostlie D J, et al. A review of venovenous and venoarterial extracorporeal membrane oxygenation in neonates and children[J]. Eur. J. Pediatr. Surg., 2010, 20(1):1-4.

[38] Han S S, Kim H J, Lee S J, et al. Effects of renal replacement therapy in patients receiving extracorporeal membrane oxygenation: A meta-analysis[J]. Ann. Thorac. Surg., 2015, 100(4):1485-1495.

[39] Murphy H J, Eklund M J, Hill J, et al. Early continuous renal replacement therapy during infant extracorporeal life support is associated with decreased lung opacification[J]. J. Artif. Organs, 2019, 22(4):286-293.

[40] Murphy H J, Cahill J B, Twombley K E, et al. Implementing a practice change: Early initiation of continuous renal replacement therapy during neonatal extracorporeal life support standardizes care and improves short-term outcomes[J]. J. Artif. Organs, 2018, 21(1):76-85.

[41] Ostermann M, Connor M Jr, Kashani K. Continuous renal replacement therapy during extracorporeal membrane oxygenation: Why, when and how? [J].Curr. Opin. Crit. Care, 2018, 24(6):493-503.

[42] Santiago M J, Sánchez A, López-Herce J, et al. The use of continuous renal replacement therapy in series with extracorporeal membrane oxygenation[J]. Kidney Int., 2009, 76(12):1289-1292.

[43] Jacobs R, Honore P M, Spapen H D. Intertwining extracorporeal membrane oxygenation and continuous renal replacement therapy: Sense or nonsense? [J] Crit. Care, 2015, 19(1):145.

[44] Sucosky P, Paden M L, Yaganathan A P, et al. Assessment of current continuous hemofiltration systems and development of a novel accurate fluid management system for use in extracorporeal membrane oxygenation[J]. J. Med. Devices., 2008, 2(3):35002.

[45] Symons J M, McMahon M W, Karamlou T, et al. Continuous renal replacement therapy with an automated monitor is superior to a free-flow system during extracorporeal life support[J]. Pediatr. Crit. Care Med., 2013, 14(9):e404-8.

[46] Oliver W C. Anticoagulation and coagulation management for ECMO[J]. Semin. Cardiothorac. Vasc. Anesth., 2009, 13(3):154-175.

[47] Ranucci M, Ballotta A, Kandil H, et al. Bivalirudin-based versus conventional heparin anticoagulation for postcardiotomy extracorporeal membrane oxygenation[J]. Crit. Care, 2011, 15(6):R275.

[48] Bembea M M, Annich G, Rycus P, et al. Variability in anticoagulation management of patients on extracorporeal membrane oxygenation: An international survey[J]. Pediatr. Crit. Care Med., 2013, 14(2):e77-e84.

[49] Hirsh J, O'Donnell M, Eikelboom J W. Beyond unfractionated heparin and warfarin: current and future advances[J]. Circulation, 2007, 116(5):552-560.

[50] Beattie G W, Jeffrey R R. Is there evidence that fresh frozen plasma is superior to antithrombin administration to treat heparin resistance in cardiac surgery?[J]. Interact. Cardiovasc. Thorac. Surg., 2014, 18(1):117-120.

[51] Pollak U, Yacobobich J, Tamary H, et al. Heparin-induced thrombocytopenia and extracorporeal

membrane oxygenation: A case report and review of the literature[J]. J. Extra Corpor. Technol., 2011, 43:5-12.

[52] Rivosecchi R M, Arakelians A R, Ryan J, et al. Comparison of anticoagulation strategies in patients requiring venovenous extracorporeal membrane oxygenation: Heparin versus bivalirudin[J]. Crit. Care Med., 2021, 49(7):1129-1136.

[53] Tsu L V, Dager W E. Bivalirudin dosing adjustments for reduced renal function with or without hemodialysis in the management of heparin-induced thrombocytopenia[J]. Ann. Pharmacother., 2011, 45(10): 1185-1192.

[54] Mann M J, Tseng E, Ratcliffe M, et al. Use of bivalirudin, a direct thrombin inhibitor, and its reversal with modified ultrafiltration during heart transplantation in a patient with heparin-induced thrombocytopenia [J]. J. Heart Lung Transplant., 2005, 24(2):222-225.

[55] Pieri M, Agracheva N, Bonaveglio E, et al. Bivalirudin versus heparin as an anticoagulant during extracorporeal membrane oxygenation: A case-control study[J]. J. Cardiothorac. Vasc. Anesth., 2013, 27 (1):30-34.

[56] O'Neill A I, McAllister C, Corke C F, et al. A comparison of five devices for the bedside monitoring of heparin therapy[J]. Anaesth. Intensive Care, 1991, 19(4):592-596.

[57] Hirsh J, Raschke R, Warkentin T E, et al. Heparin: mechanism of action, pharmacokinetics, dosing considerations, monitoring, efficacy, and safety[J]. Chest, 1995, 108(4 Suppl): 258S-275S.

[58] Kellum J A, Lameire N, Aspelin P, et al. Kidney Disease Improving Global Outcomes (KDIGO) Acute Kidney Injury Work Group. KDIGO clinical practice guideline for acute kidney injury[J]. Kidney Int., 2012, 2:1-138.

[59] Baldwin I, Bellomo R, Koch B. Blood flow reductions during continuous renal replacement therapy and circuit life[J]. Intensive Care Med., 2004, 30(11):2074-2079.

[60] Giani M, Scaravilli V, Stefanini F, et al. Continuous renal replacement therapy in venovenous extracorporeal membrane oxygenation: A retrospective study on regional citrate anticoagulation[J]. ASAIO J., 2020, 66(3):332-338.

第三十一章　肺移植围术期心排量监测

肺移植是公认的终末期肺病的治疗方法。通常在麻醉诱导和肺动脉夹闭过程中,以及新植入移植物通气期间或肺再灌注后出现明显的血流动力学不稳定。因此,先进的血流动力学监测对于此类患者的术中管理至关重要。尽管临床需要多种血流动力学参数的连续信息,但肺移植和单肺通气期间血流动力学监测的共识建议仍然缺乏。因此,临床医生必须在资源和经验的基础上采取措施。目前,有创性动脉压监测、肺动脉导管和经食管超声心动图是最常用的血流动力学监测方法。

肺移植中,心排血量的监测非常重要。需要肺移植的患者是终末期肺病患者,其中的多数已经出现肺心病、右心功能差、右心衰。右心衰的特征是由于收缩期和/或舒张期右心室功能障碍,心输出量低和/或右心充盈压力升高。右心衰也可导致其他器官和组织的继发性功能障碍,特别是肝脏、肾脏和肠道的功能障碍,这些情况是比较严重的,非常容易在肺移植中或移植后出现危象。

一、肺移植患者右心衰的病理生理学

右心衰的病理生理学在教科书以及文献中已有深入的描述。在这里,只强调几个在移植治疗中考虑的重点。

与左心衰相似,右心衰可表现为单纯收缩期心衰或单纯舒张期心衰,然而,在需要移植的患者中经常合并存在。收缩期右心衰导致左心室充盈不足和低心输出量,损害组织灌注和氧合。舒张期右心衰导致全身静脉压力升高,对组织灌注和氧合也有不利影响。随着后负荷的增加,右心室重构,即过度肥大最终扩张,形成球形心,右心室壁应力增加,心肌收缩力受损,进行性三尖瓣反流,进一步降低有效心输出量。心室的相互依赖导致左心室充盈和功能受损。

严重的右心衰影响所有器官系统。右心衰对肝脏、肾脏和肠道的影响往往是很重要的。静脉压力升高伴慢性充血对这些器官的损害尤为严重。灌注不良和充血改变肠壁通透性,可能导致细菌和内毒素从肠道进入循环,导致全身炎症反应或脓毒症,这些是导致右心衰患者死亡的常见因素。

二、肺移植患者心排量监测及低心排量的处理

右心衰低心排量的表现在肺移植中很难发现,可能会出现心动过速,甚至在出现全身性低血压时才发现。因此右心导管监测很重要,通常选择连续心排量监测设备。在肺移植患者的管理中,液体管理通常是至关重要的。大多数患者的右心充盈压显著升高,心输出量低。液体负

荷增多可能会进一步增加右心充盈压力和腔室面积,从而加剧室间隔向左侧移位并增加三尖瓣反流,所有这些都导致左心室充盈和功能进一步恶化。甚至在中心静脉压监测中升高并不明显时心排量已经出现下降,因此在围术期一旦心排量监测中出现下降,需要尽快评估液体负荷量以及液体出入量,使用静脉循环利尿剂,甚至血液滤过来寻求负的体液平衡对患者的管理更加稳妥。

肺动脉高压患者越来越成为肺移植的常客,而且终末期肺病患者大多也合并有肺动脉高压,这给肺移植的管理带来很多困难。国内外肺移植专家的经验是在围术期使用强效靶向药物控制肺动脉压力,减轻心脏后负荷,提高心排量。在术中监测到心排量下降,同时肺动脉压升高时需要用到起效迅速的靶向药物,通常使用的是吸入用一氧化氮,它可以使肺动脉压迅速降至安全范围内,使血流动力学达到稳定状态。也可以使用静脉泵入曲前列尼尔,缺点是曲前列尼尔需要逐渐加量,需要一定时间才能达到有效剂量,但优点也很明确,相较于一氧化氮,曲前列尼尔可以长时间使用。国内的经验是手术开始时即使用一氧化氮,将肺动脉压力和心排量稳定在安全范围内,并根据血流动力学监测调整一氧化氮使用量,待移植肺接入后肺动脉压力正常时可撤掉。如果移植后肺动脉压力仍维持较高水平可序贯使用曲前列尼尔,直至心排量、肺动脉压力等血流动力学达到稳态。

在所有措施到位后心排量仍低的患者可使用正性肌力药,在这种情况下,多巴酚丁胺和米力农是使用最广泛的药物。在右心衰动物模型中,左西孟旦似乎比多巴酚丁胺更有效,但缺乏可靠的临床研究数据。系统性血管阻力低/血压低的患者可能需要血管升压素治疗。去甲肾上腺素和抗利尿激素是首选药物。加压素可能是有利的,因为它具有肺血管舒张作用,但这一特性的临床相关性尚不清楚。

对于难以治疗的右心衰患者,在肺移植围术期应考虑机械支持,目前应用最广泛的是外周静脉-动脉体外膜肺氧合(ECMO)。外周ECMO支持通常通过股动静脉血管建立循环。静脉-动脉结构可确保快速有效地降低右心室负荷。在残余肺血流量情况下,ECMO 2.5~4 L/min的血流量通常足以维持整个机体的充分灌注,同时确保有效右心室卸荷,避免不必要的左心室后负荷增加。特别是肺动脉高压患者,长期的肺动脉高阻力情况使得左房左室血流量少,形成"小左心",待移植肺接入后肺血管阻力下降,大量血液进入左心,而左心功能来不及恢复,就会导致肺水肿,这种情况一旦出现往往是致命的,因此,ECMO要求使用至术后两三天,左心功能逐渐恢复后再撤机。外周ECMO支持是使用较多的模式,使用经验丰富。尽管如此,这种结构的特点是回体血流与主动脉血流方向相反,一个来自左心室,另一个来自ECMO系统。这两种血流交汇的区域称为ECMO分水岭,这在临床上主要与差异氧合有关。在股静脉-动脉ECMO支持的患者中,下半身由ECMO供血,上半身由心脏供血。流域的位置是可变的,并且取决于两个回路中的相应压力和流量。虽然通过ECMO可安全地维持下体氧合,但是当来自左心的血液具有低氧含量时,上身氧合可能受损。这主要影响大脑和心脏本身。虽然脑氧合可以通过右前臂氧合间接监测,但通常无法测量主动脉球部和冠状动脉的氧含量。因此,必须通过常规肌钙蛋白测量和超声心动图监测心功能。在ECMO使用时,心排量的数据就会不准确,监测的意义降低。

三、肺移植患者心排量的监测方法

在肺移植中对于心排量的监测,临床上常使用经食管超声心动图,但这种测定方法更多用于对心脏结构和功能的连续性监测,对于心排量只是估测,并不能准确测定,遇到心排量的瞬时变化时心超的测定值并不可靠。心排量的直接测定方法主要有直接FICK法、间接FICK法和热稀释法。FICK法计算心排量的公式为:心排量(L/min)=氧耗量(mL/min)/通过肺的动静脉氧浓度差(mL/L),氧耗量直接测定比较繁琐,临床上常采用体表面积和基础热卡推算法间接测定每分钟氧耗量。因此,直接FICK法虽然准确,但不容易获得,而间接测定的氧耗量和计算的氧耗量并不十分相符,间接FICK法并不准确,也不适合个体化患者的使用。目前心排量测定的金标准仍然是热稀释法,将带有热敏探头的漂浮导管送至肺动脉,每次测定需要注射冰盐水,三次测定取平均值,并且三次的测定值需要在10%的误差范围内。

近年来,有几种替代性的微创技术来测量心排量,探头测定的数据经软件分析测定,不需要注射冰盐水,简便可靠。有代表性的是FloTrac/Vigileo系统(爱德华连续心排量测定仪)和PiCCO系统,优点是可以对心排量进行连续测定。在一些研究中发现,FloTrac/Vigileo系统在肺移植期间持续监测心指数(心排量/体表面积),与通过连续肺动脉导管热稀释法测定的心指数进行比较,FloTrac系统的心指数在几乎所有测量中都超过了30%的百分比误差。高于30%的值在临床上不可接受。而在PiCCO主动脉连续测定法和间歇测定法与肺动脉导管热稀释法相对较一致。但肺动脉热稀释法仍然是现行临床标准。

心排量作为血流动力学的重要组成部分,它的监测依赖肺动脉导管,而肺移植术中血流动力学监测同样主要基于肺动脉导管。肺动脉导管技术的新发展为监测右心压力和前负荷提供了机会,变量(即右室射血分数和右室舒张末期容积)似乎比历史上使用的充盈压更好地反映了前负荷状态。到目前为止,这种先进的监测仅针对肺移植患者群体进行了研究,需要进一步的研究来验证这些参数在肺移植过程中的适用性。经食管超声心动图能够直接显示心脏结构、形状和功能,因此受到了越来越多的关注。经肺动脉热稀释法提供了测量胸内血容量作为前负荷指数和血管外肺水作为肺功能状态的可能性,虽然仍需要对更多的移植患者进行进一步的研究,但这一监测工具已经成为日常监测的重要组成部分。

(宫素岗)

参考文献

[1] Gomberg-Maitland M, Glassner-Kolmin C, Watson S, et al., Survival in pulmonary arterial hypertension patients awaiting lung transplantation[J]. J. Heart Lung Transplant., 2013, 32(12):1179-1186.

[2] Khangoora V S, King C S, Shlobin O A. Managing pulmonary arterial hypertension: How to select and facilitate successful transplantation[J]. Curr. Opin. Organ Transplant., 2022, 27(3):169-176.

[3] Hoeper M M, Benza R L, Corris P, et al., Intensive care, right ventricular support and lung transplantation in patients with pulmonary hypertension[J]. Eur. Respir. J., 2019, 53(1):1801906.

[4] Tomasi R, Prueckner S, Czerner S, et al., Comparison of an advanced minimally invasive cardiac output monitoring with a continuous invasive cardiac output monitoring during lung transplantation[J]. J. Clin. Monit. Comput., 2016, 30(4):475-480.

第三十二章 肺移植麻醉主要循环监测方法及其作用

肺移植是终末期肺疾病唯一有效的治疗手段,目前我国每年完成500例以上肺移植。

肺移植麻醉管理过程以明显的血流动力不稳定为特征,贯穿于全身麻醉诱导、单肺通气和肺动脉、左心房钳夹期间以及移植肺缺血缺氧再灌注后全过程。肺移植麻醉过程中,连续、实时获取受者血流动力学参数信息,对及时正确处理病情、保障手术成功完成和受者生命安全不可或缺。麻醉期间除了心电监测、无创血压监测以及动脉血氧饱和度和体温等常规监测外,有创动脉压以及经肺动脉导管(pulmonary artery catheter,PAC)和经食管超声心动图(transesophageal echocardiography,TEE)监测被一些专家推荐为肺移植麻醉常用监测技术。近年来,以脉搏轮廓温度稀释连续心排量测量(pulse indicate contour cardiac output,PiCCO)监测为代表的经肺热稀释联合脉搏轮廓波形分析技术在肺移植麻醉中得到重视,此外,以FloTrac/Vigileo系统为代表的脉搏轮廓波形分析技术等无创血流动力学监测在肺移植麻醉中的应用价值正处于临床观察阶段。[1]

一、PAC

目前,临床上常用的肺动脉漂浮导管主要为Swan-Gan导管,导管尖端气囊通过血流动力的作用,经皮穿刺后导管经上腔或下腔静脉,通过右房、右室、肺动脉主干和左或右肺动脉分支,直至肺小动脉,在肺动脉主干测得的压力称为肺动脉压(PAP),在肺小动脉的嵌入部位测得的压力称为肺小动脉嵌压(PAWP)。根据常规的PAC观察数据,可以掌握右房和右室压、肺动脉压、肺动脉阻断压、心输出量和混合静脉血氧饱和度的信息,以及它们在不同临床条件下的相互作用,是唯一同时且几乎连续提供心输出量(CO)和混合静脉血氧饱和度(SvO$_2$)的工具,也是唯一可以直接监测PAP和PAWP的工具。[2]此外,结合热稀释技术还能测定和计算心脏每搏输出量、心脏指数、肺血管阻力及体循环血管阻力等指标。

在肺移植手术中,肺动脉压力监测具有重要意义。接受肺移植手术的受者术前均存在不同程度的肺循环阻力升高、肺动脉高压以及右心结构和功能损伤,麻醉过程中还会由于各种因素导致肺循环阻力和肺动脉压升高,可能导致右心衰竭,甚至更严重的后果。[3]PAC技术在监测肺血管阻力和右心室后负荷等方面具有不可替代的作用。正常情况下,在移植肺动脉开放后,肺动脉压应立即下降。PAC监测中若发现肺动脉压未回落,甚至较肺移植前更高,提示存在以下异常情况:缺血再灌注损伤、肺水肿、肺不张和肺部感染等,或因手术因素造成右室流出道或肺动脉等部位解剖异常,常伴随并发症率增高导致严重后果。

Swan-Gan导管对监测评估移植肺和心脏功能必不可少,对维持术中循环稳定、指导血管活性药的应用起着重要的积极作用[4]，但以压力指标反映容量负荷，有着其明显的局限性。[5]心脏顺应性的改变、肺毛细血管通透性的变化、胸腔内压力的改变以及瓣膜病变等都会影响循环压力与心脏容量状况之间的相关性，越来越多的研究对以PAWP评估心脏前负荷提出了疑问。[6-7]

二、TEE

在肺移植中的应用，TEE与PAC相比具有无创、价格低、直观性、解剖和功能的双重评价等优点，对心功能及结构的监测，对容量和心肌收缩力的评价更直观和敏感；指导PAC、中心静脉导管的调整；判断有无易被忽视的房间隔缺损或卵圆孔未闭及右室流出道梗阻情况[8]；移植肺再灌注后，检测左、右心室充盈情况，通过观测右室腔大小及右室壁运动对早期右室衰竭进行鉴别；相比中心静脉压（CVP）/PAWP（压力指标能否反应容量取决于心脏顺应性或是否存在瓣膜病变时），能准确反映左室前负荷，指导容量治疗；可对肺血管吻合直径及血流速度进行评价，尽管尚未建立正式的指导方针，但TEE对于术中评估肺静脉（PV）、肺动脉（PA）狭窄至关重要，标准二维（2D）、彩色多普勒和光谱多普勒技术可用于评价PV和PA狭窄[9]；并可排除显著的空气、血栓栓塞等[10]，TEE被认为是肺移植术中必要的监测方法。

但TEE也存在明显的不足，监测右室舒张末期容积（RVEDV）时受到探头切面的局限，使得结果受到影响；在监测左心容量负荷时，TEE受主动脉血流情况影响较大；操作技术难度高限制了其在围术期的应用，在有严重食管静脉曲张、食管穿孔风险患者限制使用；其数值易受体位变动的影响，手术时也难做到连续监测，最好是与一种连续监测方法如有创血压（IAP）相关联。

三、PiCCO

PiCCO是一种经肺热稀释（transpulmonary thermodilution，TPTD）与脉搏轮廓分析相结合的技术，仅需要一条中心静脉和一条较大的动脉通路（股动脉或腋动脉，不需要经过肺动脉）。放置在上腔静脉区域的标准中心静脉导管，注射冷的等渗盐水后，通过动脉插入的导管尖端热敏电阻检测血液温度的变化，使用改进的Stewart-Hamilton算法分析热稀释曲线计算出CO。[11]正常CO是维持循环的基础，同时也是作为计算其他容量容积参数的基础参数。经肺热稀释曲线，不受注射剂在何种呼吸周期注射的影响，因此，通过经肺热稀释法监测的CO反映的是整个呼吸循环的平均值。

通过TPTD可获得非连续性参数有CO、全心舒张末期容积（GEDV）、胸腔内血容量（ITBV）、血管外肺水（EVLW）、肺血管通透性指数（PVPI）、心功能指数（CFI）、全心射血分数（GEF）；通过脉搏轮廓分析法可获得的连续性参数有连续心输出量（PCCO）、动脉压（AP）、心率（HR）、每搏量（SV）、每搏量变异（SVV）、脉压变异（PPV）、外周血管阻力（SVR）和左心室收缩力指数（dPmax）。肺移植术中应用PiCCO技术，根据监测数据及时管理液体的入量，合理地运用血管活性药物、正确使用利尿剂、调整呼吸机模式等，可明显减轻肺损伤和肺水肿[12]，降低术后肺部并发症以及缩短呼吸机支持时间，从而有效提高肺移植的成功率。单肺或双肺移植行PiCCO监测心输出量较为可靠，即使在血流动力学快速波动的情况下也仍然准确。研究表明，在排除机械性或人员因素获得错误测量值外，PiCCO与PAC所获得的心输出量结果之间没有差异。肺移植术中，主动脉间断或连续、肺动脉间断或连续测定的心输出量值均可靠。TPTD被证实是用于测量CO的PAC的有效替代方案。

PiCCO血流动力学监测无绝对禁忌证，但如有以下情况需谨慎：肝素过敏、穿刺局部疑有感染或已有感染、严重出血性疾病，或溶栓和应用大剂量肝素抗凝、接受主动脉内球囊反搏治疗（IABP）病人、心脏内分流、严重瓣膜反流、巨大肺栓塞等。

四、FloTrac/Vigileo系统

FloTrac/Vigileo系统被誉为最小创伤血流动力学监测方法，仅需外周动脉（如桡动脉置管），操作简单方便，可连续监测，敏感性强。该技术需要结合患者的基本信息（年龄、性别、身高、体重等），通过连续分析外周动脉的波形特征来测定患者血流动力学参数，20秒更新数值，自动校准。它是由FloTrac心排量及压力监测传感器（微创的血流动力学监测装置）与Vigileo监护仪（采集患者血流动力学参数）组成的。该系统是真正的压力波形分析法，而非传统的"面积-轮廓"计算法，软件版本可不断升级，逐步突破监测领域的禁忌；不仅在单纯心脏手术患者监测中具有准确性，而且在一些有合并症的心脏手术患者中准确性同样较高，如高血压病、糖尿病、高脂血症等。

FloTrac/Vigileo监测系统是一种对血压、心率、中心静脉压等血流动力学进行监测的系统，由此衍生的SVV通过记录单位时间内每搏量，计算出该时间段内的变异程度，以此预测心血管系统对液体负荷的反应，从而更准确地判断循环系统前负荷状态。许多研究也显示SVV是预测液体反应性非常准确的指标。[13]

但是，在肺移植血流动力学监测中，处于临床观察阶段的FloTrac/Vigileo系统也存在其明显的局限性，如患有心脏瓣膜病变时，动脉波形不能真实反映患者心排血量；无右房压、肺动脉压和肺毛细血管楔压等参数，限制了其对右心功能的监测；监测仅适用于机械通气的患者，其也只能反映患者相对范围的容量变化；对于有严重心律失常和使用主动脉内球囊反搏的患者，该系统也并不适用。

肺移植是一个非常复杂的外科手术，同样，其血流动力学的管理也极其复杂、多方面和具有挑战性，到目前为止没有一项监测技术能完美地概全所有监测项目。合理地结合侵入性与非侵入性的监测技术，并根据其结果进行及时有效的处理，不仅仅是肺移植手术成功的关键，同时也可以改善预后。

（段若望）

参考文献

［1］ 中华医学会器官移植分会.中国肺移植麻醉技术操作规范[J].中华移植杂志(电子版)，2020，14(2)：75-78.

［2］ Sinaasappel M, van Iterson M, Ince C. Microvascular oxygen pressure in the pig intestine during haemorrhagic shock and resuscitation[J]. J. Physiol., 1999, 514(Pt 1):245-253.

［3］ Denault A, Deschamps A, Tardif J C, et al. Pulmonary hypertension in cardiac surgery[J]. Curr. Cardiol. Rev., 2010, 6(1):1-14.

［4］ 徐向辉,常业恬,李李,等. PiCCO 与 Swan-Gan 导管监测的比较与思考[J]. 医学与哲学(临床决策论坛版),2007,28(4):52-54.

［5］ 张鸿飞,徐世元. 脉搏指示连续心排血量技术在心脏前负荷测量的应用近况[J]. 国际麻醉学与复苏杂志,2006,27(1): 59-60.

［6］ Hudson E, Beale R. Lung water and blood volume measurements in critically ill[J]. Current Opinion in Critical Care, 6(3): 222-226.

［7］ 刘松桥,邱海波,杨毅,等. 每搏输出量变异度和胸腔内血容量指数对失血性休克犬容量状态的评价[J]. 中华外科杂志,2006,44(17):1216-1219.

［8］ Abrams B A, Melnyk V, Allen W L, et al. TEE for lung transplantation: A case series and discussion of vascular complications[J]. J. Cardiothorac. Vasc. Anesth., 2020, 34: 733-740.

［9］ González-Fernández C, González-Castro A, Rodríguez-Borregán J C, et al. Pulmonary venous obstruction after lung transplantation. Diagnostic advantages of transesophageal echocardiography[J]. Clin. Transplant., 2009, 23: 975-780.

［10］ Meineri M. Intraoperative transesophageal echocardiography for thoracic surgery[M]//Principles and practice of anesthesia for thoracic surgery. New York: Springer, 2011: 277-296.

［11］ Peeters Y, Bernards J, Mekeirele M, et al. Hemodynamic monitoring: To calibrate or not to calibrate? Part 1 - Calibrated techniques[J]. Anaesthesiol. Intensive Ther., 2015, 47(5):487-500.

［12］ Rocea G D, Costa G M, Coccia C. et al. Preload index: Pul-monary artery occlusion pressure versus intrathorade blood volume monitoring during lung transplantion[J]. Anesthesia & Analgesia, 2002, 95 (4):835-843.

［13］ 王丽丽,常冰梅,张文颉. FloTrac/Vigileo 系统用于非体外循环冠状动脉搭桥术中血流动力学监测的临床研究[J]. 中国药物与临床,2018,18(10):1677-1680.

肺移植新进展

第三十三章　呼吸内镜技术在肺移植术后管理中的应用

随着终末期肺部疾病患者的增加以及胸外技术的发展,近年来,肺移植手术在国内开展得如火如荼。肺移植手术的成功率与患者的生存期和术后并发症的发生密切相关。因此,有效预防并发症的发生与术后的气道管理是肺移植成功的关键。

介入呼吸病学是以微创诊疗技术为基础的一门学科,也是一个年轻、发展迅速的呼吸病学新领域。它是涉及呼吸病侵入性诊断和治疗操作的医学科学。呼吸内镜技术是介入呼吸病学的一大分支,它具有微创、高效、经济、安全、可重复性强等特点,所以在肺移植术后的气道管理中起到了重要的作用。

本章就支气管镜技术在肺移植术后管理中的应用作相关介绍。

第一节　肺移植术后气道廓清

由于麻醉、气道刺激等各种因素,患者肺移植手术后支气管内会产生大量分泌物。此时患者还没有排痰能力,部分患者会出现气道感染等情况,支气管镜下廓清治疗显得尤为重要。[1]

肺移植术后廓清主要的作用是清除分泌物,减少病原体定植,降低继发感染的风险。由于移植肺的免疫屏障未完全形成,预防肺部感染也是提高手术成功率重要的一环。廓清的同时也可以对深部支气管进行灌洗取样,收集灌洗液进行病原体培养或二代测序,早期发现病原体,对症治疗可有效延长生存期。因此,在分泌物增多时支气管镜治疗必不可少(图33.1)。

为减少支气管镜操作带来的继发感染,推荐使用绝对无菌的一次性支气管镜进行廓清治疗。近10年,一次性支气管的应用在国内日益增多,特别是在ICU、急诊、手术室中。对比常规的支气管镜,一次性内镜的便携性、无菌性优势更显著。一次性支气管镜最早用于辅助气管插管,随着技术的发展,目前其性能大幅提升,完全可以胜任肺移植术后的廓清、灌洗工作。

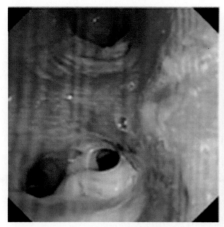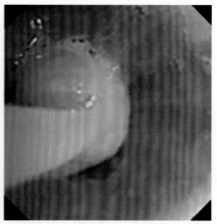

图33.1 肺移植术后气道内出现大量脓性分泌物

第二节 肺移植术后排异监测

影响肺移植术后生存率主要的因素之一是排异。术后排异可以分为急性排异、气道感染、慢性气道排异和慢性血管性排异。[2-3]其中急性排异可最早发现，及时干预能够逆转。因此，早期发现肺部急性排异，特别是在出现症状和影像学改变前显得尤为重要。

肺活检是发现肺移植术后排异最有效的方法。外科肺活检因创伤较大，需要手术室操作并不推荐。而支气管镜下肺活检具有微创、安全的优势。经支气管肺活检(transbronchial lung biopsy，TBLB)是一项传统的活检技术，也是呼吸内镜操作的基本功。该技术指使用活检钳通过支气管对肺外周病变或者肺组织进行取样检测的过程。最主要的并发症是气胸和出血，按照规范操作，可减少并发症的发生率。单独使用TBLB的诊断率不高，结合肺外周超声、透视或者导航技术可提高诊断效能。由于TBLB的取样组织偏小，完整性不够，目前更多地使用冷冻活检来代替TBLB。

经支气管冷冻肺活检(transbronchial cryobiopsy，TBCB)(图33.2)是通过冷冻探头到达肺外周，使用低温粘连肺组织，利用物理的方法获取病理。冷冻探头可将周围的肺组织成块取出，所以组织体积比TBLB取出的大，而且完整性更好，是一种高效、微创的新型活检方式。[4]冷冻活检的操作方式主要有两种，经硬镜预备球囊和经气管插管预置球囊。冷冻活检最主要的并发症也是气胸与出血，规范化的操作流程，且结合C臂机、超声探头等可有效降低并发症的发生率，文献证实TBCB与TBLB并发症的发生率相当，因此它也是一项安全的活检技术，近年来在国内开展日益增多。文献报道冷冻活检较常规的TBLB取得的组织尺寸更大，但在并发症发生率上无明显统计学差异。[5]

在没有影像学改变的肺排异中，如何精准活检是一个值得探索的课题。共聚焦显微内镜可以起到一定的作用。共聚焦激光显微内镜(confocal laser endomicroscopy，CLE)(图33.3)是一种新型的内镜下光学技术。将一根可放大1000倍的显微探头通过支气管镜的钳子管道进入远端支气管,利用人体自带的荧光细胞显像,观察支气管、肺泡、肺泡间隔的形态与其中细胞成分,从而来判断肺移植术后排异。从文献中可以看到,基于探针的共聚焦探头能有效提高急性肺排异的检出率。[6]

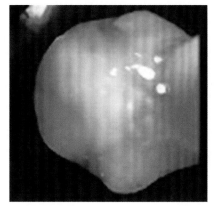 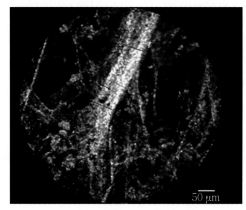

图33.2 冷冻肺活检后可见探头上完整的组织块　图33.3 共聚焦显微内镜下可见肺泡、肺泡间隔的血管结构

　　指南指出,术后3个月需完成4次支气管镜活检,第一年需完成7次支气管镜活检。每个部位活检不少于5块组织。其中双肺或单肺下叶:4～6块组织;右肺:中下叶;左肺:下叶和上叶舌段共4～6块组织;右肺:中下叶;左肺:下叶和上叶舌段共10～12块组织;肺泡灌洗部位为右中叶、左上叶舌段。[7-9]结合共聚焦显微内镜、肺外周超声、冷冻肺活检则能有效减少活检次数,减少并发症发生率,能够满足肺移植术后肺活检的需求:部位精准、组织量大、安全性高。[10]

第三节　肺移植术后气道并发症处理

　　肺移植术后气道并发症的发生率不低,大部分文献报道为2％～25％,其中中央气道并发症为1.6％～33％,死亡率可高达2％～4％。[11]根据《中国肺移植术后并发症诊疗和随访技术规范》(2019版),气道并发症主要分为以下几类:缺血和坏死、裂开、狭窄和软化。[12]

　　肺移植气道并发症的高发和手术技术相关。支气管血液供应通常来源于肺动脉和支气管动脉,而肺移植术中支气管动脉切断后一般不予重建,气道血供只能依赖于低压、低氧的肺动脉系统逆行血流。受者的支气管循环血运重建通常发生在肺移植术后2～4周。在新生血管形成之前,减少肺血流量或增加肺血管阻力的因素会加重供肺支气管缺血。这些因素包括供肺保存不良、肺缺血再灌注损伤、严重水肿、排斥反应、感染、炎症和长期正压通气。气道缺血最初表现为黏膜改变,进行性缺血可导致支气管壁坏死,最终开裂。早期的缺血性改变还会促使纤维组织增生、肉芽组织形成和气道结构完整性受损,远期表现为狭窄和软化。

　　导致支气管狭窄的临床因素也有很多,主要包括曲霉菌感染、放线菌感染、假单胞菌感染、移植3个月内第一次排异以及年龄小于45岁。[13]从病理角度分析，气道缺血坏死后、移植后免疫抑制剂使用，致使病原体感染的概率大幅度上升。侵袭性真菌感染会导致气道上皮的不可逆性破坏，上皮细胞缺失后，真菌坏死物后期会刺激肉芽增殖，并逐渐瘢痕化，最终导致气道机械性狭窄。如果病原体破坏气道软骨，后期则形成动力性软化狭窄。

从临床角度来看，肺移植术后气道并发症主要有气道真菌感染、缝线脱落、气道瘢痕狭窄、气道软化狭窄和气管切开后上气道狭窄。以下我们将针对不同病症的处理作详细说明。

一、处理并发症中的常用内镜下技术

对于肺移植术后并发症的诊断通过临床症状与气管镜下表现不难确定，难点在于如何选择合适的方法进行治疗。呼吸内镜作为一种微创、安全的方法是治疗气道并发症的首选方案。我们先就处理并发症中的常用内镜下技术作一介绍。

（一）硬质支气管镜技术

硬镜是最古老的气管镜，在软镜出现之前，硬镜是唯一可以使用的气道内窥镜。有一段时间，学者们认为硬镜没有软镜使用灵活、走得远，但随着治疗新技术的增加，硬镜的地位也随之水涨船高。用当代的学术眼光来看，硬质支气管镜（rigid bronchoscopy）技术已经成为呼吸介入中必不可少的一项技术（图33.4）。它的优势在于通道空间大，器械开径大，不怕出血，在困难、复杂气道疾病的治疗上尤为突出。硅酮支架的置入与取出也是硬镜的绝对适应证。在肺移植术后气道狭窄的病例中，硬镜可以有效开通气道，维持通气，是必不可少的技术之一。[14]

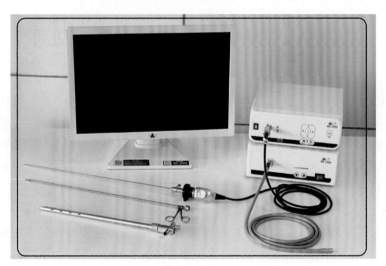

图33.4 硬质支气管镜及主机光源

（二）球囊扩张技术

利用注水的球囊来物理扩张狭窄的气管、支气管，是一项常用的治疗性技术，主要针对良性瘢痕性狭窄(图33.5)。扩张的范围以中心气道为主,安全性高,短期效果佳。按照规范化的操作流程,球囊扩张(balloon dilatation)的操作难度不高。如果跨适应证治疗也会导致气道撕裂、大出血、纵隔气肿等严重并发症的发生。另外需要注意的是,球囊扩张的短期效果好,远期效果不佳,因此一定频度的反复治疗,逐渐延长治疗周期是成功的关键。[15]

(三)激光技术

激光(laser)是大家非常熟悉的一种能量,它的特点很鲜明。固定的波长导致其高聚焦性,且不同波长的激光对于不同组织的吸收度不一样,所以皮肤科常用二氧化碳激光,泌尿外科常用钬激光,呼吸科半导体激光与ND-YAG激光使用更多(图33.6)。激光作用于组织上可直接使组织气化,达到消融的效果,所以在热治疗中其效率最高。激光在肺移植术后常用于吻合线的取出与支架丝的打断。由于激光是直线激发,因此对于远端弯角较大的部位不适宜,也不推荐长时间照射同一位置,容易引起穿孔。[16]

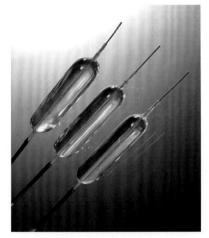

图33.5 高压扩张球囊

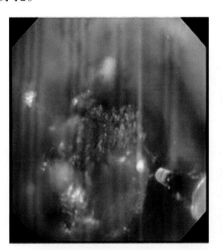

图33.6 激光治疗

(四)高频电治疗

高频电是通过电能转化为热能的一种消融方式,高热可以破坏细胞,使组织焦炭化,从而达到治疗的效果(图33.7)。高频电的连接器械多样化,有电凝、电刀、圈套器、热活检钳等。对于不同形态、性质的组织选用不同的器械进行切割、消融。高频电常用于瘢痕狭窄的切割,不推荐消融肉芽肿性病变,因为热治疗容易刺激肉芽再增生。高频电治疗(electrotherapy)速度快,能快速解除梗阻,对于严重的气道狭窄可在短时间内打通,恢复通气。[17-18]

(五)氩气刀

氩气刀(argon plasma cryosurgery,APC)又称为氩等离子体,通过气体喷射,转换为热能,对组织进行消融(图33.8)。氩气的特点是探头不直接接触组织,而是通过气流趋向性进行治疗。气流是向着电阻小的组织流动,血液的电阻相对较低,因此氩气更多地被用于止血,特别是出血点不明的弥漫性出血。氩气刀消融效率没有激光、高频电高,但是它深度可控,在热治疗中更安全,对于黏膜病变、真菌坏死的治疗更有优势。

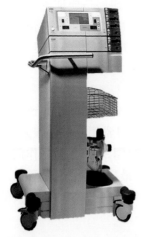

图33.7 高频电主机

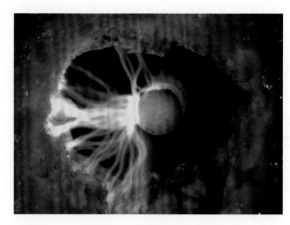

图33.8 氩气刀治疗

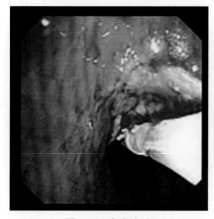

图33.9 冷冻治疗

(六)冷冻治疗

冷冻治疗(cryotherapy)是能量平台中最常用的一种。气道内的冷冻常用二氧化碳气体,现在也有使用液氮的。快速的降温和复温可以对细胞进行破坏,从而达到消融的效果。冷冻治疗(图33.9)分为冻融与冻切两种。冻切就是之前提到的冷冻肺活检,它还可以用于大块肿瘤组织的取出、异物取出等;冻融是通过降温与复温的过程来消融病灶,更多用于良性的坏死与肉芽肿性疾病。由于冻融治疗的起效较慢,短时间内还会形成水肿,加重狭窄,所以在重度气管狭窄中慎用。冷冻对正常组织的损伤不大,坏死的细胞可以再生,因此相较热治疗而言,它是一项比较安全的技术。[19]

(七)气道支架

气道支架(stents)技术又称为气道支撑技术,在重度气道狭窄的患者中可快速扩展气道,维持通气,是呼吸介入中一项必不可少的关键技术。早在20世纪90年代初,国内学者开始自主研究、发明气道支架。随着材料科学与编织技艺的发展,新的气道支架不断出现。支架作为一项"救命"技术其实也是一把双刃剑。不规范使用或长时间留置支架会导致气道再狭窄,破坏气道上皮结构,从而导致不可逆的损伤。目前仍未出现理想化的支架模型,现有的支架从材质上分为金属(图33.10)与硅酮(图33.11)两类,在形态上有直筒、Y形、L形、沙漏形之分。金属支架也分为覆膜、半覆膜与非覆膜支架。支架的使用遵守个性化原则,不同的患者、不同的狭窄部位、狭窄性质需要选择不同材质、形状、尺寸的支架。在肺移植术后气道软化、瘢痕狭窄导致呼吸困难的患者中,支架置入是目前最有效的手段,但如何评估留置时间,如何选择合适的支架仍需要进行研究探索。[20]

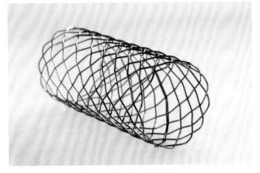

图 33.10　金属支架

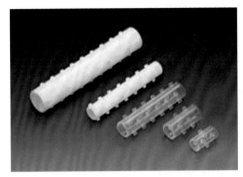

图 33.11　硅酮支架

二、气道并发症的介入治疗策略

(一) 气道真菌感染

气道真菌感染(图 33.12)是肺移植术后早期常见的并发症。大量的真菌坏死物会阻塞气道,导致呼吸困难。对于气道真菌感染的治疗采用全身与局部相结合的方法。在全身用药的基础上,予以两性霉素 B 雾化吸入,同时内镜下清理坏死物。[21]由于真菌感染往往是侵袭性生长,会破坏气道壁甚至侵犯周围的血管,所以盲目钳夹清理有破坏血管、引起大出血的风险。因此,对于真菌坏死物的清理,推荐使用 APC 局部治疗,氩气的高温可以使坏死物收缩、结痂,同时对表面的真菌孢子有杀灭作用。再使用电圈套、电刀等切割收缩后的坏死物并取出,目的是保持气道通畅,缩短抗真菌治疗的时间。

(二) 缝线脱落

吻合口附近的缝线会脱落入支气管腔内,导致刺激性咳嗽或黏附分泌物(图 33.13)。目前支气管镜下无合适的裁剪工具,激光可以作为替代进行腔内拆线。拆线需在确认吻合口愈合良好后进行,以防出现吻合口瘘和裂开的严重并发症。

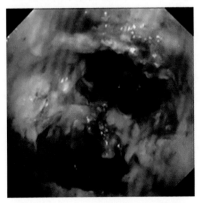

图 33.12　气道内侵袭性真菌感染

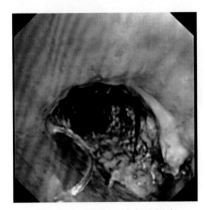

图 33.13　吻合口缝合线脱出

(三)气道瘢痕狭窄

瘢痕狭窄又称为机械性狭窄,是良性气道狭窄中常见的类型(图33.14),肺移植术后的瘢痕狭窄可分为吻合口狭窄和支气管狭窄两类。前者由吻合口缺血、感染造成;后者大多为黏膜真菌感染后形成的广泛狭窄。瘢痕狭窄的治疗遵循循序渐进的原则。存在瘢痕环的可以通过高频电刀辐射状切开加高压球囊扩张治疗。较长的狭窄段可通过囊扩张来治疗,一般4~6次为一个周期,每次之间间隔不超过2周。如果效果不佳,再选择支架置入(图33.15)。

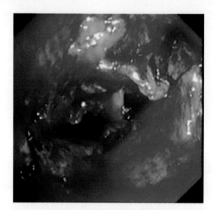

图33.14 气道瘢痕狭窄

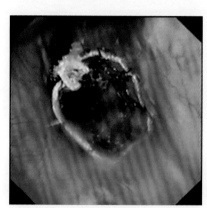

图33.15 金属支架置入

(四)气道软化狭窄

软化狭窄又称为动力性狭窄,是感染等因素引起气道软骨破坏导致支气管壁软化形成的狭窄。气道软化患者在呼气相胸内压增加时气道壁塌陷,产生明显的呼吸困难症状。肺移植患者出现气道软化的治疗方法主要是支架置入。原则上硅酮支架是首选的方法(图33.16),软化的气道壁在支架长期支撑后,可刺激气道黏膜瘢痕形成,促进管腔固定,管壁重塑,6~8个月后取出支架,如果气道不再狭窄,则治疗成功。由于硅酮支架长期置入后并发症相对少,更易于取出,因此作为首选。但是对于严重狭窄的病例,硅酮支架置入困难,此时可选择金属支架短期置入作为过渡。2~4周后取出金属支架再同步置入硅酮支架。需要注意的是,软化的支气管壁薄,过大的支架直径可导致气道破裂,甚至大出血,临床上需谨慎选择。[22-23]

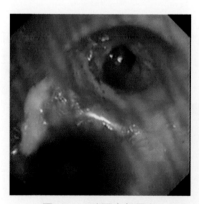

图33.16 硅酮支架置入

（五）气管切开后上气道狭窄

常见于气管切开长期置管的患者,球囊套管刺激气道壁肉芽瘢痕增殖或破坏软骨引起气管狭窄。临床多表现为拔管困难,根据CT及支气管镜检查可明确狭窄性质、部位、程度。与支气管狭窄一样,遵循从简到繁的治疗原则。大部分患者可通过球囊扩张、高频电刀治疗达到长期缓解的效果,其余的患者需手术治疗或支架置入。肺移植患者再次气道手术风险较大,因此支架置入更常用。在气管上段狭窄中,最常用的是T形管(图33.17)。硅胶材质的T形管不易移位,且对气道黏膜刺激小,出现再狭窄的比例小,安全性更高。12～18个月后可取出T形管,如果气道重塑,则治疗成功。在紧急情况下也可以使用临时性金属支架作为过渡,合并气管食管瘘的患者需要覆膜金属支架或硅酮支架封堵,此时不宜使用T形管。

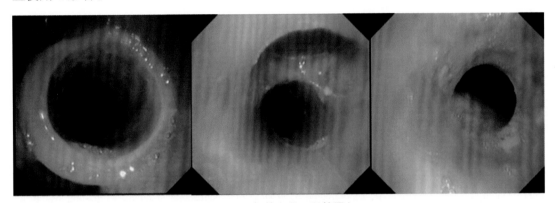

图33.17 气管上段T形管置入

小　　结

随着肺部重症疾病发病率的日益增多与肺部高难度手术的推广,肺移植的开展呈上升趋势。影响肺移植术后生存率最主要的因素是并发症的发生,因此如何有效治疗并发症是一个重要的课题。介入呼吸病学技术在肺移植术后的气道管理中具有举足轻重的作用。使用一次性支气管镜在肺移植术后进行分泌物清理可有效降低移植后肺部及吻合口感染的概率。经支气管监测性冷冻肺活检的开展有利于早期发现急性排异。共聚焦显微内镜联合肺外周超声的冷冻活检安全性更高,值得推广与普及。对于肺移植术后气道并发症,需要对应不同性质的病变选择不同技术进行联合治疗,其标准和规范仍需要探索。总之,随着新技术的不断出现,呼吸内镜能更好地为肺移植手术保驾护航。

（顾晔）

参考文献

[1]　Meyer K C. Recent advances in lung transplantation[J]. F1000Research, 2018, 7(F1000 Faculty Rev):

1684.

［2］ Stewart S, Fishbein M C, Snell G I, et al. Revision of the 1996 working formulation for the standardization of nomenclature in the diagnosis of lung rejection[J]. J. Heart Lung Transplant., 2007, 26 (12): 1229-1242.

［3］ 中华医学会器官移植学分会. 器官移植病理学临床技术操作规范(2019版):肺移植[J]. 器官移植, 2019(4):383-392.

［4］ Hetzel J, Hetzel M, Hasel C, et al. Old meets modern: The use of traditional cryoprobes in the age of molecular biology[J]. Respiration, 2008, 76(2):193-197.

［5］ Yarmus L, Akulian J, Gilbert C, et al. Cryoprobe transbronchial lung biopsy in patients after lung transplantation: A pilot safety study[J]. Chest, 2013, 143(3):621-626.

［6］ Keller C A, Khoor A, Arenberg D A, et al. Diagnosis of acute cellular rejection using probe-based confocal laser endomicroscopy in lung transplant recipients: A prospective, multicenter trial[J]. Transplantation, 2019, 103(2):428-434.

［7］ McWilliams T J, Williams T J, Whitford H M, et al. Surveillance bronchoscopy in lung transplant recipients: Risk versus benefit[J]. J. Heart Lung Transplant., 2008, 27(11):1203-1209.

［8］ Burton C M, Iversen M, Scheike T, et al. Minimal acute cellular rejection remains prevalent up to 2 years after lung transplantation: A Retrospective Analysis of 2697 Transbronchial Biopsies[J]. Transplantation, 2008, 85(4):547-553.

［9］ Hopkins P M, Aboyoun C L, Chhajed P N, et al. Prospective analysis of 1235 transbronchial lung biopsies in lung transplant recipients[J]. J. Heart Lung Transplant., 2002, 21(10):1062-1067.

［10］ Abdelghani R, Thakore S, Kaphle U, et al. Radial endobronchial ultrasound-guided transbronchial cryobiopsy[J]. J. Bronchology Interv. Pulmonol., 2019, 26(4):245-249.

［11］ Dutau H, Vandemoortele T, Laroumagne S, et al. A new endoscopic standardized grading system for macroscopic central airway complications following lung transplantation: The MDS classification[J]. Eur. J. Cardiothorac. Surg., 2014, 45(2): e33-8.

［12］ 中华医学会器官移植学分会. 中国肺移植术后并发症诊疗和随访技术规范(2019版)[J]. 中华移植杂志(电子版),2019,13(2):99-108.

［13］ Thistlethwaite P A, Yung G, Kemp A, et al. Airway stenoses after lung transplantation: Incidence, management, and outcome[J]. J. Thorac. Cardiovasc. Surg., 2008, 136(6):1569-1575.

［14］ Redmond J, Diamond J, Dunn J, et al. Rigid bronchoscopic management of complications related to endobronchial stents after lung transplantation[J]. Ann. Otol. Rhinol. Laryngol., 2013, 122(3):183-189.

［15］ De Gracia J, Culebras M, Alvarez A, et al. Bronchoscopic balloon dilatation in the management of bronchial stenosis following lung transplantation[J]. Respir. Med., 2007, 101(1):27-33.

［16］ Santacruz J F, Mehta A C. Airway complications and management after lung transplantation: Ischemia, dehiscence, and stenosis[J]. Proc. Am. Thorac. Soc., 2009, 6(1):79-93.

［17］ Crespo M M. Airway complications in lung transplantation[J]. J. Thorac. Dis., 2021, 13(11):6717-6724.

［18］ Shennib H, Massard G. Airway complications in lung transplantation[J]. Ann. Thorac. Surg., 1994, 57(2):506-511.

［19］ Maiwand M O, Zehr K J, Dyke C M, et al. The role of cryotherapy for airway complications after lung and heart-lung transplantation[J]. Eur. J. Cardiothorac. Surg., 1997, 12(4):549-554.

［20］ Martinod E, Dutau H, Guibert N. Management of airway complications after lung transplantation: Is there an ideal stent? [J] J. Thorac. Dis., 2022, 14(9):3111-3115.

[21] Clark N M, Weigt S S, Fishbein M C, et al. Fungal infections complicating lung transplantation[J]. Semin. Respir. Crit. Care Med., 2018, 39(2):227-254.

[22] Simonova M S, Rusakov M A, Parshin V D, et al. Bronkhial'nye oslozhneniya posle transplantatsii legkikh[Airway complications after lung transplantation][J]. Khirurgiia (Mosk), 2021(7):77-83.

[23] Fonseca H V S, Iuamoto L R, Minamoto H, et al. Stents for bronchial stenosis after lung transplantation: Should they be removed?[J]. Transplant. Proc., 2015, 47(4):1029-1032.

第三十四章 俯卧位通气在终末期肺病领域的应用与进展

一、概述

1976年，Margaret Piehl发表了第一篇描述俯卧位通气在急性呼吸窘迫综合征（ARDS）中应用的报道，她在测试一种允许180°旋转的床（CircOlectric床）时发现，在5名ARDS患者中，PaO_2平均增加了约30 mmHg，这被归因于更好的灌注分布。[1]在1977年，Douglas等报告了俯卧位对6位病人的影响。患有ARDS的病人，在俯卧位通气后PaO_2平均增加了69 mmHg[2]，并且氧合的改善在病人转为仰卧位后得以维持，没有观察到通气或$PaCO_2$的变化。随后在1986年，Maunder等[3]报告了ARDS的第一张CT扫描图像（图34.1），显示下方的肺组织密度更高，提示ARDS中肺实质的放射学密度并不像胸片显示的那样，均匀地分布在整个肺部，而是主要存在于靠下的区域。

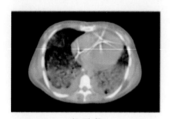 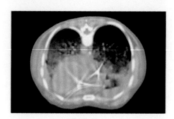 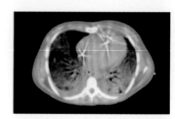

仰卧位　　　　　　　　俯卧位　　　　　　　　仰卧位

图34.1　ARDS的第一张CT扫描图像

二、病理生理机制

根据在俯卧位观察到的密度重新分布提出了一个解释模型，这个模型被Bone称为"海绵模型"[4]，该模型对俯卧位的密度重新分布和呼气末正压（PEEP）维持都可以进行解释。[5]在ARDS中，由于广泛的水肿，肺部重量增加，越靠下方的肺组织内静水压越大。[6]这种压力通过对肺内气体的"挤出"效应导致肺泡塌陷。俯卧位扭转了下方较大的压力，使背侧区域"打开"，而腹侧区域趋于塌陷。海绵模型和叠加压力理论也解释了PEEP的作用：当PEEP提供的肺泡内压力超过叠加压力时，肺泡得以打开。[5]

(一)氧合可能的改善方式

1. 更加均匀的充气/通气分布

如图34.2所示,与仰卧位相比,俯卧位使气体/组织比率更加均匀,这在正常人和ARDS患者中都会发生。发生这种情况的机制可能与肺部需要适应胸腔形状有关。[7]例如,胸腔的形状更类似于三角形而不是球形,与"球形"形状相比,"三角形"下方区域肺组织更多,使肺和胸腔结构一致的拉伸作用就越小,这称为"形状不匹配"机制。其结果是腹侧区域比背侧区域扩张更多。另一个机制与重力(肺部重量)有关,它的作用是沿着重力轴逐渐压缩下方肺泡。因此,在仰卧位时,形状不匹配和重力的作用方向相同(上方肺泡的扩张和下方肺泡的压缩)。这两种现象导致了肺的不均匀性。在俯卧位中,形状不匹配和重力的作用方向相反,形状不匹配倾向于扩张腹侧区域,而俯卧位倾向于压缩腹侧区域。[8]最后的结果是,背侧的肺泡扩张在俯卧位比仰卧位更多,进而导致:① 通气和灌注的分布更加均匀,导致氧合的改善;② 任何由机械通气的能量负荷引起的损伤,在俯卧位比仰卧位更均匀地分布在肺实质上。

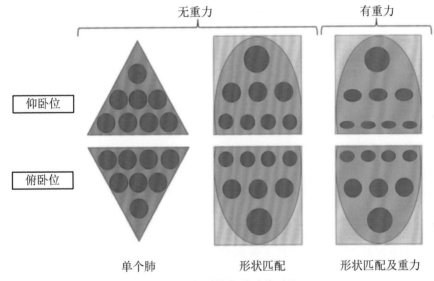

图34.2　仰卧位与俯卧位对比

2. 肺部质量和形状

通常认为俯卧位后氧合的改善是由于肺对氧气更好的募集。然而,这种说法是不正确的。事实上,在俯卧位中观察到的背侧区域的肺部开放总是伴随腹侧区域的部分关闭。实际原因是肺部背侧和腹侧的通气之间的差异,而灌注量在俯卧位和仰卧位之间没有变化。[9-11]肺部形状的作用是显著的,根据"海绵模型"(图34.3),当肺部重量增加到一定程度,导致肺背侧区域受到压缩,以50%为界,由于重力作用,当病人改为俯卧时,肺部在其高度的50%以下(腹侧区域)塌陷,而高度的50%以上的区域(背侧区域)将重新开放。所以对气体交换的影响取决于上下50%肺质量的多少。如果肺部是完全圆形的,那么上半部和下半部的质量将是完全相同的。[12]然而,肺的形状类似于锥形(顶点朝向胸腔的腹侧部分),更多的肺部肿块存在于背侧的50%,这部分将在俯卧位时重新打开。此外,还必须考虑到心脏重量的作用[13],当病人处于仰卧位时,心脏会对左下叶造成压迫,而改为俯卧位时,这种影响就会消失。[9]

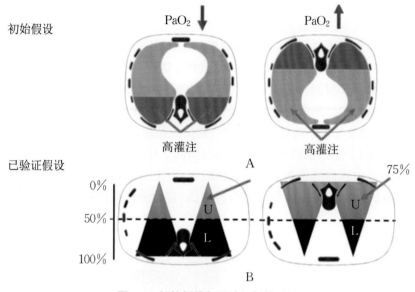

图34.3 初始假设与已验证假设对比
U:上;L:下。

3.胸壁弹力

在仰卧位,胸壁的顺应性是由前胸壁和膈肌的弹性决定的,因为胸廓的后部与床接触。在俯卧位中,膈肌的弹性不会改变,而胸腔的背侧部分可以自由移动。由于胸腔的解剖结构,背侧胸壁的顺应性比前侧的要低,因此,俯卧位病人的整体胸壁顺应性会降低。其结果是气体向腹侧和膈肌旁的肺区分布得更好,这些区域的气体募集也更多。因此,气体分布变得更加均匀。[14]有趣的是,在仰卧位时将重物放在胸腔前部,可以观察到对气体交换的类似影响,从而增加氧饱和度(未发表的数据)。这种方法减少了气体在腹侧的分布,而增加了气体在背侧区域的分布。俯卧位时整个胸腔的顺应性的变化解释了肺对气体募集增加的原因。

（二）CO_2清除

俯卧位时$PaCO_2$可能保持不变、增加甚至减少。$PaCO_2$的变化取决于肺泡通气量的变化及其与总肺容积的比例(即与肺的气体募集能力有关)。俯卧位时$PaCO_2$的增加可能取决于以下两种不同的机制[15]:

（1）肺泡通气量减少(过度膨胀的肺单位具有较低的顺应性,因此通气量较小;胸壁顺应性下降也可能导致肺泡通气量减少)。

（2）肺内灌注的相对变化。

三、临床试验

（1）Gattinoni 等[16]的研究成果发表于2001年，实际上是在1995年设计的，在1996年和1999年之间进行。试验背后的理论很简单：更好的氧合与更好的生存有关，而俯卧位可以改善氧合，从而假设俯卧位可以提高生存率。试验设计反映了当时的认知：方案规定每天6小时的俯卧位通气，这个时间段主要根据护士轮班来选择。样本量的设计根据俯卧位组的死亡率下降20%。由于招募病人的速度缓慢，该研究被停止。然而，这项研究清楚地表明，俯卧位确实与更好的氧合有关，但对生存没有益处。

（2）Guérin 等[17]的试验大约是在前一个试验的同一时期设计的，对ARDS病理生理学的认识也是一样的。事实上，该试验背后的理论和假设与Gattinoni 等的研究相同。同样，俯卧位改善了氧合，但治疗组和对照组的死亡率仍然相同。有趣的是，不仅ARDS患者得到了治疗，低氧性急性呼吸衰竭患者也得到了治疗。因此，严格来说，这两项试验并没有显示俯卧位"不起作用"，但它们显示了更好的氧合本身并不导致结果的改善。

（3）Mancebo 等[18]西班牙小组的试验设计代表了对俯卧位试验背后理论的一种突破。事实上，尽管在设计这项研究时，ARMA试验的结果还没有出来，但人们已经逐渐认识到机械通气对高容量和高压力的潜在破坏性影响。因此，机械通气本身是导致ARDS患者死亡的一部分原因，所以尽可能延长俯卧位所提供的可能的"保护"似乎是合乎逻辑的。因此，俯卧位至少应用20小时；气道压力保持在35 cmH$_2$O以下，如果怀疑胸壁僵硬和/或潮气量低于10 mL/kg，则保持在40 cmH$_2$O。这项研究因招募困难而中断，但信息相当关键，有利于俯卧位组（仰卧位组的死亡率为58%，俯卧位组为43%；$P=0.12$）。

（4）Guérin 等[19]在这项研究中，研究者应用所有的最佳条件来检测与俯卧位相关的优势。所选患者的PaO$_2$/FiO$_2$低于150 mmHg；因此，中度ARDS被分成两类（PaO$_2$/FiO$_2$低于150 mmHg与公认的病理和临床结果有关[20]，其严重程度与根据柏林定义的中度ARDS患者不同[21]）。参加试验的重症监护室都有记录在案的俯卧通气经验，并严格执行肺部保护性通气。结果表明，在这个准确选择的人群中，俯卧位与仰卧位相比有明显的好处。所有这些临床试验的特点在表34.1中进行了总结。

表34.1　俯卧位通气的临床试验

年份	2001	2004	2006	2009	2013
研究者	Gattinoni 等	Guérin 等	Mancebo 等	Taccone 等	Guérin 等
研究时间	1996—1999	1998—2002	1998—2002	2004—2008	2008—2011
例数	304	802	142	344	466
入院时平均 PaO$_2$/FiO$_2$	127	152	105	113	100
入院时的PEEP	10	8	7	10	10
俯卧位的时间	7小时~5天	9小时~4天	17小时~10天	18小时~8天	17小时~4天

保护性通气	没有	没有	VT<10 mL/kg	VT<10 mL/kg	6 mL/kg
死亡率(%)					
仰卧位	58.3	42.2	60.0	52.9	41.0
俯卧位	62.2	43.3	50	47.6	23.6
P值	0.5	0.74	0.22	0.33	0.001

四、俯卧位通气的要素

(1) 患者选择:重度 ARDS 患者(PaO_2/FiO_2<150 mmHg)。

(2) 早期实施:病程48小时内。

(3) 持续足够长的时间(>16 h/d)。

(4) 肺保护性通气:低潮气量(6 mL/kg 预测体重),气道峰压<30 cmH$_2$O,PEEP>5 cmH$_2$O。

(5) 同时使用神经肌肉阻滞剂。

(一)禁忌证

(1) 绝对禁忌证:不稳定的脊柱骨折。

(2) 相对禁忌证:血流动力学不稳定,不稳定的骨盆或长骨骨折,腹部开放性伤口,颅内高压,近期行胸骨切开术,腹侧大面积烧伤,需要心脏复苏及除颤。[22]

(二)操作流程[23]

1. 操作前用物准备和检查

俯卧位通气的操作前用物准备和检查如图34.4所示。

2. 安全评估流程

俯卧位通气的安全评估流程如图34.5所示。

3. 操作方法

俯卧位通气的操作方法如图34.6所示。

五、俯卧位通气在肺移植中的应用

(一)在供体中的应用

2021年在华盛顿大学医学院进行的一项前瞻性研究[24],发表在《心肺移植》杂志上。纳入的是单中心2年间出现低氧血症(PaO_2/FiO_2<300 mmHg)合并肺不张的脑死亡供体,采用俯卧位通气至少12小时。通过CT量化肺不张的改善程度,并与单纯采用仰卧位的供体进行比较。

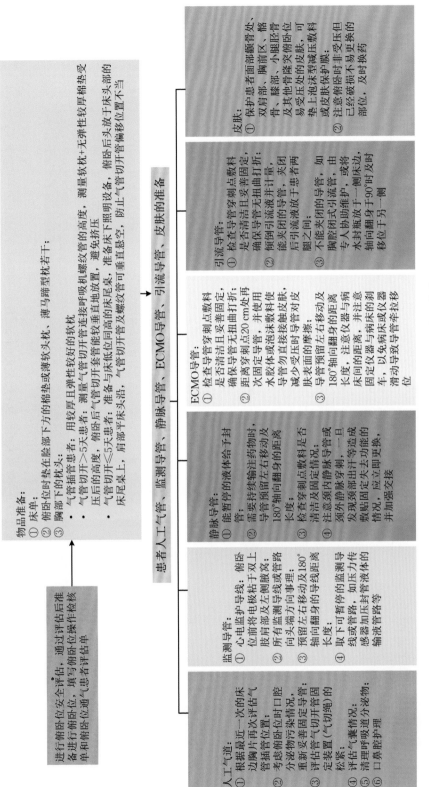

物品准备：
①床单；
②俯卧位时垫在脸部下方的棉垫或薄型枕若干；
③胸部下的枕头：用较厚且弹性好的软枕

气管插管患者：测量气管切开套管连接呼吸机螺纹管的高度，测量软枕+无弹性较厚棉垫受压后的高度，俯卧后气管切开套管能较垂直地放置，避免挤压

气管切开>5天患者：
气管切开≤5天患者：准备与床位同高的床尾桌，俯卧床下照明设备，防止气管切开螺纹管可垂直悬空，床尾桌上，肩部平床头沿，气管平床头高，俯卧后头故于床头部的床平桌上，气管切开开套及螺纹管可垂直悬空，防止气管切开开螺纹管偏移位置不当

进行俯卧位安全评估，通过评估后准备进行俯卧位，填写俯卧位评估单和俯卧位通气患者评估单

患者人工气管、监测导管、静脉导管、ECMO导管、引流导管、皮肤的准备

人工气道：
①根据最近一次的床边胸片再次评估气管插管位置；
②考虑俯卧位时口腔分泌物污染情况，重新妥善固定导管；
③评估导管固定装置（气切绳）的松紧；
④评估气囊情况；
⑤清理呼吸道分泌物，口鼻腔护理

监测导管：
①心电监护导线：俯卧位前将电极粘于双上肢前部及左侧腋窝，所有监测导线或导管从头端方向处理；
②预留左右移动及180°轴向翻身的导线长度；
③取下可暂停的监测导线或导管，如压力传感器加压封管液体或输液管路等

静脉导管：
①能暂停的液体给予封管；
②需要持续输注药物时，导管预留左右移动及180°轴向翻身的距离长度；
③检查穿刺点及敷料是否清洁及固定情况；
④注意预留颈内静脉穿刺或颈外静脉穿刺，一旦发现预留部分出列等造成敷贴固定距离失去功能的情况，应立即更换，并加强交接

ECMO导管：
①检查导管穿刺点敷料是否清洁且妥善固定，确保导管无扭曲打折；
②距离穿刺点20 cm处再次固定导管，并使用水胶体或泡沫敷料使导管勿直接接触皮肤，减少受压时导管对皮肤表面的摩擦；
③导管预留左右移动及180°轴向翻身的距离床间的距离，注意仪器与病床固定距离，并注意固定仪器或病床的刹车，以免病床或仪器滑动导致导管牵拉移位

引流导管：
①检查引流管穿刺点敷料是否清洁且妥善固定，确保引流管无扭曲打折计量，倾倒引流液后时及于计量，夹闭引流的导管后引流液放于患者两腿之间；
②能夹闭的导管，如胸腔闭式引流管，由专人协助维护，或将水封瓶放于一侧床边，轴向翻身90°时及时移位于另一侧

皮肤：
①保护患者面部颧骨处，双肩部、胸前区、髂前上棘、膝部、小腿胫骨、及其他骨隆突俯卧位易受压处的皮肤，可垫上泡沫型减压敷料或皮肤保护膜，注意俯卧时非受压但已经破损的部位，及时换药

图 34.4 俯卧位通气的操作前用物准备和检查

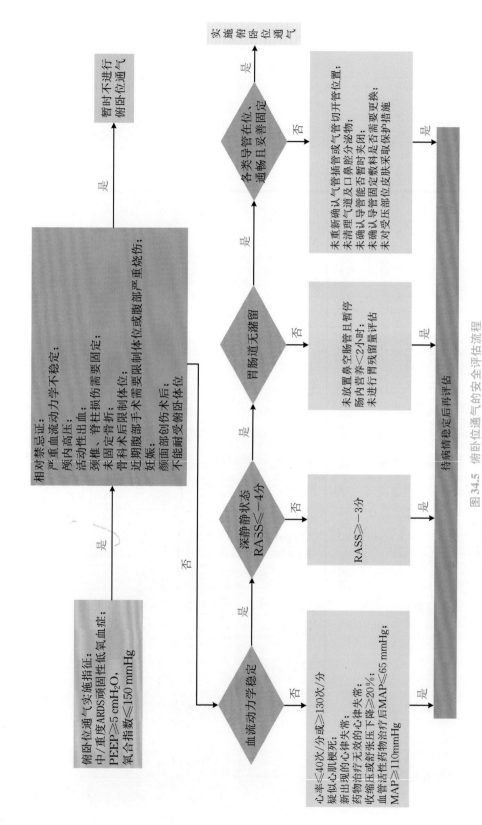

图34.5 俯卧位通气的安全评估流程

ARDS 为急性呼吸窘迫综合征，PEEP 为呼气末正压，RASS 为 Richmond 躁动-镇静评分，MAP 为平均动脉压；1 cmH₂O=0.098 kPa，1 mmHg=0.133 kPa。

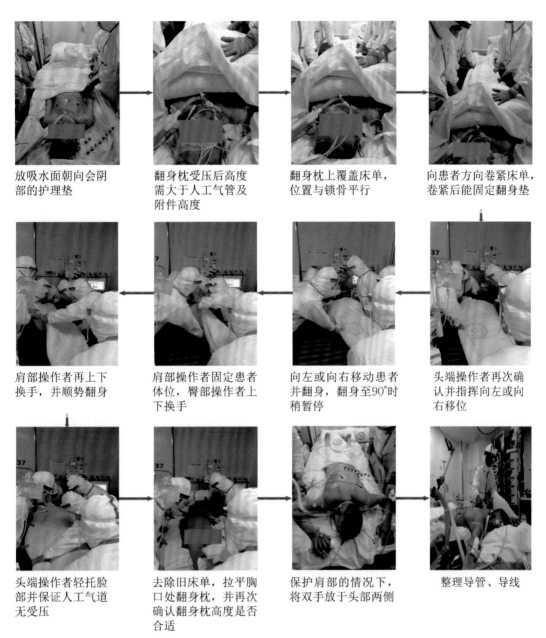

放吸水面朝向会阴部的护理垫	翻身枕受压后高度需大于人工气管及附件高度	翻身枕上覆盖床单,位置与锁骨平行	向患者方向卷紧床单,卷紧后能固定翻身垫
肩部操作者再上下换手,并顺势翻身	肩部操作者固定患者体位,臀部操作者上下换手	向左或向右移动患者并翻身,翻身至90°时稍暂停	头端操作者再次确认并指挥向左或向右移位
头端操作者轻托脸部并保证人工气道无受压	去除旧床单,拉平胸口处翻身枕,并再次确认翻身枕高度是否合适	保护肩部的情况下,将双手放于头部两侧	整理导管、导线

图34.6 俯卧位通气的操作

　　试验组纳入40名俯卧通气患者;对照组纳入79名仰卧通气患者(图34.7)。研究结果显示,两组基线 PaO_2 一致,在纯氧通气后,俯卧组在4~12小时氧合指数增加更多,虽然最终两组 PaO_2 没有显著差异(344比306, $P=0.12$),但俯卧组移植率更高(45%比24%, $P=0.03$)。通过CT评估显示俯卧位通气前后肺不张中位评分降低。这是一例供体双侧基底段肺不张在俯卧位通气12小时后显著改善。得出的结论是俯卧位通气可逆转肺不张,迅速持续地改善脑死亡伴低氧血症的供体的氧合,有可能使更多的肺被移植。

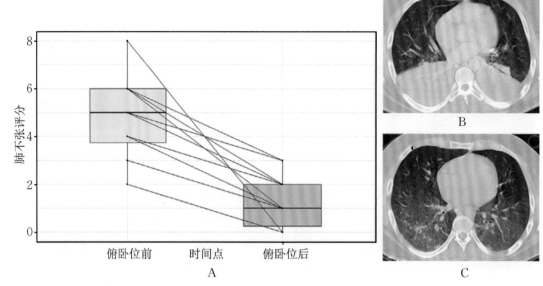

图34.7 俯卧位前后的肺不张评分及胸部CT

（二）在受体中的应用

关于俯卧位通气在肺移植术后的应用仅限于病案报道：

（1）韩国釜山国立大学2020年发表的一篇病例报道[25]，是一位62岁男性，因IPF接受ECMO辅助双肺移植。由于左侧的供肺过大，术后CT提示左下叶肺不张和原发性移植物功能障碍，VV-ECMO无法撤机。在术后第3天采用俯卧位通气20小时后，缺氧得到纠正，可以看到12小时，ECMO氧浓度下降至0.21，氧分压上升至139，潮气量也增加。ECMO成功撤机，术后第57天出院。

（2）2009年意大利的一篇病例报道[26]，是关于无创通气联合俯卧位通气在肺移植后顽固性低氧中的应用。报道了2例病例，均是双肺移植拔管后顽固性低氧，接受无创通气治疗。病例1：轻度镇静，每天俯卧位无创通气6~8小时，FiO_2从80%降至60%，术后第10天去除从无创通气设备。病例2：轻度镇静，经过3天的反复翻身，FiO_2从70%降低到55%，第8天终止NIV。

（3）俯卧位通气与ECMO，2021年意大利的一项多中心研究[27]共纳入240例患者，其中俯卧组107例，仰卧组133例。结论：ECMO期间的俯卧位改善了氧合，并与降低住院死亡率相关。

（谢冬、蔡剑桥）

参考文献

[1] Piehl M A, Brown R S. Use of extreme position changes in acute respiratory failure[J]. Crit. Care Med., 1976, 4(1):13-14.

[2] Douglas W W, Rehder K, Beynen F M, et al. Improved oxygenation in patients with acute respiratory failure: The prone position[J]. Am. Rev. Respir. Dis., 1977, 115(4):559-566.

[3] Maunder R J, Shuman W P, McHugh J W, et al. Preservation of normal lung regions in the adult respiratory distress syndrome. Analysis by computed tomography[J]. JAMA, 1986, 255(18):2463-2465.

[4] Bone R C. The ARDS lung. New insights from computed tomography[J]. JAMA, 1993, 269(16): 2134-2135.

[5] Gattinoni L, D'Andrea L, Pelosi P, et al. Regional effects and mechanism of positive end-expiratory pressure in early adult respiratory distress syndrome[J]. JAMA, 1993, 269(16):2122-2127.

[6] Pelosi P, D'Andrea L, Vitale G, et al. Vertical gradient of regional lung inflation in adult respiratory distress syndrome[J]. Am. J. Respir. Crit. Care Med., 1994, 149(1):8-13.

[7] Hubmayr R D. Perspective on lung injury and recruitment: A skeptical look at the opening and collapse story[J]. Am. J. Respir. Crit. Care Med., 2002, 165(12):1647-1653.

[8] Gattinoni L, Taccone P, Carlesso E, et al. Prone position in acute respiratory distress syndrome. Rationale, indications, and limits[J]. Am. J. Respir. Crit. Care Med., 2013, 188(11):1286-1293.

[9] Wiener C M, Kirk W, Albert R K. Prone position reverses gravitational distribution of perfusion in dog lungs with oleic acid-induced injury[J]. J. Appl. Physiol., 1990, 68(4):1386-1392.

[10] Lamm W J, Graham M M, Albert R K. Mechanism by which the prone position improves oxygenation in acute lung injury[J]. Am. J. Respir. Crit. Care Med., 1994, 150(1):184-193.

[11] Henderson A C, Sá R C, Theilmann R J, et al. The gravitational distribution of ventilation-perfusion ratio is more uniform in prone than supine posture in the normal human lung[J]. J. Appl. Physiol., 2013, 115(3):313-324.

[12] Cornejo R A, Díaz J C, Tobar E A, et al. Effects of prone positioning on lung protection in patients with acute respiratory distress syndrome[J]. Am. J. Respir. Crit. Care Med., 2013, 188(4):440-448.

[13] Albert R K, Hubmayr R D. The prone position eliminates compression of the lungs by the heart[J]. Am. J. Respir. Crit. Care Med., 2000, 161(5):1660-1665.

[14] Pelosi P, Tubiolo D, Mascheroni D, et al. Effects of the prone position on respiratory mechanics and gas exchange during acute lung injury[J]. Am. J. Respir. Crit. Care Med., 1998, 157(2):387-393.

[15] Protti A, Chiumello D, Cressoni M, et al. Relationship between gas exchange response to prone position and lung recruitability during acute respiratory failure[J]. Intensive Care Med., 2009, 35(6): 1011-1017.

[16] Gattinoni L, Tognoni G, Pesenti A, et al. Effect of prone positioning on the survival of patients with acute respiratory failure[J]. N. Engl. J. Med., 2001, 345(8):568-573.

[17] Guerin C, Gaillard S, Lemasson S, et al. Effects of systematic prone positioning in hypoxemic acute respiratory failure: A randomized controlled trial[J]. JAMA, 2004, 292(19):2379-2387.

[18] Mancebo J, Fernández R, Blanch L, et al. A multicenter trial of prolonged prone ventilation in severe acute respiratory distress syndrome[J]. Am. J. Respir. Crit. Care Med., 2006, 173(11):1233-1239.

[19] Gattinoni L, Carlesso E, Taccone P, et al. Prone positioning improves survival in severe ARDS: A pathophysiologic review and individual patient meta-analysis[J]. Minerva Anestesiol., 2010, 76(6): 448-454.

[20] Maiolo G, Collino F, Vasques F, et al. Reclassifying acute respiratory distress syndrome[J]. Am. J. Respir. Crit. Care Med., 2018, 197(12):1586-1595.

[21] Ranieri V M, Rubenfeld G D, Thompson B T, et al. Acute respiratory distress syndrome: The Berlin

definition[J].JAMA, 2012, 307(23):2526-2533.

[22] Guérin C, Albert R K, Beitler J, et al. Prone position in ARDS patients: Why, when, how and for whom[J]. Intensive Care Med., 2020, 46(12):2385-2396.

[23] 徐燕,孟玫,刘娇,等. 危重型新型冠状病毒肺炎患者俯卧位通气实操流程[J]. 中华危重病急救医学, 2021,33(4):393-398.

[24] Marklin G F, O'Sullivan C, Dhar R. Ventilation in the prone position improves oxygenation and results in more lungs being transplanted from organ donors with hypoxemia and atelectasis[J]. J. Heart Lung Transplant., 2021, 40(2):120-127.

[25] Kim T, Yeo H J, Son B S, et al. Prone positioning as a bridge to recovery from refractory hypoxemia after oversized lung transplant[J]. Transplant. Proc., 2021, 53(1):273-275.

[26] Feltracco P, Serra E, Barbieri S, et al. Non-invasive ventilation in prone position for refractory hypoxemia after bilateral lung transplantation[J]. Clin. Transplant., 2009, 23(5):748-750.

[27] Giani M, Martucci G, Madotto F, et al. Prone positioning during venovenous extracorporeal membrane oxygenation in acute respiratory distress syndrome. A multicenter cohort study and propensity-matched analysis[J]. Ann. Am. Thorac. Soc., 2021, 18(3):495-501.

第三十五章　气道廓清技术的应用与进展

气道清理技术在呼吸治疗中至关重要。它通过清除气道内的分泌物、痰液和异物，确保气道通畅，预防呼吸困难和缺氧。此外，定期进行气道清理还能降低呼吸系统感染的风险，改善慢性呼吸系统疾病患者的症状。气道清理技术广泛应用于重症监护、机械通气、慢性呼吸系统疾病管理、呼吸康复和其他呼吸护理情况。[1]它帮助保持气道通畅，预防并发症，改善患者的生活质量。对于慢性呼吸系统疾病如COPD、支气管扩张症等，气道清理技术有助于清除痰液、减轻症状、促进康复。[2]气道清理技术在呼吸治疗中发挥着重要作用，确保气道通畅，预防感染，改善慢性呼吸系统疾病症状。进一步的研究和创新对于提高患者护理效果和生活质量至关重要。

一、气道廓清技术的基本概念和原理

（一）气道廓清的定义和目标

气道廓清是一项关键的呼吸治疗技术，旨在清除气道内的分泌物、痰液和其他异物，以保持气道通畅。其主要目标包括保持气道通畅，预防呼吸困难和缺氧，并减少呼吸系统感染的风险，同时改善慢性呼吸系统疾病患者的症状。[1]

（二）呼吸系统的解剖结构和功能

呼吸系统由鼻腔、喉部、气管、支气管和肺部等结构组成。鼻腔作为空气进入的入口，通过纤毛和黏液层的作用，过滤和加湿空气。喉部连接鼻腔和气管，同时也是声音产生的关键部位。气管是将空气传送到肺部的管道，其内壁覆盖有纤毛和黏液，有助于清除异物和分泌物。气管分为两个主要支气管，可细分为更小的支气管，最终到达肺部的肺泡。肺泡是气体交换的关键地点，通过薄薄的肺泡壁，氧气进入血液，二氧化碳排出。

（三）气道清洁的生理和病理过程

气道清洁涉及一系列的生理和病理过程。生理上，鼻腔和气道内的纤毛运动结合黏液分泌，形成纤毛运动-黏液搬运机制，将捕获的微粒和分泌物推向口腔，通过咳嗽和吞咽等方式进行清除。然而，在某些疾病或条件下，气道清洁功能可能受损，需要呼吸治疗师的干预。通过物理治疗、气道吸引和气道震荡等技术，呼吸治疗师能够辅助清除气道内的分泌物，维持气道通畅。[3]针对慢性呼吸系统疾病患者，更积极的气道清洁手段可能需要应用，以促进痰液的清除和阻塞的缓解。[4]

二、传统气道廓清技术

(一)人工翻身和体位引流

人工翻身和体位引流是呼吸治疗中常用的技术,旨在预防和处理气道分泌物积聚引起的并发症。通过定期改变患者的体位,特别是在卧床患者中,可以促进分泌物在气道中的排出。[5]常见的体位包括侧卧位、俯卧位和半卧位等。

(二)手动胸部敲击和震动

手动胸部敲击和震动是一种物理治疗技术,通过机械刺激来促进气道内的分泌物松动和排出。在这个过程中,呼吸治疗师使用手掌或手指在患者的胸部进行轻拍、震动。这种刺激可以激发分泌物的移动,并促进咳嗽或痰液的排出。手动胸部敲击和震动通常结合体位引流和咳嗽来加强气道清洁效果,特别适用于患有慢性支气管炎、肺部感染或囊性纤维化等疾病的患者。[6]

(三)气道抽吸和吸引技术

气道抽吸和吸引技术是呼吸治疗中常用的方法,用于清除气道内的分泌物和异物。[7]这种技术通过在气道中引入吸引管或吸引器,应用负压来抽吸和吸引气道内的痰液。气道抽吸可以通过口腔、鼻腔或气管切开等途径进行。这种技术常用于重症监护和机械通气环境中,以帮助保持气道通畅和预防并发症的发生。此外,呼吸治疗师还可以进行柔性支气管镜检查和气道抽吸,以更彻底地清除气道内的分泌物和异物。气道抽吸和吸引技术需要呼吸治疗师熟练掌握,以确保操作安全和有效。

三、先进且高效的气道廓清技术

(一)振荡喷雾治疗技术

振荡喷雾治疗技术是一种新的呼吸治疗手段,用于改善气道清洁和分泌物排出,该技术结合了喷雾和振荡的特点,通过喷雾装置将药物或生理盐水喷雾送入气道,同时施加振荡作用。这种振荡作用有助于松动和分散气道内的分泌物,使其更容易排出。[8]振荡喷雾治疗技术广泛应用于哮喘、慢性阻塞性肺疾病和囊性纤维化等疾病的治疗中,以改善症状和促进康复。

(二)高频胸部振动技术

高频胸部振动技术是一种物理治疗手段,通过机械振动作用促进气道内分泌物的松动和排出。[9]该技术利用振动装置或震动器施加高频率的振动于患者胸部,从而刺激气道内的分泌物移动。高频胸部振动技术能够有效改善患者的气道清洁和通畅,减轻呼吸困难,特别适用于慢性阻塞性肺疾病、囊性纤维化和支气管扩张等疾病的治疗。

(三)气道峰值流速技术

气道峰值流速技术是一种测量气道通畅性的方法,通过测量气道中的呼气峰值流速来评估患者的呼吸功能。[10]这项技术通常使用峰值流速计或呼吸流量计进行测量,通过患者进行最大力气的呼气或吸气动作来获取峰值流速值。气道峰值流速技术可以帮助呼吸治疗师评估气道阻塞程度、监测疾病进展以及指导治疗方案的调整。[11]它在慢性阻塞性肺疾病、哮喘和其他呼吸系统疾病的管理中具有重要作用。

四、气道廓清技术的临床应用

(一)气道廓清技术在呼吸道疾病管理中扮演重要角色

针对慢性阻塞性肺疾病(COPD)、支气管扩张、囊性纤维化等呼吸道疾病的患者,气道廓清技术是常见的治疗手段。通过传统的人工翻身和体位引流、手动胸部敲击和震动,以及气道抽吸和吸引技术,有效清除痰液和分泌物,改善气道通畅性,减少感染风险,缓解呼吸困难和咳嗽等症状。

(二)重症监护病房中的气道廓清应用

在重症监护病房(ICU)中,气道管理对维持患者的呼吸功能至关重要。气道廓清技术在ICU广泛应用,对需要机械通气的患者尤为重要。[1]通过定期的气道抽吸和吸引,清除气道分泌物,保持气道通畅,减少阻塞和感染的风险。同时,先进的振荡喷雾治疗技术和高频胸部振动技术等气道廓清技术也可用于ICU中的患者,提供更精确和有效的气道清洁。

(三)慢性阻塞性肺疾病患者的气道治疗

慢性阻塞性肺疾病(COPD)是常见的慢性呼吸系统疾病,气道廓清技术对这类患者的管理具有重要意义。[12]除了传统的气道廓清技术,先进技术如振荡喷雾治疗技术和高频胸部振动技术也被广泛应用。这些技术有助于清除痰液和分泌物,改善肺功能和气道通畅性,减轻患者的症状,提高生活质量。

(四)围术期的气道管理

在手术过程中,患者通常需要进行气管插管或气管切开以维持通气。在围术期,气道廓清技术的应用至关重要,以预防和处理术后产生的分泌物和痰液积聚。定期进行气道抽吸和吸引可以有效清除气道内的分泌物,减少气道阻塞的风险,并促进患者术后的康复。[13]

（五）气道治疗和康复中的气道廓清技术

气道廓清技术在呼吸治疗和康复中也具有广泛应用。对于长期依赖呼吸机或使用气道辅助设备的患者,定期进行气道抽吸和清洁非常重要,以预防呼吸道感染和并发症的发生。此外,振荡喷雾治疗技术、高频胸部振动技术等先进技术也可用于呼吸治疗和康复,帮助患者改善呼吸功能,增加肺活量,提高生活质量。[1]

五、气道廓清技术的进展与挑战

（一）新技术的发展趋势和创新

随着医学技术的不断发展,气道廓清技术也在不断创新和改进。新技术的发展趋势包括:① 精准化和个体化治疗:越来越多的技术致力于提供精准化和个性化的气道管理,通过使用先进的检测和监测技术,如气道峰值流速技术,可以实时监测患者的气道状态,从而根据患者的具体情况制订个性化的治疗方案。② 简化和便携化:新技术趋向于更加简化和便携化,以提高患者的治疗便利性和舒适性。例如,便携式的振荡喷雾治疗技术和高频胸部振动技术可以让患者在家中或日常生活中进行治疗,减少对医疗机构的依赖。③ 结合智能技术:智能技术的应用将进一步推动气道廓清技术的发展,例如,结合人工智能和大数据分析,可以提供更精确的预测和个性化的治疗建议,帮助患者更好地管理气道健康。[14]

（二）技术应用中的困难和限制

在气道廓清技术的应用过程中,存在一些困难和限制:① 患者合作性:一些技术需要患者积极配合,如振荡喷雾治疗技术和高频胸部振动技术,患者需要正确使用设备并掌握正确的操作技巧。然而,不同患者的合作性存在差异,这可能影响治疗效果。② 技术成本:一些先进的气道廓清技术可能具有较高的成本,包括设备的购买和维护费用。这可能限制了技术的普及和应用范围。③ 技术限制:某些技术可能在特定情况下存在限制。例如,振荡喷雾治疗技术可能对某些患者的气道过敏反应敏感,或者高频胸部振动技术可能不适用于某些特殊的病理情况。因此,在选择和应用技术时需要考虑到个体差异和具体情况。

（三）气道廓清技术的未来发展方向

在气道廓清技术的未来发展方向中,以下几个方面值得关注:① 创新设备和技术:未来的气道廓清技术可能会涌现更多的创新设备和技术。例如,基于微纳米技术的气道清洁装置、智能化的气道抽吸设备以及更精确的振荡喷雾治疗技术等。这些创新设备和技术将进一步提高气道清洁的效果和治疗的便利性。② 个性化治疗策略:未来的气道廓清技术将更加注重个性化治疗策略的开发。通过基因检测和分子生物学研究,可以了解不同患者的气道疾病发展机制和特点,从而制订更有针对性的治疗方案,提高治疗效果。③ 非侵入性技术的发展：非侵入性技术在气道廓清中的应用将得到进一步发展。例如，利用声波、电磁波或激光等非侵入性方法清除气道内的痰液和分泌物，减少对患者的不适和并发症。④ 整合多学科合作：气道廓清技术的发展需要不同学科的专家共同合作。例如，医生、护士、工程师和生物学家等专业人员的合作，可以加速技术的创新和应用。⑤ 临床研究和数据分析：未来的发展需要更多的临床研究和大数据分析支持。通过收集和分析大量的临床数据，可以深入了解不同气道廓清技术的优劣势，进一步优化治疗策略。

小　结

综上所述，气道廓清技术在呼吸道疾病管理中具有重要的地位和前景。随着科技的不断进步和创新，气道廓清技术将变得更加高效、个性化和智能化。这将为患者提供更好的治疗效果和生活质量，减轻疾病的负担。同时，气道廓清技术在重症监护病房、围术期和呼吸治疗等领域的应用也将得到进一步拓展，为更多的患者带来福音。在未来的研究中，需要进一步探索和改进气道廓清技术。首先，应注重技术的安全性和有效性，通过临床研究和大数据分析来验证其疗效。其次，应加强技术的个性化治疗策略，根据不同患者的特点和需求，制订更有针对性的治疗方案。此外，还需要加强多学科合作，整合不同领域的专业人才，共同推动气道廓清技术的创新和发展。最后，应注重患者的体验和生活质量，关注技术在患者日常生活中的应用和效果。

（汪涛）

参考文献

[1] Belli S, Prince I, Savio G, et al. Airway clearance techniques：The right choice for the right patient [J]. Front Med. (Lausanne)，2021，8：544826.

[2] Andrews J, Sathe N A, Krishnaswami S, et al. Nonpharmacologic airway clearance techniques in hospitalized patients：A systematic review[J]. Respir. Care，2013，58(12)：2160-2186.

[3] Hill A T, Barker A F, Bolser D C, et al. Treating cough due to non-cf and cf bronchiectasis with nonpharmacological airway clearance：CHEST expert panel report[J]. Chest，2018，153(4)：986-993.

[4] 世界卫生组织. 慢性阻塞性肺病[EB/OL].[2020-11-05].http://www.who.int/zh/news-room/fact-sheets/detail/chronic-obstructive-pulmonary-disease-%28copd%29.

[5] 中国微循环学会周围血管疾病专业委员会压力学组. 血管压力治疗中国专家共识(2021版)[J]. 中华医学杂志，2021，101(17)：1214-1225.

[6] Cross J L, Elender F, Barton G, et al. Evaluation of the effectiveness of manual chest physiotherapy techniques on quality of life at six months post exacerbation of COPD（MATREX）：A randomised controlled equivalence trial[J]. BMC Pulm. Med.，2012，12：33.

[7] Pasrija D, Hall C A. Airway Suctioning[M]. Treasure Island（FL）：StatPearls Publishing，2023.

[8] Elshafei A A, Fink J B, Li J. Aerosol delivery via continuous high-frequency oscillation during mechanical ventilation[J]. Respir. Care，2022，67(4)：415-420.

[9] Hristara-Papadopoulou A，Tsanakas J，Diomou G，et al. Current devices of respiratory physiotherapy [J]. Hippokratia，2008，12(4):211-220.

[10] Liu G X，Su J H，Wang X，et al. Value of peak expiratory flow rate in evaluating cough ability in patients undergoing lung surgery[J]. Can. Respir. J.，2021，2021:5888783.

[11] Gentry S，Gentry B. Chronic obstructive pulmonary disease：Diagnosis and management[J]. Am. Fam. Physician.，2017，95(7):433-441.

[12] Ides K，Vissers D，De Backer L，et al.Airway clearance in COPD：Need for a breath of fresh air? A systematic review[J]. Copd Journal of Chronic Obstructive Pulmonary Disease，2011，8(3):196-205.

[13] 邓昭阳,顾峥峥,杨靖,等.高频胸壁振荡治疗在老年患者全麻术后管理中的应用[J].临床军医杂志,2011,39(2):303-305.

[14] 卢清君.人工智能在呼吸疾病诊治中的应用[J].生命科学,2022,8:941-947.

第三十六章　超声技术在肺移植围术期的应用

一、概述

肺移植是终末期肺疾病有效的治疗手段,移植患者术前多罹患严重的肺部疾病,术中要经过一系列改变血流动力学的手术操作,术后又面临着呼吸、循环功能的恢复,因此整个肺移植围术期患者都处于危重的状态中。超声能在床旁及术中对患者及时快速作出诊断,并能重复检查、动态观察病情变化,指导、调整治疗方案,在肺移植围术期发挥着不可或缺的重要作用。

超声在肺移植围术期的应用包括术前、术中和术后对移植患者心脏、肺部等重要脏器功能以及循环、容量状态进行评估,涉及的超声技术包括经胸和经食管超声心动图、肺超声、血管超声、容量评估等。本章我们将结合文献及我中心前期130余例肺移植患者围术期超声检测的临床实践介绍超声技术在肺移植围术期的应用。

二、肺移植术前超声评估

(一)供肺评估

1. 超声评估血管外肺水的价值

研究表明,血管外肺水在供肺获取或离体肺灌注过程中呈时间依赖性变化,且肺的不同区域程度不一致,通过对供肺血管外肺水的评估,可以有效预测肺移植的效果。与既往根据触诊和供肺重量判断血管外肺水的方法相比,通过超声直接评估供肺血管外肺水更准确、客观。

2. 评估方法

将高频超声探头(频率范围为9~15 MHz)直接放置于离体肺表面,根据超声图像视野内是否存在B线以及B线的面积占比进行分级和评分,如图36.1所示。

3. 评估指标

(1)指标一:点得分

根据B线在图像视野内的面积占比进行评分,无B线为0分,B线占比1%~25%为1分,B线占比26%~50%为2分,B线占比51%~75%为3分,B线占比76%~100%为4分以及肺实变,如图36.2所示。

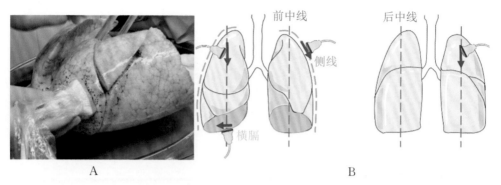

A B

图36.1 超声检测离体肺血管外肺水的方法

A:实际操作图(将高频超声探头包裹无菌探头套,直接放置于离体肺表面);B:模式图(分别从前、侧、下面进行检测)。

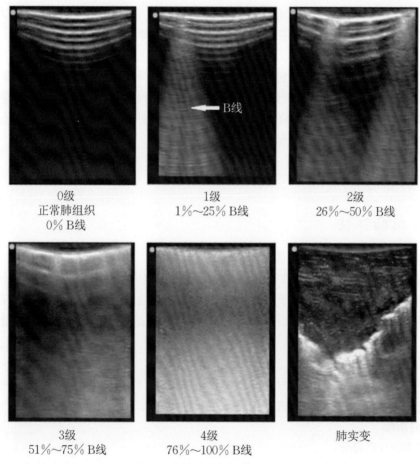

0级
正常肺组织
0％B线

1级
1％~25％B线

2级
26％~50％B线

3级
51％~75％B线

4级
76％~100％B线

肺实变

图36.2 血管外肺水超声评估指标

Ayyat K S,et al. DireCt Lung Ultrasound Evaluation (CLUE): A novel technique for monitoring extravascular lung water in donor lungs[J]. J Heart Lung Transplant. 2019,38(7): 757-766.

（2）指标二：总分

总分＝（1分图片数量×1＋2分图片数量×2＋3分图片数量×3＋4分图片数量×4＋肺实变图片数量×5）/图片总量

4. 结果分析

点得分或总分≥1分，则提示血管外肺水增多，可通过离体肺灌注减轻水肿；总分≥2分提示水肿较严重，需评估是否进行移植。表36.1为我中心供肺血管外肺水检测的内容。

表36.1 供肺超声评估

右肺	右肺段		评分（0～4＋肺实变）	左肺	左肺段		评分（0～4＋肺实变）
上叶	尖段	S1		上叶	尖后段	S1＋S2	
	后段	S2			前段	S3	
	前段	S3			上舌段	S4	
中段	外侧段	S4			下舌段	S5	
	内侧段	S5		下叶	背段	S6	
下叶	背段	S6			前内基底段	S7＋S8	
	内基底段	S7			外基底段	S9	
	前基底段	S8			后基底段	S10	
	外基底段	S9					
	后基底段	S10					

总分 = （1分图片数量×1＋2分图片数量×2＋3分图片数量×3＋4分图片数量×4＋肺实变图片数量×5）/图片总量

（二）受体评估

1. 心功能评估

既往研究表明，移植后右室应变及肺动脉收缩压是肺移植全因死亡率的独立预测因子，移植术前不仅需要评估左心功能，右心功能的评估也具有重要价值。

（1）左心功能：测量左室腔大小、左室容积和射血分数（LVEF），LVEF＝（舒张末容积－收缩末容积）/舒张末容积×100%，当LVEF<50%提示左室收缩功能不全。测量二尖瓣口血流E、A峰和二尖瓣环运动E′和A′，当E/A、E′/A′<1时，提示左室舒张功能减低。

（2）右心功能：检测指标包括整体功能和局部功能评估指标。

① 右室心肌功能指数（RIMP），又称Tei指数。RIMP＝[等容收缩时间（ICT）＋等容舒张时间（IRT）]/射血时间（ET），是评价右心室整体功能的指标。正常值：0.28±0.04，右心功能不全时RIMP/Tei指数增高。RIMP有两种测量方法，其中脉冲多普勒（PW）需要在心尖四腔心和大动脉短轴两个不同的切面进行测量，还要确认R-R间期相等，当RIMP>0.43时，提示右室功能不全，而组织多普勒（TDI）测量可以在同一个图像上进行，更为简便与快

捷。当RIMP>0.54时,提示右心功能不全,需要注意的是,当右房压力(RAP)增高时,IRT会相应减少,导致RIMP被低估(图36.3)。

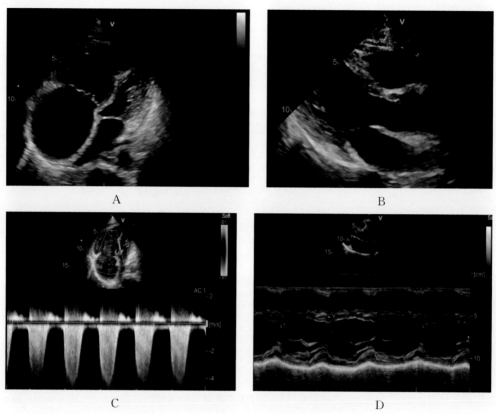

图36.3 肺移植术前超声心动图检测切面

A:左室长轴切面,观察心腔大小、结构、室壁运动、瓣膜活动、有无心包积液等;B:心尖四腔心切面,通过三尖瓣反流速度估测肺动脉收缩压;C:左室长轴切面M型超声心动图测量左室内径及左室收缩功能,D:以右心为主的心尖四腔心切面,观察心心大小及功能。

② 右室面积变化分数(FAC)=(舒张末面积-收缩末面积)/舒张末面积×100%,是另一个评价右室整体功能的指标,正常值:(56±13)%,当FAC<35%时,提示右室收缩功能不全。

③ 右室射血分数(RVEF)=(舒张末容积-收缩末容积)/舒张末容积×100%,通过三维超声心动图对RVEF的测定是目前公认的最准确的评估右室整体收缩功能的指标,但是这一方法受到仪器设备的限制,当RVEF<45%时,提示右心功能减低(图36.4)。

④ 三尖瓣收缩期位移(TAPSE):右心局部收缩功能评估指标。将M型取样线放置在三尖瓣环,测量运动幅度,>17 mm为正常。有研究表明,TAPSE与右室收缩功能及预后相关,以TAPSE为18 mm作为cutoff值,评估右室收缩功能的曲线下面积可以达到0.87(图36.5)。

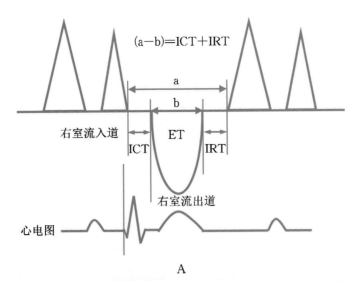

A

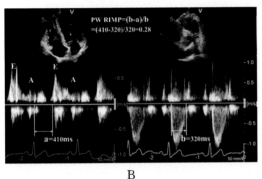

B

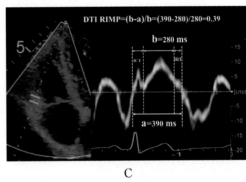

C

图36.4 右室心肌功能指数(**RIMP**)即 **Tei** 指数测量方法

A:Tei指数测量模式图,Tei指数=(ICT+IRT)/ET=(a-b)/b;B:脉冲多普勒(PW)测量 Tei 指数;C:组织多普勒测量 Tei 指数(ICT:等容收缩时间;IRT:等容舒张时间;ET:射血时间)。

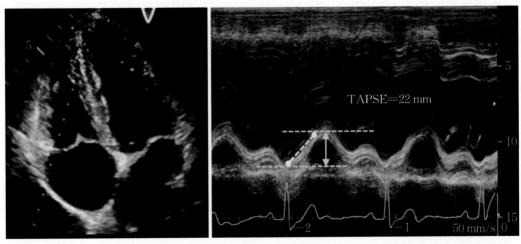

图36.5 **TAPSE**测量方法

⑤ 三尖瓣环组织多普勒运动速度S′:同样是评估右心室局部收缩功能的指标。在心尖四腔心切面测量右心室侧壁基底段或者三尖瓣瓣环水平的收缩期峰值,当流速＜10 cm/s时,提示右心功能不全(图36.6)。

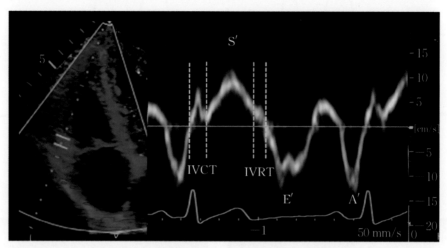

图36.6　三尖瓣环组织多普勒运动速度S′测量方法
IVCT:等容收缩时间;IVRT:等容舒张时间。

⑥ 应变和应变率:应变反映心肌在张力的作用下发生变形的能力,常用心肌长度的变化值占心肌原长度的百分数表示;应变率是指单位时间内的应变,相当于局部空间速度变化率。通过应变参数测量心肌变形能力检测心功能变化,可准确定量评估右心室局部收缩功能。研究表明右室应变比其他右心功能指标更为敏感,能先于其他指标发现右心功能的变化(图36.7、图36.8)。

2. 重要脏器评估

术前可以通过心脏、肺部、腹部等超声检查对患者的心、肺、肝、肾等重要脏器功能以及并存的基础疾病进行全面了解,以此制订术中监测方案。

3. 体外支持评估

根据患者的基础状况评估是否需要进行体外膜肺氧合(ECMO),对于需要进行ECMO的患者行血管彩超检查,以选择合适的体外支持方式和管道型号。包括明确颈静脉、股总动、静脉的位置、内径,避免将ECMO管道放置于受压或上下排列的位置;检查动脉是否有斑块,选择无狭窄的动脉放置ECMO管道等。

4. 容量评估

术前对患者基础容量状况进行评估,以便术中及术后进行合理的容量管理。具体详见本章"肺移植术后超声评估"部分内容。

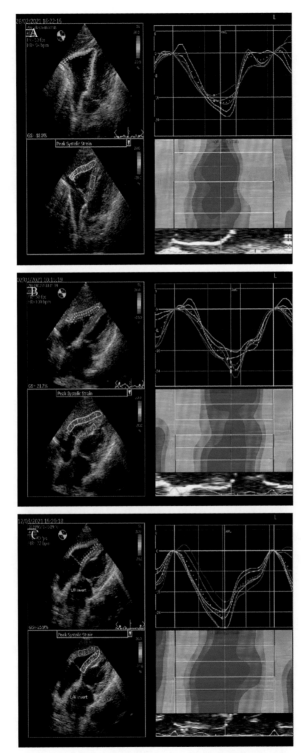

图36.7 围术期右室总体应变率变化

A：术前右心总体应变率－18％（低于正常值：－20％）；B：术中右心总体应变率－20％（恢复正常）；C：术后13天右心总体应变率－25.9％（进一步恢复）。

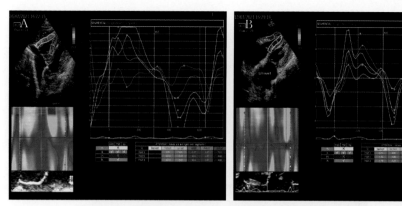

图36.8 围术期右室节段应变率变化

A:术前(各节段运动速度不一致,运动波形分散);B:术后(各节段运动速度进一步恢复,同步性良好)。

三、肺移植术中超声评估

(一)评估方法

由于手术野的影响,术中超声评估主要通过经食管超声心动图(TEE)完成,TEE经食管或胃对心脏成像,不受肺部气体的干扰,能较经胸超声心动图更清晰地显示心脏的结构和功能。

(二)评估内容

1. 移植前

在经胸超声心动图的基础上,应用TEE进一步了解患者的心脏结构与功能,包括是否存在卵圆孔未闭、房缺,右室是否扩张、有无右室壁肥厚、右室功能状况,肺静脉和肺动脉(主肺动脉、右肺动脉)的基线内径与流速,三尖瓣反流程度、通过三尖瓣反流估测肺动脉收缩压,左室大小、功能以及ECMO的管道等。

2. 移植中

根据手术步骤的不同进行有侧重点的监测,例如在麻醉诱导时,需要观察漂浮导管、ECMO导管位置;单肺通气开始后,缺氧和高碳酸血症导致肺动脉压急剧增高,对右心产生不同程度的不利影响,肺动脉钳夹时,心脏后负荷突然增加,易发生肺动脉高压和右心衰,都需要密切监测右心功能和肺动脉压;供肺再灌注时,应持续监测气栓、血栓、右心功能和前负荷;钳夹左房、缝合肺静脉时可导致房颤、心脏骤停,需及时发现突发状况以指导治疗。

3. 移植后

观察左、右心功能变化,前负荷,有无气栓,观察肺动、静脉吻合口内径,血流速度,是否存在扭曲、狭窄,有无血栓,监测肺动脉收缩压以及有无主动脉夹层、心脏骤停、血胸等情况。

（三）TEE检测方法与指标

1. 房间隔

采用食管中段两腔心切面（食管中段，80°～100°），观察房间隔是否连续中断，有无分流，明确是否存在卵圆孔未闭及房缺。

2. 右心功能

采用食管中段四腔心切面（距门齿30～35 cm，0°～20°）、经胃左心室长轴切面（胃部，120°～140°）和经胃乳头肌中部左室短轴切面（胃部，0°～20°），检测指标详见肺移植术前超声评估部分。

3. 左心功能

采用食管中段四腔心切面（距门齿30～35 cm，0°～20°）、食管中段两腔心切面（食管中段，80°～100°）和食管中段左心室长轴切面（食管中段，120°～140°），检测指标详见"肺移植术前超声评估"部分。

4. 三尖瓣及肺动脉压

采用食管中段四腔心切面或食管中段右室流入道切面（食管中段，50°～70°）测量三尖瓣反流速度估测肺动脉收缩压（图36.9），当肺动脉压>30 mmHg时，提示肺动脉压增高，轻度高压为30～50 mmHg，中度为50～70 mmHg，重度时>70 mmHg。

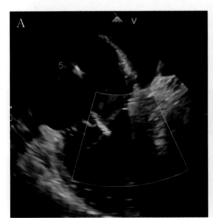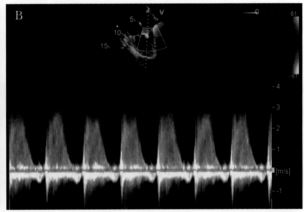

图36.9　通过三尖瓣反流速度估测肺动脉收缩压

A：三尖瓣口少量反流；B：根据频谱多普勒测量的三尖瓣反流速度获得跨瓣压差，估测肺动脉收缩压，肺动脉收缩压＝4×(三尖瓣反流速度)²＋右房压。

5. 肺静脉与肺动脉

肺移植后肺静脉或肺动脉吻合口可发生狭窄，导致低氧血症、肺动脉高压、低血压、右心室扩张和/或收缩功能障碍以及左心室不稳定、心排量减少，尽管罕见但死亡率高。TEE可以提供及时、准确的诊断，有助于指导临床治疗。

（1）肺静脉

测量吻合口内径（正常应>5 mm，<2.5 mm可能与移植失败有关），判断有无血栓，观察血流为层流还是湍流，测量吻合口流速，正常肺静脉为三相波，正向S、D波流速为30～

60 cm/s,流速＞1 m/s或流速＜30 cm/s时提示肺静脉梗阻(图36.10、图36.11)。

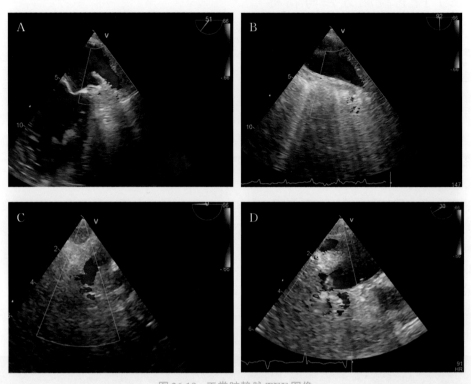

图36.10　正常肺静脉 TEE 图像

A:左上肺静脉;B:左下肺静脉;C:右下肺静脉;D:右上、右下肺静脉。

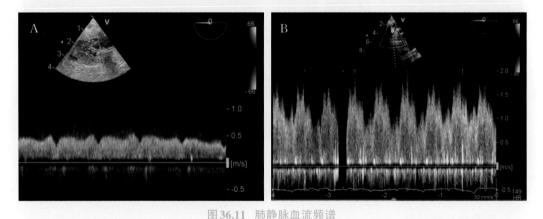

图36.11　肺静脉血流频谱

A:正常肺静脉血流频谱,S、D＜50 cm/s;B:肺静脉狭窄频谱,S、D＞1 m/s。

（2）肺动脉

确定肺动脉吻合口的位置、有无血栓、观察吻合口内径(移植肺侧动脉吻合口内径应为天然肺的75%),是否为层流,并根据流速和压差对狭窄程度进行分级,轻度狭窄峰值流速＜3 m/s,压差＜36 mmHg,中度狭窄峰值流速3～4 m/s,压差36～64 mmHg,重度狭窄峰值流速＞4 m/s,压差64 mmHg。

6. 其他

术中TEE可以对右心导管、ECMO管道进行清晰观察,并指导其位置的调整,还能观察有无气栓、血栓以及有无主动脉夹层、心脏骤停、心律失常、血胸等突发情况,指导临床及时处理与治疗(图36.12~图36.14)。

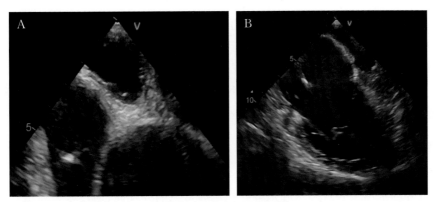

图36.12 右房内的漂浮导管

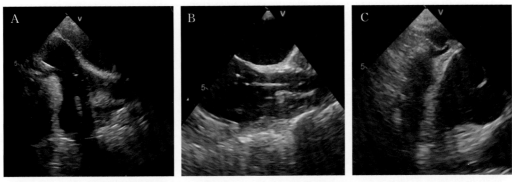

图36.13 ECMO导管

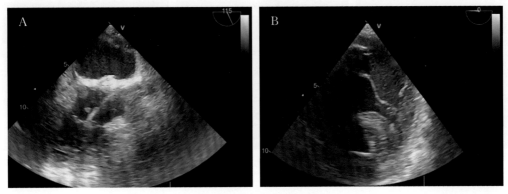

图36.14 术中突发状况

A:漂浮导管血栓;B:心律失常。

四、肺移植术后超声评估

（一）评估内容

肺移植术后患者既面临着呼吸、循环功能的恢复，又需要积极防治并发症，超声在这个过程中同样起着重要作用，不仅可以通过床旁心脏、肺超声及容量评估动态观察患者呼吸、循环功能的恢复状况，还能帮助寻找并发症的病因，从而进行有效的治疗。例如，通过超声诊断血胸、心脏压塞或心脏功能衰竭，明确术后低血压的原因；通过超声诊断肺水肿，发现肺动脉、静脉的梗阻明确低氧血症的病因等。本节我们重点介绍肺超声和容量评估。

（二）评估方法

1. 肺超声

因血管外肺水增多导致肺水肿是肺移植术后常见的并发症，通过床旁肺超声监测血管外肺水是液体治疗和肺水肿治疗的有效方法，不论是单肺还是双肺移植，肺超声评分都与氧合指数呈显著负相关，通过肺超声评分预测原发移植物失功的敏感度达到了80%以上，特异度为60%～70%。

（1）肺部超声方案：包括8分区法、12分区法、俯卧位（PLUE）方案、28分区法、PUSH方案、BlUE方案。

（2）血管外肺水检测指标——B线（图36.15）：超声波在气体包绕的液体之间产生强烈的震荡，出现振铃效应，即为B线。在声像图上表现由脏层胸膜垂直发出的激光束样高回声，无衰竭直达屏幕后方，掩盖A线，随呼吸而运动。在一个探查点观察到的B线＞3条，即为B线增多，根据B线的密集程度，可分为B7线、B3线、B+线及白肺，随B线密集程度的增加，提示水肿程度增加。

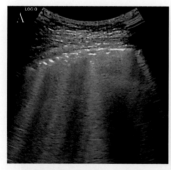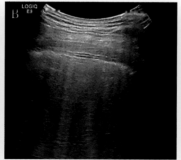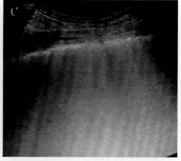

图36.15 B线声像图

A：B7线，相邻两条B线的间距为(7±1) mm，与肺小叶解剖间隔距离基本一致，提示小叶间隔水肿增厚；B：B3线，相邻两条B线的间距为(3±1) mm，与肺泡直径接近，提示肺泡间隔水肿；C：B+线，某一探查点出现大量密集B线，提示肺泡间质综合征。B线密集排列难以区分计数，遍布整个肺野时，称为白肺。

（3）评估指标：采用评分法，无B线为0分，密集B线为1分，融合B线为2分，肺实变为3

分,将各检测点评分相加即得到总评分。分别在移植术后即刻、1天、3天、7天进行检测,观察评分变化,并结合心脏功能、容量状况明确肺水肿情况,给予相应治疗(图36.16)。

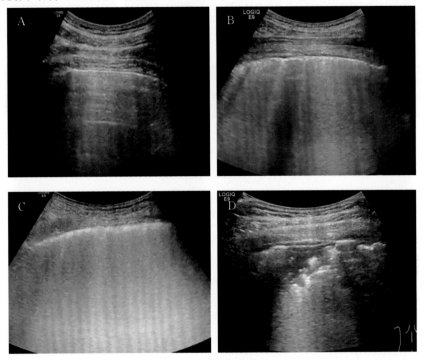

图36.16 肺部超声评分

A:无B线为0分;B:密集B线为1分;C:融合B线为2分;D:肺实变为3分。

2. 容量评估

容量评估在肺移植围术期的液体管理、肺水肿治疗、心功能评估及重症救治中都发挥着重要作用。

(1) 容量状态:是指患者的前负荷状态,即心室的舒张末期容积,为静态指标。超声常用评价指标包括左室舒张末期内径(LVEDD)及容积(LVEDV)、下腔静脉内径等,需结合上述指标进行综合判断(图36.17、图36.18)。

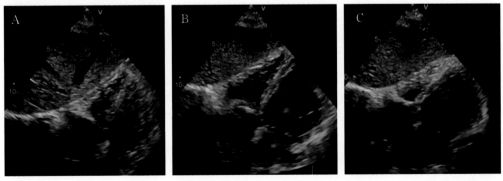

图36.17 肺移植术后容量状态变化(左室容积)

A:术后即刻,因容量不足左室腔较小,收缩功能正常;B:术后4小时,补液治疗后左室腔增大,收缩功能略减低;C:术后8小时,左室腔进一步增大,收缩功能明显减低。

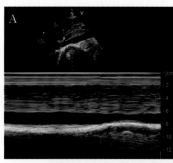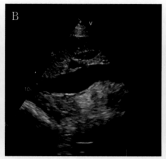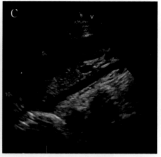

图36.18 肺移植术后容量状态变化(下腔静脉内径)

A:术后即刻,下腔静脉内径及变异度正常;B:术后4小时,大量补液后下腔静脉内径明显增宽;
C:术后8小时,限容后下腔静脉内径明显变窄。

（2）容量反应性:是指心脏对静脉输液的反应,可以通过被动抬腿试验和下腔静脉变异度进行评估。

① 被动抬腿试验(PLR):PLR过程中心输出量(CO)的改变是判断容量反应性非常有效的指标。

具体测量方法为:第一步:患者45°半卧位2分钟,待血流动力学数值稳定;第二步:患者仰卧位变平卧位,同时双下肢抬高45°持续至少1分钟,观察每搏输出量(SV)和心率(HR)变化,并计算CO;第三步:患者恢复45°半卧位,再次记录血流动力学指标并计算CO。

在心尖五腔心切面获得左室流出道流速曲线,测量LVOT内径D、LVOT速度时间积分(VTI)及心率(HR),$CO=SV \times HR=VTI \times \pi \times (D/2)^2 \times HR$。

② 下腔静脉变异度:通过塌陷指数(cIVC)及扩张指数(dIVC)体现。

$cIVC=(D_{max}-D_{min})/D_{max}$,自主平静呼吸状态下,cIVC>40%,提示患者对补液治疗可能有效。无自主呼吸的机械通气状态下,下腔静脉的呼吸变异度公式$dIVC=(D_{max}-D_{min})/D_{min}$,临界值为18%(表36.2)。

表36.2 根据下腔静脉内径及塌陷率估测右房压

下腔静脉内径(mm)	塌陷率	右房压(mmHg)
<1.5	完全	0~5
1.5~2.5	>50%	5~10
1.5~2.5	<50%	11~15
>2.5	<50%	16~20
>2.5	无变化	>20

Wong S P,et al .Echocardiographic findings in acute and chronic pulmonary disease. In Otto CM(ed.), Textbook of Clinical Echocardiography.2nd ed. Philadelphia: WB Saunders;2000:747(10).

3. 心脏功能评估

见本章"肺移植术前超声评估"部分。

4. 外周血管评估

（1）下肢静脉:术后由于患者卧床易发生静脉栓塞,需动态观察下肢深静脉和肌肉静脉血栓形成情况。

（2）下肢动脉：对于行外周 VA-ECMO 的患者，除观察血栓外，还需监测远端动脉血供，以防插管导致的动脉供血不足。

5. 综合评估指标

表 36.3 为同济大学附属上海市肺科医院在肺移植术后结合心脏、肺部超声、容量评估等多方面的综合检测指标，以全面了解患者的心、肺、循环功能状况，并给予相应处置。图 36.19 显示了以床旁超声评估为导向的左心室扩张管理流程。

表 36.3　肺移植术后综合超声检测指标

心包积液	左室大小	左室收缩功能	左室舒张功能	右室大小	右室收缩功能	心排量	下腔静脉内径（cm）	下腔静脉变异度(%)	肺水半定量（分）	肺实变
无	正常	50%～70%	正常	正常	正常	正常	1.5～2.5	自主呼吸时>50%	0～1	记录大小、位置、伴或不伴静态支气管气征或动态支气管气征
少量	扩大	30%～50%	E/A<1	RV>2/3LV "D"字征	Tei RVFAC	降低	<1.5	自主呼吸时<50%	1～3	
中量	缩小	<30%	E/A>1 +E/e'	RV>LV	RVEF TAPSE	增加	>2.5	机械通气时>20%	4～8	
大量		>70%	E/A>14 +左房大		TV-S' RV 应变			机械通气时<20%	>8	
填塞			E/A>2 +左房大							

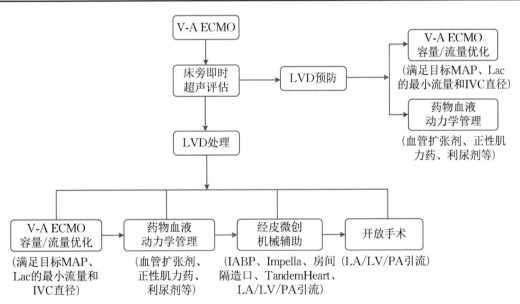

图36.19　以床旁超声评估为导向的左心室扩张管理流程

V-A ECMO 为静脉-动脉体外膜氧合，LVD 为左心室扩张，MAP 为平均动脉压，IVC 为下腔静脉，IABP 为主动脉内球囊反搏，LA 为左心房，LV 为左心室，PA 为肺动脉。

小　结

　　超声检查简便、快捷、无辐射,可在床旁进行并可动态观察病情变化,在肺移植围术期发挥着重要作用。希望通过本章的介绍,能让更多的临床医生了解这项可视化技术,并将其更好地应用于肺移植中,推动这项技术的深入发展与规范化应用。

（王茵）

参考文献

[1] Ayyat K S, Okamoto T, Niikawa H, et al. DireCt Lung Ultrasound Evaluation (CLUE): A novel technique for monitoring extravascular lung water in donor lungs[J]. J. Heart Lung Transplant., 2019, 38(7): 757-766.

[2] Picano E, Pellikka P A. Ultrasound of extravascular lung water: A new standard for pulmonary congestion [J]. Eur. Heart J., 2016, 37(27): 2097-2104.

[3] Shyamsundar M, Attwood B, Keating L, et al. Clinical review: The role of ultrasound in estimating extra-vascular lung water[J]. Crit. Care, 2013, 17(5): 237.

[4] Assaad S, Kratzert W B, Perrino A C, Jr. Extravascular lung water monitoring for thoracic and lung transplant surgeries[J]. Curr. Opin. Anaesthesiol., 2019, 32(1): 29-38.

[5] Hausmann D, Daniel W G, Mugge A, et al. Imaging of pulmonary artery and vein anastomoses by transesophageal echocardiography after lung transplantation[J]. Circulation, 1992, 86(5 Suppl): II251-258.

[6] Abrams B A, Melnyk V, Allen W L, et al. TEE for lung transplantation: A case series and discussion of vascular complications[J]. J. Cardiothorac. Vasc. Anesth., 2020, 34(3): 733-740.

[7] Forfia P R, Fisher M R, Mathai S C, et al. Tricuspid annular displacement predicts survival in pulmonary hypertension[J]. Am. J. Respir. Crit. Care Med., 2006, 174(9): 1034-1041.

[8] Kusunose K, Tsutsui R S, Bhatt K, et al. Prognostic value of RV function before and after lung transplantation[J]. JACC Cardiovasc. Imaging, 2014, 7(11): 1084-1094.

[9] Kato T S, Armstrong H F, Schulze P C, et al. Left and right ventricular functional dynamics determined by echocardiograms before and after lung transplantation[J]. Am. J. Cardiol., 2015, 116(4): 652-659.

[10] Tan Z, Roscoe A, Rubino A. Transesophageal echocardiography in heart and lung transplantation[J]. J. Cardiothorac. Vasc. Anesth., 2019, 33(6): 1548-1558.

第三十七章　新冠肺移植供受体选择

目前已有多个国家的移植中心相继报道了以肺移植的方法治疗由新型冠状病毒肺炎（COVID-19）导致呼吸衰竭的案例，且目前短期随访的术后生存率与常规肺移植术后生存率结果相仿。[1-3]但通过世界范围各移植中心的经验来看，肺移植这一治疗手段的应用只适合于小部分经谨慎选择的因新冠病毒导致的呼吸衰竭患者。那么对于这一类患者如何进行选择？也就是如何确定这一类患者的肺移植手术指征就显得尤为重要且迫在眉睫了。目前世界范围内尚无统一的临床指南可以参照，但是各移植中心在不断的经验总结中除了遵守常规肺移植的手术指征之外，也逐步形成了一些共识和建议。

一、新冠肺炎所致呼吸衰竭的肺移植手术指征

首先，目前认为COVID-19导致的急性呼吸窘迫综合征（ARDS）会对患者双肺造成严重的损伤，在一些病例中甚至会引起严重的肺动脉高压，因此普遍建议在肺移植手术方式中选择双肺移植。[4-5]

其次，在COVID-19引起患者ARDS之后，不建议过早地选择肺移植这一治疗手段，可以先利用呼吸机、ECMO等手段进行治疗，要给患者留有充足的自我恢复时间，以免过度医疗，多数文献认为对于由COVID-19引起的ARDS患者，须经过至少4～6周的治疗无效后，确认患者的肺损伤不可逆，方能考虑肺移植的治疗手段。[6]

再次，为了避免受体处在感染状态时进行肺移植，从而再次感染移植肺，在移植等待期，需要对等待移植患者进行多次的深部呼吸道样本新冠病毒核酸检测，以确保核酸检测结果为阴性。[7-9]

最后，在患者移植等待期间，尽量减少深度镇静药物的应用，唤醒患者，以便让患者本人参与到移植治疗的决策中，并且有文献认为深度镇静药物的应用可能会对患者移植后的恢复产生不利影响。[10]

（一）COVID-19所致呼吸衰竭患者肺移植手术指征具体标准[11]

（1）建议患者年龄小于65周岁。

（2）建议体重指数（BMI）在17～32 kg/m² 范围。

（3）无恶性肿瘤病史及严重合并症。

（4）无常年大量酗酒、吸烟、吸毒史。

（5）建议挑选神志清楚且能相互交流的患者。

（6）若为深度镇静患者，须排除颅脑不可逆性损伤。

(7)其余手术指征同常规肺移植手术指征。

(二)新冠肺炎相关的手术指征

(1)严重肺损伤表现超过28天。

(2)影像学及呼吸系统检查提示肺损伤不可逆,并经至少两位不同专科的医师(外科、呼吸危重症、影像科等)进行多学科会诊后确认。

(3)除肺以外的其他脏器功能基本正常。

(4)肺移植前48小时内2次核酸检测阴性(两次检测间隔24小时,至少一次采样标本要求下呼吸道采样标本,例如支气管肺泡灌洗液标本)。

(5)建议施行双肺移植。

二、新冠疫情相关肺移植供体的评估

为了在疫情期间更好地进行肺移植诊疗活动,避免因肺移植导致的病毒传播,同时尽量避免因疫情导致的肺移植手术停摆,对于肺移植的供体和受体进行适当的检测和评估是非常必要的。

已有文献报道,曾有新冠病毒感染供体将新冠肺炎病毒传染给肺移植受体并导致受体死亡的案例发生,而其中供体的鼻咽拭子新冠核酸检测均为阴性,但支气管灌洗液检测为阳性。[12-13]在上呼吸道进行新冠核酸检测,的确可以在感染早期检测到病毒感染,但有文献认为下呼吸道检测的敏感性更高。[14-15]因此我们强烈建议,在进行肺移植前,对参与移植的供体进行下呼吸道新冠病毒核酸检测。[16]根据国内外文献资料的总结以及国际心肺移植协会(ISHLT)的专家共识,我们总结了如下几种在新冠肺炎流行期间,供体在被获取分配前与COVID-19相关的评估要求。[17]

(一)常规供体的评估要求

(1)无新冠肺炎相关的临床表现。

(2)建议在器官获取前72小时内进行2次新冠病毒核酸检测,其中至少1次核酸检测样本为器官获取前24小时内经下呼吸道采样样本(支气管冲洗、肺泡灌洗、支气管肺泡灌洗或气管抽吸)。

(3)供体获取前,须行胸部CT扫描,评估是否有感染新冠肺炎的风险。

(4)抗原检测不作为供体评估依据。

(5)供体的新冠肺炎疫苗接种情况不改变上述要求。

(二)过去10天内有密接或次密接病史的供体评估要求

(1)无新冠肺炎相关症状。

(2)距离密接或次密接之日已超过7天。

(3)供体获取前24小时内至少2次下呼吸道样本(支气管冲洗、肺泡灌洗、支气管肺泡灌洗或气管抽吸)新冠病毒核酸检测阴性(采样间隔大于6小时)。

（4）胸部CT影像无新冠肺炎相关的肺部感染表现。

（5）匹配的受体短期内不进行肺移植有极高的死亡风险。

（三）确诊新冠肺炎的供体评估要求

（1）新冠肺炎相关临床症状已缓解。

（2）对于免疫功能正常供体，自有临床症状之日起大于21天。

（3）供体获取前24小时内至少2次下呼吸道样本（支气管冲洗、肺泡灌洗、支气管肺泡灌洗或气管抽吸）新冠病毒核酸检测阴性（采样间隔大于6小时）。

（4）胸部CT影像提示无肺部感染或慢性肺损伤的表现。

（5）匹配的受体短期内不进行肺移植有极高的死亡风险。

（四）无症状感染者的供体评估要求

（1）自诊断为新冠肺炎无症状感染者之日起14天以上。

（2）供体获取前24小时内至少2次下呼吸道样本支（气管冲洗、肺泡灌洗、支气管肺泡灌洗或气管抽吸）新冠病毒核酸检测阴性（采样间隔大于6小时）。

（3）胸部CT影像提示无新冠肺炎相关炎症表现。

（4）匹配的受体短期内不进行肺移植有极高的死亡风险。

三、新冠疫情相关肺移植受体的评估

对于正在等待肺移植的终末期肺病患者，在新型冠状病毒肺炎流行期间，不幸感染新冠病毒后，因自身免疫力较为低下，会出现更长的病毒携带时间，若此时行肺移植，术后的短期死亡率可高达25%～30%，预后较差。[18-20]对于此类患者，建议在新冠肺炎完全康复后，再考虑行肺移植手术。根据国内外文献资料的总结以及国际心肺移植协会（ISHLT）的专家共识，我们总结了如下几种在新冠肺炎流行期间，肺移植等待期患者在移植前与COVID-19相关的评估要求[17]：

（一）常规受体的评估要求

（1）无新冠肺炎相关的临床表现。

（2）建议肺移植受体患者在移植手术前48小时进行新冠病毒核酸检测，并建议核酸检测阳性的受体推迟移植。

（3）强烈建议肺移植受体患者尽早接种新冠肺炎疫苗，并在移植前2周完成全程接种（包括第三针加强针）。未完成新冠肺炎疫苗全程接种的患者，符合上述2条要求，在充分评估相关疫情风险后，仍可行肺移植治疗。

（二）过去10天内有密接或次密接病史的受体评估要求

（1）无新冠肺炎相关临床症状。

（2）距离密接或次密接之日已超过7天。

（3）移植前24小时内新冠病毒核酸检测阴性。

（4）短期内不进行肺移植治疗，有极高的死亡风险。

（三）确诊新冠肺炎的受体评估要求

（1）无新冠肺炎相关临床症状。

（2）对于免疫功能正常患者，自有临床症状之日起超过21天（对于短期内不进行肺移植，有极高死亡风险的患者，时间可缩短至14天）。

（3）移植前24小时内2次（采样间隔大于6小时）新冠病毒核酸检测阴性。

（4）对于症状完全缓解28天以上，但新冠病毒核酸检测仍旧阳性且短期内不进行肺移植死亡风险极高的患者或者同一平台测得的Ct值（cycle threshold values）提示病毒已无活性，可考虑在三级防护下行肺移植治疗。

（5）须符合患者所在地移植中心的移植相关政策。

（四）无症状感染者的受体评估要求

（1）自诊断为新冠肺炎无症状感染者之日起14天以上。

（2）移植前72小时内新冠病毒核酸检测阴性。

（3）短期内不进行肺移植有极高的死亡风险。

（4）自诊断为新冠肺炎无症状感染者之日起，对于无新冠肺炎相关症状持续28天以上，但新冠病毒核酸检测仍旧阳性且短期内不进行肺移植死亡风险极高的患者或者同一平台测得的Ct值提示新冠病毒已无活性，可考虑在三级防护下行肺移植治疗。

（5）须符合患者所在地移植中心的移植相关政策。

（施哲、李昆）

参考文献

［1］ Cypel M, Keshavjee S. When to consider lung transplantation for COVID-19[J]. Lancet Respir. Med., 2020, 8:944-946.

［2］ Holm A M, Mehra M R, Courtwright A, et al. Ethical considerations regarding heart and lung transplantation and mechanical circulatory support during the COVID-19 pandemic: An ISHLT COVID-19 Task Force statement[J]. J. Heart Lung Transplant., 2020, 39:619-626.

［3］ Hawkins R B, Mehaffey J H, Charles E J, et al. Lung transplantation for severe post-Coronavirus disease 2019 respiratory failure[J]. Transplantation, 2021, 105:1381-1387.

［4］ Lang C, Jaksch P, Hoda M A, et al. Lung transplantation for COVID 19-associated acute respiratory distress syndrome in a PCR-positive patient[J]. Lancet Respir. Med., 2020, 8: 1057-1060.

［5］ Han W, Zhu M, Chen J, et al. Lung transplantation for elderly patients with end-stage COVID-19 pneumonia[J]. Ann. Surg., 2020, 272: e33-34.

［6］ Amy R, Joanna C, Pedro C, et al. Lung transplantation for Covid-19-related respiratory failure in the United States[J]. N. Engl. J. Med., 2022, 386: 1187-1188.

［7］ Wölfel R, Corman V M, Guggemos W, et al. Virological assessment of hospitalized patients with

COVID-2019[J]. Nature, 2020, 581: 465-469.

[8] Arons M M, Hatfield K M, Reddy S C, et al. Presymptomatic SARS-CoV-2 infections and transmission in a skilled nursing facility[J]. N. Engl. J. Med., 2020, 382: 2081-2090.

[9] Bullard J, Dust K, Funk D, et al. Predicting infectious SARS-CoV-2 from diagnostic samples[J]. Clin. Infect. Dis., 2020, 71(10): 2663-2666.

[10] Benazzo A, Schwarz S, Frommlet F, et al. Twenty-year experience with extracorporeal life support as bridge to lung transplantation[J]. J. Thorac. Cardiovasc. Surg., 2019, 157: 2515-2525.

[11] Bharat A, Machuca T N, Querrey M, et al. Early outcomes after lung transplantation for severe COVID-19: A series of the first consecutive cases from four countries[J]. Lancet Respir. Med., 2021, 9: 487-497.

[12] Kaul D R, Valesano A L, Petrie J G, et al. Donor to recipient transmission of SARS-CoV-2 by lung transplantation despite negative donor upper respiratory tract testing[J]. Am. J. Transplant., 2021, 21 (8):2885-2889.

[13] Kumar D, Humar A, Keshavjee S, Cypel M: A call to routinely test lower respiratory tract samples for SARS-CoV-2 in lung donors[J]. Am. J. Transplant., 2021, 21(7):2623-2624.

[14] Sethuraman N, Jeremiah S S, Ryo A. Interpreting diagnostic tests for SARS-CoV-2[J]. JAMA, 2020, 323:2249-51.

[15] Cevik M, Tate M, Lloyd O, et al. SARS-CoV-2, SARS-CoV, and MERS-CoV viral load dynamics, duration of viral shedding, and infectiousness: A systematic review and meta-analysis[J]. The Lancet Microbe, 2021, 2:e13-e22.

[16] Hanson K E, Caliendo A M, Arias C A, et al. The Infectious Diseases Society of America Guidelines on the Diagnosis of COVID-19: Molecular diagnostic testing[J/OL].Clinical Infectious Diseases, 2021 [2023-08-10].http://www.idsociety.org/practice-guideline/covid-19- guideline-diagnostics/. Accessed 4/12/21.

[17] International Society of Heart and Lung Transplantation. Deceased donor and recipient selection for cardiothoracic transplantation during the COVID-19 pandemic[R]. Recommendations from the ISHLT COVID-19 task force, 2021.

[18] Heldman M R, Kates O S, Safa K, et al. COVID-19 in hospitalized lung and non-lung solid organ transplant recipients: A comparative analysis from a multicenter study[J]. Am. J. Transplant., 2021, 21(8): 2774-2784.

[19] Verleden G M, Godinas L, Lorent N, et al. COVID-19 in lung transplant patients: A case series[J]. Am. J. Transplant., 2020, 20(11):3234-3238.

[20] Permpalung N, Bazemore K, Chiang P Y, et al. Impact of COVID-19 on lung allograft and clinical outcomes in lung transplant recipients: A case-control study[J]. Transplantation, 2021, 105(9):2072-2079.

第三十八章 新冠相关肺损伤肺移植手术指征、时机与挑战

新冠肺炎感染引起的急性呼吸窘迫综合征(ARDS)及不可逆性的肺损伤严重威胁着患者的生命。肺移植作为一种治疗终末期肺病的有效手段,多个国家的重症团队逐渐将其应用于新冠感染后重症的治疗。针对新冠肺炎相关呼吸衰竭的肺移植治疗是一项安全、有效的治疗手段。尽管已报道的数据显示了优异的疗效,但由于目前手术例数仍相对较少,随访时间较短,国内外多个专家共识均对开展肺移植治疗新冠肺炎提出较为严格的手术指征。相对于常规的肺移植,新冠肺炎患者的移植在供受体的评估、手术室管理、手术操作、围术期干预等方面存在较大差异,同时也对肺移植多学科团队的协作提出了更高的要求。因此,本章针对目前国内外新冠肺炎相关肺移植予以系统性回顾,归纳总结了对新冠肺炎相关呼吸衰竭患者开展肺移植治疗的手术指征、时机及风险并进行系统综述。

新冠病毒重症肺炎导致的不可逆转的新冠相关ARDS,以及新冠病毒感染恢复后遗留的大范围肺纤维化问题,是当前重症新冠感染治疗的困境,也是新冠感染患者死亡及致残的主要原因,目前肺移植手术是此类患者可能治愈的唯一希望。自2020年初第一波新冠疫情始,各国已初步探索肺移植在救治新冠重症患者中的价值,随着疫情在世界范围内肆虐,国际上越来越多的新冠肺炎患者接受了肺移植,绝大部分患者取得了良好的术后短期效果。

肺移植手术技术流程及操作规范经历几十年的发展,在胸外科领域内已基本成熟、定型。移植术前合适患者筛选、围术期管理以及术后干预治疗是影像患者生存的关键因素。鉴于接受肺移植手术的患者往往面临全身多系统器官病变,肺移植围术期管理复杂,加之新冠感染病理转归以及肺外受累器官的不确定性,均可能影响移植患者的围术期康复。笔者结合目前国际新冠疫情相关肺移植的围术期干预及治疗方案,作总结归纳以资参考。

《柳叶刀-呼吸病学》杂志报道[1]一项国际新冠相关ARDS的肺移植的早期治疗经验探索,该研究纳入分析2020年5月至2020年9月期间的12例肺移植手术(美国,8例;意大利,2例;澳大利亚,1例;印度,1例)。患者基线中位年龄48岁(IQR,41～51岁),BMI 25.9 kg/m² (IQR,24.8～26.8),其中4例患者术前无内科合并症,另外8例患者合并可控制的高血压、糖尿病以及类风湿。受体患者从确诊新冠感染至转入ICU的中位时间为7天(IQR,3～8天),至气管插管的中位时间为8天(IQR,6～9天);针对新冠病毒的特性抗病毒治疗包括中和血清(3例,25%),瑞德西韦(9例,75%),tocilizumab(单克隆抗IL-6R抗体,5例,42%),洛匹那韦(3例,25%)以及类固醇激素(8例,67%)。在肺移植等待期间,10例患者接受了气管切开机械通气支持。在ECMO治疗需要方面,肺移植术前11例患者仍处于V-V ECMO支持治

疗中,ECMO中位治疗时间为49天(IQR,38~80天);另外1例患者在接受移植手术时已脱离ECMO治疗,依靠气管插管机械通气支持。移植术前评估,机械通气显示肺顺应性严重受损,通气压力比中位数值为10 mL/mbar(IQR,6.7~12.3)。在接受肺移植前,其中10例患者在ECMO支持下仍处于清醒状态,具备作出医疗决策的能力。

肺移植手术距新冠确诊时间为40~118天,移植前影像学检查评估确认肺损伤病变持续无缓解,已不可逆转。本研究显示,新冠疫情相关肺移植手术,技术操作难度较常规肺移植难度高,移植术中多伴随严重胸膜粘连、肺门淋巴结肿大,这导致移植手术难度增加;同时,术中需要输血量多于常规肺移植手术。术后切除的病肺病理结果显示弥漫性、持续进展的急性肺损伤,同时伴肺纤维化改变,移植手术距确诊时间越长,纤维化改变越明显。

患者肺移植术后机械通气的中位时间为16天(四分位间距,4~21天),除1例近期患者仍在院治疗外,其余11例患者均正常出院,移植术后中位住院治疗时间为37天(27~42天)。围术期较严重并发症主要包括急性肾衰竭3例,需连续肾替代治疗;胸腔出血3例,需二次手术止血以及3例神经系统病变。截至发文,患者中位随访时间为80天(32~160天),除1例患者因严重神经系统病变,最终死于败血症外,其余11例患者移植术后正常存活,未再次发作新冠病毒感染,9例患者已脱离家庭氧疗,远期生活质量KPS评分80分(50~90分),提示新冠肺炎肺移植术后短期生存率与非新冠肺移植患者相似。

总体来讲,新冠疫情相关肺移植手术技术难度高于常规手术,手术时间及术中输血情况要高于非新冠相关肺移植手术。在围术期治疗方面,总体治疗原则大体与常规肺移植手术类同,但术后易伴发肺外器官病变,以急性肾衰竭多见,具有一定特征性,需要注意围术期肾功能维护及肾功能指标及时监测。[2-3]

肺移植手术作为救治新冠重症患者终末治疗手段,其顺利开展的前提是确保合理选择受体患者。顺应疫情当下需要,国际心肺移植协会关于新冠疫情相关肺移植指征问题提出专家共识,强调合理选择肺移植受体及手术时机。原则上需确认移植手术开展前,新冠感染患者体内新冠病毒转阴,具体要求连续两次下呼吸道新冠病毒检测阴性;影像学检查动态评估者肺部病变至少4~8周持续无好转征象,已不可逆转;同时,患者肺外器官无严重病变,可耐受移植手术。在国际共识指南的指导下以及早期移植效果的鼓励下,在后续新冠疫情流行期间,国际上肺移植手术开展手术例数明显增加,在某些大的肺移植权威中心,新冠相关肺移植可占总体肺移植手术的10%~30%。

截至目前,新冠肺炎肺移植手术预后的最大宗病例分析,是2022年1月26日发表于《新英格兰》杂志的研究,该研究基于美国器官移植注册系统数据库,分析了2020年8月至2021年9月期间的3039例肺移植手术,其中新冠肺炎相关肺移植手术210例,占全部肺移植手术的7%,包括双肺移植手术197例(占比92%,包括2例心肺联合移植,5例肺-肾脏联合移植)以及单肺移植手术17例。截至发文,患者肺移植术后中位随访时间为1.9个月(四分位间距,1.1~5.8个月),共发生术后死亡病例9例,死亡原因包括新冠感染(1例)、呼吸衰竭(3例)、缺氧(1例)、胃肠道感染(1例)以及高氨血症(1例),总体术后3个月生存率为95.6%(95%置信区间,90.1%~98.1%),与同期开展的非新冠肺炎相关肺移植手术相比,术后生存及生存质量无明显统计差别。

2022年2月发表于《JAMA》杂志[4]的一篇文章全面对比了新冠疫情相关肺移植与同期常规肺移植手术转归。研究纳入美国西北医学中心于2020年1月至2021年9月期间连续的102例肺移植患者,其中新冠疫情相关肺移植30例,常规肺移植手术72例。移植术前病情危重紧急情况方面评估,新冠疫情相关肺移植组明显重于常规肺移植组:56.7%(17/30)的患者移植前正在接受ECMO治疗,常规组仅1例患者接受ECMO治疗;患者生存治疗KPS评分新冠疫情组仅为30分,常规组KPS评分50分;对于两组的肺器官分配中位评分分别为85.8分及46.7分。患者围术期手术及术后恢复情况如表。新冠疫情相关肺移植组及常规肺移植组术后中位随访时间分别为351天(四分位间距,176～555天)及488天(四分位间距,368～570天)。截至2021年11月15日,所有30例新冠疫情相关肺移植患者全部存活,常规肺移植组术后60例存活,生存率为83.3%。该研究为目前最大例数的单中心新冠疫情相关肺移植报道,且系统性地与同期常规肺移植患者进行对比,具有较高的参考指导价值。在新冠疫情相关肺移植患者的基本情况更加危重的前提下,在术后相对较长的随访期内仍然取得了100%的生存率,对新冠疫情相关肺移植开展具有较大激励。

目前世界范围内尚无统一的临床指南可以参照,但是各移植中心在不断的经验总结中除了遵守常规肺移植的手术指征之外,也逐步形成了一些共识和建议。

(1)目前认为COVID-19导致的急性呼吸窘迫综合征(ARDS)会对患者双肺造成严重的损伤,一些病例中甚至会引起严重的肺动脉高压,因此普遍建议在肺移植手术方式中选择双肺移植。[5-6]

(2)在COVID-19引起患者ARDS之后,不建议过早地选择肺移植这一治疗手段,可以先利用呼吸机、ECMO等手段进行治疗,要给患者留有充足的自我恢复的时间,以免过度医疗,多数文献认为对于COVID-19引起的ARDS患者,须经过至少4～6周的治疗无效后,确认患者的肺损伤不可逆,方能考虑肺移植的治疗手段。[7]

(3)为了避免受体处在感染状态时进行肺移植,从而再次感染移植肺,在移植等待期,需要对等待移植患者进行多次深部呼吸道样木新冠病毒核酸检测,以确保核酸检测结果为阴性。[8-10]

(4)在患者移植等待期间,尽量减少深度镇静药物的应用,唤醒患者,以便能让患者本人参与到移植治疗的决策中,并且有文献认为深度镇静药物的应用可能会对患者移植后的恢复产生不利影响。

COVID-19所致呼吸衰竭患者肺移植手术指征具体标准如下[11]:

一般标准:

(1)建议患者年龄小于65周岁。

(2)建议体重指数(BMI)在17～32 kg/m²范围。

(3)无恶性肿瘤病史及严重合并症。

(4)无常年大量酗酒、吸烟、吸毒史。

(5)建议挑选神志清楚且能相互交流的患者。

(6)若为深度镇静患者,须排除颅脑不可逆性损伤。

(7)其余手术指征同常规肺移植手术指征。

新冠肺炎相关的手术指征：

（1）严重肺损伤表现超过28天。

（2）影像学及呼吸系统检查提示肺损伤不可逆，并经至少两位不同专科的医师（外科、呼吸危重症、影像科等）进行多学科会诊后确认。

（3）除肺以外的其他脏器功能基本正常。

（4）肺移植前48小时内2次核酸检测阴性（两次检测间隔24小时，至少一次采样标本要求下呼吸道采样标本，例如支气管肺泡灌洗液标本）。

（5）建议施行双肺移植。

由于新冠肺炎相关肺移植手术开展周期较短，因此，新冠肺炎导致肺移植远期预后尚缺乏大样本证据支撑。另外，鉴于肺移植术后需要长期口服较高剂量免疫抑制药物，使得移植患者免疫系统受影响，对新冠病毒自身免疫能力减低，一旦出现体内新冠病毒复燃或二次感染，相比正常人群感染新冠病毒，更容易转为重症。根据目前已报道的数据，未提示移植术后出现新冠感染复燃。

肺移植术后管理是新冠肺炎肺移植手术成败的关键，这主要在于围术期患者恢复各项难题的解决，移植手术围术期内患者常常伴发肺外脏器病变及各种并发症，包括肾衰竭、神经系统病变以及多发感染等，需要ECMO、透析等高级生命支持治疗措施开展，这有赖于多科室协助及重症监护管理团队支撑。[12]

（张磊）

参考文献

［1］ Bharat A, Machuca T N, Querrey M, et al. Early outcomes after lung transplantation for severe COVID-19: A series of the first consecutive cases from four countries[J]. The Lancet Respiratory Medicine, 2021, 9(5):487-497.

［2］ Bharat A, Querrey M, Markov N S, et al. Lung transplantation for patients with severe COVID-19[J]. Sci. Transl. Med., 2020, 12(574): abe4282.

［3］ Chen J Y, Qiao K, Liu F, et al. Lung transplantation as therapeutic option in acute respiratory distress syndrome for coronavirus disease 2019-related pulmonary fibrosis[J]. Chin. Med. J. (Engl.), 2020, 133 (12):1390-1396.

［4］ Kurihara C, Manerikar A, Querrey M, et al. Clinical characteristics and outcomes of patients with COVID-19-associated acute respiratory distress syndrome who underwent lung transplant[J]. JAMA, 2022, 327(7):652-661.

［5］ Lang C, Jaksch P, Hoda M A, et al. Lung transplantation for COVID-19-associated acute respiratory distress syndrome in a PCR-positive patient[J]. The Lancet Respiratory Medicine, 2020, 8(10):1057-1060.

［6］ Han W, Zhu M, Chen J, et al. Lung transplantation for elderly patients with end-stage COVID-19 pneumonia[J]. Ann. Surg., 2020, 272(1):e33-e34.

［7］ Roach A, Chikwe J, Catarino P, et al. Lung transplantation for Covid-19-related respiratory failure in the United States[J]. N. Engl. J. Med., 2022, 386(12):1187-1188.

[8] Wölfel R, Corman V M, Guggemos W, et al. Virological assessment of hospitalized patients with COVID-2019[J]. Nature, 2020, 581(7809):465-469.

[9] Polack F P, Thomas S J, Kitchin N, et al. Safety and efficacy of the BNT162b2 mRNA Covid-19 vaccine[J]. N. Engl. J. Med., 2020, 383(27):2603-2615.

[10] Bullard J, Dust K, Funk D, et al. Predicting infectious severe acute respiratory syndrome coronavirus 2 from diagnostic samples[J]. Clin. Infect. Dis., 2020, 71(10):2663-2666.

[11] King C S, Mannem H, Kukreja J, et al. Lung transplantation for patients with COVID-19[J]. Chest, 2022, 161(1):169-178.

[12] Lang C, Ritschl V, Augustin F, et al. Clinical relevance of lung transplantation for COVID-19 ARDS: A nationwide study[J]. Eur. Respir. J., 2022, 60(3):2102404.

肺移植新进展

310

第三十九章　组织工程与人工肺

肺移植是终末期肺病的唯一可能治愈手段,但由于供肺的严重短缺,这一治疗方案仍然受到阻碍。此外,大多数供肺在评估时即被认为无法适用于移植,使肺成为利用率最低(仅15%~20%)的供体器官。[1]为了克服这一危机,人们作出了诸多努力来增加可移植供肺的数量,包括:① 扩大获取标准,即接受老年供体、心脏死亡供肺等[2-3];② 体外肺灌注(EVLP)恢复边缘的不可接受供肺[4];③ 利用猪或非人类灵长类动物的异种肺[5];④ 机械人工肺和生物人工肺的研发及应用。[6-7]

1869年,第一个带空气气囊的人造氧合器出现,从此人们开启了人工肺的研究探索历程。20世纪50—70年代,鼓泡式氧合器被研发并广泛使用,但由于氧气和血液的直接接触,对血液细胞的损伤较大,容易产生气栓和血栓。[8]在此过程中,Gibbon等开发出膜式氧合器[9],血液和氧气由膜分隔并实现气体交换,减少了血液的剪切力,减轻了对血液细胞的损伤,但仍无法避免血栓等风险。后续,随着中空纤维硅胶膜、集成微通道系统和通道内皮细胞化等的发展,氧合器小型化得以实现,出现穿戴式或植入式机械人工肺。[6]

此外,干细胞生物学、组织工程和再生医学的最新进展为增加可移植器官提供了一种新的路径[7],将患者的祖细胞植入离体肺支架以构建新肺,这种"自体"生物人工肺不仅扩大了供肺池,而且避免了传统同种异体移植的免疫排斥反应,但仍处于研究初级阶段。[10]本章对机械人工肺和生物人工肺的研究进展进行综述,将有助于增加相关认识并推进发展。

一、机械人工肺

终末期肺病患者尽管给予最大限度的呼吸机支持,但仍经常遭受危及生命的低氧血症、高碳酸血症和呼吸性酸中毒等,最终的选择是进行体外气体交换。一些研究表明,长期体外膜肺氧合(ECMO)可用于在等待期将患者"桥接"至肺移植。对于终末期肺部疾病成年患者,ECMO的使用通常限制在大约2周,超出则临床相关并发症(如血栓、溶血、血小板消耗、感染等)发生率显著增加,最终导致全身炎症反应和多器官功能衰竭。ECMO由于患者活动度差、相关并发症多、管路复杂需要高水平医疗团队密切管理、费用高昂等因素,目前其应用仍存在一定争议,部分文献甚至报道ECMO应用并未提高患者预后。[6]

因此,急需发展方便、小型、高效的穿戴或植入式机械人工肺。通过胸廓切开术,将血液从肺动脉转移到低阻力的机械人工肺,然后绕过原肺返回左心房。血液由右心室自然泵出,无须外泵系统。血流与原有肺循环平行,可对因右侧压力过载而导致心脏衰竭的患者进行减压。相对血流由体外循环的相对阻力和肺内固有阻力决定。这种方法已经在短期和长期动物模型中进行了测试,并用于临床。[11-12]

Novalung iLA 是一种低阻力肺辅助设备,针对脉动性血流设计,由心排血量驱动,不需要体外泵的辅助。iLA 已应用于多种临床情况,如严重胸部创伤、肺炎、急性呼吸窘迫综合征和气道阻塞等。在短期随访的病例报告中,它也被成功地作为终末期肺病患者肺移植的"桥梁"。Stefan 等为 12 名等待肺移植的终末期肺病患者植入 iLA,植入后低氧血症、高碳酸血症和呼吸性酸中毒等明显改善,其中 10 名患者成功过渡进行肺移植,支持时间为 4~32 天。[13]在另一项研究中,Waldemar 等应用 iLA 桥接肺移植,患者最长等待时间达 140 天。[14]

iLA 的成功激发了人们对穿戴或植入式机械人工肺的研发热情,它不仅提供气体交换、血液流动和心排血量,而且还允许行走、康复和改善生活质量,更多优化的相似设备在动物试验中取得良好结果。MC3 Biolung 仅有易拉罐大小,Hitoshi 等 2007 年在绵羊中进行试验,结果显示 MC3 的血流量可达到 2.0 L/min,作用面积为 1.7 m²,血流阻力为 1.8 mmHg/(L/min),在支持时长 30 天中,设备更换周期约为 10 天,其中 1 例出现设备故障,1 例出现血小板减少导致的出血、1 例出现弥漫性胃黏膜病变,其余均顺利完成试验。[15]APL 系统由磁悬浮泵–氧合器和电机驱动–控制器组成,整体设备重量仅为 0.54 kg,真正实现可穿戴。Wu 等 2012 年在绵羊中进行试验,在 30 天的试验期中,APL 装置能够以(2.99±0.46) L/min 的流速输送(148±18) mL/min 的氧气,血氧饱和度维持在(96.7±1.3)%,除手术相关的肾功能、肝功能、细胞和组织损伤的短暂改变外,动物的终末器官功能正常,装置管路和膜表面无明显血栓。[16]cTAL 采用柔性 Biospan 聚氨酯外壳,可以被植入体内,具有 45° 入口和出口段,以及 2.4 m² 的聚丙烯纤维束。这种设计减少了血流阻力,提高了气体交换效率,并限制装置血栓形成,绵羊体内试验表明其耐受性良好,可作为肺移植的"桥接"装置。[17]

尽管现阶段机械人工肺只能在非常有限的时间内替代肺功能,但是对于等待肺移植的终末期肺疾病患者来说,人工肺带来了生存的希望,使其拥有更好的生活质量,甚至重新融入社会。尽管相关技术持续发展,但生物相容性不足和氧合器中的次优流动条件会导致氧合器、泵或套管中形成血栓,蛋白质/纤维蛋白沉积在气体交换膜上,弥散距离增加,从而损害了氧合器的气体交换能力。[18]因此,体外肺支持目前在全球范围内仅用于急性肺功能衰竭或肺移植前的短期桥接。尽管近些年在生物相容性优化和临床应用领域取得了部分成功,但距离实现穿戴式甚至植入式机械人工肺这一目标的道路仍然很长,需要生命科学、自然科学、工程和材料科学等之间的开放性跨学科合作研究。

二、生物人工肺

器官生物工程和组织再生是生物领域中一个令人兴奋和快速发展的领域。尽管"生物工程"或"生物制造"表明器官可以被人工构建,但目前的构建方法仍主要基于天然成分,如细胞和细胞外基质(extracellular matrix,ECM)支架。其基本原理是模拟器官发育的自然过程,即将新分裂细胞精确地放入一个三维结构,细胞在此结构提供的适宜化学(如营养物质、生长因子和细胞因子等)和物理(如温度、湿度和氧分压等)环境中增殖、分化为生物人工器官。

因此,生物人工肺可以被认为是基于细胞、肺支架和生物反应器三个核心要素的合理组合。简单地说,不适宜移植的供肺被去细胞化以清除肺中的全部细胞成分,由此产生的去细胞肺支架,维持了原生器官的三维结构复杂性,植入受体细胞进行肺重建。新肺重建的再细胞化需放入生物反应器中进行,目的是为其提供细胞生长、增殖和分化的最佳环境。

(一)用于制造生物人工肺的细胞

器官生物制造的最佳细胞类型仍然是一个悬而未决的问题。最直接的选择是使用相应脏器的已分化细胞,例如应用支气管和肺泡上皮细胞进行生物人工肺制造,但这一选择在常规应用中并不可行,因为这些已分化细胞无法增殖,制造一个新生器官将需要大量的供体器官来源细胞。考虑到干细胞/祖细胞的强大增殖和分化能力,使用这些细胞进行去细胞支架的再细胞化是目前首选的方法。

理想的选择是使用自体干细胞/祖细胞,以避免受体对生物工程器官的免疫反应。成体干细胞,如骨髓或脂肪组织来源的间充质干细胞(mesenchymal stem cells,MSCs)的优点是容易获得,缺点是MSCs并非全能干细胞,不能分化成某一器官中的所有细胞类型。[19]最有希望的选择是诱导多能干细胞(induced pluripotent stem cells,iPSCs),这些细胞是通过将成年细胞重编程到胚胎样阶段而获得,具有完全分化能力。然而,对这些细胞的研究仍未深入,长期结局仍未知,因此iPSCs在生物人工器官中的潜在临床应用仍待进一步明确。

(二)肺生物工程支架

肺生物工程支架允许体液和气体在其间运输,促进细胞的相互作用和ECM的沉积,为细胞定植、分化提供适宜的微环境。[20]支架的强度、弹性、细胞重塑、几何形状、细胞运动、营养转移和废物清除等特性与生物人工肺的通气和换气功能密切相关,这些特性是支架选择的主要考虑因素。[21]目前常见的支架类型包括去细胞支架、人工支架和混合材料支架。

1. 去细胞支架

使用的去细胞支架是肺生物工程领域的最新进展,用于肺组织修复和重建研究。[22]将原肺组织中的细胞破坏或移除,余下肺骨架即形成肺去细胞支架,其具有促进细胞黏附作用,能够支持成体细胞、干细胞或祖细胞增殖分化为功能性肺组织,被认为是一种理想、有效的模板。

去除肺部细胞的常用方法包括物理、离子、化学和酶等。[23]以洗涤剂为基础的灌注已被广泛用于制造肺去细胞支架。常用的洗涤剂包括Triton X-100、脱氧胆酸钠、十二烷基硫酸钠(sodium dodecyl sulfate,SDS)和CHAPS等,它们常单独使用或与高渗氯化钠以及DNA酶和/或RNA酶溶液联用。溶液可以通过血管系统灌注,也可以同时通过气道和血管系统灌注。不同的操作规程使用洗涤剂的浓度和体积不同,导致去细胞支架的组织学差异以及ECM和其他保留蛋白的含量差异。[24-25]目前,大多数实验室去细胞采用Crapo等制定的标准,其中包括组织学检查无可见细胞或核物质,每1 mg干重ECM支架的双链DNA<50 ng,残留DNA<200 bp。[26]

2. 人工支架

合成聚合物如聚乙醇酸(poly-glycolic acid,PGA)、聚乳酸-共羟基乙酸(poly lacticco-glycolic acid，PLGA）、聚 l-乳酸（poly-l-lactic acid，PLLA）、聚乙烯醇（polyvinyl alcohol，PVA）和聚乙二醇（polyethylene glycol，PEG）等均可用来制作人工支架。重要的是，为避免不良反应，用于生成人工支架的材料应具备非免疫原性、生物相容性、无毒、化学稳定性和良好耐受性等优点。[27]尽管这些材料的制造精度很高，也可以经过加工以提高储存稳定性，但大多数都缺乏必要的生物学特性，如天然整合素结合位点和细胞附着、增殖和分化的生物活性诱导。

3. 混合材料支架

研究人员还致力于创造混合材料支架，将两种或两种以上材料的优势属性结合起来，克服每种组成成分的限制，以最终产生最佳支架。例如，将去细胞支架的促细胞黏附、增殖和分化优势，与人工支架的高性能合成材料和先进制造技术相结合，可以共同创造出理想的肺支架。[28]Park 等应用 L-丙交酯和 ε-己内酯制造成混合植入物，其具有高渗透性，有利于细胞迁移定植到植入物，明胶涂层被用以进一步提高细胞在其表面的附着力。此外，表面包覆聚己内酯/转化生长因子-β_1（polycaprolactone/transforming growth factor beta-1，PCL/TGF-β_1）明胶基质在体内实验中表现出良好效果，植入 8 周后，尽管基质逐渐被原生气管组织取代，但仍保持其机械性能。[29]

（三）用于肺生物制造的生物反应器

与任何传统的细胞培养生物反应器一样，用于制造生物人工器官的反应器应确保生物安全，控制温度、PaO_2 和 $PaCO_2$，提供生长介质和营养物质，并允许代谢废物的清除。此外，为器官生物工程设计的反应器还应通过血管系统对器官支架进行介质灌注，以确保整个器官的正常氧合、酸碱平衡、营养物质分配和代谢废物清除。另一个基本附加特性是，它必须提供与器官生理相适应的物理刺激，例如对肌细胞（如骨骼肌、心肌）的电刺激[30]，对肌肉骨骼结构（如软骨、肌腱、骨、肌肉）的机械压缩、牵引。[31]机械和氧刺激都很重要，研究表明它们能促进细胞的适当分化，从而调节生物反应器内器官的成熟。[32]

在肺生物工程方面，生物反应器在细胞增殖和分化、组织去细胞和再细胞化、组织培养监测以及供肺修复以使其可用于移植等方面都至关重要。[33]近年来，从微流体到人肺大小的全肺系统生物反应器都得到了开发。微流体、肺模拟物和肺切片培养具有成本效益和高通量分析的优势，非常适合于药物和毒性研究，而啮齿动物全肺系统可用于肺祖细胞发育、细胞行为、肺损伤修复等的在体研究，并可用于人类肺生物工程的前期转化研究。[33]

在生物反应器中，去细胞肺支架的气管和肺动脉被连接，在生理压力下灌注培养基。[34]为了使气道和血管重新细胞化，生物反应器必须拥有独立的接入管道，并集成压力传感器，以实现基于流量或体积的压力控制。通过血管的脉冲式灌注将模拟心脏的血泵循环，而且可以提供适当的营养分配，同时清除细胞和细胞外代谢废物。生物反应器还应提供机械通气，理想情况下应通过负压通气以避免肺损伤。然而，为了逆转肺萎陷并允许气道扩张，也可能需要正压通气。[33]

部分研究已经开发了大型生物反应器以用于人体肺生物制造，其中许多研究已在动物中进行移植试验。[35-36]一个可支持去细胞人类儿童肺支架再细胞化的器官培养系统和方案已被开发，去细胞肺支架在生物反应器培养 30 天后，出现 I 型和 II 型肺泡上皮细胞以及肺泡-毛细血管连接,生物人工肺与正常肺的静态顺应性相似。[36]此外,研究人员利用生物反应器对肺支架进行负压通气和脉冲灌注,用骨髓来源间充质干细胞/基质细胞(BM-MSCs)和肺微血管内皮细胞培养恒河猴肺组织。结果发现,培养2周后,BM-MSCs沿大气道管腔表面生长,沿肺泡间隔排列,形态类似于简单的鳞状上皮。[37]

人们对短期替代或完全取代原有肺的设备需求越来越大,这种设备能够在急性或慢性呼吸衰竭患者中进行通气,既可作为肺移植的桥梁,也可以作为治疗的真正终点。机械人工肺在过去几年中已经取得了重大进展,实现了设备的更小型化,在气体交换效率越来越高的同时降低了并发症的发生率。中空纤维膜气体交换使可穿戴系统能够长期用于急救或清醒病人,基于微通道技术的仿生装置甚至可以植入体内。此外,得益于生物学家、化学家、材料科学家、临床医生以及学术界和工业界工程师之间的通力合作,生物人工肺在近些年也不断发展,去细胞技术、细胞播种条件和生物反应器技术等得到改进。但距离临床应用仍然任重道远,需要在大面积覆盖、细胞共培养、分化、表面活性剂和长期气体交换等方面进一步研究,以最终实现基于去细胞支架和再细胞化的生物人工肺移植。

(蔡杰、李昆)

参考文献

[1] Klein A S, Messersmith E E, Ratner L E, et al. Organ donation and utilization in the United States, 1999—2008[J]. Am. J. Transplant., 2010, 10(4 Pt 2):973-986.

[2] Bittle G J, Sanchez P G, Kon Z N, et al. The use of lung donors older than 55 years: A review of the united network of organ sharing database[J]. J. Heart Lung Transplant., 2013, 32(8):760-768.

[3] Elgharably H, Shafii A E, Mason D P. Expanding the donor pool: Donation after cardiac death[J]. Thorac. Surg. Clin., 2015, 25(1):35-46.

[4] Cypel M, Keshavjee S. Extending the donor pool: Rehabilitation of poor organs[J]. Thorac. Surg. Clin., 2015, 25(1):27-33.

[5] Laird C, Burdorf L, Pierson R N. Lung xenotransplantation: A review[J]. Curr. Opin. Organ Transplant., 2016, 21(3):272-278.

[6] Naito N, Cook K, Toyoda Y, et al. Artificial lungs for lung failure: JACC technology corner[J]. J. Am. Coll. Cardiol., 2018, 72(14):1640-1652.

[7] Mohgan R, Candasamy M, Mayuren J, et al. Emerging paradigms in bioengineering the lungs[J]. Bioengineering (Basel), 2022, 9(5):195.

[8] Cassie A B, Riddell A G, Yates P O. Hazard of antifoam emboli from a bubble oxygenator[J]. Thorax, 1960, 15(1):22-29.

[9] Kirklin J W, Donald D E, Harshbarger H G, et al. Studies in extracorporeal circulation. I. Applicability of Gibbon-type pump-oxygenator to human intracardiac surgery: 40 cases[J]. Ann. Surg., 1956, 144(1):2-8.

[10] Farré R, Otero J, Almendros I, et al. Bioengineered lungs: A challenge and an opportunity[J]. Arch. Bronconeumol. (Engl. Ed), 2018, 54(1):31-38.

[11] Strueber M, Hoeper M M, Fischer S, et al. Bridge to thoracic organ transplantation in patients with pulmonary arterial hypertension using a pumpless lung assist device[J]. Am. J. Transplant., 2009, 9(4):

853-857.

[12] Camboni D, Philipp A, Arlt M, et al. First experience with a paracorporeal artificial lung in humans[J]. ASAIO J., 2009, 55(3):304-306.

[13] Fischer S, Simon A R, Welte T, et al. Bridge to lung transplantation with the novel pumpless interventional lung assist device NovaLung[J]. J. Thorac. Cardiovasc. Surg., 2006, 131(3):719-723.

[14] Bartosik W, Egan J J, Wood A E. The Novalung interventional lung assist as bridge to lung transplantation for self-ventilating patients-initial experience[J]. Interact. Cardiovasc. Thorac. Surg., 2011, 13(2):198-200.

[15] Sato H, Hall C M, Lafayette N G, et al. Thirty-day in-parallel artificial lung testing in sheep[J]. Ann. Thorac. Surg., 2007, 84(4):1136-1143.

[16] Wu Z J, Zhang T, Bianchi G, et al. Thirty-day in-vivo performance of a wearable artificial pump-lung for ambulatory respiratory support[J]. Ann. Thorac. Surg., 2012, 93(1):274-281.

[17] Skoog D J, Pohlmann J R, Demos D S, et al. Fourteen day in vivo testing of a compliant thoracic artificial lung[J]. ASAIO J., 2017, 63(5):644-649.

[18] Lubnow M, Philipp A, Foltan M, et al. Technical complications during veno-venous extracorporeal membrane oxygenation and their relevance predicting a system-exchange-retrospective analysis of 265 cases[J]. PLoS One, 2014, 9(12):e112316.

[19] Franks T J, Colby T V, Travis W D, et al. Resident cellular components of the human lung: Current knowledge and goals for research on cell phenotyping and function[J]. Proc. Am. Thorac. Soc., 2008, 5(7):763-766.

[20] Nikolova M P, Chavali M S. Recent advances in biomaterials for 3D scaffolds: A review[J]. Bioact. Mater, 2019, 4(1):271-292.

[21] Nichols J E, Niles J A, Cortiella J. Production and utilization of acellular lung scaffolds in tissue engineering[J]. J. Cell. Biochem., 2012, 113(7):2185-2192.

[22] Gilpin S E, Wagner D E. Acellular human lung scaffolds to model lung disease and tissue regeneration[J]. Eur. Respir. Rev., 2018, 27(148):180021.

[23] Wagner D E, Bonvillain R W, Jensen T, et al. Can stem cells be used to generate new lungs? Ex vivo lung bioengineering with decellularized whole lung scaffolds[J]. Respirology, 2013, 18(6):895-911.

[24] Price A P, Godin L M, Domek A, et al. Automated decellularization of intact, human-sized lungs for tissue engineering[J]. Tissue Eng. Part C Methods, 2015, 21(1):94-103.

[25] Balestrini J L, Gard A L, Gerhold K A, et al. Comparative biology of decellularized lung matrix: Implications of species mismatch in regenerative medicine[J]. Biomaterials, 2016, 102:220-230.

[26] Crapo P M, Gilbert T W, Badylak S F. An overview of tissue and whole organ decellularization processes[J]. Biomaterials, 2011, 32(12):3233-3243.

[27] Petrella F, Spaggiari L. Artificial lung[J]. J. Thorac. Dis., 2018, 10(Suppl 20):S2329-S2332.

[28] De Santis M M, Bölükbas D A, Lindstedt S, et al. How to build a lung: Latest ad ces and emerging themes in lung bioengineering[J]. Eur. Respir. J., 2018, 52(1):1601355.

[29] Selden C, Fuller B. Role of bioreactor technology in tissue engineering for clinical use and therapeutic target design[J]. Bioengineering (Basel), 2018, 5(2):32.

[30] Thrivikraman G, Madras G, Basu B. Intermittent electrical stimuli for guidance of human mesenchymal stem cell lineage commitment towards neural-like cells on electroconductive substrates[J]. Biomaterials, 2014, 35(24):6219-6235.

[31] Guo T, Yu L, Lim G G, et al. Effect of dynamic culture and periodic compression on human mesenchymal stem cell proliferation and chondrogenesis[J]. Ann. Biomed. Eng., 2016, 44(7):2103-2113.

[32] Nonaka P N, Uriarte J J, Campillo N, et al. Lung bioengineering: Physical stimuli and stem/progenitor cell biology interplay towards biofabricating a functional organ[J]. Respir. Res., 2016, 17(1):161.

[33] Panoskaltsis-Mortari A. Bioreactor development for lung tissue engineering[J]. Curr. Transplant. Rep., 2015, 2(1):90-97.

[34] Cameron R B. Commentary: Tissue-engineered lungs from decellularized Scaffolds: An idea ready for small but not large animals[J]. Semin. Thorac. Cardiovasc. Surg., 2021, 33(1):272-273.

[35] Zhou H, Kitano K, Ren X, et al. Bioengineering human lung grafts on porcine matrix[J]. Ann. Surg., 2018, 267(3):590-598.

[36] Nichols J E, Francesca S L, Vega S P, et al. Giving new life to old lungs: Methods to produce and assess whole human paediatric bioengineered lungs[J]. J. Tissue Eng. Regen. Med., 2017, 11(7):2136-2152.

[37] Bonvillain R W, Scarritt M E, Pashos N C, et al. Nonhuman primate lung decellularization and recellularization using a specialized large-organ bioreactor[J]. J. Vis. Exp., 2013(82):e50825.

第四十章　异种肺移植

一、总论

同种异体肺移植自20世纪80年代成功开展以来，随着技术水平的不断成熟及围术期管理的不断进步，目前已成为终末期肺疾病的唯一根治方法，但器官短缺仍严重地制约肺移植的广泛开展。美国器官捐献统计数据显示，2021年美国有10万人在移植等待名单上，每天有17人在等待移植中死去。因此，异种肺移植可能是潜在的、一劳永逸的解决方案，其可以提供源源不断的供体器官以满足巨大的临床需求。然而，相对于同种异体肺移植，异种肺移植在免疫排斥反应、感染风险等方面存在巨大差异，并且更为复杂艰难，因此目前只在临床前研究中开展，尚未有成功应用于人体的先例。相信随着未来对异种肺移植排斥反应机制更加深刻的理解，其可以最终应用于临床实践。

二、异种肺移植供体动物的选择

既往在异种器官移植的早期尝试中，首先采用的是来自灵长类动物，如恒河猴、狒狒或黑猩猩，然而随着后续临床前研究的开展，以猪为异种移植的供体正逐渐成为主流，究其原因，一是猪繁殖性强，器官来源的可及性大大强于灵长类动物，二是猪异体器官获取具有较小的伦理压力，同时，猪与人在器官解剖、生理上具有较高的相似度（表40.1），在基因编辑方面也显著优于灵长类动物。因此，以猪为异种器官供体足以满足目前临床前研究及未来临床实践的需求。

表40.1　猪与人的生理参数对比

参　　数	人	猪
平均寿命	60~70年	16~18年
平均体重	60 kg	60 kg
体温	37~38 ℃	38~40 ℃
心率	60~100 次/分	55~60 次/分
射血分数	0.59~0.75	0.40~0.44
心指数	2.5~4.0 L/(min·m²)	3.0~5.0 L/(min·m²)
心输出量	4~6 L/min	8~10 L/min
右房	0~8 mmHg	2~10 mmHg

参　数	人	猪
右室	15~30 mmHg/0~8 mmHg	22~31 mmHg/1~6 mmHg
左房	15~30 mmHg/3~12 mmHg	14~22 mmHg
左室	100~140 mmHg/3~12 mmHg	56~120 mmHg/2~8 mmHg
平均动脉压	70~105 mmHg	45~89 mmHg
血液pH	7.35~7.45	7.36~7.79
红细胞	$(4~5.5)\times10^{12}$/L	$(5~7)\times10^{12}$/L
血红蛋白	120~160 g/L	132~142 g/L
白细胞	$(4~10)\times10^{9}$/L	$(0.75~1.68)\times10^{9}$/L
血小板	$(100~300)\times10^{9}$/L	24×10^{9}/L

三、异种肺移植排异特点

(一)超急性排斥反应

异种器官移植的超急性排斥反应(hyperacute rejection,HAR)是一种由抗体介导的排斥反应。受体针对异种供体上特定的抗原产生抗体,诱导补体激活,攻击内皮细胞,造成内皮细胞裂解,血管受损,组织缺血坏死。HAR的病理特征表现为血管完整性的破坏、水肿、血栓形成、出血,广泛的血管内沉积抗体和终末补体产物。[1]HAR针对的最主要抗原为 *GGTA1* 基因编码的α-半乳糖苷酶(α-Gal)。*GGTA1* 基因在包括猪在内的大多数哺乳动物中具有功能,但在人类及猴子中并不具有功能。因此在猪的器官移植入灵长类动物体内后,α-Gal的抗体迅速产生,介导超急性排斥反应。既往研究表明,以 *GGTA1* 基因敲除的猪(GTKO猪)行异种移植,并不会产生HAR,并可存活数天。[2]

(二)急性体液性异种排斥反应

尽管将GTKO猪的肾脏或心脏异种移植入灵长类动物体内避免了HAR的发生,但在数天之后仍会产生急性体液性排斥反应(acute humoral xenograft rejection,AHXR)。[3]AHXR是一种由非GAL抗原与抗体结合,进一步激活补体、固有免疫细胞及抗体介导的细胞毒性反应,最终造成组织坏死。AHXR的过程包括了体液和细胞免疫反应、内皮细胞活化和炎症等多方面的病理生理过程。重度AHXR的典型特征是大量的间质出血,梗死,坏死,血栓形成以及大量免疫球蛋白G(IgG)、IgM、C3、C4d和血小板的沉积。[2]

AHXR针对的最主要的非GAL抗原包括乙酰神经氨酸羟化酶(*CMAH*)基因编码的N-羟乙酰神经氨酸(Neu5Gc)及β1,4 N-乙酰半乳糖胺转移酶(β4GALNT2)基因编码的SD(a)异种抗原。在人体内由于基因突变缺乏功能性的 *CMAH* 基因,因此不表达Neu5Gc。多项研究均表明,敲除 *CMAH* 及 *β4GALNT2* 基因可显著降低由非GAL抗原诱导的急性体液性排斥反应。[4-5]

（三）急性细胞性异种排斥反应

急性细胞性异种排斥反应(acute cellular xenograft rejection, ACXR)是一种在数天到数周产生的由多种免疫细胞介导的排斥反应。参与的细胞主要包括以下几种:

1. NK 细胞

在发生异种移植急性排斥反应的组织中,可以发现大量的 NK 细胞浸润,在体外试验中亦发现人的 NK 细胞可以引起猪的内皮细胞崩解,提示 NK 细胞在急性排斥反应中具有重要作用。其可通过抗体介导的细胞毒性作用及直接的 NK 细胞毒性反应来介导组织损伤。[6]由 GAL 抗原及非 GAL 抗原引起的抗体沉积在内皮细胞,而沉积抗体上的 Fc 片段可结合 NK 细胞表面的 Fc 受体(FcR)CD16,进一步激活 NK 细胞释放颗粒酶及穿孔素,导致细胞崩解。同时,NK 细胞可直接识别 MHC-Ⅰ类分子,产生抑制反应,由于人类 MHC-Ⅰ类分子 HLA-Ⅰ与猪体内的 SLA-Ⅰ存在差异,因此猪内皮细胞表面的 SLA-Ⅰ不能有效地与 NK 细胞结合,导致 NK 细胞激活引起细胞毒性反应,最终引起组织损伤。除此之外,NK 细胞表面的激活受体,如 NKp44、CD2 及 NKG2D 可直接激活 NK 细胞产生细胞毒性反应。[7]

为了减轻 NK 细胞引起的异种移植物损伤,研究人员构建了表达 HLA-E 基因的转基因猪,这是一种非经典的 HLA-I,可以识别人类 NK 细胞,抑制 NK 细胞的活化。这些转基因猪的心脏在人外周血灌注后出现了显著下降的 NK 细胞浸润[8],提示此类基因编辑猪可降低 NK 细胞介导的异种移植排异。

2. 巨噬细胞

巨噬细胞在异种移植排异中发挥着重要的作用。[9]信号调节蛋白 α(SIRP-α)是巨噬细胞表面的关键抑制受体,其与 CD47 结合可有效阻止巨噬细胞的吞噬作用。在异种移植的场景下,不同物种之间的 CD47 与 SIRP-α 无法有效结合抑制巨噬细胞,因此巨噬细胞持续激活导致组织损伤。[10]此外,灵长类单核细胞,包括巨噬细胞,可以通过其表面的半乳糖凝集素-3 和猪内皮细胞上的 α-Gal 结合激活。此外,巨噬细胞可通过沉积在猪内皮上的抗体 Fc 区与巨噬细胞表面的 FcRs 相互作用而激活。[11]激活的巨噬细胞通过产生促炎细胞因子,包括 TNF-α、IL-1 和 IL-6 直接产生毒性作用。此外,活化的巨噬细胞还可以通过放大 T 细胞介导的免疫反应参与 ACXR。

考虑到巨噬细胞在 ACXR 中的重要作用,可以通过调控巨噬细胞的活化和巨噬细胞的免疫功能来提高异种移植的存活率。由于巨噬细胞的激活和功能由其表面的各种抑制受体调节,可通过在猪细胞上过表达人巨噬细胞抑制配体以降低 ACXR。体外实验证实,表达 hCD47 的猪细胞与人巨噬细胞共培养时存活率高于不表达 hCD47 的猪细胞。[10]在体内,使用表达 hCD47 的转基因猪可以延长异种移植的存活时间。CD200 是巨噬细胞的另一种重要的抑制配体。它与巨噬细胞上的 CD200 受体结合,抑制促炎细胞因子(TNF-α、IL-1 和 IL-6)的分泌,增加抗炎细胞因子(IL-10 和 TGF-β)的分泌。在体内实验中,hCD200 减少了人移植物周围巨噬细胞的浸润,比 hCD47 在更大程度上改善了人源化小鼠的猪异种移植存活率。[12]其他抑制性配体,如免疫球蛋白样转录物 3、表面活性蛋白 D 和 α-2,6-唾液酸化配体也被报道参与巨噬细胞的功能。然而,靶向巨噬细胞缓解 ACXR 的策略目前主要应用于体外实验或体内小动物实验中,尚缺乏大动物的体内试验结果支持。

3. T细胞

在异种器官移植的急性排斥反应中,CD4+ T细胞及CD8+ T细胞均发挥着重要作用,在异种移植之后,T细胞表面的受体(TCR)可以与异种移植物的抗原提呈细胞结合,同时通过CD40-CD154和CD80/CD86-CD28等共刺激分子进行激活,最终导致组织排异。在异种移植动物试验中,CD40或CD154的抗体可显著延长异种移植生存。[13]对猪供体进行基因修饰亦是减轻T细胞反应的另一种策略。在猪细胞中转基因表达人CTLA4可有效降低T细胞的体外反应。[14]从表达人PD-L1的转基因猪的外周血中分离得到的单个核细胞对人CD4+ T细胞增殖的刺激能力明显降低[15],这是共抑制信号轴激活的结果,亦表明通过抑制T细胞活化可以显著降低异种移植排斥反应。

(四)补体介导的排斥反应

补体途径的激活可导致显著的异种移植排斥反应。人补体系统中存在天然的补体调节蛋白,可以抑制人补体系统3条通路的激活,防止补体系统的过度活化。其中CD46及CD55可以抑制C3和C5转化酶的形成,CD59则可以与C8、C9结合,抑制攻膜复合物的形成。由于猪补体抑制因子与灵长类动物之间的同源性差异,其不能很好地发挥补体抑制的作用,因此在异种移植中造成组织损伤,导致异种移植物失功。因此,通过转基因的方式在猪体内表达CD46、CD54或CD59基因可以抑制补体的异常激活,前期的异种动物移植试验表明表达人CD46或CD55与CD59的转基因猪肺在接受人血灌注后,炎症反应显著降低。[16-17]

(五)急性血管排斥反应

急性血管排斥反应(acute vascular rejection,AVR)是由于移植物内皮细胞的激活及异种之间的分子不相容,导致凝血功能异常,最终引起血栓性微血管病变及消耗性凝血的一种排斥反应。在人与猪之间不相容的凝血分子包括人血栓调节蛋白(human thrombomodulin,TBM),糖蛋白1b(glycoprotein 1b,GP1b),组织因子途径抑制因子-1(Tissue factor pathway inhibitor-1,TFPI1)及内皮蛋白C受体(endothelial protein C-receptor,EPCR)。既往研究表明,通过药物抑制异常的凝血反应可以降低异种移植排异,如阿司匹林的应用可以降低异种移植导致的血栓性微血管病变[18],通过依库丽单抗对C5进行特异性抑制可以阻止异种移植中内皮细胞的激活和凝血途径的异常激活[19],而通过转基因的方式,在猪体内表达*TBM*、*TFPI1*或*EPCR*基因可显著改善凝血功能,延长异种移植生存。[20-21]

(六)系统性炎症反应

异种移植系统性炎症反应(systemic inflammation in xenograft recipients,SIXR)是由于长时间、过量产生的多种炎症因子及趋化因子造成的系统性"免疫风暴"。多种促炎细胞因子,如IL-6、TNF-α等,可进一步加重凝血功能障碍,并形成炎症风暴-凝血障碍-炎症的恶性循环,加重异种移植排异反应。[22]值得注意的是,免疫抑制剂并不能有效地抑制系统性炎症反应,而使用IL-6受体的抑制剂托珠单抗则可抑制细胞因子风暴,减轻炎症反应。[23]同时,转基因猪转入人血红素氧合酶1(HO-1)基因或肿瘤坏死因子α诱导蛋白3(TNF-α-induced protein 3,TNFαIP3或A20)基因亦可降低异种移植的系统性炎症反应,延长移植物生存。[24-25]

(七)慢性排斥反应

与同种异体移植一样,异体器官移植慢性排斥反应以慢性血管病变为主要特征。主要病理表现包括动脉管腔狭窄和内膜纤维增厚,其发生可能与抗体介导和细胞介导的长期排斥反应有关,具体发病机制尚未明确。猪向灵长类动物中异种移植慢性排斥反应的特异性治疗和预防尚未见报道,但环孢素和来氟米特联合的免疫抑制剂方案已被证明能在仓鼠向大鼠的动脉移植中有效预防异种移植物血管病变。[26]为了进一步开展异种移植的临床试验,实现移植物的长期存活,需要对慢性排斥进行进一步的体内研究,以更深入地了解其机制。

四、异种肺移植面临的其他问题

(一)异种移植器官过度生长

异种移植物的过度生长(xenograft overgrowth)指的是异种器官在受体内继续生长并造成功能障碍的现象。如心脏异种移植物的过度生长可导致心肌过度肥厚及舒张功能障碍。研究显示,肺异种移植后有害的异种移植组织过度生长主要受基因驱动因素的调控,而非外部因素的调控,并导致移植组织缺血和功能损伤。[27]使用西罗莫司前药temsirolimus,可以阻断雷帕霉素信号通路的靶点,抑制生长激素的作用,进而阻断异种移植物过度生长。调控移植后器官生长的基因为生长因子受体(growth hormone receptor),转基因猪敲除该基因可显著抑制异种移植后的器官过度生长。

(二)异种器官特异性病毒感染

与人类携带的病毒不同,异种移植物所携带的病毒谱具有较大差异,其在异种供体中致病力较弱,但移植到人体内便可能产生极大的致病力,威胁异种移植物生存。其中,最主要的病毒为猪内源性逆转录病毒(porcine endogenous retroviruses,PERVs)。与人类内源性逆转录病毒(大多数是缺陷的,不能复制)不同,猪内源性逆转录病毒从正常猪细胞中释放出来,具有传染性。PERVs有三种,即PERV-A、PERV-B和PERV-C。PERV-A和PERV-B存在于所有猪细胞中,可感染人类细胞,而PERV-C存在于大多数猪细胞中,不感染人类细胞。但PERV-A和PERV-C之间的重组(PERV-A/C)病毒却能够感染人类细胞。2003年FDA指南强调了异种移植相关PERVs传播的风险,但最近的经验表明,PERVs在人类受者中的传播风险低于预期。尽管已经在体外猪-人和人-人的PERVs传播中发现了清晰和可靠的证据,但没有研究证实PERVs在猪-狒狒异种移植中存在体内跨物种传播。因此,PERV在异种移植中的作用仍有争议,尽管如此,PERVs的传播仍被认为是临床异种移植的潜在障碍。

目前防止PERVs感染主要有以下策略:① 选择无PERV-C的猪或低表达PERV-A和PERV-C的猪供体;② 为异种移植前的受者接种疫苗;③ 使用抗逆转录病毒药物;④ 通过RNA干扰技术抑制PERVs的表达;⑤ 利用CRISPR-Cas9系统生成PERVs失活猪。[28]

五、异种肺移植临床前研究

目前异种肺移植的临床前研究主要包括两大类：异种肺的人血体外灌注及猪-灵长类动物左肺原位异种移植。体外灌注模型操作相对简单，成本较低，但并不能完整模拟异种肺移植临床场景及病理生理过程。目前国际心肺移植协会建议在猪-灵长类动物左肺原位异种移植超过3个月生存以后可考虑进行人体试验，然而，由于肺器官本身的特异性，其异种移植物的存活率远低于心脏及肾脏异种移植，主要因为肺部具有更丰富的血管内皮细胞，更容易受到免疫排斥；且供体及受体肺均有大量的驻留肺泡巨噬细胞(alveolar macrophage, AM)，由于(SIRPa)/CD47通路的不相容，巨噬细胞的吞噬作用在急性排异中发挥重要作用，造成肺异种移植的失败；同时由于肺泡上皮及内皮紧密连接，仅由一层薄薄的结缔组织隔开，因此，排斥反应极易造成严重的肺损伤。因此，在前期的猪-灵长类动物异种移植临床前研究中，生存期均小于1个月。Watanabe等报道了将 *GTKO/CD47/CD55* 转基因猪肺移植入狒狒体内，其存活时间可延长至14天[29]，而Burdorf等使用 *GTKO/hCD46/hEPCR/hTBM/hCD47/HO-1＋B4GalKO* 多基因敲除猪肺作为供体，可将移植物生存时间提升至1个月左右。[30]

六、异种肺移植临床研究展望

尽管目前尚未有异种肺移植的临床研究开展，但异种肾移植与异种心脏移植的临床实践为异种肺移植提供了极大的参考价值。2022年Robert等在《新英格兰医学杂志》报道了两例转基因猪肾脏移植入脑死亡患者中的临床试验。[31]其使用的供体来源于 *α-Gal* 单基因敲除猪(GTKO)，并在器官获取前2个月将猪胸腺植入肾囊，以减轻可能出现的排斥反应。此次手术由于仅在脑死亡受体中进行，因此采用的为人股动静脉与猪肾动静脉吻合的异位移植方式，术后使用包括甲强龙及霉酚酸酯的常规免疫抑制方案，在进行异位移植后，移植猪肾便开始产生尿液，移植肾产生的尿液约为自身肾脏的两倍；且两位脑死亡受体肌酐水平均显著下降，肾小球滤过率显著升高，提示移植肾开始产生功能。此试验仅维持54小时，在移植术后6小时、24小时、48小时、54小时的活检结果均显示未见明显的急性排斥反应，但其中一位受体的外周血中出现了针对猪的非 *α-Gal* 抗原的IgM及IgG抗体，提示单基因敲除猪作为异种移植供体的局限性。在整个试验过程中，两位脑死亡受体生命体征及外周血白细胞、血小板计数均平稳，且并未在受体内检测到猪内源性的逆转录病毒。尽管此次异种移植并未实现器官的功能替代，且观察时间太短，但其作为首项开展的异种移植的临床试验，为后续的异种移植打下了基础。

随后，来自马里兰大学医学院的Bartley等完成了第一项真正意义上以功能替代为目标的异种心脏原位移植。受体为一位患有终末期非缺血性心肌病的57岁男性，移植前需ECMO进行生命支持。与异种肾移植不同，此次使用的供体猪总共进行了十项基因的编辑，包括敲除了与 *α-Gal* 抗原及非 *α-Gal* 抗原相关的 *GGTA1*、*CMAH*、*β4GALNT2* 三个基因，与异种器官过度生长相关的 *GHR* 基因，转入人的与补体通路相关的 *CD46*、*DAF(CD55)* 基因,与凝血途径相关的*EPCR*、*TBM*基因,与系统性炎症相关的*HO-1*、*CD47*基因。术后使用的免疫抑制剂除了常规的甲强龙及霉酚酸酯外,还使用了抗胸腺球蛋白、利妥昔单抗、C1酯酶抑制剂、抗CD-40单克隆抗体,以进一步降低排斥反应。术后患者短期内恢复良好,术后第4天即脱离ECMO,但术后第20天在患者血液中检出猪巨细胞病毒,术后第34天首次心肌活检未见排斥反应,但由于术后第43天感染逐渐加重,第48天出现移植物失功,需再次进行ECMO维持,术后第50天心肌活检仍未显示排斥反应,但第56天再次活检显示出现一级抗体介导的排斥反应,术后第60天撤除生命支持设备,患者死亡。术后的尸检结果显示异种移植心脏间质水肿、红细胞外渗、心肌坏死,并出现少量纤维化,这与典型的排斥反应病理特征不符。尽管此次异种移植并未获得最终的成功,但术后患者存活2个月且供体未出现排斥反应在一定程度上具有划时代的意义,同时此次异种移植未检测到猪内源性的逆转录病毒,但出人意料地出现了猪巨细胞病毒的迟发感染,也说明异种移植仍面临着除排斥以外的其他各种障碍。

如前所述,相对于异种肾移植及异种心脏移植,异种肺移植更加困难,但相信随着多基因编辑猪供体的出现,以及对异种肺移植炎症反应、凝血调控、感染控制等多方面机制研究的深入,最终将实现异种肺移植的临床应用。

(李重武、谢冬)

参考文献

[1] Byrne G W, Azimzadeh A M, Ezzelarab M, et al. Histopathologic insights into the mechanism of anti-non-Gal antibody-mediated pig cardiac xenograft rejection[J]. Xenotransplantation, 2013, 20(5): 292-307.

[2] Chen G, Qian H, Starzl T, et al. Acute rejection is associated with antibodies to non-Gal antigens in baboons using Gal-knockout pig kidneys[J]. Nat. Med., 2005, 11(12):1295-1298.

[3] Schuurman H J, Cheng J, Lam T. Pathology of xenograft rejection: A commentary[J]. Xenotransplantation, 2003, 10(4):293-299.

[4] Basnet N B, Ide K, Tahara H, et al. Deficiency of N-glycolylneuraminic acid and Galα1-3Galβ1-4GlcNAc epitopes in xenogeneic cells attenuates cytotoxicity of human natural antibodies[J]. Xenotransplantation, 2010, 17(6):440-448.

[5] Estrada J L, Martens G, Li P, et al. Evaluation of human and non-human primate antibody binding to pig cells lacking GGTA1/CMAH/β4GalNT2 genes[J]. Xenotransplantation, 2015, 22(3):194-202.

[6] Long E O, Kim H S, Liu D, et al. Controlling natural killer cell responses: Integration of signals for activation and inhibition[J]. Annu. Rev. Immunol., 2013, 31:227-258.

[7] Puga Yung G, Schneider M K J, Seebach J D. The role of NK cells in pig-to-human xenotransplantation [J]. J. Immunol. Res., 2017, 2017:4627384.

[8] Abicht J M, Sfriso R, Reichart B, et al. Multiple genetically modified GTKO/hCD46/HLA-E/hβ2-mg porcine hearts are protected from complement activation and natural killer cell infiltration during ex vivo perfusion with human blood[J]. Xenotransplantation, 2018, 25(5):e12390.

[9] Hisashi Y, Yamada K, Kuwaki K, et al. Rejection of cardiac xenografts transplanted from alpha1, 3-

galactosyltransferase gene-knockout (GalT-KO) pigs to baboons[J]. Am. J. Transplant., 2008, 8(12): 2516-2526.

[10] Ide K, Wang H, Tahara H, et al. Role for CD47-SIRPalpha signaling in xenograft rejection by macrophages[J]. Proc. Natl. Acad. Sci. USA, 2007, 104(12):5062-5066.

[11] Peterson M D, Jin R, Hyduk S, et al. Monocyte adhesion to xenogeneic endothelium during laminar flow is dependent on alpha-Gal-mediated monocyte activation[J]. J. Immunol., 2005, 174(12):8072-8081.

[12] Yan J J, Koo T Y, Lee H S, et al. Role of Human CD200 overexpression in pig-to-human xenogeneic immune response compared with human CD47 overexpression[J]. Transplantation, 2018, 102(3): 406-416.

[13] Kuwaki K, Knosalla C, Dor F J, et al. Suppression of natural and elicited antibodies in pig-to-baboon heart transplantation using a human anti-human CD154 mAb-based regimen[J]. Am. J. Transplant., 2004, 4(3):363-372.

[14] Koshika T, Phelps C, Fang J, et al. Relative efficiency of porcine and human cytotoxic T-lymphocyte antigen 4 immunoglobulin in inhibiting human CD4$^+$ T-cell responses co-stimulated by porcine and human B7 molecules[J]. Immunology, 2011, 134(4):386-397.

[15] Buermann A, Petkov S, Petersen B, et al. Pigs expressing the human inhibitory ligand PD-L1 (CD 274) provide a new source of xenogeneic cells and tissues with low immunogenic properties[J]. Xenotransplantation, 2018, 25(5):e12387.

[16] Burdorf L, Stoddard T, Zhang T, et al. Expression of human CD46 modulates inflammation associated with GalTKO lung xenograft injury[J]. Am. J. Transplant., 2014, 14(5):1084-1095.

[17] Liu F, Liu J, Yuan Z, et al. Generation of GTKO diannan miniature pig expressing human complementary regulator proteins hCD55 and hCD59 via T2A peptide-based bicistronic vectors and SCNT[J]. Mol. Biotechnol., 2018, 60(8):550-562.

[18] Kuwaki K, Tseng Y L, Dor F J, et al. Heart transplantation in baboons using alpha1, 3-galactosyltransferase gene-knockout pigs as donors: Initial experience[J]. Nat. Med., 2005, 11(1):29-31.

[19] Chen D, Weber M, McVey J H, et al. Complete inhibition of acute humoral rejection using regulated expression of membrane-tethered anticoagulants on xenograft endothelium[J]. Am. J. Transplant., 2004, 4(12):1958-1963.

[20] Mohiuddin M M, Singh A K, Corcoran P C, et al. Chimeric 2C10R4 anti-CD40 antibody therapy is critical for long-term survival of GTKO.hCD46.hTBM pig-to-primate cardiac xenograft[J]. Nat. Commun., 2016, 7:11138.

[21] Chan J L, Singh A K, Corcoran P C, et al. Encouraging experience using multi-transgenic xenografts in a pig-to-baboon cardiac xenotransplantation model[J]. Xenotransplantation, 2017, 24(6).

[22] Strukova S. Blood coagulation-dependent inflammation. Coagulation-dependent inflammation and inflammation-dependent thrombosis[J]. Front. Biosci., 2006, 11:59-80.

[23] Iwase H, Ekser B, Zhou H, et al. Further evidence for sustained systemic inflammation in xenograft recipients (SIXR)[J]. Xenotransplantation, 2015, 22(5):399-405.

[24] Petersen B, Ramackers W, Lucas-Hahn A, et al. Transgenic expression of human heme oxygenase-1 in pigs confers resistance against xenograft rejection during ex vivo perfusion of porcine kidneys[J]. Xenotransplantation, 2011, 18(6):355-368.

[25] Oropeza M, Petersen B, Carnwath J W, et al. Transgenic expression of the human A20 gene in cloned

pigs provides protection against apoptotic and inflammatory stimuli[J]. Xenotransplantation, 2009, 16 (6):522-534.

[26] Briffa N P, Shorthouse R, Chan J, et al. Histological and immunological characteristics of, and the effect of immunosuppressive treatment on, xenograft vasculopathy[J]. Xenotransplantation, 2004, 11 (2):149-159.

[27] Tanabe T, Watanabe H, Shah J A, et al. Role of intrinsic (graft) versus extrinsic (host) factors in the growth of transplanted organs following allogeneic and xenogeneic transplantation[J]. Am. J. Transplant., 2017, 17(7):1778-1790.

[28] Yang L, Güell M, Niu D, et al. Genome-wide inactivation of porcine endogenous retroviruses (PERVs) [J]. Science, 2015, 350(6264):1101-1104.

[29] Watanabe H, Ariyoshi Y, Pomposelli T, et al. Intra-bone bone marrow transplantation from hCD47 transgenic pigs to baboons prolongs chimerism to >60 days and promotes increased porcine lung transplant survival[J]. Xenotransplantation, 2020, 27(1):e12552.

[30] Burdorf L, Azimzadeh A M, Pierson R N. Progress and challenges in lung xenotransplantation: An update[J]. Curr. Opin. Organ Transplant., 2018, 23(6):621-627.

[31] Montgomery R A, Stern J M, Lonze B E, et al. Results of two cases of pig-to-human kidney xenotransplantation[J]. N. Engl. J. Med., 2022, 386(20):1889-1898.